肺癌经典案例 MDT 演示实录

主　编　赵　平

科　学　出　版　社
北　京

内 容 简 介

肺癌是我国发病率最高的癌症，也是目前肿瘤学领域最具挑战性的恶性肿瘤，多学科综合诊疗（MDT）模式是攻克肺癌诊疗的最佳组合。本书针对遴选出的23例具有代表性的肺癌案例，复盘这些案例如何利用MDT方式组织相关人员进行科学评估，从而精准化、个体化解决肺癌诊疗中各种有关问题，并全面介绍了不同医院应用MDT模式解决临床实际问题的全过程，对如何开展肺癌诊治起到示范作用。全书内容丰富实用，涉及的内容来自临床并紧密结合实践使诊治过程得以升华，对推动肿瘤学领域MDT的发展将有很大帮助。

本书可供肿瘤专业及其相关科室临床医师、医学研究人员、护理人员以及医疗管理人员参考使用。

图书在版编目（CIP）数据

肺癌经典案例MDT演示实录 / 赵平主编 . -- 北京 : 科学出版社，2022.3
ISBN 978-7-03-071646-0

Ⅰ. ①肺…　Ⅱ. ①赵…　Ⅲ. ①肺癌—病案　Ⅳ. ① R734.2

中国版本图书馆CIP数据核字（2022）第031593号

责任编辑：郝文娜　徐卓立 / 责任校对：张　娟
责任印制：赵　博 / 封面设计：吴朝洪

科 学 出 版 社 出版
北京东黄城根北街16号
邮政编码：100717
http://www.sciencep.com

北京画中画印刷有限公司 印刷

科学出版社发行　各地新华书店经销

*

2022年3月第　一　版　开本：787×1092　1/16
2022年3月第一次印刷　印张：15 1/4
字数：434 000

定价：128.00元

（如有印装质量问题，我社负责调换）

编委会名单

主　编　赵　平

副主编　毛伟敏　吴一龙　陈海泉　张兰军
周清华　王子平　毛友生　赵　红

编　委　（按姓氏笔画排序）

马千里　中日友好医院
王　芳　中山大学肿瘤防治中心
王　亮　北京大学肿瘤医院
王　洁　中国医学科学院肿瘤医院
王　峰　郑州大学第一附属医院
王子平　北京大学肿瘤医院
王若天　首都医科大学宣武医院
王佳蕾　复旦大学附属肿瘤医院
王宝成　解放军联勤保障部队第 960 医院
王建卫　中国医学科学院肿瘤医院
王俊丰　哈尔滨医科大学附属肿瘤医院
王懿娜　浙江大学医学院附属第一医院
王聃韡　浙江大学医学院附属邵逸夫医院
支修益　首都医科大学宣武医院
车　勇　新疆维吾尔自治区胸科医院
毛友生　中国医学科学院肿瘤医院
毛伟敏　浙江省肿瘤医院
方　勇　浙江大学医学院附属邵逸夫医院
方丹青　广州医科大学附属第二医院
孔　梅　浙江大学医学院附属第一医院
龙建婷　中山大学附属第一医院

卢红阳　浙江省肿瘤医院
叶　挺　复旦大学附属肿瘤医院
叶香华　浙江大学医学院附属第一医院
田春艳　温州医科大学附属苍南人民医院
冯勤付　中国医学科学院肿瘤医院
兰海涛　四川省人民医院
匡裕康　江西省肿瘤医院
毕　楠　中国医学科学院肿瘤医院
朱正飞　复旦大学附属肿瘤医院
朱俊杰　同济大学附属上海市肺科医院
朱朝晖　新疆维吾尔自治区胸科医院
任胜祥　同济大学附属上海市肺科医院
刘　权　复旦大学附属肿瘤医院
刘建南　漳州正兴医院
刘孟忠　中山大学肿瘤医院
刘洪生　北京协和医院
刘树勋　浙江省台州医院
齐丽萍　北京大学肿瘤医院
闫小龙　空军军医大学唐都医院
闫晓刚　新疆维吾尔自治区胸科医院
江　皓　浙江医院
江冠铭　东莞市人民医院
安彤同　北京大学肿瘤医院
农　英　中日友好医院
农靖颖　首都医科大学宣武医院
孙　巍　北京大学肿瘤医院
孙宏亮　中日友好医院
李　环　中日友好医院
李　浒　杭州市第一人民医院
李　斌　复旦大学附属肿瘤医院
李　霁　北京协和医院

李国栋　复旦大学附属肿瘤医院
杨　农　湖南省肿瘤医院
杨　跃　北京大学肿瘤医院
杨　弘　中山大学肿瘤防治中心
杨　琳　中国医学科学院肿瘤医院
励新建　宁波市第一医院
吴　宁　中国医学科学院肿瘤医院
吴一龙　广东省人民医院
吴稚冰　浙江医院
吴旭辉　丽水市人民医院
余慧青　重庆大学附属肿瘤医院
应建明　中国医学科学院肿瘤医院
沈韦羽　宁波市医疗中心李惠利医院
宋启斌　武汉人民大学医院
张　涛　中国医学科学院肿瘤医院
张　毅　首都医科大学宣武医院
张兰军　中山大学肿瘤防治中心
张晓琛　浙江大学医学院附属第一医院
张惠忠　中山大学孙逸仙纪念医院
陈　兵　解放军联勤保障部队第 903 医院
陈　健　同济大学附属上海市肺科医院
陈秋强　湖州市人民医院
陈海泉　复旦大学附属肿瘤医院
陈群清　南方医科大学珠江医院
茅乃权　广西医科大学附属肿瘤医院
林冬梅　北京大学肿瘤医院
林勇斌　中山大学肿瘤防治中心
罗　辉　江西省肿瘤医院
罗红鹤　中山大学附属第一医院
季永领　浙江省肿瘤医院
周　进　四川省肿瘤医院

周宁宁　中山大学肿瘤防治中心
周纯武　中国医学科学院肿瘤医院
周建平　东莞市人民医院
周清华　四川大学华西医院
冼　磊　广西医科大学附属第二医院
庞林荣　宁波市鄞州人民医院
郑　列　中山大学肿瘤防治中心
郑　晓　浙江省肿瘤医院
赵　平　中国医学科学院肿瘤医院　中国癌症基金会
赵　红　中国癌症基金会
赵进明　中山大学附属第六医院
赵国芳　中国科学院大学附属宁波华美医院
赵学维　上海长征医院
赵艳秋　河南省肿瘤医院
赵艳海　东莞市人民医院
赵晋波　空军军医大学唐都医院
胡　坚　浙江大学医学院附属第一医院
胡　蓉　新疆维吾尔自治区胸科医院
胡　鸿　复旦大学附属肿瘤医院
胡型锑　温州医科大学附属第二医院
胡维亨　北京大学肿瘤医院
柳　凯　浙江大学医学院附属邵逸夫医院
郦志军　浙江大学医学院附属邵逸夫医院
段建春　中国医学科学院肿瘤医院
侯立坤　同济大学附属上海市肺科医院
祝喻甲　中山大学肿瘤防治中心
祝鑫海　浙江医院
袁灼彬　东莞市人民医院
柴　莹　浙江大学医学院附属第二医院
徐　宁　安徽省胸科医院
徐　农　浙江大学医学院附属第一医院

徐　燕　北京协和医院
徐建堃　首都医科大学宣武医院
徐欣华　浙江省台州医院
高　艳　首都医科大学宣武医院
高立伟　中日友好医院
郭　勇　浙江省中医院
郭建海　北京大学肿瘤医院
唐可京　中山大学附属第一医院
黄　诚　北京协和医院
黄海涛　浙江省台州医院
梅建东　四川大学华西医院
常　炜　新疆维吾尔自治区胸科医院
梁　颖　中山大学肿瘤防治中心
蒋汉梁　浙江大学医学院附属邵逸夫医院
蒋先明　浙江省台州医院
程　超　中山大学附属第一医院
曾　剑　浙江省肿瘤医院
程贵余　中国医学科学院肿瘤医院
温永琴　东莞市人民医院
谢　悦　重庆大学附属肿瘤医院
谢德耀　温州医科大学附属医院
蔡　勇　同济大学附属上海市肺科医院
谭锋维　中国医学科学院肿瘤医院
滕梁红　首都医科大学宣武医院
潘建虎　解放军联勤保障部队 903 医院
薛　奇　中国医学科学院肿瘤医院
魏启春　浙江大学医学院附属第二

序

肺癌是发病率和死亡率最高的恶性肿瘤。根据我国肿瘤登记中心的统计数据显示：我国 2015 年新增肺癌病例约 78.7 万例，有 63.1 万例患者死于肺癌。两者均排名恶性肿瘤的第一位。

过去，对于恶性肿瘤的治疗大多停留在单学科诊疗。尽管单学科诊治水平有所进步，但并没有有效提高肺癌五年生存率。随着医药技术的进展，多学科综合诊疗（multidisciplinary treatment，MDT）的观念正在逐步影响肺癌诊治的方式，并逐步成为现代医疗领域广为推崇的优先诊疗模式。MDT 是由多学科专家围绕某一个病例共同讨论，为患者制订出最佳的诊疗方案。此模式凸显以患者为中心和个体化治疗的特点。MDT 模式在欧美国家已成为肿瘤治疗的规范模式。在欧美的大型医院和重要的肿瘤治疗中心都建立了 MDT 诊疗工作制度。美国国立综合癌症网络（NCCN）发布的肿瘤诊治指南，即为 MDT 模式讨论后得出的诊疗规范。正因为有这样一种常态化的诊疗模式，所以国外的肺癌患者的五年生存率不断提高。

MDT 不同于传统会诊，它是一种科学的流程管理体系；旨在组织多学科专家共同为患者研究诊疗方案；所有与疾病相关的人员都可以提出问题或阐明自己的见解。MDT 不是发现了问题后请相关专家会诊，而是多学科专家共同面对患者提出各自的见解，协商最佳的治疗方案，并定期评估疗效和调整方案。对比单学科诊疗，MDT 能够遴选出更加优化的治疗方案，能够使患者获得更好的预后。在打破学科之间壁垒的同时，MDT 可以有效推进学科之间的融合发展，实现医师、科室和医院的共同提高。

MDT 模式所倡导的以患者为中心、个体化治疗的方式和理念，应该让更多的医师了解、学习和推动 MDT 模式。在我国，这一新兴的治疗模式正为各大医院所学习及引进。但其形式与国外存在一些差异，执行欠缺规范，实际应用效果尚未能全面发挥。中国癌症基金会赵平教授及其团队倡导并卓有成效地开展“肺癌经典案例 MDT 示范研讨”活动，为推动和规范肺癌 MDT 模式起到了一个很好的示范和引领作用。我相信这本书的出版对提高我国肺癌的诊疗水平将起到积极的作用，为此向广大从事癌症诊疗工作的同道们推荐此书。

清华大学医院管理研究院院长

黄洁夫

2021 年 11 月

前言

肺癌是全球位居第一的恶性肿瘤。20 世纪末，我国肺癌的发病率和死亡率跃居榜首，至今仍是发病人数和死亡人数最多的恶性肿瘤。我曾经对中国医学科学院肿瘤医院赫捷院长说，如果肺癌防治没有突破性进展，中国肿瘤防治很难取得决定性胜利。在 2019 年 7 月发布的中国癌症防控行动计划中，我国首次提出到 2030 年中国整体癌症五年生存率不低于 46.6% 的宏伟目标。由此，肺癌成为抗癌攻坚战的主攻方向。

中国癌症基金会成立于 1984 年。肺癌防治一直是中国癌症基金会的工作重点。2019 年，中国癌症基金会募集了数百万元建立了“肺越未来”科普宣传教育平台；募集了价值数十亿元的抗癌新药，帮助低收入肺癌患者实现高效药物治疗成为可能。

2019 年，在上海百时美施贵宝公司的支持下，中国癌症基金会在杭州、广州、上海、北京及成都开展了 5 场肺癌经典案例 MDT 示范研讨。在示范研讨中，我们特意安排了东道主医院与院外和全国各地医院胸外科、肿瘤内科、放射治疗科和放射诊断科专家共同讨论。一方面为相关专家提供学习的平台，另一方面，也为案例的讨论提供听取不同见解的机会，从而提高了讨论的实战效果，该模式受到了一致好评。我们之所以想把肺癌经典案例 MDT 示范研讨编辑成书，就是想把这些经典案例的诊疗经验和专家的思路介绍给广大读者。

“研究引领临床治疗”（research driving the medical care）这是美国 MD Anderson 肿瘤中心的院训。美国肺癌五年生存率（21%）比中国高近 2 个百分点。我在美国看到，他们几乎对每一个肺癌病例都要进行多学科的讨论，力求通过最佳的治疗方案使患者获得更好的疗效。当今世界各学科发展日新月异，新技术层出不穷。单一的手术、化疗及放疗的治疗模式已经不能满足临床需要。多学科综合诊疗（multidisciplinary treatment，MDT）是以肿瘤（疾病）特征为基础，综合患者身体状况和客观条件，在循证医学指导下通过多学科共同为患者制订科学、规范、合理的个性化治疗方案。因此，我国在医院层面推广 MDT，整合医院的相关优势资源，成立肺癌 MDT 管理部门，为相关科室交流合作搭建平台，可以有效提高肺癌诊治水平，为患者带来最大的生存获益。不容置疑，中国肺癌防治领域集中着最优秀的人才，可谓当今最强大的抗癌集团军。然而，到目前为止，中国肺癌五年生存率仍徘徊在 20% 的水平。征服肺癌依然任重而道远。

本书收编了五地权威医院提供的 23 个经典肺癌案例。MDT 研讨以东道主医院的外科、内科、放疗科以及影像科、病理科等专家组成，邀请外院或全国各地权威专家组成客座专家团进行同堂讨论和点评，采用分段汇报、分段讨论的形式进行。通过交流和碰撞来探讨肺癌诊疗中的疑难问题，利用最新理念和技术解读治疗中的困惑，以期对全国各级医疗单位开展 MDT 诊治起到示范作用。这种多学科综合治疗能够有效弥补单一专科治疗的片面性和误区，有助于为患者选择最佳的治疗方案，争取最好的治疗效果。

研讨会结束后，由中国癌症基金会理事长赵平教授领衔，毛伟敏教授、吴一龙教授、张兰军教授、陈海泉教授、周清华教授、王子平教授、毛友生教授和赵红副教授担任副主编的团队，根据会议记录整理编写了《肺癌经典案例 MDT 演示实录》。由中国医学科学院肿瘤医院、北京大学肿瘤医院、北京协和医院、中日友好医院、首都医科大学宣武医院、广东省人民医院、浙江省肿瘤医院、浙江大学医学院附属第一医院、浙江大学医学院附属邵逸夫医院、中山大学肿瘤防治中心、中山大学附属第一医院、复旦大学附属肿瘤医院、同济大学附属上海市肺科医院、四川大学华西医院等 16 家医院提供案例素材。在此感谢每位编者投入的热情，付出的精力和心血，所有案例都经过精心整理、认真编写和细致审校，所涉及的案例内容翔实、与临床实践紧密结合，很好地展现了各医院应用 MDT 模式解决临床问题的思路和措施、成功与不足，代表着当前我国肺癌诊治领域的现状和实际水平。本书对推动肿瘤学领域 MDT 的发展将有很大帮助，可供肿瘤学专业及其相关科室临床医师、医学研究人员、护理人员及医疗管理人员参考使用。

由于本书内容均为现场讨论实录整理，涉及多个学科专业。我们对上百名专家的发言进行如实转录，为保持原貌，仅做少许修改。加之编者水平有限，疏漏之处在所难免，敬请读者不吝赐教，批评指正。

最后，我衷心希望中国的肺癌团队能够形成最强大的合力，共同面对“肺癌”这一强敌，为中国肺癌防治事业做出更大贡献，也希望肺癌尽早成为可以治愈的癌症。

特别感谢上海百时美施贵宝公司对此项目的大力支持，也期盼更多的企业和单位能够继续支持中国肿瘤的防治事业。

中国癌症基金会理事长

赵　平

2021 年 10 月

目 录

第一部分

杭州站 MDT 研讨实录

本站特邀嘉宾浙江省肿瘤医院原院长胸外科主任毛伟敏教授担任点评专家。

【案例 1】EGFR L861Q 突变腺癌患者的综合治疗 1 例

（浙江省肿瘤医院）

主持人：胸外科曾剑医师。

汇报医师：胸外科骆涛波医师。

MDT 团队专家：浙江省肿瘤医院放疗科主任郑晓教授；放疗科季永领；胸外科曾剑及骆涛波；肿瘤内科邵岚；病理科朱梁；放射科陆方晓。

客座专家：北京大学肿瘤医院肿瘤内科主任王子平教授、江西省肿瘤医院胸外科主任匡裕康教授和放疗科主任罗辉教授、浙江省中医院肿瘤内科主任郭勇教授、重庆大学附属肿瘤医院放疗科副主任谢悦教授、复旦大学附属肿瘤医院胸外科叶挺副教授。

案例汇报：患者男，52 岁，农民。因“体检发现右肺占位半个月”于 2014 年 6 月 7 日入院。患者入院前半个月于当地医院体检，胸部计算机断层扫描（CT）提示右上肺肿物。既往史无特殊，吸烟指数为 400，按美国东部肿瘤协作组织（ECOG）评分为 0 分。查体无特殊。入院后完善相关检查。2014 年 6 月 11 日胸部及上腹部增强 CT 提示：右肺上叶占位，首先考虑恶性肿瘤；右肺门及纵隔淋巴结肿大，转移可能性大。支气管镜、全身骨显像、颅脑 MRI、颈部及锁骨上超声、肺功能检查均未见明显异常。诊断：右肺癌，周围型，cT1bN2bM0，Ⅲ A 期。

主持人：本例患者通过 CT 检查发现右上肺占位伴纵隔肺门淋巴结肿大（图 1-1-1），首先考虑肺癌伴纵隔淋巴结肿大。先请放射科陆方晓医师解读 CT 片，然后请相关科室医师提出诊断意见。

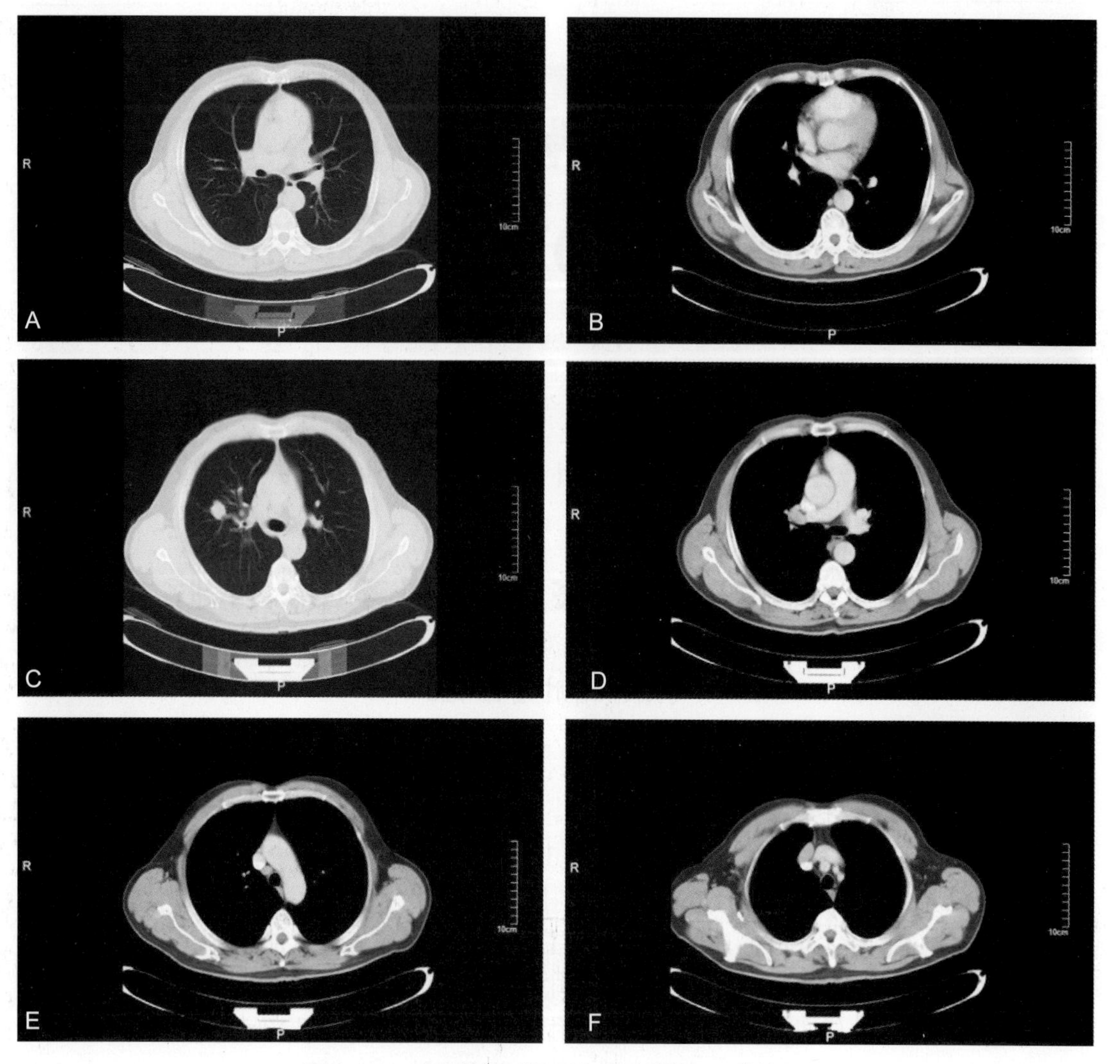

图 1-1-1 患者就诊时显示右上肺肿物 CT 片结果

放射科医师：从患者 CT 图像中可以看到右上肺前段有一个 2cm 左右的软组织结节，边缘可见浅分叶，边界清晰，纵隔窗显示，病灶呈中度强化；右肺门（10 区）及纵隔（4R 区、3A 区）均可见肿大的淋巴结，亦呈中度强化，边界清晰。按照第八版教材肺癌 TNM 分期，病灶大小 2cm，属于 T1b；X 区、4R 区、3A 区均见肿大的淋巴结，其中 3A 区淋巴结位于气管中线右侧，分期在 N2b，考虑患者肺癌的影像学分期为 T1bN2bM0。

胸外科医师：患者肺癌的临床分期为 T1bN2bM0，Ⅲ A 期。对于Ⅲ A 期 N2 阳性的非小细胞肺癌，人卫第八版教材肺癌的 TNM 分期将 N2 分为 N2a1、N2a2、N2b 三个亚型，各亚型的治疗及预后有所差异。本例患者应属于 N2b，治疗难度较大。国家卫生健康委员会 2018 年颁布的《原发性肺癌诊疗规范》中指出：N2 期单组纵隔淋巴结肿大并且直径＜ 3cm 或两组纵隔淋巴结肿大但尚未融合，并且预期能完全切除的病例，推荐开展 MDT 讨论，推荐新辅助化疗 +/- 放疗 + 手术，或者手术 + 化疗 +/- 放疗的方案。本例患者第 4 组、第 3 组两组纵隔淋巴结肿大，考虑转移，符合此类。但是最新版美国国立综合癌症网络（NCCN）

指南中指出，对于 N2 阳性患者，建议行同步放化疗。新辅助化疗后可以手术的患者，也可以选择化疗 + 手术的治疗方案。故综合这两个指南，推荐本例患者采用新辅助化疗 + 手术 +/- 放化疗的治疗方案。在采取下一步治疗之前，明确病理诊断是必要的，建议行肺部肿物穿刺活检，纵隔淋巴结采用经支气管镜针吸活检术（TBNA）、经支气管镜腔内超声（EBUS）或纵隔镜明确病理诊断。

肿瘤内科医师：本例患者通过影像学检查，肺癌的临床分期是 T1bN2bM0，Ⅲ A 期。目前针对这类分期的患者，NCCN 指南对下一步的检查有明确的推荐。本例患者除了已经完成的检查之外，需要通过纵隔淋巴结穿刺或纵隔镜检查明确淋巴结的性质，要进一步明确Ⅲ A N2 的诊断，最好完成正电子发射体层成像（PET-CT）检查以排除是否有远处转移。以上是对患者下一步检查的推荐。如果患者经过评估不能手术，NCCN 指南是以Ⅰ类证据推荐根治性同步放化疗、免疫维持治疗；如果本例患者有潜在手术机会，预期可手术，同意外科曾剑医师的意见进行新辅助治疗。新辅助治疗除了传统化疗之外，目前还有免疫治疗和靶向新辅助治疗。最近，免疫治疗成为热点，从 CheckMate159、Nivolumab 单药免疫新辅助治疗研究开始，到现在的双免治疗 NEOSTAR 研究，还有免疫联合化疗新辅助治疗，使肿瘤缓解率、病理缓解率都明显提高，但还需要总生存期（OS）的数据来进一步证实。如果本例患者的病理证实是 EGFR 敏感突变，还可以考虑靶向新辅助治疗，从 CTONG1103 研究证实靶向新辅助治疗同样具有优势。由于本例患者的病理结果和基因状态都不明确，因此，首先推荐新辅助化疗，有条件时可以考虑免疫新辅助治疗。

放疗科医师：本例患者有两站 N2 淋巴结肿大，通过观察可能完全切除，在决定手术还是非手术之前，建议进一步评估以下内容。

1. 若患者具备相关条件，建议行 PET-CT 检查，因为多站淋巴结转移的患者出现 N3、远处转移的风险较大。

2. 明确病理检查结果，如果组织量多的话，最好明确 EGFR/PD-L1 状态，对于手术还是非手术治疗的选择都具有一定的指导意义。

3. 治疗方面，如果排除其他转移，明确为两站 N2 的Ⅲ A 患者，考虑根治性同步放化疗 + 免疫治疗是目前循证医学证据最充分的一个选择。迄今为止，多项放化疗与手术比较的随机对照研究，总体上没有生存差异。对于本例患者，首先推荐新辅助化疗 + 手术。

郭勇教授：我认为对本案例的讨论有点积极了。首先，本例患者尚未获得病理诊断，患者是小细胞肺癌还是非小细胞肺癌？是非小细胞肺癌中哪个类型？分化程度怎样？到底是否存在转移？ PACIFIC 研究的对象和本例患者存在不同，前者研究的是Ⅲ期放化疗后病情稳定、虽不可手术，但免疫治疗获益的患者。针对本例患者，前两位医师的讨论意见比较到位。首先要明确是否存在远处转移，其次 PET-CT 检查很重要。本例患者属于边缘状态，如果没有远处转移，应尽量做转化性治疗，从一个潜在可手术切除的患者转化为一个可手术切除的患者，这一点非常重要。目前主要是明确诊断，在明确诊断的前提下，再去评估患者的营养状态、心肺功能等是否能够耐受手术治疗，这些都是针对此类患者首先要考虑的问题。当然，回顾性的讨论会给我们一些误导，因为我们已经知道了后面的过程，所以思维方式可能会不一样。但在临床遇到此类患者时，首先要考虑疾病诊断、病理类型、临床分期、体力状态，以及治疗方案的选择，然后再结合指南确定方案。不要过多地去讨论指南和套用研究，因为指南落地是有难度的。指南是纲领性的，临床上很难完全按照指南去做，因为患者的个体化非常复杂，所以我们不要过多依赖指南。

罗辉教授：同意郭勇教授的意见，针对本病例需要根据明确的诊断决定下一步治疗方案；如果没有明确的诊断，包括全身肿瘤状况和分子诊断等，治疗方案的讨论就没有依据。

谢悦教授：先明确诊断更为重要。对本例患者而言，为非小细胞肺癌的可能性更大，如果病理确诊为小细胞肺癌，那就没必要继续讨论。

匡裕康教授：本例患者的 CT 显示，3A 区淋巴结明显肿大。针对此类患者要做手术，应该更加慎重。在术前要明确诊断，并进行新辅助化疗，若化疗有效，可以尝试手术；如果化疗无效，手术治疗的意义可能不是很大。我做手术是比较激进的，但对于 3A 区淋巴结这么大的患者，决定做手术我可能会保守一点。

主持人：指南是一个纲领，具体理解因人而异。现在经过团队讨论，建议患者行 PET-CT+EBUS/TBNA/ 纵隔镜等进一步检查，治疗方案可选择：

1. 新辅助化疗 + 手术。
2. 同步放化疗。
3. 手术 + 靶向辅助治疗（敏感基因突变）。
4. 手术 + 辅助放化疗。

案例继续汇报：该患者在我院进一步完善了检查，2014 年 6 月 16 日 EBUS 检查，病理结果示（4R 组）纤维、淋巴组织内见转移性低分化腺癌。诊断为：右上肺腺癌，周围型，cT1bN2M0，Ⅲ A 期。但本例患者可能出于某些原因考虑，要求出院回当地医院治疗，没有施行我们所建议的新辅助治疗。

患者 2014 年 6 月 26 日在当地市人民医院接受“右上肺癌根治术（剖右胸右肺上叶切除术 + 淋巴结清扫）”。手术及恢复过程顺利。术中探查未见胸腔积液及胸膜转移结节，肿块位于右上肺前段，大小约 2cm × 2cm × 2cm，未累及脏层胸膜，肺门纵隔淋巴结肿大。术中直接行右上肺叶切除，冷冻结果：（右上肺）腺癌（图 1-1-2）。清扫纵隔及肺门淋巴结多枚，直径大小 0.5 ～ 2cm，质硬，尤其 3A 组淋巴结，约 2cm × 2cm。术后病理结果：右上肺结节型（瘤体 2cm × 1.8cm × 1.5cm）浸润性腺癌（腺泡为主型，部分为实性及微乳头状生长），累犯肺内支气管，浸润或转移至（第 10 组）1/4 只、（第 12 组）0/1 只、（第 2 组）0/1 只、（第 4 组）2/4 只、（第 7 组）0/3 只、（第 11 组）0/1 只、（3A 组）1/6 只淋巴结。支气管切缘阴性。免疫组化：CK5、CK6、P40 和 P63 阴性，CK7、TTF-1 和 Napsin A 阳性。分子检测结果：*EGFR* 基因（ARMS）（肿瘤样本中检测到 *EGFR* 基因 *Ex21 L861Q* 突变，未发现其他已知突变）。

患者术后诊断：右上肺腺癌，周围型，pT1bN2M0，Ⅲ A 期，*EGFR* 基因 *Ex21 L861Q* 突变。患者为求进一步诊治再次就诊我院。

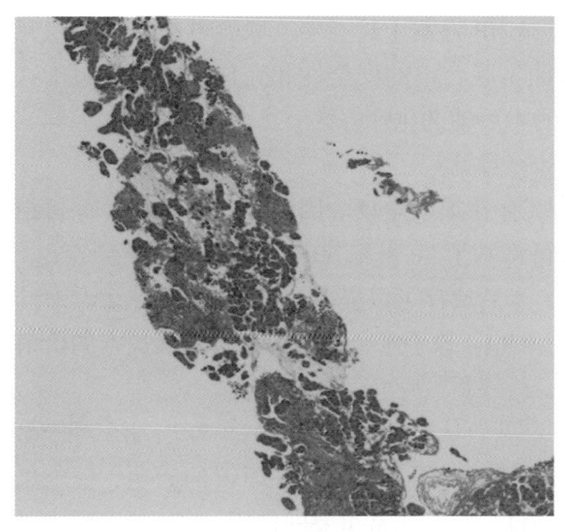
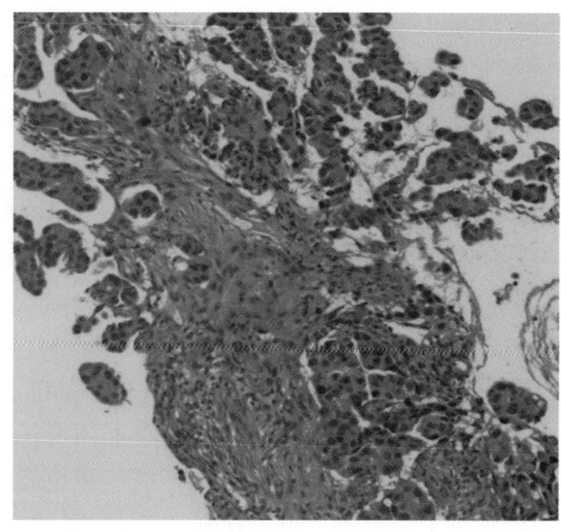

图 1-1-2　患者术后冷冻标本的病理切片结果

主持人：本例患者可能由于经济情况，没有在我院手术，也没有接受我们的建议行新辅助治疗。患者回当地医院接受了手术治疗，术后的病理结果和术前我们的诊断相同，第 3、第 4 和第 10 组淋巴结阳性。首先请病理科医师为我们解读病理结果。

病理科医师：本例患者病理组织学形态及免疫组化表达均符合肺腺癌的诊断标准，故诊断结果为肺腺癌。组织学特点如下。

1. 原发灶主要成分为腺泡状生长，伴有实性及微乳头的生长方式。

2. 具有多站及多个淋巴结的转移，且转移灶的癌成分均为实性及微乳头状生长。

基于本例的病理学特征，有必要探讨具有少量低分化腺癌（实性及微乳头状生长）的存在，是否会影响患者的预后？根据 Zhao Y 等学者的研究，发现肺腺癌中存在少量实性或微乳头状的癌成分，既可显著增加纵隔淋巴结的转移范围及数量，又可影响患者的生存预后，并且这种影响程度与实性或微乳头状成分的占比多少无关。综上所述，我们认为对本例患者后续的治疗应采取更加积极的态度。

主持人：我们从病理科医师处得知，该患者病灶中有实性和微乳头成分。这样的成分虽不多，但容易导致术后广泛转移。基于这样的情况，患者在手术之后还是需要接受辅助治疗的。该患者具有 *EGFR* 基因 *Ex21 L861Q* 突变。CTONG1104 的研究结果给了我们一个选择，敏感突变患者在术后可以接受辅助靶向药物治疗。放疗也是一个可考虑的选择。让我们先听听肿瘤内科对术后辅助治疗的观点。

肿瘤内科医师：本例患者在当地医院做了肺癌根治手术，术后病理分期是Ⅲ AN2，分子分型是 *EGFR* 基因 *Ex21 L861Q* 突变。对于Ⅲ AN2 肺癌患者术后辅助治疗，不管是中国指南还是 NCCN 指南都是推荐术后辅助化疗，对于有 *EGFR* 敏感突变的患者中国临床肿瘤学会（CSCO）指南推荐选择 *EGFR*-TKI 靶向辅助治疗。但要注意这例患者是一个比较特殊的 *L861Q* 非经典突变，我们都知道，非经典突变 *EGFR*-TKI 靶向治疗的疗效不如经典突变，因此这位患者的辅助靶向治疗证据不足。对于是否需要辅助性放疗，需要请教放疗科季永领主任。对于化疗药物的选择，2021 年美国临床肿瘤学会（ASCO）会上报道日本的一线研究显示，术后辅助培美曲塞联合顺铂对比经典 NP 方案（长春瑞滨联合顺铂），两组无复发生存率（RFS）曲线是重叠的，但是培美曲塞联合组的安全性和完成率更高。对于这例肺腺癌患者，我首先推荐培美曲塞联合顺铂的术后辅助化疗方案。

主持人：不知各位专家对术后辅助放疗有什么意见？

放疗科医师：关于术后辅助放疗，目前确实存在很大争议。因为前几年的荟萃分析结果都显示术后放疗没有生存获益，但是这些分析都基于 20 世纪 60 ～ 90 年代的研究结果。近期，国际和国内几项大样本回顾性分析显示，术后放疗可以提高 N2 患者的五年生存率。这例患者年龄小于 60 岁，多站淋巴结转移，行肺叶切除手术，这样的患者术后放疗的价值可能更大。因此我的意见是在术后化疗基础上，行序贯放疗。

谢悦教授：我也赞同放疗科季永领主任的意见。从目前循证医学的角度出发，对于多站转移的患者，同步放化疗的证据等级更高。当然，对于目前仍存在争议的问题，征求患者的意见十分重要。患者意愿对于治疗策略的制订，具有非常重要的作用。

王子平教授：前面提到的 CTONG 研究和 EVAN 研究，它们研究对象的突变类型不包括 *Ex21 L861Q*，因此不能直接套用。在 CSCO 治疗指南中把术后辅助靶向治疗写入进去了，但是国家卫健委的非小细胞肺癌治疗指南尚未写入。因此，总体而言，针对本例患者行术后辅助靶向治疗还是不太适合。术后的化疗方案，我也同意使用培美曲塞联合顺铂的化疗方案。虽然日本有研究认为培美曲塞和长春瑞滨的化疗效果一致，但我们对 2003 年至 2013 年在中国医学科学院肿瘤医院接受了腺癌术后辅助化疗的患者进行了回顾性分析，发现培美曲塞组患者的治疗效果优于非培美曲塞组的患者。不过两个研究一个是前瞻性，另一个是回顾性，还是存在差异。该患者 52 岁，淋巴结存在多站转移，术后辅助放疗也是合理的。若切缘阳性，还应该行同步放化疗。

叶挺副教授：关于该患者的术后辅助治疗，我个人的意见是辅助化疗和辅助放疗都需要。靶向治疗能够控制局部，延迟复发和转移，但是对于 OS 无明显帮助。而且靶向治疗之后会出现耐药情况，耐药之后肿瘤细胞的各项分子通路会变得更复杂。因此我个人建议术后还是应该先用化疗。对于术后辅助放疗，我也认为应该进行，尤其是该患者有多站 N2 淋巴结转移。根据个人经验，我也认为 N2 多站淋巴结转移的患者能够从术后辅助放疗中获益。所以我认为该患者术后应该进行辅助化疗和辅助放疗。

主持人：本例患者的基因突变属于罕见突变。对于常见突变，术后靶向辅助治疗比辅助放化疗更有优势，但鉴于该患者情况，对于术后辅助治疗，我们建议辅助化疗 + 辅助放疗。

案例继续汇报：患者分别于 2014 年 7 月 22 日、2014 年 8 月 18 日、2014 年 9 月 9 日和 2014 年 9 月 30 日接受 4 个周期的 PC 方案术后辅助化疗：培美曲塞 950mg 第 1 天 + 顺铂 45mg 第 1 ～ 3 天。化疗过程顺利，未见骨髓抑制等严重并发症。患者于 2014 年 10 月 31 日起行术后辅助放疗：5040cGy/28F，肺 V20：20%，MLD998cGy，PTVmax5484cGy，心脏 V40：5%，脊髓 dmax3925cGy。放疗过程顺利。放化疗结束后，患者定期随访。

初次治疗结束约 22 个月后，患者于 2016 年 10 月 10 日自行发现右侧锁骨上肿块，遂来院就诊。患者无明显不适主诉。入院后查体：一般情况可，生命体征平稳，右侧锁骨上可触及肿大淋巴结，较大一颗约有 4cm，质硬，边界不清，无压痛，心肺无特殊。ECOG 评分 0 分。2016 年 10 月 19 日胸部 + 上腹部增强 CT（图 1-1-3）提示：右肺癌治疗后复查，对照前片：右肺术后改变，术区索条影较前稍吸收。右侧锁骨上新发多发肿大淋巴结，考虑转移。2016 年 10 月 19 日超声引导下穿刺细胞学示：转移或浸润性（腺）癌伴坏死。2016 年 10 月 21 日穿刺常规病理示：（右锁骨上）纤维组织内见转移性腺癌。全身骨显像及颅脑 MRI 未见异常。

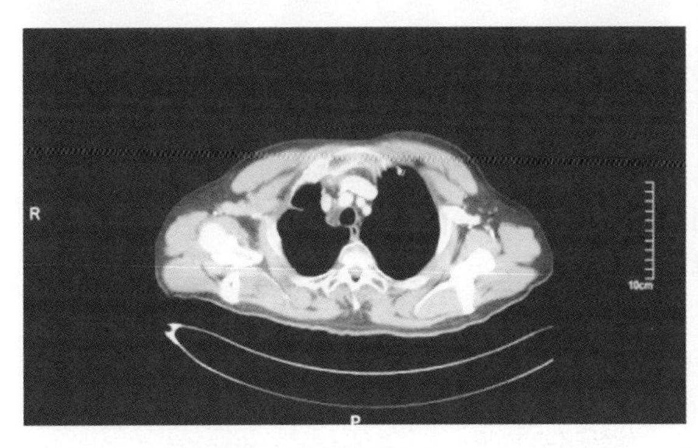

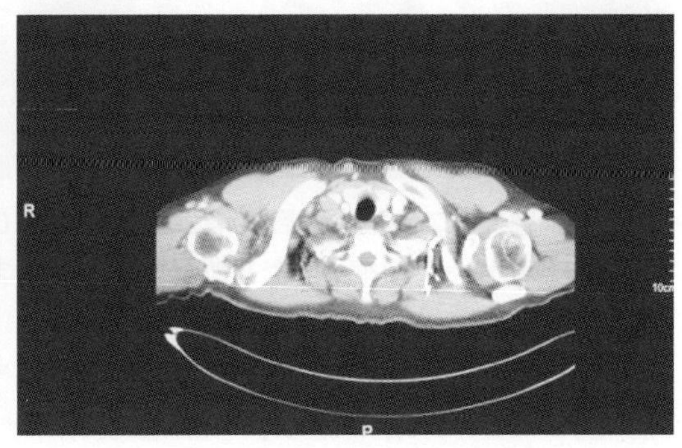

图 1-1-3　患者术后 2 年随访中 2016 年 10 月 19 日胸部 + 上腹部增强 CT 结果显示右侧锁骨新发多发肿大淋巴结，考虑转移

目前诊断：右肺腺癌术后伴右锁骨上转移，rT0N3M0，Ⅲ B 期。

主持人：该患者在初次治疗结束后 22 个月出现了右侧锁骨上淋巴结肿大，穿刺病理提示转移。我们先请放射科陆方晓医师为我们解读 CT 片。

放射科医师：该患者右锁骨上区（1R 区）可见多枚强化的肿大淋巴结，每个淋巴结都比较饱满，强化程度为中等强化，根据病史及淋巴引流途径，首先考虑为转移性肿大淋巴结。

主持人：该患者右侧锁骨上出现了转移性淋巴结。若排除身体其他部位转移，那么这个转移灶还是比较局限的，局部治疗存在意义。作为外科医师，很关注这个位置出现多发淋巴结肿大，有没有手术价值。我们听听其他科室的意见。

放疗科医师：该患者初次治疗 2 年后出现右侧锁骨上淋巴结转移，排除了其他部位转移，而且这个位置没有接受过放疗，推荐根治性剂量放疗联合化疗。在这个位置，同步放化疗的治疗耐受性应该没有问题。

肿瘤内科医师：本例患者术后出现了颈部局部淋巴结转移，治疗上同意季主任的根治性同步放化疗，化疗药物的选择考虑含铂双药治疗。

主持人：根据专家们给出的治疗方案，我们给患者制订了根治性同步放、化疗，即根治性剂量放疗联合含铂双药化疗。治疗情况我们后续还会继续讨论。

案例继续汇报：患者分别于 2016 年 10 月 21 日、2016 年 11 月 11 日、2016 年 12 月 2 日和 2016 年 12 月 23 日接受 4 个周期的 GP 方案化疗：吉西他滨 1.8g 第 1 ～ 8 天 + 顺铂 45mg 第 1 ～ 3 天。化疗过程顺利。2 个周期化疗结束后，患者于 2016 年 12 月 2 日开始接受右侧锁骨上淋巴引流区放疗。处方剂量 6000cGy/30F。放疗过程顺利。ECOG 评分 1 分。化疗结束后，2017 年 3 月 10 日复查胸部 + 上腹部增强 CT（图 1-1-4），提示右侧锁骨上多发肿大淋巴结，考虑转移，较治疗前缩小。疗效评价为 PR（部分缓解）。治疗结束后，患者继续定期复查。

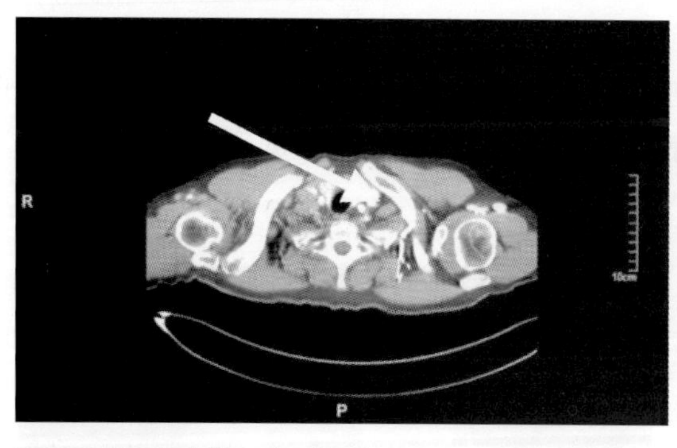

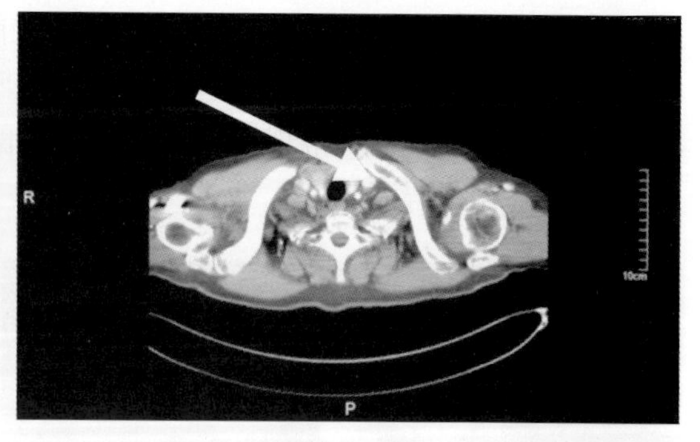

图 1-1-4　患者第二次放化疗后半年 2017 年 3 月 10 日胸部 + 上腹部增强 CT 检查结果显示右侧锁骨上多发肿大淋巴结较治疗前缩小。箭头所指为肿大淋巴结

末次治疗结束 17 个月后，患者于 2018 年 7 月 27 日在我院做右肺癌治疗后胸部 CT 复查（图 1-1-5），结果提示：两肺多发结节灶，首先考虑转移瘤。全身骨显像及颅脑 MRI 未见异常。查体：一般情况可，生命体征平稳，心肺听诊无特殊。ECOG 评分 0 分。

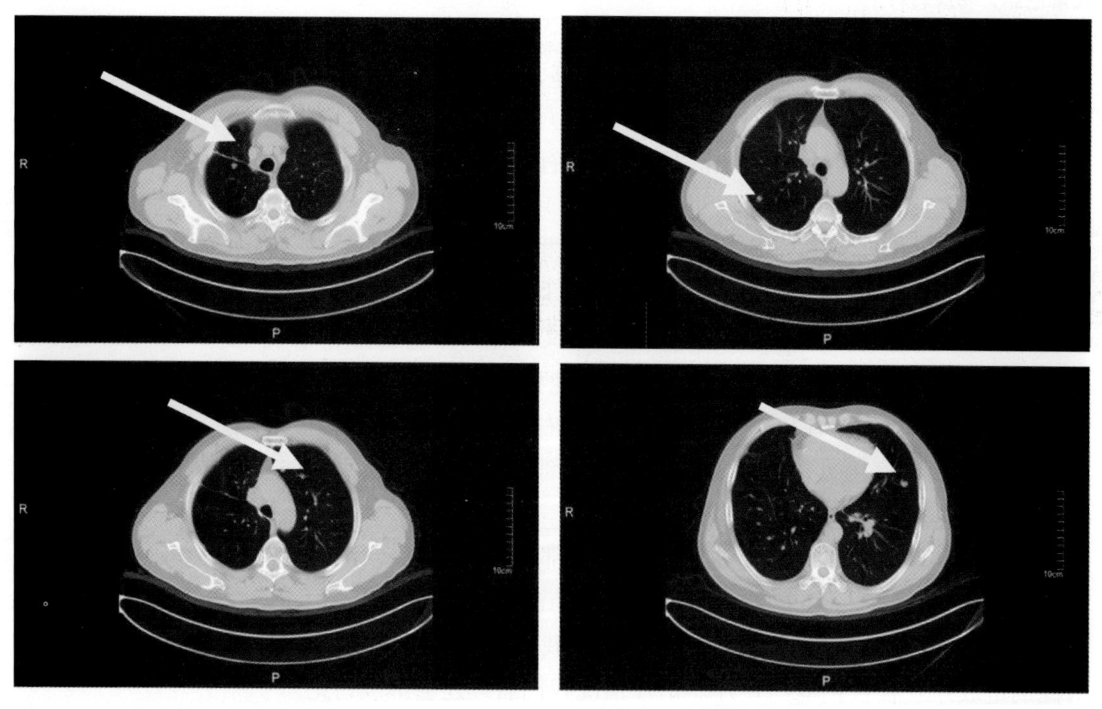

图 1-1-5　患者第二次放化疗后 1 年，2018 年 7 月 27 日胸部 CT 检查结果。箭头所指为肺部多发结节灶

患者诊断：右上肺腺癌术后伴右锁骨上转移；双肺转移。rT0N3M1a，ⅣA 期，*EGFR* 基因 *Ex21 L861Q* 突变。

主持人：该患者在右侧锁骨上同步放化疗之后，疗效 PR，局部未再复发。17 个月以后出现双肺多发结节，考虑转移灶可能性大。我们先请放射科陆方晓医师为我们解读 CT 片。

放射科医师：该患者两肺新发多枚小结节影，以肺中外带分布为主，符合血行转移的特点，所以我们首先考虑为双肺内多发转移瘤。

主持人：该患者出现了双肺多发转移，已经属于晚期。此时局部治疗意义已经不大了，应以全身治疗为主，主要治疗还是在内科。下面请肿瘤内科邵岚医师发表意见。

肿瘤内科医师：该患者经过局部治疗 17 个月后出现了双肺多发转移瘤，从Ⅲ B 期变成了Ⅳ期，考虑患者是 *EGFR* 基因 *Ex21 L861Q* 敏感突变。不管是 NCCN 指南还是 CSCO 指南都首先推荐 *EGFR*-TKI 靶向治疗，比较特殊的是该患者是非经典突变。目前较大样本非经典突变治疗的数据来源于 LUX-LUNG 系列 2/3/6 研究的回顾性分析，在非经典突变亚组分析 75 例患者中就有我们这例患者的 *L861Q* 突变类型，研究显示阿法替尼治疗的（总有效率）ORR 在 56.3%，无进展生存期（PFS）8.2 个月，总生存期（OS）在 17.1 个月。我们可以看到相对经典突变而言治疗效果相对差一些。因为数据比较少，我们也查阅了其他数据，台湾地区一项回顾性研究对比了一代和二代 *EGFR*-TKI 治疗非经典突变的疗效，显示二代疗效要优于一代。因此，基于 LUX-LUNG 系列等一些数据，FDA 也批准了阿法替尼用于 *EGFR* 非经典突变的治疗。我们也知道目前奥希替尼在 *EGFR* 突变治疗上的地位也越来越突出。在去年世界肺癌大会（WCLC）上有一项小样本的奥希替尼用于非经典突变的Ⅱ期研究，结果显示 ORR 在 50%，疾病控制率（DCR）88.9%，PFS 在 8.2 个月。因此，对于这例患者我还是推荐二代阿法替尼的靶向治疗。

主持人：邵岚医师推荐患者使用二代 TKI 药物进行治疗。如果没有不同意见，我们建议患者接受二代 TKI 药物阿法替尼治疗。

案例继续汇报：该患者自 2018 年 8 月 10 日开始服用阿法替尼 40mg 每日 1 次，服药至今。治疗过程中，出现Ⅱ度皮疹及Ⅱ度腹泻，经对症治疗可改善。ECOG 评分 1 分。服药后，患者定期复查肿瘤标志物及胸部 CT。肿瘤标志物均未见异常。胸部 CT 均提示两肺多发转移灶较前相仿，部分结节略缩小。疗效评价为 SD（疾病稳定）。

最后，我们对全治疗过程进行整理。患者于 2014 年 6 月发现肺部占位，行手术及术后辅助序贯放化疗。治疗后患者病情稳定 22 个月。于 2016 年 10 月发现右侧锁骨上淋巴结肿大，接受了同步根治性放化疗。治疗后患者病情稳定 17 个月。于 2018 年 7 月发现双肺多发转移，后一直服用二代 TKI 药物至今。

【特邀专家点评】

毛伟敏教授：目前，Ⅲ A 期肺癌患者治疗的循证医学证据并不很多，但是在我国这类局部晚期肺癌患者并不少见。虽然低剂量螺旋 CT 已经在体检中较广泛使用，但仍有很大一部分患者来自山区和农村。在基层医院仍能遇到局部晚期肺癌患者，所以要积极开展局部晚期肺癌患者的临床和真实事件的研究，拿出我们中国的数据，这是非常重要的。我们要把具有中国特色的东西发扬光大，就像今天来推动多学科综合诊疗团队一样。

对于本案例，临床治疗上过于关注局部问题，这样一个小病灶，就出现是肺门纵隔的大转移，说明肿瘤的生物学行为差，治疗中应时刻高度关注肿瘤分子事件及标志物的变化；不能再过份强调局部治疗。

【案例2】ALK阳性的肺鳞癌患者诊治1例

（浙江大学医学院附属第一医院）

主持人： 肿瘤内科徐农医师。

汇报医师： 肿瘤内科王懿娜医师。

客座专家： 王子平教授；匡裕康教授；叶挺副教授；罗辉教授；谢悦教授；郭勇教授；郑晓教授。

MDT团队专家： 肿瘤内科徐农；肿瘤内科张晓琛和王懿娜；放疗科叶香华；病理科孔梅；放射科薛星。

案例汇报： 患者男性，27岁，因“咳嗽伴声嘶3个月”于2015年5月就诊于我院。既往无饮酒吸烟史。新昌人民医院行肺部CT（图1-2-1）提示：左肺占位灶，纵隔、锁骨上淋巴结肿大，首先考虑肺癌。行锁骨上淋巴结穿刺及纤维支气管镜检查，当地左侧锁骨上淋巴结穿刺病理提示：鳞癌（中-低分化）；纤维支气管镜病理检查（图1-2-2）提示：左上叶气管口鳞癌。本院病理科会诊：（左侧锁骨上淋巴结）鳞状细胞癌，细胞角蛋白7[CK7（+）]，肿瘤蛋白63[P63（+）]，甲状腺转录因子1[TTF-1（-）]，人胃酶样天冬氨酸蛋白突变[NapsinA（-）]，细胞核增殖指数[Ki-67（30%+）]，（左上叶气管口）鳞状细胞癌。2015年5月18日PET-CT提示：左肺上叶支气管开口处软组织肿块影伴氟脱氧葡萄糖（FDG）代谢增高，考虑左肺中央型肺癌伴远端阻塞性肺炎，病灶包绕左肺上叶支气管开口；双肺门、纵隔、双侧锁骨上窝、下段食管旁、胃小弯旁多发淋巴结增大，考虑多发淋巴结转移灶；左2侧肋FDG代谢增高，考虑骨转移。诊断：左肺鳞癌伴骨、淋巴结转移，cT2aN3M1b，Ⅳ期。

主持人： 先请病理科孔梅医师解读病理检查结果。

病理科医师： 本案例患者是年轻男性，既往无吸烟史，一般而言发生肺鳞癌的可能性不高。基于当时获得的标本量很少，所以我们认为有必要排除混合性腺鳞癌或异质性可能。加做了甲状腺转录因子1（TTF-1）、人胃酶样天冬氨酸蛋白突变（NapsinA）两个指标均为阴性，基本排除肺腺癌。鳞癌的标志性抗体是P40和P63，由于医院当时没有P40抗体，只做了P63染色，结果是阳性。结合CK7阳性的免疫组化结果，基本可以确诊为肺鳞癌。

主持人： 本例患者诊断明确之后，下一步就要制订后续治疗方案。请肿瘤内科张晓琛医师发表一下她的治疗意见。

肿瘤内科医师： 本例患者为Ⅳ期非小细胞肺癌，追溯回2015年，当时指南并无要求肺鳞癌患者行分子病理检测，该患者如果没有禁忌证，一线治疗建议选择含铂双药化疗。

郭勇教授： 如果该患者只是因为单处骨转移而诊断为Ⅳ期，PET-CT毕竟不能作为确诊骨转移的金标准，看看外科有无介入的可能。

匡裕康教授： 如果本例患者只是单发左2肋骨转移，并非手术治疗的绝对禁忌证；但是左锁骨上淋巴结已经找到鳞癌细胞，确认存在N3转移，那么在当时不存在手术根治的可能，除非经过治疗后可以降级。

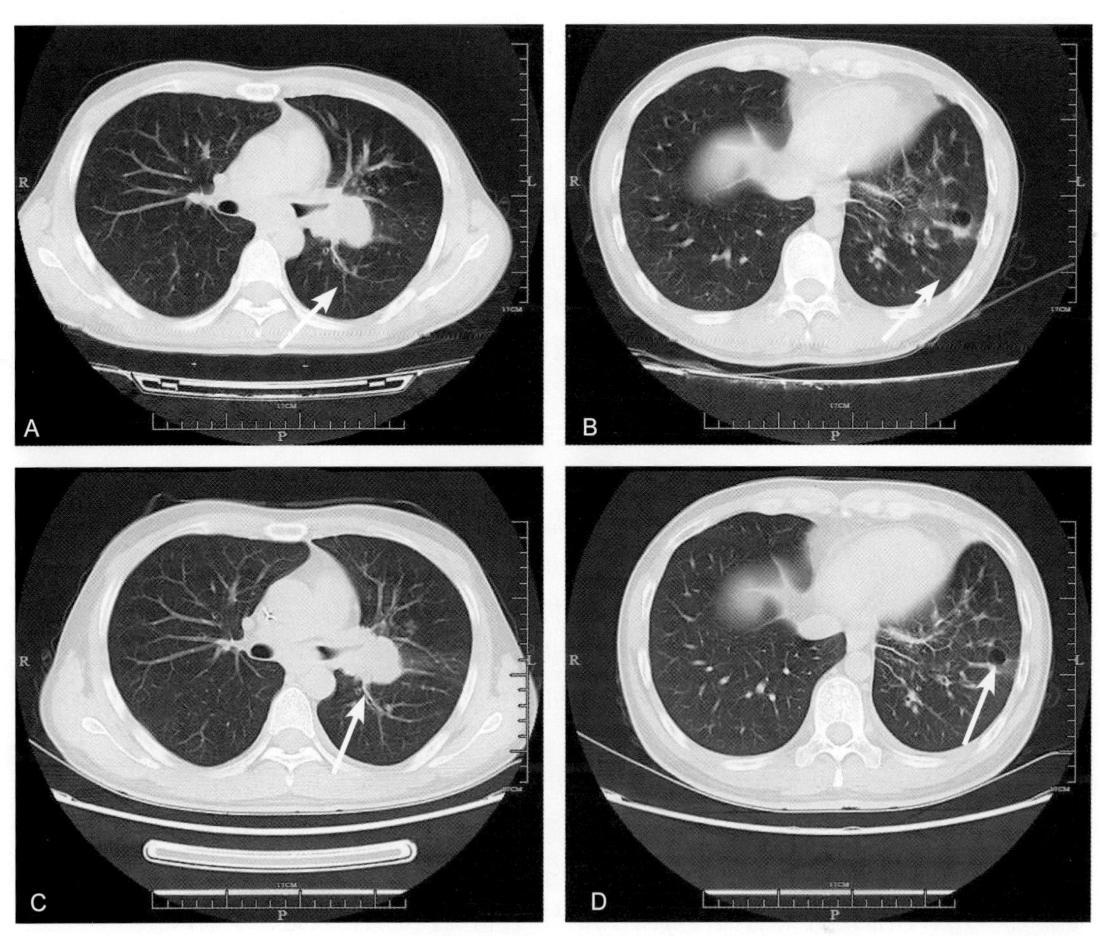

图 1-2-1 患者就诊时的胸部 CT 检查结果显示左肺占位灶，纵隔、锁骨上淋巴结肿大。上图为 2015 年 5 月 20 日的胸部 CT；下图为 2015 年 8 月 20 日的胸部 CT。左下图箭头所指为占位灶，右下图箭头所指为肿大淋巴结

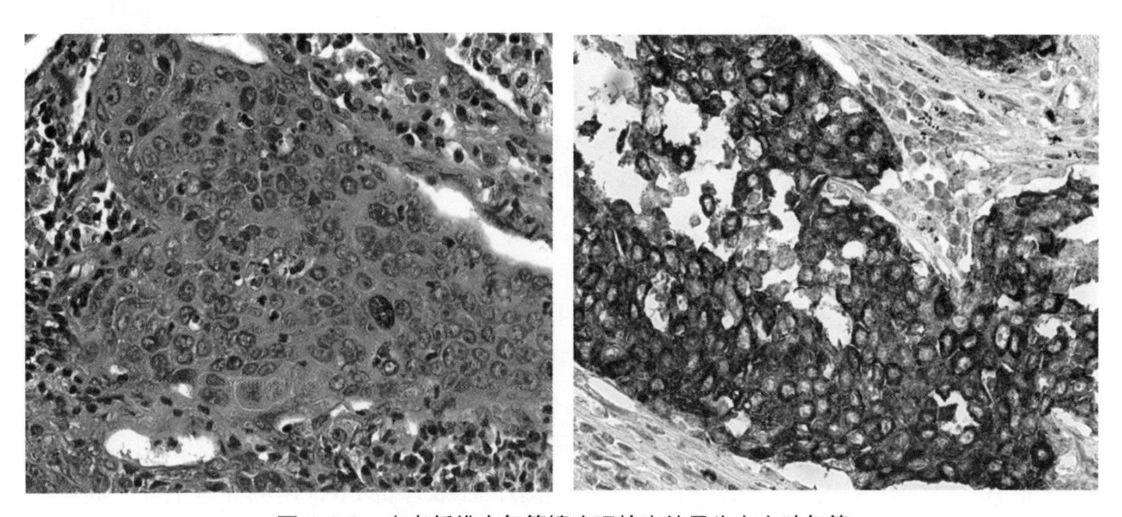

图 1-2-2 患者纤维支气管镜病理检查结果为左上叶气管

叶挺副教授：根据 PET-CT 检查结果，该患者除了骨转移，还有纵隔、锁骨上、肺门、

食管旁、胃小弯旁多处淋巴结转移，这种多处转移的情况已经没有手术指征，外科已经介入不了。

主持人：如果其他专家和医师没有意见，我们就决定选择含铂双药化疗。

案例继续汇报：患者于 2015 年 5 月 25 日入组 JUST 临床试验，一线接受多西他赛 120mg 第 1 天 + 奈达铂 120mg 第 1 天。每 3 周一次的含铂双药方案治疗，共 4 个周期。2 个周期后疗效评估 SD，病灶缩小 10%；4 个周期后根据影像学检查疗效评估仍为 SD，但声嘶加重。鉴于患者年轻、无吸烟史、小标本等临床特征，2015 年 8 月建议行 ALK/MET/ROS1 免疫组化检查，结果提示：ALK 融合蛋白强阳性。

主持人：这里需要讨论患者后续的治疗选项？ALK（+）鳞癌并不多见，这个患者的 ALK 免疫组化结果如何解读？以往临床试验的数据基本来自非鳞癌，ALK（+）鳞癌对 ALK 抑制剂的疗效如何？

肿瘤内科医师：ALK 融合蛋白强阳性，提示该患者存在驱动基因，基于年轻、不吸烟，确实符合 ALK 融合突变人群的临床特征。该患者虽然参加临床试验，但是随时可以选择退出，并不违反伦理。后续治疗建议选择 ALK 抑制剂进行靶向治疗。

罗辉教授：ALK（+）鳞癌非常罕见，该患者极有可能存在腺癌成分，但由于拿到的是小标本，这一点只能作为一种推测。如果有机会获取大标本，我觉得还是应该尽量争取得到大标本。

叶挺副教授：我们医院曾经对 ALK 阳性患者做过一个研究，结果发表在 *Chest* 杂志上。根据我们的研究结果，95 例手术切除下来的鳞癌标本中，只有 2 例患者查到 ALK（+），对这 2 例进行连续切片，还是发现了腺癌成分。所以纯鳞癌发生 ALK（+）的可能性确实非常低。今天讨论的这个患者同样可能存在异质性情况，是否需要进一步确认。

汇报医师：ALK 融合突变的检测手段主要还是免疫组化、FISH 和 NGS，其中 FISH 是确诊的金标准，但操作烦琐且价格昂贵。NGS 技术在 2015 年并非常规手段。本例患者以免疫组化法检测到了 ALK 融合蛋白，虽然没有进一步行 FISH 检查确认，但使用的是罗氏 Ventana 抗体，这个抗体检测的可信度非常高，其结果在欧盟获批与 FISH 检测等效。另外蛋白染色是强阳性，所以诊断 ALK（+）应该没有问题。问题在于是否是纯鳞癌，确实限于标本条件，无法确认是否存在腺癌成分。后续有机会还是有必要行二次活检。另外，肺鳞癌 ALK（+）的发生率非常低，远远低于肺腺癌的 3% ～ 7%，目前都是一些个案报道，总体来说缺乏大样本数据，通常认为不超过 1%。PROFILE 系列研究证实了克唑替尼对 ALK（+）患者的疗效，但数据基本来源于非鳞癌患者。ALK（+）鳞癌患者对 ALK 抑制剂疗效如何，并无大规模循证医学证据。国外报道 7 例 ALK（+）鳞癌患者以克唑替尼治疗，5 例部分缓解（PR）；国内报道 7 例 ALK（+）鳞癌患者以克唑替尼治疗，6 例部分缓解（PR）；小样本数据显示应答率还比较高，后续治疗可优先考虑 ALK-TKI。

案例继续汇报：本例患者于 2015 年 8 月开始口服克唑替尼 250mg 每日 2 次靶向治疗，2015 年 10 月复查 CT 提示左上肺门病灶明显缩小，疗效评价 PR，声嘶症状消失。此后定期随访复查。2017 年 6 月复查肺部 CT（图 1-2-3），提示左下肺出现新发直径为 2 ～ 3cm 的结节，原发左上肺门处病灶仍稳定。此时评估病情考虑疾病进展（PD）。

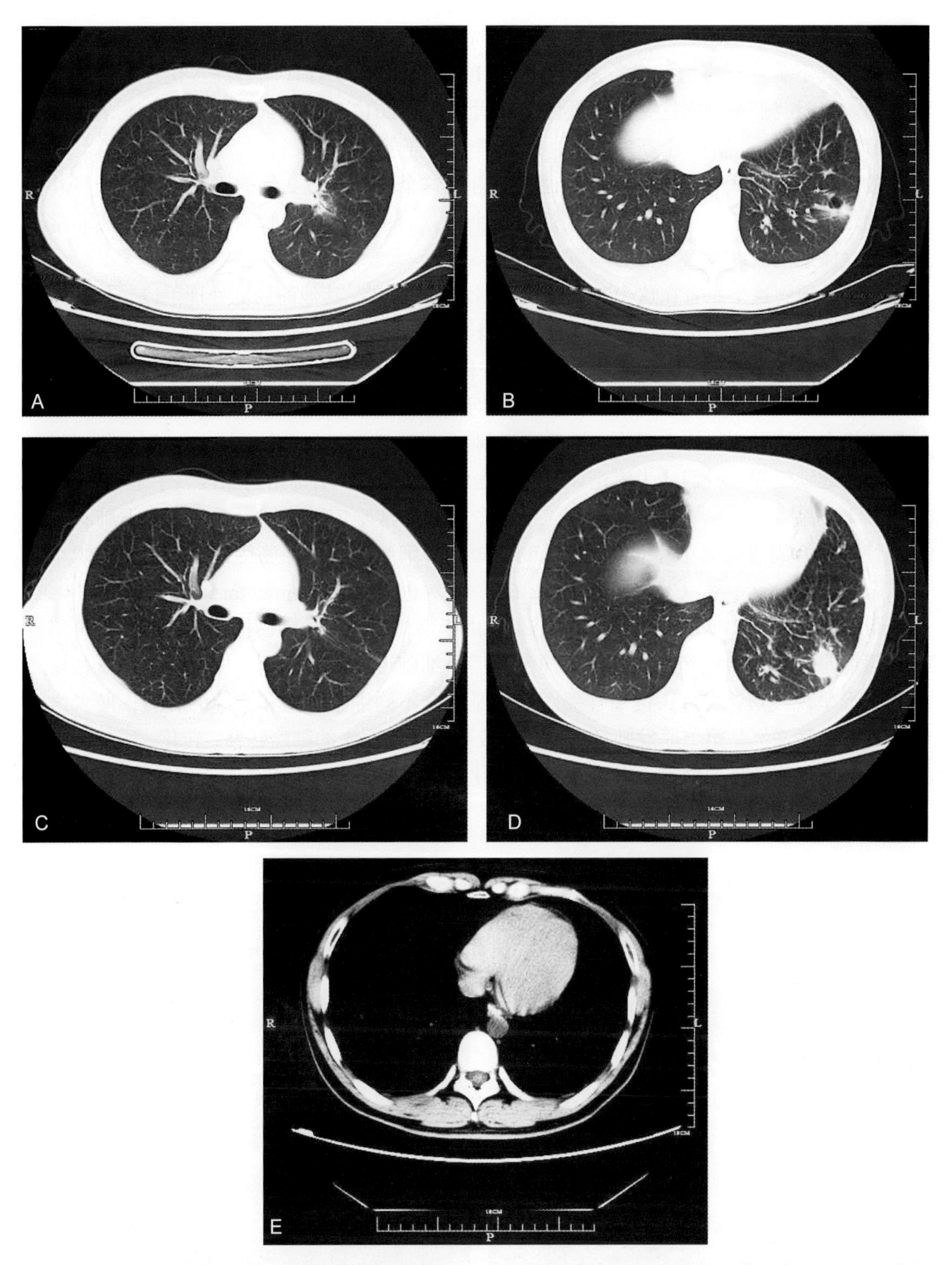

图 1-2-3　患者两次复查肺部 CT 的检查结果。A、B、C、D 为 2015 年 10 月 6 日的胸部 CT，显示肺门病灶明显缩小；E 为 2017 年 6 月 28 日的胸部 CT，显示左下肺出现新发直径为 2 ～ 3cm 的结节

主持人: 影像学检查提示左下肺原有一处纤维增殖样病灶，现在该部位报告新发占位灶。请我院放射科薛星医师对影像资料进行解读，然后请放疗科叶香华医师发表意见。

放射科医师：该患者左下肺病灶在基线时期即已存在，当时可见一个囊泡状结构，内有空腔，其下为一纤维增殖样条索改变。PET-CT未提示FDG代谢升高。化疗对该病灶并无影响。当时我们都倾向这是一个慢性炎症病灶，但2017年该处病灶明显增大，表现为实性结节浸润性生长，是一个新发病灶，影像学改变符合疾病进展。

放疗科医师：我个人有一些治疗建议。首先这个患者经过2年的靶向治疗，全身其他部位病灶都趋于稳定；其次左下肺病灶是一个孤立、单发、靠近肺膜的病灶，其实非常适合局部立体定向放射治疗（SBRT）介入处理。

郑晓教授：这个患者在这个时机，即使不考虑SBRT，其他的局部处理手段，如射频、射波刀、电灼，我认为都可以考虑。毕竟全身其他部位的病灶都非常稳定。

叶挺副教授：起初我认为这个患者没有外科介入的机会，但病情发展到现在这个阶段，我觉得对左下肺这个新发病灶进行外科姑息切除，对患者的总体疾病控制都是有意义的。趁这个机会还可以获得标本明确一下耐药机制。

案例继续汇报：我们认为无论如何应该先做个肺穿刺，明确耐药原因。于是在2017年8月2日患者接受了左下肺病灶穿刺，结果令我们非常吃惊。病理提示：（左下肺）部分凝固性坏死，周边查见小片CK阳性退变的短梭形细胞，肉瘤样癌待排除，活检组织小，请结合临床。CK（+），CK5/6（–），Ki-67（+），P63（–），Vimentin（+），CD34（–），Desmin（–），S-100（–）。对于这个结果，由于活检组织少，肉瘤样癌的诊断是否可信？有无可能是原先的鳞癌经过化疗、靶向治疗后，细胞形态有所改变，加上穿刺挤压，导致细胞变形呈现梭形？另外，肉瘤样癌跟鳞癌是完全不同细胞类型和来源的肿瘤，两者之间到底有什么联系？是第二原发肿瘤？异质性改变？还是原先的鳞癌转移、转化、进展而来？之后我们要求病理科加做了一个ALK免疫组化染色（图1-2-4），结果显示在肉瘤样癌组织中，ALK融合蛋白仍然为阳性。

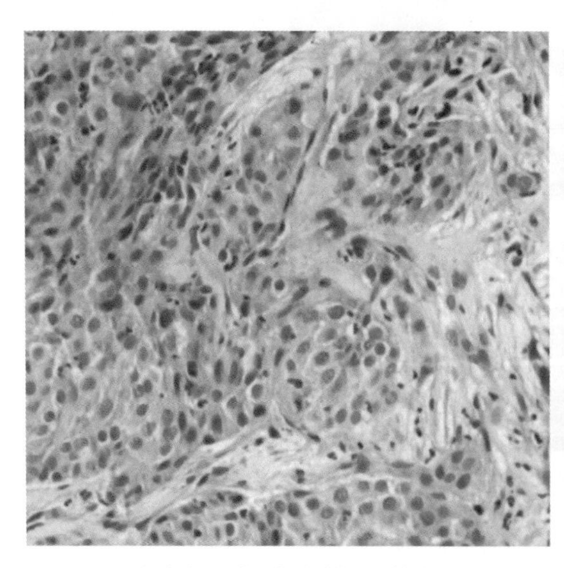
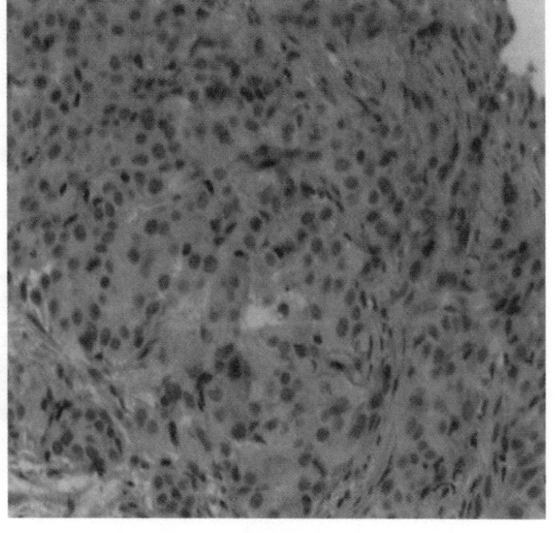

图1-2-4 患者左下肺病灶穿刺病理检查结果显示左下肺部分凝固性坏死，肉瘤样癌待排除。右图为ALK免疫组化染色后情况

主持人：病理科孔梅医师对这个结果有什么看法？

病理科医师：该患者二次活检标本拿到的肿瘤组织确实比较少，在一定程度上增加了判读的难度。首先在细胞形态上，本次在凝固性坏死基础上可见短梭形细胞，与以前的巢状排列不同；其次免疫组化显示 CK（+）和 Vimentin（+），提示上皮成分和间叶成分并存，而 P63 已经转阴；当上皮转化为肉瘤样成分时，上皮性标志 CK7 和 CK5/6 下调，P40/P63 表达减少，而 Vimentin 阳性细胞增多；最重要的是 ALK 仍然表达为阳性，支持了同源的可能性。因标本量少，导致当时给出的诊断是“肉瘤样癌待排除”，而不是确定的肉瘤样癌。由于 ALK 表达阳性，我们更倾向于本例患者的癌细胞发生了上皮 - 间叶转化（EMT），这本身是肿瘤复发、耐药的机制之一。

主持人：请问汇报医师，肉瘤样癌、EMT 与 ALK 抑制剂耐药之间有怎样的联系？作为主管医师，您对患者的病理结果如何解读？后续治疗意见有哪些？

汇报医师：ALK 抑制剂获得性耐药的机制目前分为两大类：ALK 通路依赖和非 ALK 通路依赖，前者包括 ALK 激酶域的耐药突变产生，以及 ALK 基因拷贝数的扩增，这一类耐药可以用二代、三代 ALK-TKI 克服；而后者包括细胞旁路的激活和组织学的转化，对 ALK-TKI 不会有很好的应答。组织学转化包括 EMT 和小细胞化，其中 EMT 是一种去分化事件，癌细胞通过 EMT 获得间叶特征，增强运动性和侵袭性。2013 年 *JTO* 上报道了一例 ALK 阳性肺腺癌经克唑替尼治疗发生了肉瘤样癌改变，里面提到肉瘤样变是 ALK 耐药机制之一，也是 EMT 的表现形式之一。关于肉瘤样癌变的报道仅此一篇，关于 EMT 的报道较多。但我个人对这例患者是否确实发生了肉瘤样癌的组织学转化仍然有所怀疑，因为拿到手的组织太少，仍不足以做出令人十分信服的判断。所以我对这例患者的后续治疗建议是手术切除左下肺病灶，彻底杜绝新发病灶后路；还可以获得大标本，进一步明确耐药机制。

肿瘤内科医师：该患者无疑具有很强的异质性，至少我们看到原发的左肺门病灶还是控制得很好，而左下肺病灶是新发占位。其实肉瘤对于放、化疗均不敏感，由于两个病灶都检测到了 ALK（+），我认为这个患者可以尝试行二代 ALK-TKI，观察上下两个病灶是否都能有所应答。

主持人：请问本例患者之后是否接受了手术治疗？

案例继续汇报：该患者没有接受手术治疗。当时患者的父亲也检查出左上肺癌并需要手术，因此患者放弃了自己的手术。另外，由于克唑替尼疗效很好，所以患者选择了二代 ALK-TKI 方案。三线治疗从 2017 年 8 月开始，患者自行购买了布加替尼 90mg 每日 1 次（药粉）靶向治疗 11 个月。2018 年 7 月患者曾主诉左侧腹痛，CT 复查提示：①左肺门病灶稳定；②左肺下叶肿块，对照 2017 年 6 月 CT 片显示病灶增大；③主动脉下降处新发直径为 3cm 的肿块（图 1-2-5）。2018 年下半年随着两个 PD-1 抗体在国内上市，免疫治疗成为新的热点，所以为这个患者制订下一步治疗方案时，我们对患者初诊时的标本进行了 PD-1 表达检测（数问公司提供抗体），结果为阴性；同时送检以血液为标本的二代测序（华大基因），NGS 显示 *ALK* 基因融合为 *EML4-exon6-ALK-exon 20*（V3 亚型），丰度 0.74%，bTMB2.05（cut-off 值为 1.54）。

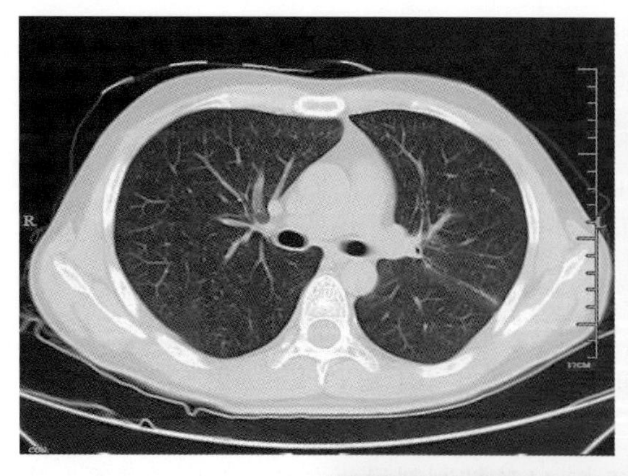

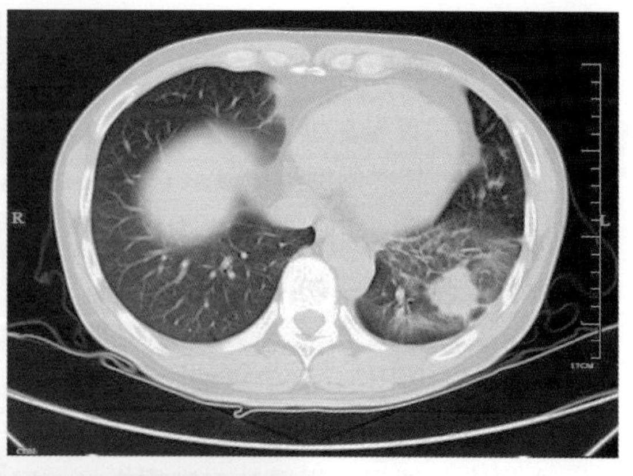
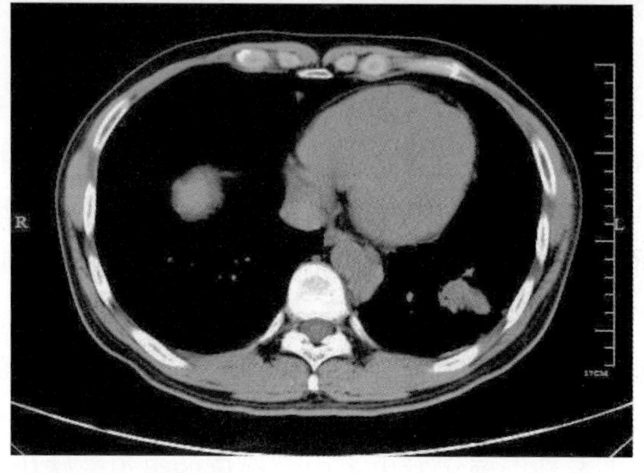

图 1-2-5 2018 年 7 月 16 日患者 CT 复查结果，显示左肺下叶肿块病灶增大；主动脉下降处新发直径为 3cm 的肿块

主持人：请问各位专家对下面治疗有哪些建议？

郭勇教授：我认为对这个患者太重视全身治疗而忽略了局部治疗。现在患者出现左下肺病灶增大，降主动脉处新发病灶，这个时候如果放疗能够及时介入的话，病情应该可以得到控制。

罗辉教授：请问目前这种情况外科认为是否还有介入的机会？

匡裕康教授：该患者降主动脉处的新发占位位置特殊，要想把它与大血管完整分开和剥除把握性不是很大，不能达到根治目的，我考虑这个时候手术的价值已经不大，因此局部治疗可能疗效更好，局部治疗手段还是考虑以放疗为主。

放疗科医师：现在该患者新发病灶不止一处，而是有两处病灶。对于左下肺病灶，我还是建议行 SBRT；对于降主动脉处新发占位病灶，肉瘤的放疗可以选择大分割小剂量，精准定位还是可以避开降主动脉的。

郑晓教授：如果真的对降主动脉怀有顾虑，更精准的手段还可以采用螺旋断层放射治疗（TOMO）。

案例继续汇报：目前三线治疗以后已经没有标准治疗，我们考虑可以进入合适的临床试验。不管局部治疗多么有效，前提是有效的全身治疗能提供保驾护航。患者于 2018 年 9 月入组临床试验，接受阿帕替尼联合 SHR-1210 的四线治疗，2 个周期后评估发现左下肺新发病灶缩小，腹主动脉旁新发病灶略增大（各次肺部 CT 检查见图 1-2-6）。总体疗效 SD。

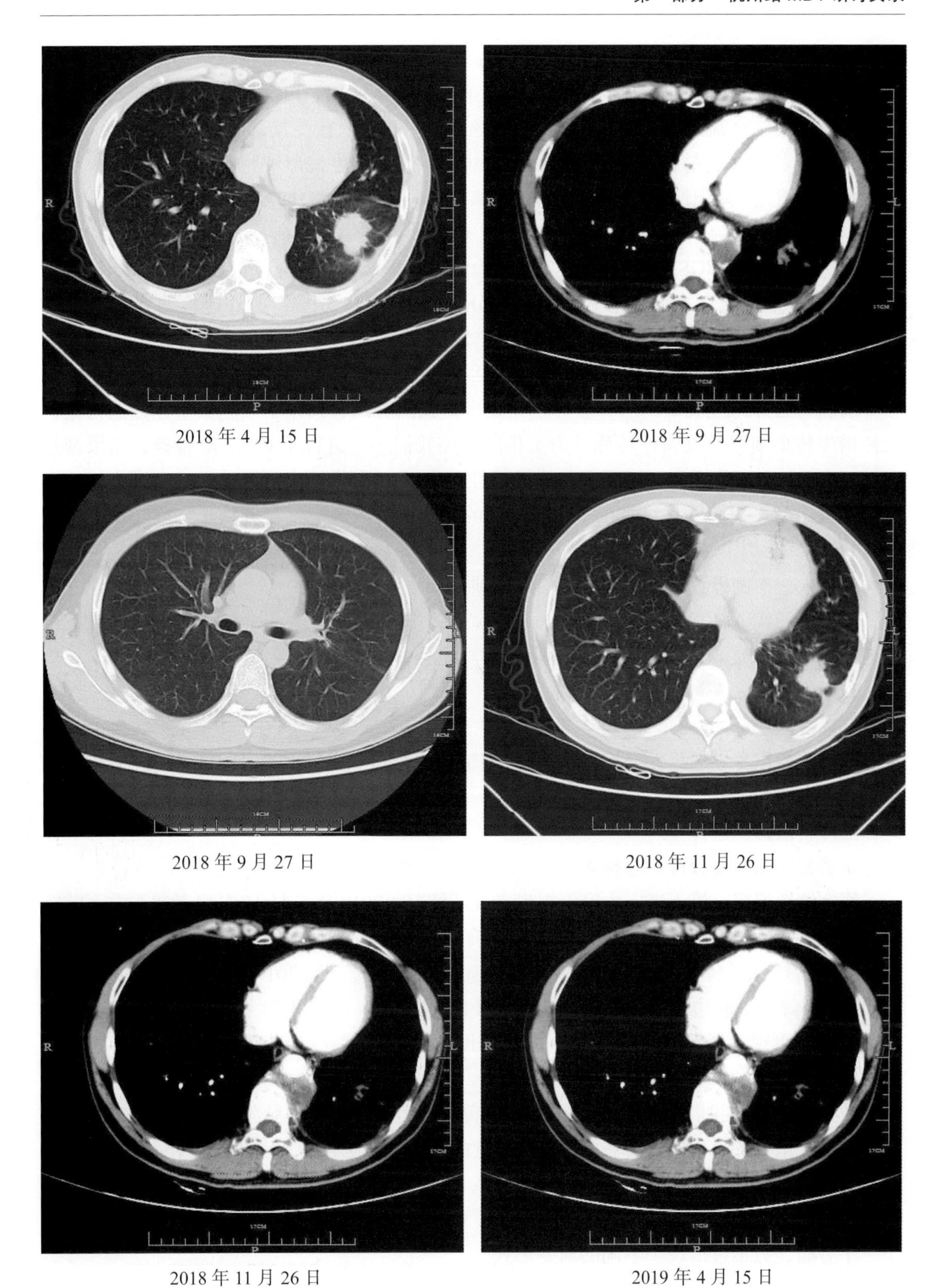

2018 年 4 月 15 日　　2018 年 9 月 27 日

2018 年 9 月 27 日　　2018 年 11 月 26 日

2018 年 11 月 26 日　　2019 年 4 月 15 日

图 1-2-6　患者 2018—2019 年各次肺部 CT 检查结果比较

8个周期后，降主动脉旁新转移灶从3cm增大到5cm，而左下肺转移维持稳定，总体评估稳定；但2019年4月30日因临床症状进展（腹痛）退出临床试验，PFS 7个月。在进入临床试验后如果接受放疗就必须出组，所以患者在这期间一直没有接受局部放疗。2019年5月10日出组后患者接受了左下肺穿刺第三次活检病理，显示增生梭形细胞及凝固性坏死，结合病史及免疫组化CK阳性，考虑肉瘤样癌；CK（pan）（+），CD117（–），ALK-Lung（+），Ki-67（+，40%），P63（–），TTF-1（–），CK5/6（–），P40（–），P53（–）。另外这次组织标本送检了NGS检测，世和基因的检测结果提示 *EML4-exon6-ALK-exon 20* 基因融合（V3亚型）仍然存在，血液和组织丰度分别为3.3%和5.1%；此外还检测到了 *BRCA2* 基因11外显子功能缺失突变，组织丰度10.3%。

主持人：请问病理科孔梅医师对第三次活检的结果如何判读？

病理科医师：这次拿到的肿瘤标本比较多，我们可以看到镜下细胞数量比以前密集，大片增生梭形细胞及凝固性坏死。为了排除鳞癌我们还是进行了P63/P40检查，结果都是阴性，而Ki-67指数增高，说明细胞增殖活性更强。ALK仍然表达阳性。这次因为细胞形态都比较典型，我们就直接打出了肉瘤样癌的诊断，可以说进一步确认了之前二次活检的判断和结果。

主持人：本例患者面临4个后续治疗选项：

1. 序贯三代ALK-TKI。
2. *BRCA2* 功能缺失突变，PARP抑制剂。
3. 回到化疗。
4. 局部治疗介入。

如果请各位专家选择，会选择哪一个？请诸位医师和专家告诉答案即可，不必提供理由。

肿瘤内科医师：选择1。

放疗科医师：选择4。

郭勇教授和郑晓教授：选择4。

案例继续汇报：接下来向大家汇报患者最新情况。2019年5月10日患者接受左下肺穿刺，其后等待病理活检结果及NGS检测，有长达20天的等待时间。这段时间内患者自行购买了劳拉替尼药粉口服了1个月，腹痛症状略有好转，但2019年6月13日复查，肺部CT发现降主动脉边的新病灶进一步增大（图1-2-7），所以我们考虑五线治疗没有任何获益。后来出现的新发病灶对劳拉替尼表现出原发耐药。后线治疗仍然需要在座各位专家提供建议。

放射科医师：我们仔细阅片发现那一块病灶其实只是降主动脉附近的胸膜结节，所以患者在病灶增大的过程中疼痛非常剧烈，最近的CT影像显示左下肺出现了少量胸腔积液，这也是胸膜受侵的表现。

病理科医师：三次活检都检测到了ALK（+），从一元论的角度来讲，应该倾向来源于一个肿瘤，只不过出现了不同的演变形式。

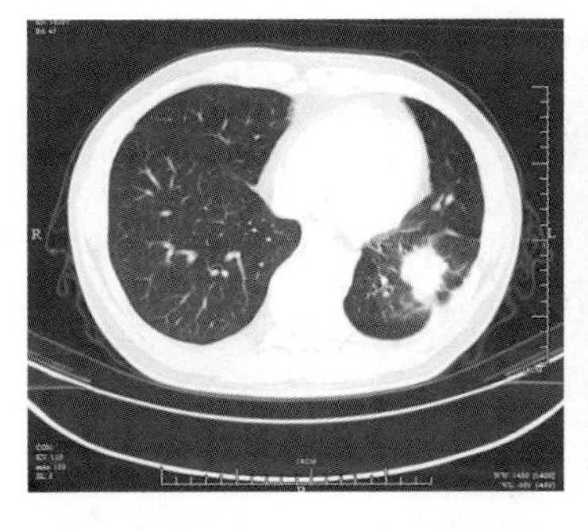
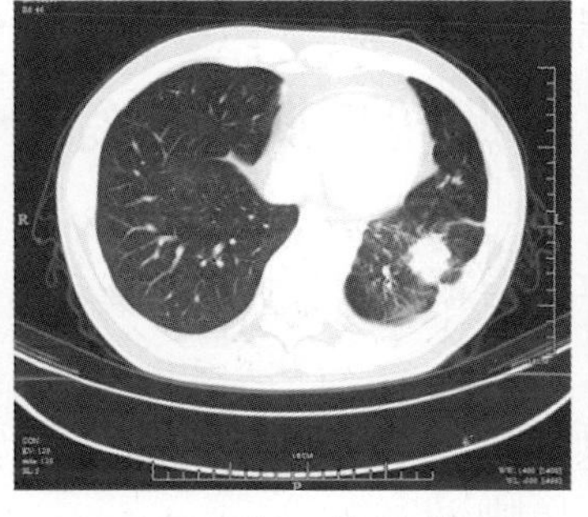
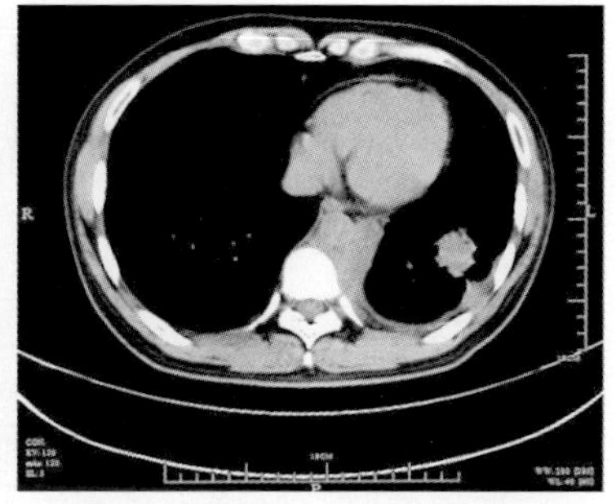

2019 年 4 月 30 日

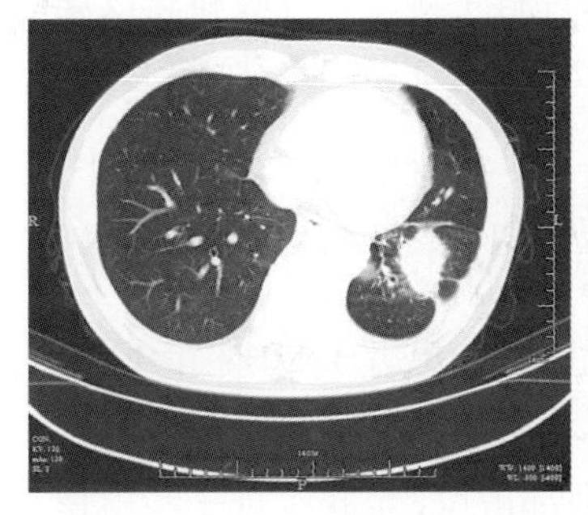
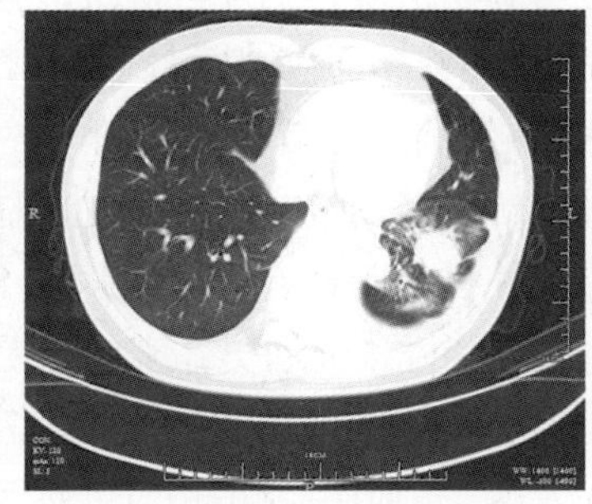
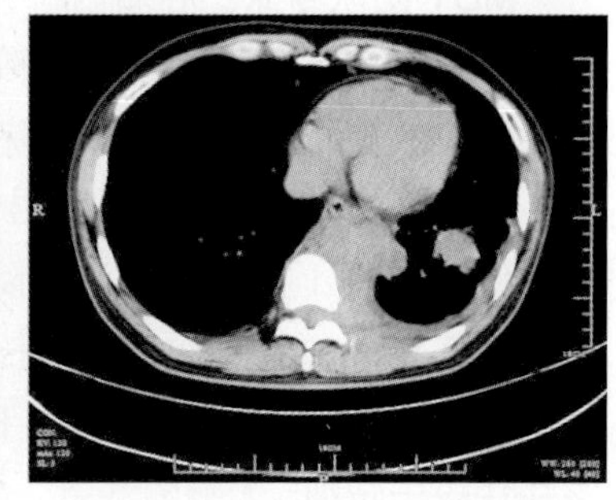

2019 年 6 月 13 日

图 1-2-7　患者自服劳拉替尼药粉 1 个月前后肺部 CT 检查结果对比，提示降主动脉边的新病灶进一步增大

郭勇教授：我个人比较反对患者自行购买药粉这样的治疗行为。纯度不能保证，药物成分不能保证，疗效很难说。后续治疗我建议回到化疗，毕竟化疗比较保险。当然局部治疗仍然需要跟上。

匡裕康教授：现在，我考虑患者后来出现的肉瘤样癌很可能还是第二个原发肿瘤。对治疗药物好像呈现出完全不同的疗效。

叶挺副教授：对于患者的后续治疗，我认为可以尝试多腺苷二磷酸核糖聚合酶（PARP）抑制剂。现在这个患者面临的选择并不多。

主持人：好，由于时间关系，本案例讨论先到这里。请毛伟敏教授进行点评。

【特邀专家点评】

毛伟敏教授：这个病例其分子事件变化非常复杂。虽然我们讨论了很多，但还是没有讨论清楚，仍有许多未知数，与前面的病例有一定对比度。前面那个病例是局部治疗介入得太多，这个病例是局部治疗介入得太少。这同时说明了一个问题，患者首诊在哪个科室，很大程度上决定了他后续的基本治疗模式。每个科室的医师都存在固有的治疗思维和习惯，为了避免这种模式带来的片面性，更需要我们在关键的治疗节点多开展多学科讨论，多倾听不同的意见和建议，避免不必要的失误和弯路，让遗憾少一点，争取把每个医疗决策做到最好。

【案例 3】Ⅲ期转Ⅳ期肺癌综合治疗 1 例

（浙江大学医学院附属邵逸夫医院）

主持人：肿瘤内科方勇医师。

汇报医师：肿瘤内科李宏森医师。

MDT 团队专家：肿瘤内科方勇和李宏森；胸外科柳凯；病理科王翀韡；呼吸科蒋汉梁。

客座专家：浙江大学医学院附属第二医院放疗科魏启春教授；宁波市第一医院心胸外科励新建教授；丽水市人民医院心胸外科吴旭辉教授。

案例汇报：患者朱某某，男性，54 岁。2017 年 11 月 10 日主因“发现肺部结节 10 个月，反复咳嗽咳痰 1 月余”就诊我院胸外科。既往有高血压病史 5 个月余，曾不规律服用氨氯地平片 2.5mg 每日 1 次，血压控制可。否认吸烟史，家族史无特殊。患者于 2017 年 1 月在当地医院体检发现肺部结节，自诉大小约 1cm，未重视。2017 年 10 月开始出现反复咳嗽、咳痰伴痰中带血，无胸闷气急，无发热。当地医院胸部 CT 提示肺部占位，至我院进一步就诊。2017 年 11 月 10 日我院胸部增强 CT（图 1-3-1）提示：左上肺癌（肿瘤大小 5.2cm × 5.9cm）伴阻塞性肺炎，纵隔及肺门淋巴结转移首先考虑。患者于 2017 年 11 月 13 日行气管镜检查示：左上支气管尖段开口黏膜轻度肿胀伴管腔外压狭窄。未取活检。于 2017 年 11 月 16 日行 CT 引导下肺部肿块穿刺活检，病理提示：（左肺穿刺）肺腺癌。免疫组化（A 片）：TTF-1（+）、CX7（+）、NapsinA（部分 +）、P40（–）、P63（–）、CK5/6（–）、ALK（D5F3）（–）、ROS1（–）。*EGFR* 基因检测未发现已知突变。2017 年 11 月 13 日颅脑磁共振成像（MRI）增强扫描颅内未见明显异常。2017 年 11 月 14 日骨 ECT 提示：①右侧肩关节放射性分布较对侧增高，首先考虑退行性变；②左侧髋关节见放射性增高；③其余骨、关节未见明显异常。

根据病理及影像学表现，患者诊断明确：左肺腺癌 cT3N2M0 Ⅲ B 期，EGFR、ALK、ROS-1 阴性。下一步治疗应如何选择？

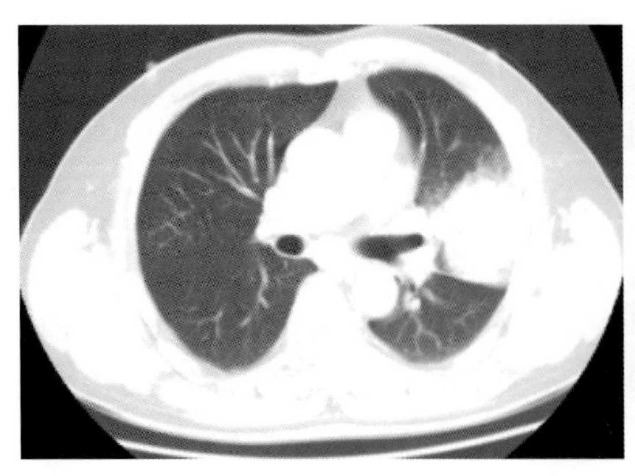
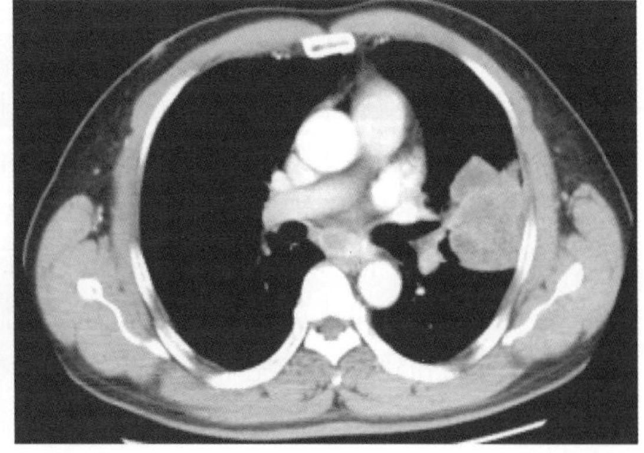

图 1-3-1　患者胸部增强 CT 检查提示左上肺癌（肿瘤大小 5.2cm × 5.9cm）伴阻塞性肺炎，首先考虑纵隔及肺门淋巴结转移

病理科医师：该穿刺标本镜下肿瘤细胞核大深染，异型性明显，成腺管样排列，部分成实性巢团结构；免疫组化表达 TTF-1、Napsin-A、CK7 等腺癌标记，P63、P40 未表达，支持腺癌。*ALK*、*ROS1*、*EGFR* 基因检测，均为阴性。

胸外科医师：患者肺腺癌诊断明确，EGFR 等基因检测阴性，初始分期 cT3N2M0，Ⅲ b 期，肿块虽＞ 5cm，但为周围型，可能并未侵犯胸膜等结构，可选择行根治性同步放、化疗，或先行 2 个周期的化疗后复查，再考虑能否降期手术治疗。

主持人：患者Ⅲ期肺腺癌无法切除。NSCLC 的 5 年生存率为 15% ～ 30%，其标准治疗为以铂类药物为基础的同步放化疗。PACIFIC 研究的出现，给Ⅲ期无法手术切除的非小细胞肺癌患者带来了曙光。故按目前指南，首选根治性同步放化疗，后续免疫治疗。但目前国内尚无免疫药物获批该适应证，从经济学角度考虑，并不是首选方案。患者年轻，一般情况佳，若手术意愿强烈，也可考虑新辅助化疗后达到降期可以手术治疗。考虑到后期可能手术治疗，故暂不建议加用抗血管靶向治疗。

案例继续汇报：因患者手术意愿强烈，故于 2017 年 11 月 24 日及 2017 年 12 月 15 日给予“培美曲塞＋顺铂”化疗 2 个周期。2 个周期化疗后，2018 年 1 月 18 日复查胸部 CT（图 1-3-2）提示：疗效评估达 PR。这时下一步治疗应如何选择？

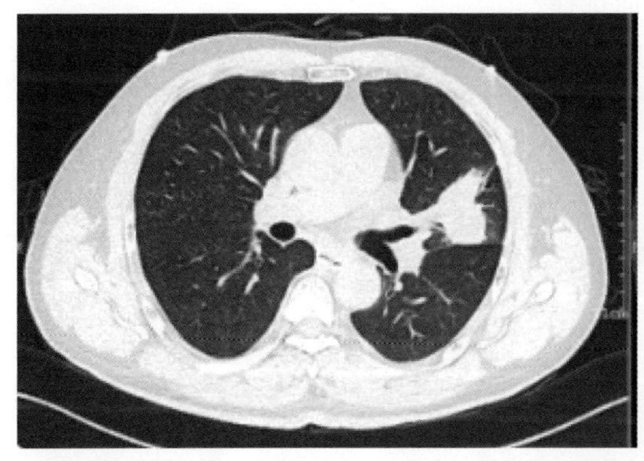
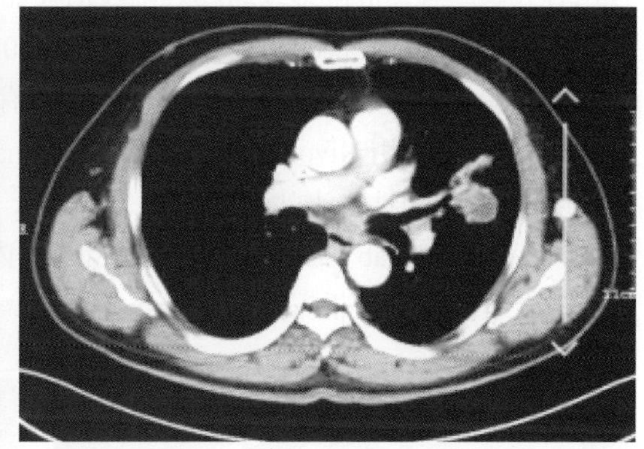

图 1-3-2　患者 2 个周期化疗后复查胸部 CT，显示左上肺肿瘤明显缩小，纵隔淋巴结缩小

胸外科医师：患者 2 个周期化疗后，影像评估肿瘤明显缩小，纵隔淋巴结缩小，降期为ⅢA 期。家属手术意愿强烈，影像评估完全切除可能性较围手术期化疗前增大，可考虑手术治疗。

案例继续汇报：患者于 2018 年 1 月 15 日行“开胸左肺上叶切除＋淋巴结清扫＋胸腔粘连松解＋肺修补术”，术后病理提示：（左上）肺叶切除标本大小为 12.5cm × 6.8cm × 6cm；肿瘤部位为距支气管切缘 2cm，紧邻肺膜，肿瘤大小为 3.5cm × 3cm；组织学类型：中 - 低分化腺癌伴治疗后改变；切缘：支气管切缘阴性；淋巴结见癌转移（10+/18），检出支气管旁（1+/2）；送检“第 5 组”（1+/1）；“第 6 组”（3+/6）；“第 9 组”（0/1）；“第 10 组”（1+/2）；“第 11 组”（1+/1）；“第 4 组”（1+/1）“第 7 组”（2+/4）。再次行基因检测：EGFR 基因未发现已知突变。

病理科医师：结合大体标本，肿块位于支气管切缘 2cm 处，紧贴肺膜，镜下可见肿瘤细胞排列成腺管样、条索状、实性巢团，部分区域可见坏死；淋巴结可见转移；免疫组化表达支持腺癌。

案例继续汇报：患者术后诊断：左肺腺癌术后（ypT2aN2M0，ⅢA 期）。2018 年 2 月 21 日和 2018 年 3 月 17 日再行“培美曲塞 + 顺铂”化疗 2 个周期。患者 4 个周期化疗结束后常规复查，2018 年 4 月 12 日颅脑增强 MRI（图 1-3-3）提示：右侧颞叶转移瘤，同时主诉出现腰骶部疼痛。2018 年 4 月 17 日盆腔 MRI 平扫（图 1-3-4）提示：S2 ～ 4 异常信号影伴骶前软组织肿胀，结合病史考虑转移。2018 年 4 月 18 ～ 20 日行颅内转移灶立体定向放疗（包括右侧颞叶转移灶）6mv-X SAD100 DT 2700cGy/3F/3d。2018 年 4 月 24 日上腹部及盆腔增强 CT（图 1-3-5）提示：肝脏右叶转移瘤较前片（2018 年 1 月 25 日）新发。2018 年 4 月 23 日～ 5 月 17 日起行盆腔调强放疗（包括 L5、S2 ～ 4） 6mv-X SAD100 DT 4500cGy/18F/25d。2018 年 5 月 16 日复查颅脑 MRI（图 1-3-6）提示：颅内多发结节，结合病史转移考虑，较前片增多（2018 年 4 月 12 日），右侧颞叶病灶强化减少。2018 年 5 月 21 日再行颅脑立体定向放射治疗（包括颅内新发转移灶）6mv-X SAD100 DT 2700cGy/3F/3d。

患者目前诊断：①左肺腺癌术后（ypT2aN2M1，Ⅳ期）EGFR/ALK/ROS-1 均野生型；②脑转移（孤立病灶）；③肝转移（孤立病灶）；④多发骨转移。患者病情进展迅速，现已合并脑、骨、肝脏多发转移。二线治疗如何选择？

主持人：根据 Checkmate 057、Keynote 010、OAK 等临床研究数据，对于接受过一线化疗的患者，若未接受过免疫治疗，如患者没有免疫治疗禁忌证且伴有 PD-L1 阳性表达（TPS ≥ 1%），推荐应用 Nivolumab、Pembrolizumab、Atezolizumab；对于接受过一线化疗治疗，且 PD-L1 表达阴性或表达情况未知（TPS ＜ 1%）的患者，如患者没有免疫治疗禁忌证，推荐应用 Nivolumab、Atezolizumab。目前国内阿特珠单抗尚未上市，纳武利尤单抗、帕普利珠单抗费用高昂。根据国情，二线多西他赛化疗仍是标准治疗方案。

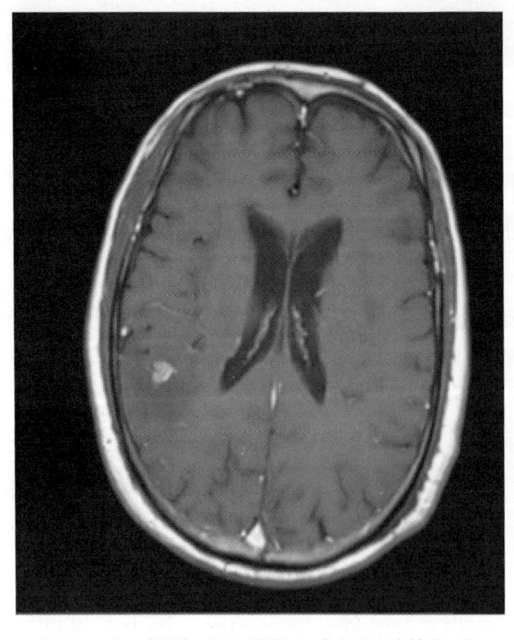

图 1-3-3　颅脑 MRI 增强：右侧颞叶转移瘤

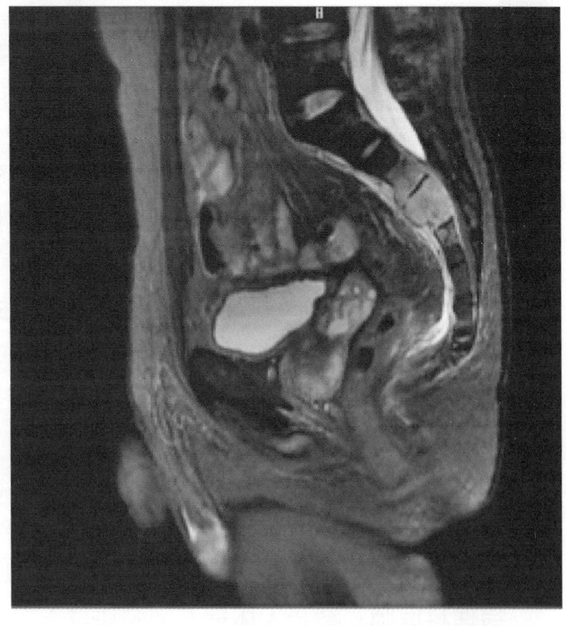

图 1-3-4　盆腔 MRI 平扫显示骶前软组织肿胀，考虑转移

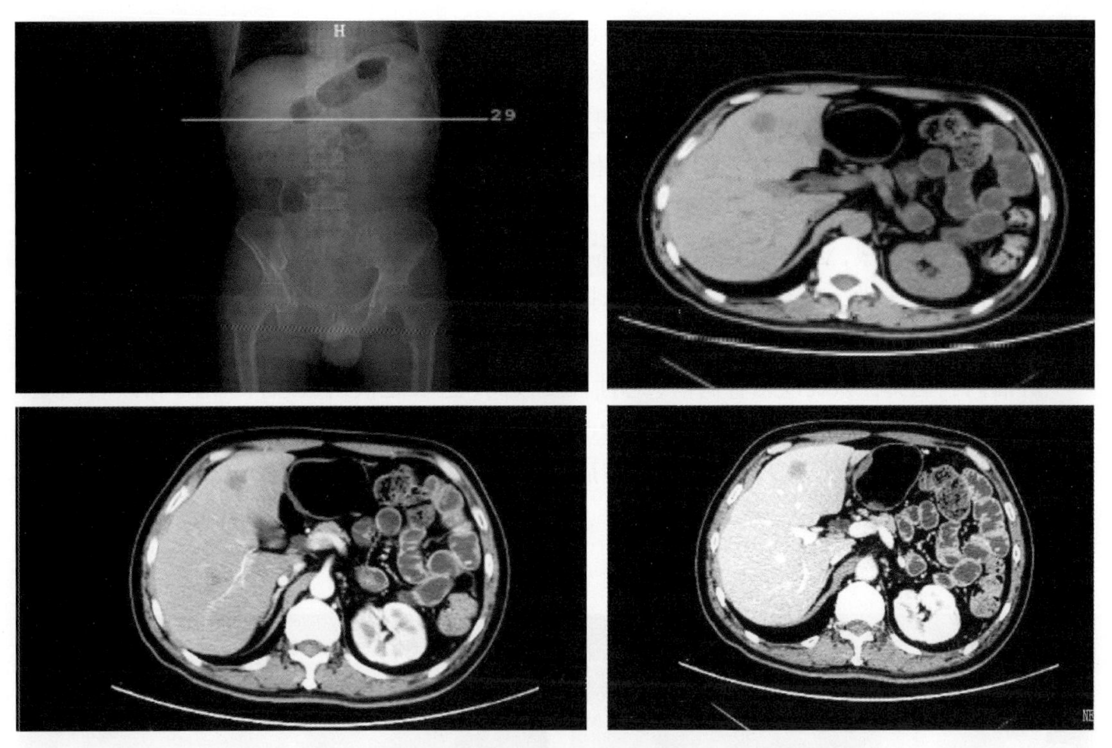

图 1-3-5　上腹部及盆腔增强 CT 提示：肝脏左叶新发转移瘤

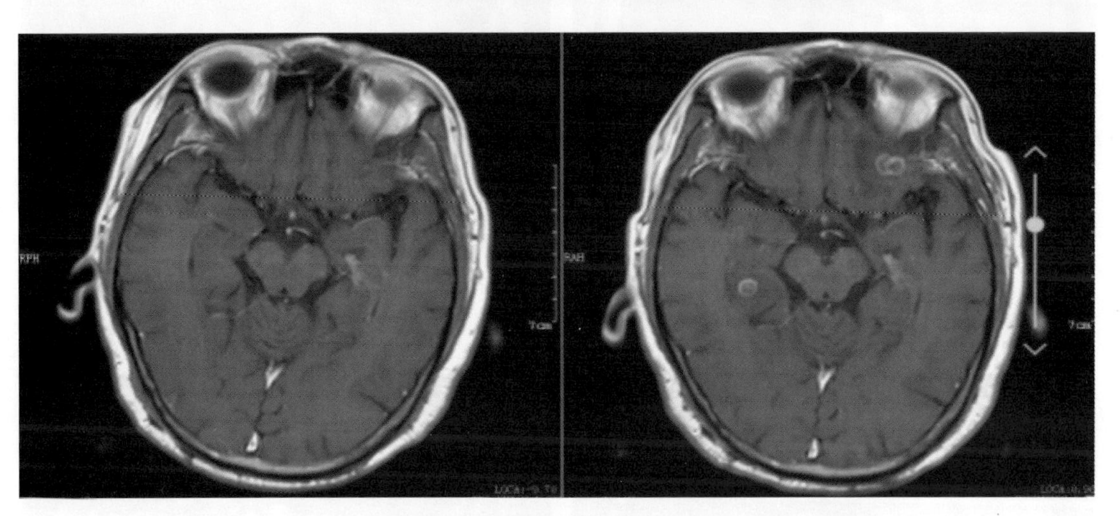

图 1-3-6　复查颅脑 MRI 提示：颅内多发结节，考虑转移

呼吸内科医师： 患者为中年男性，肿瘤恶性程度高，对化疗敏感，一线 2 个周期化疗（培美曲塞联合铂类）能达到 PR，但进展亦迅速。根据指南，二线首选免疫治疗，不管 PD-L1 状态如何，但经济问题不容小觑。二线多西他赛亦是标准治疗方案，若有合适临床研究，可以考虑。

案例继续汇报： 经筛选，患者符合“一项在至少有一处可测量病灶的晚期非小细胞肺癌患者中，比较二线或三线化疗多西他赛 + 普纳布林与多西他赛 + 安慰剂的随机单盲Ⅲ期研究”。详细知情后，患者决定参加临床研究。2018 年 6 月 15 日患者接受二线治疗前复查腹部 CT（图 1-3-7）显示：肝脏右叶肿块附近见左侧腹壁肿块。于 2018 年 6 月 26 日和 2018 年 7 月 17 日给予多西他赛 125mg+ 安慰剂 / 普那布林化疗 2 个周期。2018 年 8 月 7 日 2 个周期治疗后复查腹部 CT（图 1-3-8）显示：肝脏右叶肿块。疗效评估 SD。故于 2018 年 8 月 8 日和 2018 年 8 月 29 日再给予多西他赛 125mg+ 安慰剂 / 普那布林化疗 2 个周期。4 个周期化疗后，2018 年 9 月 15 日复查 CT（图 1-3-9）提示疾病进展，肝脏肿块明显增大，肋骨转移处疼痛剧烈，给予羟考酮缓释片应用最高剂量达 120mg q12h。

二线治疗后失败，下一步治疗如何选择：抗血管生成治疗？免疫治疗？抗血管生成联合免疫治疗？

肿瘤内科医师：纵观该患者病情，恶性程度极高，进展之快出人意料。化疗持续时间短，化疗肯定不是三线首选方案。根据 ALTER0303 研究，三线安罗替尼对照安慰剂，PFS、OS 能延长 3 个月，有统计学意义，故安罗替尼单药是一种选择。同时，患者年轻，故虽二线化疗后进展，但 ECOG 评分仍有 1 ～ 2 分，无基础疾病，在这个免疫治疗时代，免疫治疗手段尚未应用不免可惜。

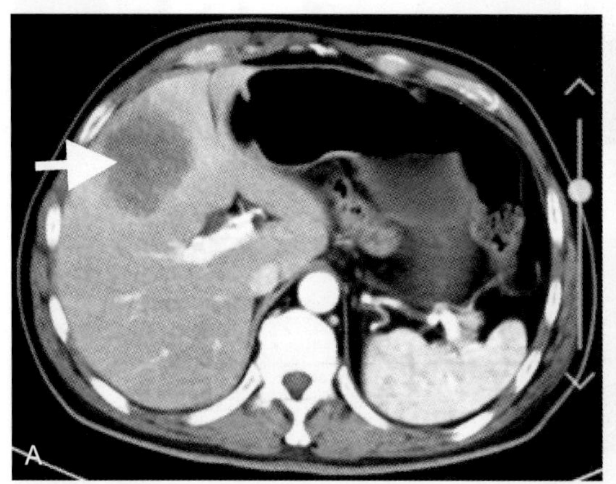

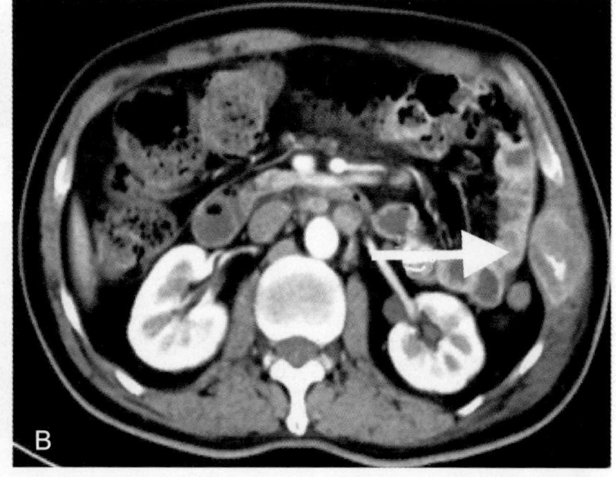

图 1-3-7　患者二线治疗前 CT。A 图箭头显示肝脏右叶肿块；B 图箭头显示左侧腹壁肿块

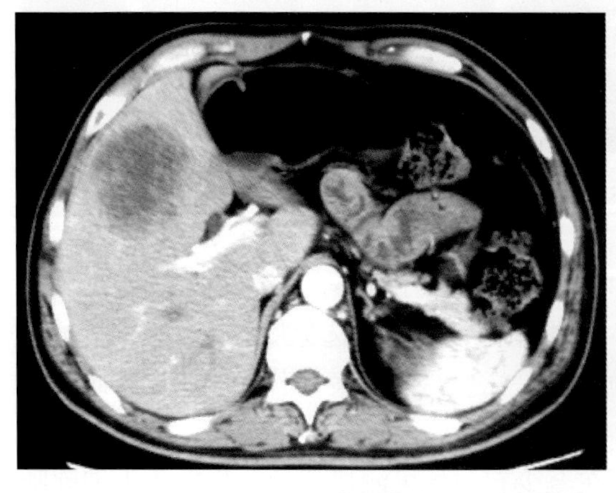
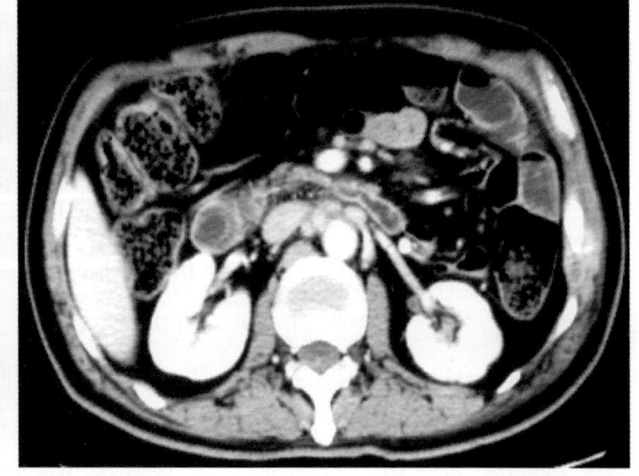

图 1-3-8　2 个周期治疗后复查腹部 CT 显示：肝脏右叶肿块，疗效评估 SD

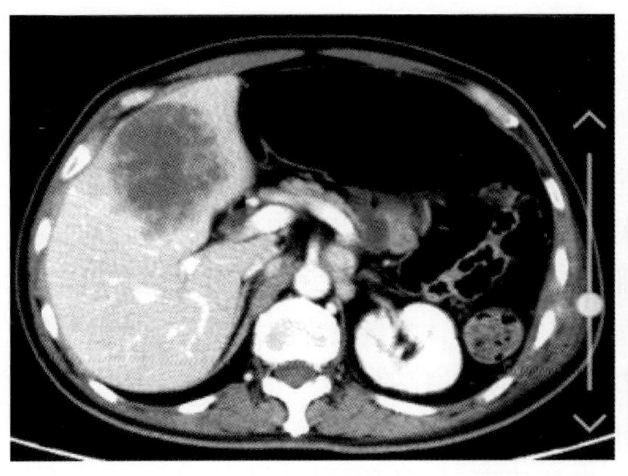
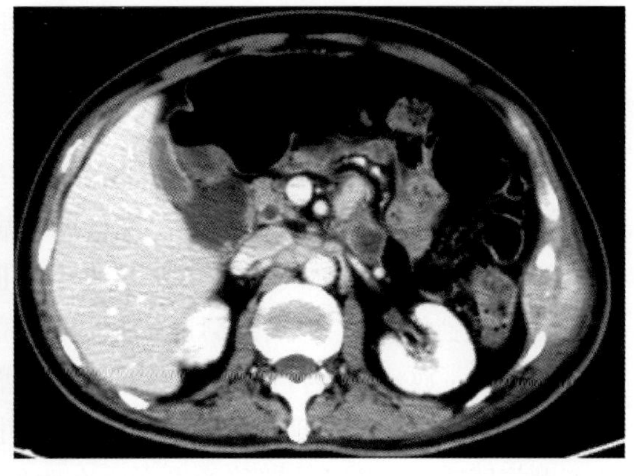

图 1-3-9　4 个周期化疗后复查 CT 提示肝脏肿块明显增大

众所周知，在肿瘤微环境内，大部分区域处于缺氧状态，而长时间持续使用抗血管生成药物会加重肿瘤组织缺氧，肿瘤微环境缺氧加重可引起肿瘤细胞的去分化及免疫抑制，促使肿瘤逃逸抗肿瘤血管生成治疗的作用。肿瘤细胞具有抑制免疫细胞如树突状细胞（DC）、细胞毒性淋巴细胞（CTL）、天然杀伤细胞（NK）的功能，并募集大量免疫抑制性细胞至肿瘤组织中，如肿瘤相关巨噬细胞（TAM）、调节性 T 细胞（Treg）、髓源性抑制细胞（MDSC）等，这些免疫抑制性细胞可分泌免疫抑制性因子，有助于肿瘤细胞的增殖，从而促进肿瘤血管的生成。同时，随着瘤体增大，肿瘤实体组织内出现缺血、缺氧，TAM 可通过分泌不同血管活性因子（如 VEGF、IL-8 和 PGE2 等）及蛋白酶（如 MMP-9 和 uPA）诱导肿瘤血管生成。VEGF 通路不仅能作用于肿瘤血管生成过程，而且还能介导抑制性免疫微环境，从而使肿瘤细胞逃避免疫监视。靶向 VEGF 及其受体，可以起到刺激免疫反应、增加免疫治疗效果的作用。研究发现，多靶点抗血管生成 TKI，在晚期荷瘤鼠中降低了肿瘤浸润 T 淋巴细胞的 PD-1 表达，明显增加了肿瘤中 $CD8^+$ 和 $CD4^+$T 细胞浸润；降低了 Tregs、MDSCs 数量及其免疫抑制功能。目前，抗肿瘤血管生成治疗联合免疫治疗有可能取得协同的抗瘤效果这一理论已基本达成共识。IMPower150 研究从临床上提供给我们联合应用抗血管生成及免疫治疗的有利证据。因此，若患者经济条件允许，建议两者联合。

呼吸内科医师：该患者经过二线化疗后失败，基因检测未发现明确靶点突变，后续抗血管生成治疗是性价比最高的选择。从药物选择来看，贝伐珠单抗联合化疗才有效果，患者可能更倾向于选择安罗替尼或阿帕替尼抗血管生成等口服靶向药物。免疫治疗二线就是标准治疗方案，不管 PD-1 状态如何，如果经济能力可以承受，靶向治疗联合免疫治疗肯定是最佳方案。但需要关注免疫相关不良反应，如免疫性肺炎。

案例继续汇报：患者于 2018 年 11 月 12 日起给予帕博利珠单抗针（可瑞达）100mg 每 3 周 1 次 + 安罗替尼 12mg 每日 1 次 ×2 周 /3 周治疗至今，疗效评估 PR。目前一直维持治疗中。

MDT 团队意见：患者为中年男性，初始诊断：右肺腺癌Ⅲ B 期。新辅助化疗效果佳，但是迅速发展为Ⅳ期。化疗持续时间短。后续抗肿瘤血管靶向治疗联合免疫治疗扭转了乾坤。在这个免疫治疗时代，虽然免疫治疗可能会导致超进展及带来免疫相关不良反应，但对于一般体力状态评分好，无基础疾病的患者，在充分沟通的基础上，尚可值得一试。同时，免疫联合抗血管生成或化疗等联合治疗手段将是未来的研究热点。

【客座专家点评】

魏启春教授：该病例是一个中年患者，进展较快，显示出恶性程度较高的临床特征，初诊团队对该患者的临床诊断、临床分期、病理诊断及分子分型做得很到位，化疗方案选择也很规范。但做治疗决策时未涉及放疗，ⅢB 期患者在选择治疗方案时可考虑放疗。患者进展出现脑部转移，如转移灶数量少可行立体定向治疗，数量较多时可行全脑放疗。既往研究发现，放疗后再行免疫治疗，或许可增加免疫治疗的疗效。

励新建教授：按照现行指南，对于术前明确 N2 纵隔淋巴结转移患者应首选诱导治疗。对于术前怀疑 N2 淋巴结转移的患者应在明确诊断后确定 N2 转移后行诱导治疗。诱导治疗包括化疗、放疗或同步放化疗。之前的临床试验及荟萃试验均表明，术前行诱导治疗的 N2 患者预后好于直接手术的 N2 患者。然而，基于美国国家癌症数据库的大病例组回顾性分析结果表明，同期放化疗并未比单纯化疗进一步提高生存率，这还有待于通过前瞻性随机对照研究明确联合放疗的确切价值，以免患者承担不必要的放疗风险。化疗后未能降期的 N2 者手术意义不大，而对于诱导治疗后效果确切和不完全有效者，均应通过有创诊断再分期，明确 N2 状态。无论是隐性 N2 还是多灶性 N2，手术仍可使患者获益。N 分期降期或与无复发生存率相关，但与总体生存率无关，只是要做到尽可能避免全肺切除。对于术中意外发现的 N2 患者，术后追加辅助放疗究竟有无价值尚待进一步研究证实。

吴旭辉教授：术前新辅助治疗达到了很好的降期效果，手术为后期多学科治疗创造了条件。肿瘤仍需早发现、早诊断、早治疗。

【案例 4】Ⅲ期肺鳞癌综合治疗 1 例

（浙江医院）

主持人：胸外科祝鑫海医师。

汇报医师：胸外科张雷医师。

MDT 团队专家：肿瘤内科吴稚冰和江皓；胸外科祝鑫海和张雷；呼吸内科叶武；病理科戴晓敏；放射科卢艳。

客座专家：浙江大学医学院附属第二医院胸外科柴莹教授；温州医科大学附属第二医院心胸外科胡型锑教授；湖州市人民医院胸外科陈秋强教授；解放军联勤保障部队第 903 医院陈兵教授；浙江大学医学院附属邵逸夫医院胸外科郦志军教授；中国科学院大学附属宁波华美医院胸外科赵国芳教授。

案例汇报：患者沈某，男性，62 岁，体重 61kg。2017 年 11 月因“体检发现左下肺肿物 1 周”入住浙江医院，入院查体除左下肺呼吸音偏低外，其余无明显阳性体征。吸烟 30 年，每天 20 支，戒烟 7 年。入院时 ECOG 评分 1 分。入院查 CEA：5.4ng/ml，CY21-1：55.86ng/ml。11 月 20 日行胸部增强 CT（图 1-4-1）提示“左下肺肿物，5.7cm × 5.0cm，考虑癌”。11 月 20 日头颅 MRI 未见异常征象。11 月 21 日纤维支气管镜检查（图 1-4-2）提示：左下肺基底段开口处见新生物。活检病理：非小细胞肺癌，鳞状细胞癌可能大。肝、胆、脾、胰、肾、肾上腺超声及全身骨 ECT 扫描未见转移征象。

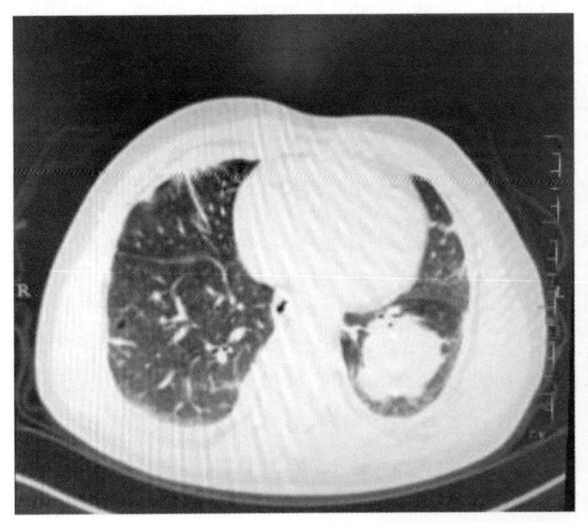

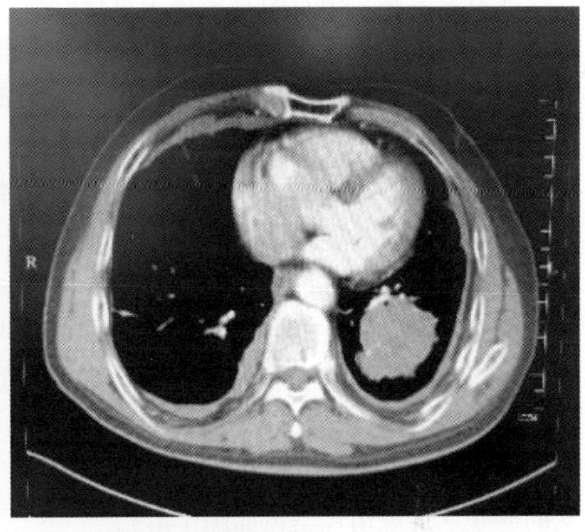

图 1-4-1　患者在浙江医院行胸部增强 CT 提示：左下肺肿物，大小 5.7cm × 5.0cm，考虑癌

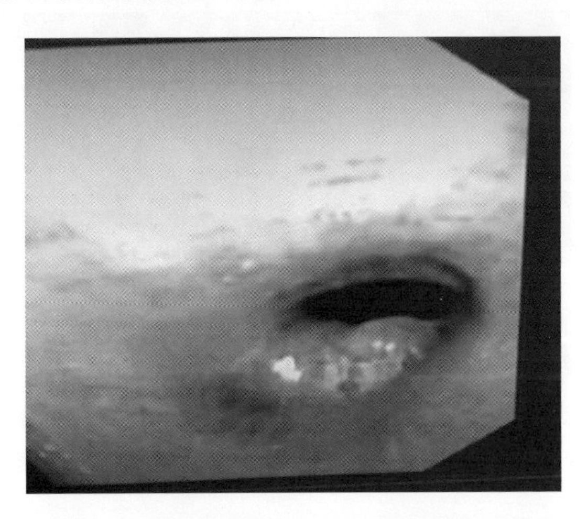

图 1-4-2　患者在浙江医院支气管镜检查提示：左下肺基底段开口处见新生物，触之易出血

主持人：患者为 62 岁男性，体检发现左下肺肿物 1 周，胸部增强 CT 提示左下肺肿物，大小约 5.7cm × 5.0cm，增强后轻度持续强化。肿物边缘：瘤 - 肺界面，边缘浅分叶，可画出轮廓，局部有“毛刺征”；病灶内部见“小空泡征”，未见空洞及钙化；瘤周现象：局部支气管远端狭窄。另外支气管镜可见左下肺基底段开口新生物，活检病理提示非小细胞肺癌，鳞状细胞癌可能性大。肺癌常见的转移部位（脑、肝脏、肾上腺及骨）未见转移征象。根据 TNM 分期，左下肺肿物 5.7cm × 5cm，T3；左肺门淋巴结肿大，转移不能除外，N1；未发现远处转移征象，M0；临床分期归为Ⅲ A 期。

呼吸内科医师：患者为 62 岁男性，因“体检发现左下肺肿物 1 周”入院，无不适主诉，既往吸烟，600 支 / 年，戒烟 7 年。胸部增强 CT 提示左下肺肿物，考虑恶性肿瘤，左肺门淋巴结肿大；支气管镜提示左下基底段新生物，活检病理为非小细胞肺癌。患者肺恶性肿瘤病理诊断明确，头颅、腹部、肾上腺、骨 ECT 等评估无转移征象，左肺门淋巴结肿大，转移不能除外，临床分期Ⅲ A 期，建议首选手术治疗。

放射科医师：结合患者影像学资料，增强 CT 示左下肺 5.7cm × 5cm 大小肿物，肿物周围可见毛刺影，左下基底段支气管有挤压变形，肿物增强后有轻度的持续强化，左肺门淋巴结肿大。患者影像学资料符合肺恶性肿瘤的表现，支气管镜活检病理亦证实了影像学肺恶性肿瘤的诊断。

胸外科医师：患者为左下肺恶性肿瘤，术前临床分期Ⅲ A 期，相关术前评估未见手术禁忌，患者家属手术意愿强烈，但肿块较大，且CT上看胸膜增厚明显考虑有广泛的胸腔粘连，术式上选择开放手术，术中发现左侧全胸腔胸膜粘连，确实不适合行腔镜微创手术。

案例继续汇报：2017 年 11 月 26 日在全身麻醉下行左下肺叶切除 + 纵隔淋巴结清扫 + 胸膜粘连分离术。术后病理：（左下肺叶切除标本）肿块 5.8cm × 4.5cm × 4.5cm，中央型，低分化鳞状细胞癌，累犯肺膜；第 5 组 0/5 枚、第 7 组 0/2 枚、第 9 组 0/3 枚、第 10 组 0/1 枚、第 11 组 3/6 枚、第 12 组 0/3 枚、第 13 组 1/1 枚见癌转移。肺癌相关基因检测未有临床意义的突变。常规切片染色如图 1-4-3。

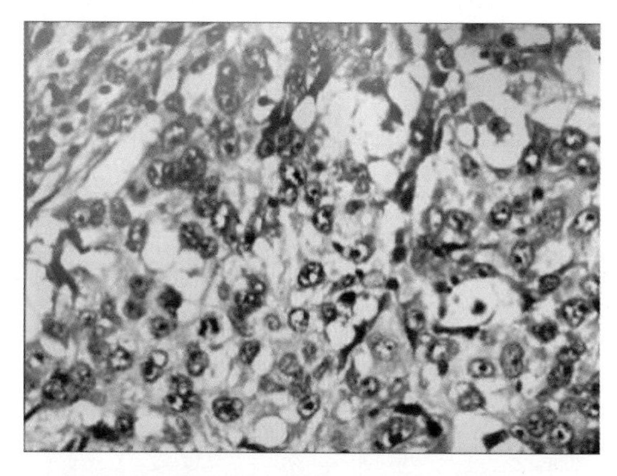

图 1-4-3　病理切片结果显示中央型，低分化鳞状细胞癌，累及肺膜

病理科医师：大体病理上可以看到明显的中央型肿块，距离支气管切缘约 2cm，肉眼可以看到坏死区域，切面灰白，质地偏嫩；显微镜下见肿瘤细胞呈巢团状、片状排列，浸润性生长，可见大片坏死；细胞结构上未见明显的腺样及角化形成，细胞间桥也不明显，提示细胞分化很差；免疫组化中也要排除腺鳞癌、神经内分泌肿瘤、未分化的大细胞癌等；IHC 结果：腺癌的标志物 TTF-1、NapsinA、CK7 等阴性，CK5/6、P40、P63 弥漫强阳性提示鳞状分化，神经内分泌标记 CD56，CgA，Syn 均阴性，ALK 阴性，MSI 检测结果错配修复功能正常，最后诊断中央型低分化鳞状细胞癌伴淋巴结癌转移，支气管切缘阴性。患者后续做了基因检测，结果显示没有 *EGFR* 和 *ALK* 的突变。

案例继续汇报：根据病理结果，临床诊断为左下肺鳞癌 pT3N1M0 Ⅲ A 期，基因检测无突变。诊断已经明确，下一步治疗应如何选择？

肿瘤内科医师：患者左下肺肿瘤经手术病理明确为鳞癌，病理分期Ⅲ A 期，鳞癌相对与腺癌而言，*EGFR*、*ALK* 基因突变的概率较小，该患者术后相关驱动基因检测结果阴性也证实了这点，没有敏感基因突变的肺鳞癌患者，无 TKI 药物治疗指征。NCCN 指南推荐术后辅助化疗方案为含顺铂方案。

案例继续汇报：针对这个患者，结合患者身体情况和家属意愿，我们于 2018 年 1 月 5 日起行 GP（吉西他滨 1.6g 第 1 天、保留顺铂 40mg 第 1 ～ 2 天）方案化疗 4 个周期，过程基本顺利，轻 - 中度骨髓抑制及消化道反应，对症处理好转。2018 年 3 月 22 日因右肩颈部不适，行右肩磁共振检查：提示右侧肩袖损伤。2018 年 3 月 21 日复查胸部 CT 提示左肺下叶切除术后，左侧胸腔积液，两肺多发炎症，纵隔内少许肿大淋巴结（直径约 1.1cm）；2018 年 5 月 2 日，患者因反复低热入院，X 线胸片提示：左侧包裹性积液，较 3 月份增多（图 1-4-4）。血常规：WBC 9.1×10^9/L，N 76.3%，Hb 81g/L，CRP 78.7mg/L，红细胞沉降率 140mm/h。免疫功能下降。超声定位左下胸腔内液性暗区约 7.3cm × 4.5cm，胸腔穿刺，抽取约 50ml 乳黄色悬浊性胸腔积液，较黏稠。送检抗酸杆菌（－），脱落细胞（－），乳糜试验（－），李凡他试验（＋）。细菌培养：少动鞘氨醇单胞菌（假单胞菌）。当时的治疗：置管引流＋脓腔稀碘伏冲洗＋静脉抗生素＋营养免疫支持，1 周后体温好转出院。

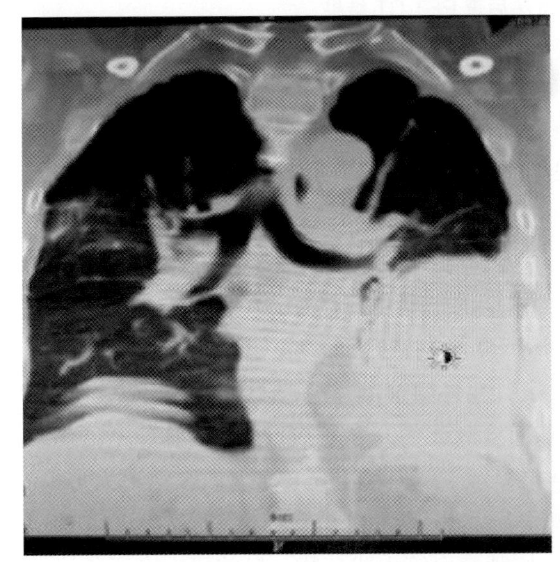
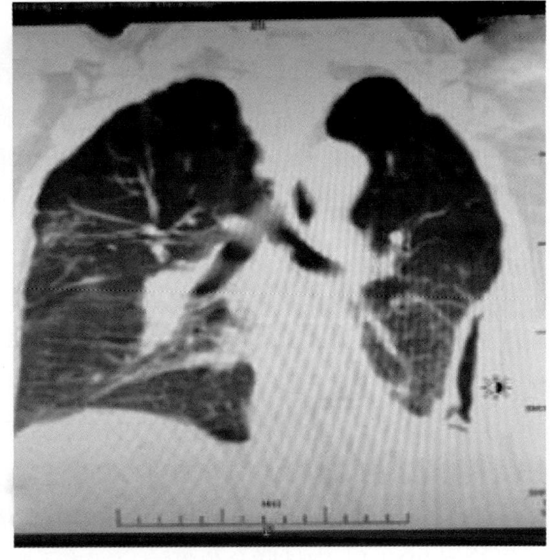

图 1-4-4　患者入院时的胸片检查结果显示左侧包裹性积液

出院后 2 周，患者又出现咳嗽发热症状，2018 年 6 月 14 日查 PET-CT 报告（图 1-4-5）：①左下肺术后改变，左侧胸腔包裹性积液，首先考虑炎症；②两肺多发结节，不除外转移瘤；③主肺动脉窗及左肺门区多发淋巴结，转移不能除外；④全身多处骨转移（颈 5 左横突、胸骨柄、两侧多根肋骨、骶 1、两侧髂骨、右耻骨坐骨支为著）。

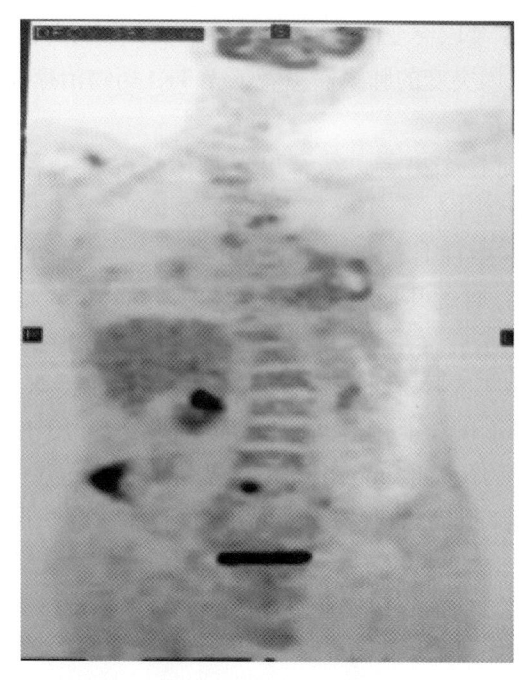

图 1-4-5　患者出现咳嗽发热后查 PET-CT 结果

该患者出现疾病进展，下一步应如何治疗？

胸外科医师：患者术后出现反复包裹性胸腔积液，胸腔积液的性质乳糜定性为阴性，不考虑乳糜胸。相关检验考虑为渗出液，感染可能大，细菌培养假单胞菌属细菌。引流、抗炎、营养免疫治疗后好转。包裹性胸腔积液再次行手术脓腔清除术创伤大，患者的创伤比获益大，对症治疗好转，可暂不行脓腔清除。该类细菌属于低毒性条件致病菌，在患者免疫功能低下时出现致病性，故应重视患者围手术期的营养免疫治疗。

肿瘤内科医师：患者术后用 GP 方案辅助治疗 4 周期，术后 6 个月发现远处转移，下一步可考虑二线含铂双药方案化疗。但患者化疗引起骨髓抑制、恶心呕吐，耐受差，考虑到患者及其家属拒绝再次行化疗，可考虑二次基因检测评估，检测 PD-L1，联合免疫治疗。按照目前最新研究进展（KEYNOTE-189 试验结果显示），无论 PD-L1 表达 TPS 结果为多少，甚至 PD-L1 阴性的患者，一线免疫联合化疗都会提高患者的 PFS 及 OS。故该患者可尝试予以检测 PD-L1，尝试联合免疫治疗。关于联合抗肿瘤血管生成药物，目前研究有所争议。先评估患者状态，再次与患者及其家属沟通，尝试标准化疗方案联合免疫治疗。

案例继续汇报：患者行静脉血肺癌相关基因二次检测，未发现有临床意义的突变。与家属充分沟通后，患者及其家属决定不做 PD-L1 突变情况检测，直接行免疫治疗。于 2018 年 6 月 26 日起，行帕博利珠单抗（可瑞达）单药 100mg 静脉滴注，每 3 周 1 次。二线治疗效果：发热、咳嗽等症状好转，食欲增加，体重有所回升。2018 年 12 月 8 日复查 PET-CT 报告（图 1-4-6）：①两肺纤维条索影，原两肺多发结节消退；②左侧胸腔包裹性积液，较前大致相仿；③左肺门、主动脉窗及左侧内乳血管旁稍大淋巴结，FDG 摄取增高，较前大致相仿；④原骨转移部分骨质密度增高，FDG 代谢未见异常，考虑治疗后活性受抑制。

目前治疗，帕博利珠单抗单药 100mg 静脉滴注，每 3 周 1 次维持治疗。

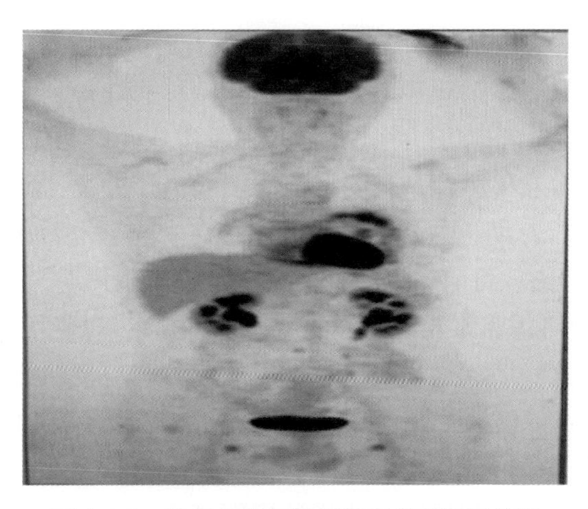

图 1-4-6　患者症状好转后复查 PET-CT 结果

主持人：通过该患者影像、病理、化疗及免疫治疗的整个过程，我们总结了一些经验，但存有更多疑惑，该患者确诊时提示肺癌Ⅲ A 期，选择手术根治 + 术后辅助化疗，术后 6 个月左右疾病进展，若该患者术前行新辅助化疗会不会带来更佳的治疗效果？该患者术后出现胸腔包裹性积液、脓胸，病原菌属于低侵袭性条件致病菌，术后应重视营养免疫的治疗。局部治疗是否有必要，如脓腔清除手术？该患者应用二线治疗方案结果是有效的，免疫治疗能不能停，什么时候停药？有没有必要联合化疗、联合抗肿瘤血管生成的药物？这些还需要后续追踪。

【客座专家点评】

胡型锑教授：该病例从术前的影像学资料及纤维支气管镜检查结果来看，左下肺肿物较大，基底段开口离下叶支气管开口较近，有可能需要做左全肺切除，才能确保肿瘤完全切除和足够的切缘距离。或者可以考虑术前用 2 ～ 3 个周期新辅助化疗，大部分患者肿瘤能缩小，再考虑手术会更稳妥一些。

陈秋强教授：该病例术前评估肺门淋巴结有转移（肺门淋巴结往往是第十组淋巴结），但是术后淋巴结转移是十一组、十三组？我认为此淋巴结转移非术前的肺门淋巴结转移。所以对术前考虑有肺门淋巴结转移的患者是否多学科再商讨一下或再增加一个 PET-CT 检查？对于该病例手术治疗无异议，当然，该例手术应该采用传统的开胸方式。该患者后续治疗的方法有化疗、靶向治疗等。假如术中遇到无法切除的淋巴结可以用钛夹做标志，为以后精准放疗打基础。

陈兵教授：该病例术前明确诊断为鳞状细胞癌，临床分期Ⅲ A 期，属于局部晚期。从 NCCN 推荐的治疗方案和胸外科的角度看，选择手术治疗没有问题，术后辅助 4 个周期的化疗也是标准的治疗方案。术后半年复查手术局部没有明确复发，说明手术本身的质量还是可以的。多发远处转移一般是血液循环转移，与疾病本身分期较晚、术后免疫和营养功能较差有一定关系。目前使用免疫治疗方案控制病情比较稳定，同意目前治疗方案。

郦志军教授：这是一个很好的病例，同意胸外科医师果断采取手术治疗的方案。如果术前新辅助化疗，不一定所有的患者都能获益，不同的患者应在指南的指导下，采用个体化的治疗方案。患者术后复发转移后没有再考虑二线化疗，也没有做 PD-1/PD-L1 相关检测，幸运的是盲用免疫治疗取得了很明显的效果。目前转移病灶得到明显控制，应继续维持目前的治疗方案，如有新的进展，可以考虑加用抗血管生成药物和化疗药物。

赵国芳教授： 作为胸外科医师，我同意该病例的治疗方案。患者为局部晚期非小细胞肺癌，手术病例确诊为Ⅲ A 期，这样的病例无论是在术前、术后还是在发现转移进展时，都应该组织 MDT 会诊讨论。目前患者所处的状态已经属于Ⅳ期，虽然采用 PD-1/PD-L1 免疫治疗得到控制，但需要考虑将来再次进展的后线治疗方案。患者术后长期包裹性胸腔积液，脓液培养找到一种条件致病菌，这说明患者术后的营养和免疫功能方面的问题，这可能是导致术后早期就出现远处转移的原因之一，应重视加强术后营养免疫方面的治疗。

柴莹教授： 这个病例是一个局部晚期的肺鳞癌，经历了手术、术后辅助化疗、转移进展后的免疫治疗，目前病情得到控制。这样的病例可能更适合新辅助治疗后再手术，手术中可考虑袖式切除来避免左下叶支气管残端切缘距肿瘤太近，保证手术效果。目前患者局部包裹性脓胸，如果再次手术可能创伤很大，因此不建议手术。目前采用 PD-1/PD-L1 免疫治疗病情控制稳定，效果还不错，维持目前的治疗方案。如远期病情再次进展，可进一步做基因相关检测，考虑多药联用治疗方案。

【案例 5】无基因突变寡转移患者的综合治疗 1 例

（浙江省台州医院）

主持人： 放疗科蒋先明医师。

汇报医师： 放疗科乐晓伟医师。

MDT 团队专家： 放疗科蒋先明和乐晓伟；肿瘤内科刘树勋；肿瘤外科黄海涛；病理科徐欣华；放射科朱玲英。

客座专家： 宁波市医疗中心李惠利医院胸外科沈韦羽教授；温州医科大学附属医院心胸外科谢德耀教授；杭州市第一人民医院心胸外科李浒教授；解放军联勤保障部队第 903 医院 PET-CT 中心潘建虎教授。

案例汇报： 患者张某，女性，68 岁，体重 49kg。2018 年 10 月主因“右腹痛及右侧肩部疼痛”就诊浙江省台州市温岭市第一人民医院，10 月 26 日行胸部 CT（图 1-5-1）提示“右肺下叶肿块，3.6cm × 3.5cm，考虑肿瘤”。10 月 31 日于上海交通大学附属胸科医院查 PET-CT（图 1-5-2）提示：①右肺下叶软组织肿块 FDG 代谢增高，考虑恶性肿瘤；②两肺门淋巴结 SUV_{max} 2.5，提示淋巴结炎的可能；③右侧肩胛骨 FDG 代谢增高灶，SUV_{max} 4.9，骨质密度无明显异常，建议行 MRI 检查；④右侧肾上腺低密度结节灶，SUV_{max} 5.1，FDG 代谢增高，建议增强 MRI 检查排除肾上腺转移。后转入我院，入院时疼痛 NRS 评分 1 分，ECOG 评分 1 分。查体无明显阳性体征。

入院后 11 月 5 日查右肩部增强 MRI（T_1WI，T_2WI，T_2WI-DIXON，DWI 序列）（图 1-5-3）提示：右侧肩胛骨近关节盂结节异常信号影，怀疑转移。水脂分离成像头颅 MRI 未见异常。

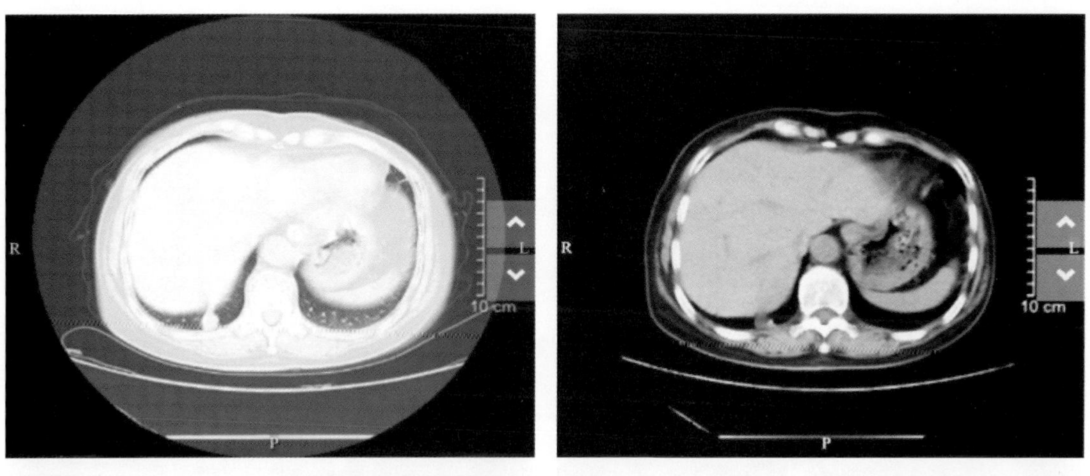

图 1-5-1　患者在浙江省台州市温岭市第一人民医院行胸部CT提示：右肺下叶肿块，大小为3.6cm × 3.5cm，考虑肿瘤

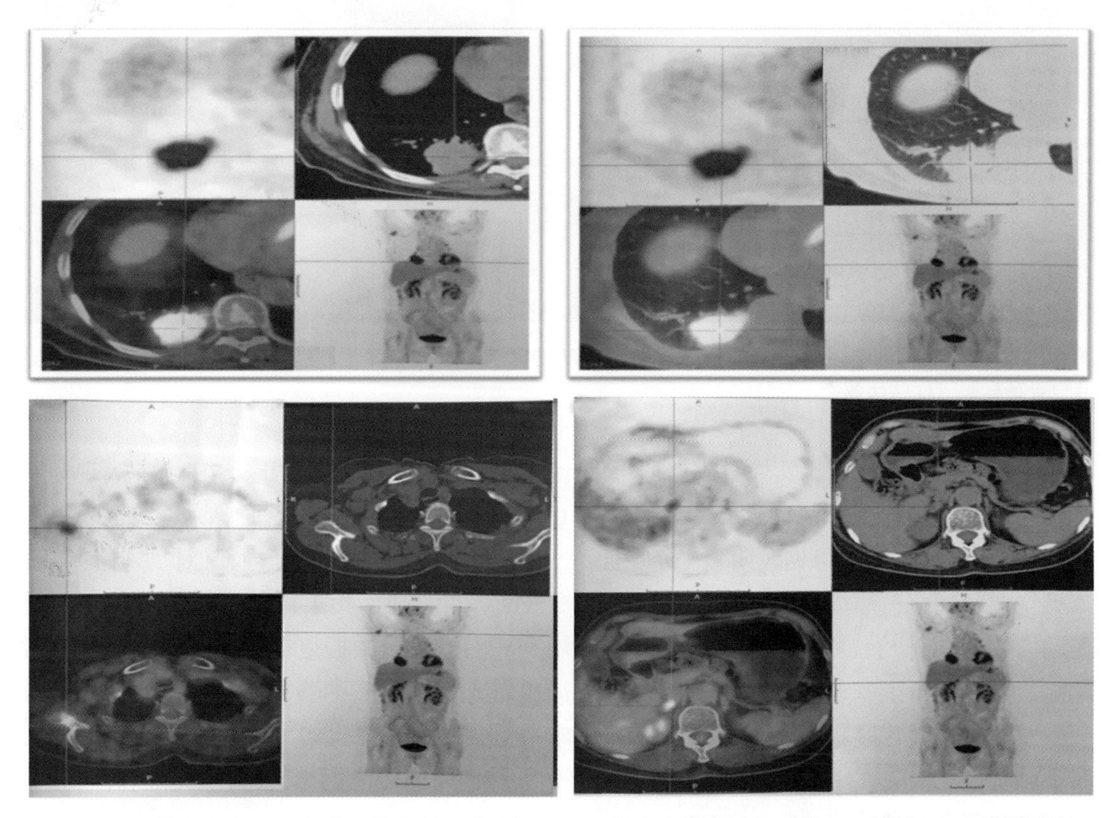

图 1-5-2　患者于上海交通大学附属胸科医院查 PET-CT 提示：①右肺下叶软组织肿块 FDG 代谢增高，考虑恶性肿瘤；②两肺门淋巴结 SUV_{max} 2.5，提示淋巴结炎的可能；③右侧肩胛骨 FDG 代谢增高灶，SUV_{max} 4.9，骨质密度无明显异常

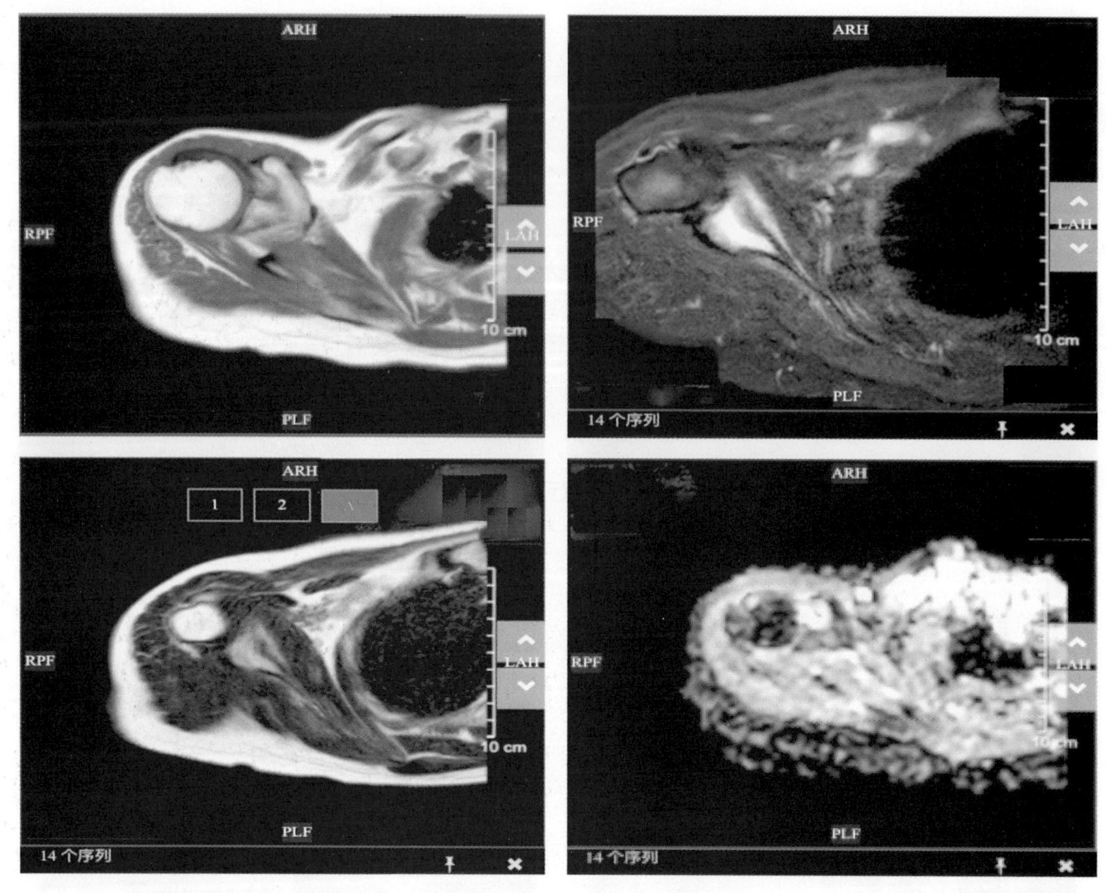

图 1-5-3　患者右肩部增强 MRI（T_1WI，T_2WI，T_2WI-DIXON，DWI 序列）提示：右侧肩胛骨近关节盂结节异常信号影，怀疑转移

主持人： 患者为老年女性，因右肩部及上腹部疼痛就诊，胸部 CT 及 PET-CT 表现为右下肺病灶，大小约 3.6cm × 3.5cm，没有增强 CT。结节边缘，瘤 - 肺界面：大部分清楚，局部模糊，可画出轮廓，可见较明显“分叶征”，局部有“毛刺征”；病灶内部似见“空泡征”，未见空洞及钙化；瘤周现象：局部支气管远端截断，可见血管集束征及胸膜凹陷。PET-CT 提示右侧肩胛骨及右侧肾上腺都有异常代谢增高。右肩部磁共振也支持转移瘤。而肺癌常见脑、肝脏、肾上腺及右骨转移，综合以上征象首先考虑右下肺癌（周围型），伴右侧肾上腺及右肩胛骨转移。分期：根据 2019 年中国临床肿瘤学会（CSCO）原发性肺癌影像分期，右下肺病灶 3.5cm 大小，PET-CT 及磁共振评估无肺门及纵隔淋巴结转移，右侧肩胛骨和右侧肾上腺多个脏器转移，归为 T2N0M1c。

案例继续汇报： 入院后行 CT 引导下经皮肺肿块穿刺活检，病理提示：腺癌。免疫组化：TTF-1（+）、Napsin-A（弱 +）、CK7（+）、P40（–）、P63（–）、Ki-67（约 20%，+）。本院分子病理检查 2018 年 11 月 23 日提示：EGFR（–），ALK（–），ROS1（–）。常规切片及 TTF-1、Napsin-A 染色如图 1-5-4。

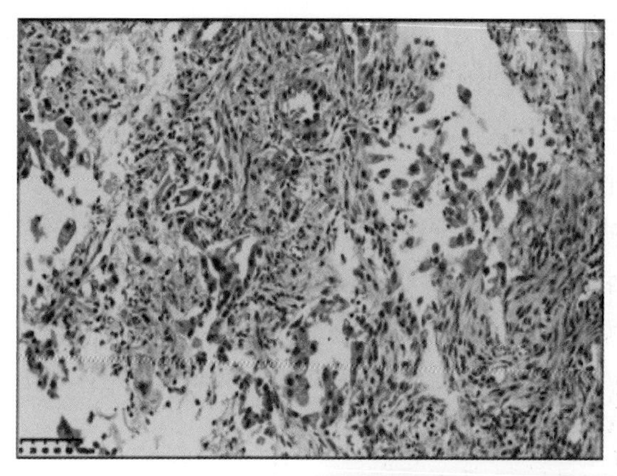
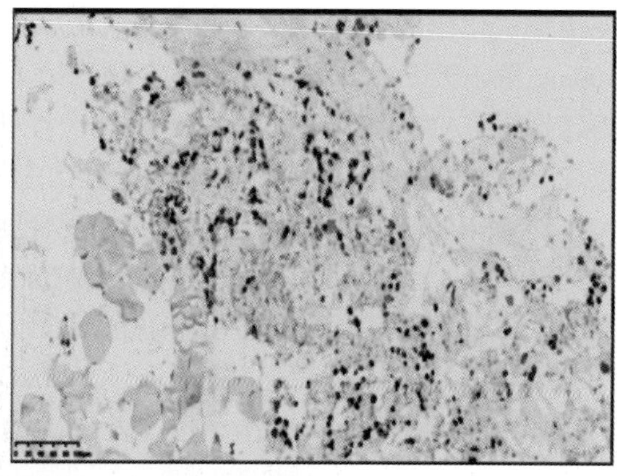
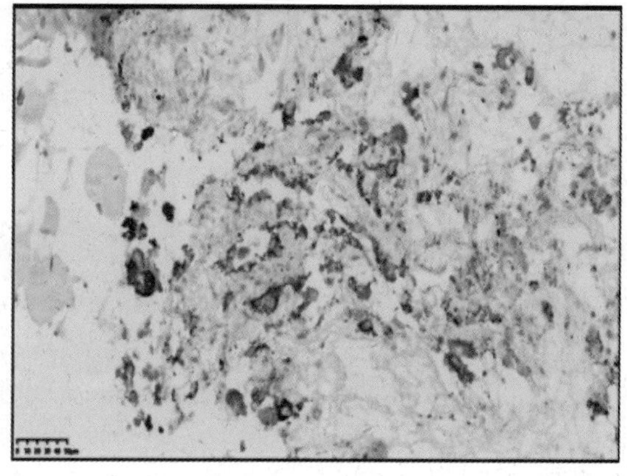

图 1-5-4　肺肿块穿刺活检，病理切片染色及免疫组化检查结果

病理科医师：这是一例右肺癌肿块空芯针穿刺标本，常规切片中可以看到纤维化间质中腺样排列的上皮样肿瘤细胞，细胞质丰富，属于典型的腺癌形态。随后的免疫组化染色中，腺癌标记 TTF-1、Napsin-A 都是阳性，CK7 也是阳性，鳞状细胞 P63、P40 都是阴性，符合肺腺癌的表达。之后按照临床要求做了 EGFR、ALK、ROS1 的分子检测，均为阴性。根据临床意见，当时没有进行 PD-1 染色。

案例继续汇报：根据病理及影像学表现，临床诊断考虑：右肺腺癌 cT2N0M1c ⅣB 期，肾上腺、骨转移，基因检测无突变。诊断已经明确，下一步治疗应如何选择？

肿瘤内科医师：患者右肺肿瘤穿刺活检病理明确为腺癌，PET-CT 见右肺下叶软组织密度肿块灶，右侧肩胛骨 FDG 代谢增高灶，右侧肾上腺低密度结节灶，FDG 代谢增高，并伴有右侧肩部疼痛，疼痛部位与影像结果相符，考虑右侧肩胛骨转移。临床诊断：右肺腺癌伴右侧肩胛骨、右侧肾上腺转移，ⅣB 期。无手术指征。治疗以全身治疗为主，没有敏感基因突变的肺腺癌晚期患者，无 TKI 药物治疗指征。NCCN 指南推荐的首选方案为帕博利珠单抗联合培美曲塞 + 卡铂方案化疗。患者未做 PD-L1 检测，但是根据 KEYNOTE-189 试验结果显示，无论 PD-L1 表达 TPS 结果为多少，甚至 PD-L1 阴性的患者，一线免疫联合化疗都会提高患者的 PFS 及 OS。因此患者首选治疗方案为帕博利珠单抗联合培美曲塞 + 卡铂方案化疗。针对这例患者，我们选择依据 KEYNOTE-189 研究设计方案进行治疗。

案例继续讨论：该患者于 2018 年 11 月 29 日至 2019 年 3 月 28 日接受 6 个疗程的免

疫治疗 + 化疗，方案是培美曲塞二钠 0.78g 第 1 天 + 卡铂 500mg 第 1 天 + 帕博利珠单抗 100mg 第 1 天（按 2mg/kg 计算）/3 周。第 1 个疗程化疗后 12 天患者出现肝功能异常，谷丙转氨酶（ALT）轻度升高。是免疫相关性肝炎还是化疗导致肝功能异常需要鉴别。鉴于患者 ALT 轻度升高，给予天晴甘美护肝治疗并密切监测肝功能，未行糖皮质激素治疗，后 ALT 逐渐降至正常，后续化疗中也仅出现轻度肝功能异常。化疗后 12 天出现白细胞及中性粒细胞下降，达Ⅲ度骨髓抑制，重组人粒细胞刺激因子注射液（瑞白针）治疗后白细胞恢复正常，后续治疗中继续给予瑞白针二级预防，未再出现明显骨髓抑制表现。化疗后肿瘤标志物 CA19-9 明显下降，从治疗前 1281.5kU/L 降至基本正常。其间复查胸部 CT（图 1-5-5）提示，右肺病灶明显缩小，疗效达 PR。这个节点，后续该如何治疗？

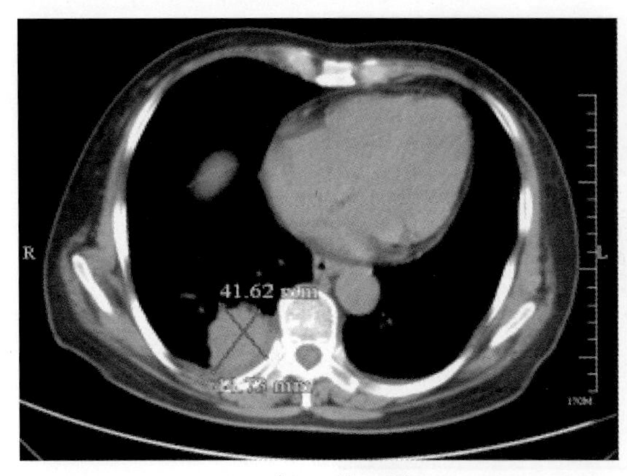

2018 年 12 月 17 日

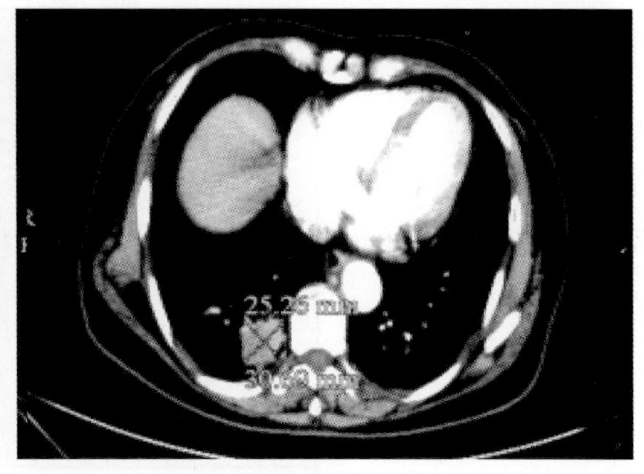

2019 年 1 月 7 日

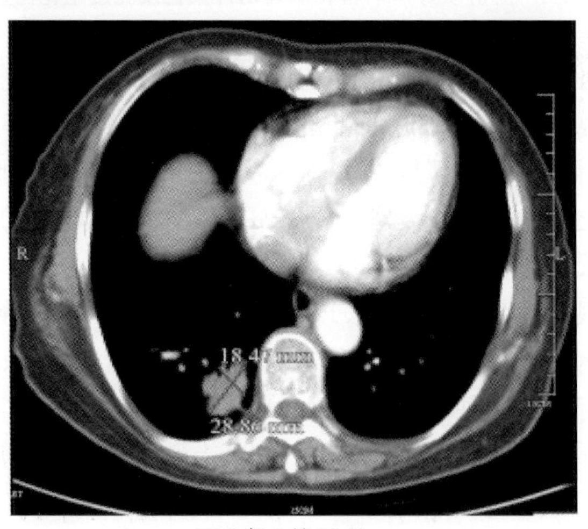

2019 年 2 月 12 日

图 1-5-5　患者接受一线免疫联合化疗期间复查胸部 CT，显示右肺病灶明显缩小

1. 培美曲塞 + 帕博利珠单抗继续维持多长时间？

2. 患者右肺原发病灶一共有 3 处，属于寡转移概念，寡转移病灶能否采用外科局部治疗？

3. 这个时候放射治疗能否介入？免疫治疗联合放疗还是免疫治疗联合放疗 + 化疗？放疗时机如何选择？

肿瘤外科医师：大家知道，外科对寡转移患者的处理越来越积极，总的治疗原则是：在全身治疗的基础上进行局部治疗。特别是寡转移发生在脑部和肾上腺部位指南都推荐局部处理，当然放疗局部处理也是可以选择的，同时针对该患者积极处理原发灶。此患者右下肺周围型病变约 3.5cm、T2 病变，纵隔无明显肿大淋巴结，但寡转移在左侧肾上腺和肩胛骨为单发，分期属于 M1c，肺部手术帮助不大，但现在都是采用微创手术，对患者损伤不大，为了获得更加完整的病理资料，手术切除也是一种可以选择的方案。

肿瘤内科医师：患者经治疗后 CT 显示肿瘤缩小，未出现新发病灶。建议行 PET-CT 检查，明确全身肿瘤代谢情况。对于全身肿瘤控制良好的寡转移病灶，可行局部治疗。如外科无法手术，首选局部立体定向放疗。根据目前 KEYNOTE 系列研究及 IMpower 系列研究，免疫治疗均应用 2 年，期间的停药指征为无法耐受或肿瘤进展。故建议局部治疗期间继续维持免疫治疗满 2 年。如患者可耐受，可联合培美曲塞维持治疗。

主持人：结合患者的临床影像、病理、免疫及治疗过程，下阶段的治疗考虑以下几方面的问题。

1. 寡转移概念　＜2 个部位，＜5 个转移灶。明确寡转移概念，可以有局部治疗的可能性。

2. 免疫前时代　根据美国 2018 ASTRO 肺癌研究精要，SABR-COMET 研究中将受试者随机分为 2 组，SABR 组和化疗组，结果显示 SABR 优于对照组 OS 41 个月；2018MPACC 研究报道转移灶局部巩固治疗可提高 PFS：11.9 个月；周彩存教授 2018 年报道 *EGFR* 突变一线治疗同时寡转移局部消融治疗，局部消融治疗与对照组比较，局部消融组显著提高 PFS；2019 年 SABR-COMET 研究同样提示 SABR 组显著提高 PFS 及 OS。

3. 免疫时代　PACIFIC Ⅲ期临床随机对照试验，同步放、化疗后予以度伐利尤（黄飞凡，Duralumab）单抗 100mg/2 周，持续 1 年，OS/PFS 明显优于安慰组。LDN 14-179 2 期单臂Ⅱ期临床试验，同步放化疗后予以帕博利珠单抗 200mg/q3 周，中位 PFS 15.0 个月。帕博利珠单抗 +RT Ⅱ期临床试验：每次放疗剂量 8Gy，共放疗 3 次，帕博利珠单抗 200mg/3 周。对照组单药 OS/PFS 明显优于安慰剂组。

结合以上研究可以明确，在全身肿瘤控制良好的情况下，予以局部处理能够提高 PFS。当然局部处理的方式首选放疗，同时继续免疫维持治疗。局部处理手术治疗可作为第二选择。

4. 放疗部位　考虑到放疗有远隔效应，放疗能够增强免疫疗效，结合 2012 年报道的恶性黑色素瘤治疗，局部放疗会导致其他部位的病灶缩小。在临床实际工作中，其他肿瘤的放疗远隔效应比较少见。考虑到放疗部位的增加能够使更多的抗原释放，同时刺激更多的 T 细胞产生，进一步清除肿瘤细胞。因此为了提高治疗效果，在本病例中予以原发灶及 2 个转移灶放疗。

5. 放疗剂量　基本参考根治性放疗的剂量，同时考虑到正常组织的耐受剂量，肾上腺转移灶剂量偏低。由于原发灶及转移灶偏小，考虑到放疗的适形度，减少正常组织的损伤，能够提高放疗的剂量，同时结合前面讲的临床试验，所以采用的放疗方式是 SBRT。

寡转移概念 1995 年就已经提出，是指肿瘤转移过程中的一种中间状态，它是介于局限性原发瘤及广泛性转移瘤之间生物侵袭性较温和的阶段，代表潜在可治愈的状态。治愈的关键是手术、放疗和射频消融等局部治疗，同时应用全身化疗兼顾预防进一步的远处转移。

2016 欧洲肿瘤内科学会（ESMO）正式提出，定义为转移≤ 2 个部位，≤ 5 个病灶。关于非小细胞肺癌寡转移病灶局部巩固治疗对比维持观察的临床研究很多，都取得了相似的结果。入组Ⅳ期非小细胞肺癌寡转移患者，既往接受过系统前序治疗（接受至少 4 个周期含铂两药化疗；*EGFR* 突变者接受至少 3 个月的厄洛替尼等一线 TKI 治疗；*ALK* 突变阳性者至少 3 个月的克唑替尼治疗），且≥ 3 个月无进展，结论：局部治疗组（包括手术、介入、放疗等手段）对比随访观察组，无论 PFS、OS 均有明显延长，且两组毒性反应相仿，局部治疗组降低新发远处转移发生率。另外，上海肺科医院许亚萍教授一篇回顾性研究的结论：所有寡转移病灶治疗组 PFS 及 OS ＞部分转移病灶治疗组 > 随访观察组。

这些与机体免疫系统杀伤肿瘤机制相关，放射杀伤肿瘤细胞后抗原充分暴露，树突状细胞俘获并呈递抗原，启动和激活效应性 T 细胞，从而清除肿瘤细胞。肿瘤放射治疗常提到的远隔效应也体现了这个原理，发表在《新英格兰医学杂志》上的经典远隔效应病例：恶性黑色素瘤患者细胞毒性 T 淋巴细胞相关蛋白 4（CTLA-4）抑制剂治疗后进展，给予胸膜病灶局部放疗后，未经照射的纵隔淋巴结及肝脏病灶均缩小。在肿瘤免疫治疗时代也有寡转移局部治疗的临床研究 PEMBRO-RT。结果来看免疫治疗 + 寡转移灶局部放疗对比单纯免疫治疗组，PFS 及 OS 均有一定程度延长，但结果无统计学差异。原因分析考虑：①研究样本量较少；②实验组局部放疗仅针对单个转移病灶进行放疗，而未对所有寡转移病灶进行放疗。因为肿瘤的异质性，不同转移灶甚至同一病灶不同位置的基因突变都可能存在很大差异。单个病灶的局部照射释放出的肿瘤抗原所激活的 T 细胞对不同基因突变的病灶治疗效果有限，所以新提出了单点照射以诱导 “远隔效应” 的方法应该摒弃，需探索多个或所有病变的全面照射。

对于该患者，我们选择放疗 + 免疫治疗。2019 年 4 月 17 日开始放疗，部位包括：①右侧肩胛骨转移灶，DT 6000cGy/15F；②右下肺部原发肿瘤，DT 6000cGy/15F；③右侧肾上腺转移灶，DT 4500cGy/15F。放疗开始的第 7 天给予帕博利珠单抗 100mg 免疫治疗。于 2019 年 5 月 26 日起继续培美曲塞 + 帕博利珠单抗维持治疗至今。

【客座专家点评】

李浒教授：精准治疗的前提是分期精准。这例患者根据病理及影像检查，肺内病灶病理明确，大小约 3.5cm，且淋巴结没有转移，T2N0 明确，但是 PET-CT 提示的远处病灶如肩胛骨、肾上腺的病灶，虽然 SUV_{max} 值明显升高，建议进一步明确病理性质。外科介入处理肩胛骨及肾上腺病灶不仅能取到病理，而且能做到减瘤。另外，如果手术病理不是转移病灶，后续治疗就完全不同。就本病例而言，局部放疗也是一种比较好的治疗方案。在肿瘤治疗 MDT 团队中，需要不同专业的专家参与，不管是在治疗前或治疗中期，以及治疗后期，MDT 团队的综合作用必须放大，使更多的患者受益。本病例在治疗前肿瘤外科医师可以参与，另外，化疗 + 免疫治疗后肿瘤退缩的节点外科医师也能介入。针对寡转移病灶选择局部放疗或者手术均可以考虑。

当然，对于右肺腺癌 cT2N0M1c Ⅳ B 期，全身治疗同样重要。目前全身化疗 + 免疫治疗证据比较充分。需要关注免疫治疗的并发症，定期复查，关注病情的变化，及时多学科会诊。

沈韦羽教授：此患者为右下肺腺癌外周型，大小约 3cm × 3cm，诊断明确。但右侧肾上腺诊断只有 PET-CT 的可疑报告，未进一步行上腹部增强 CT 或 MRI 检查，证据不充分。另外，MRI 右肩部增强提示：右侧肩胛骨近关节盂结节异常信号影，但无局部骨质破坏和坏死的证据，所以诊断骨转移的证据也不够充分。同时也没有血肿瘤标志物（如 CEA）的升高作为辅助诊断依据。因此，诊断为右下肺腺癌 cT2N0M1c（肾上腺、骨转移）有待商榷。首先行外科治疗是否可行？如胸腔镜下微创行右下肺切除术或同时行右肾上腺病灶切除。

患者经过 6 个疗程的化疗加免疫治疗后，右下肺病灶明显缩小，但没有提供右侧肾上腺病灶和右肩胛骨病灶变化的资料，所以，对下一步治疗有讨论的必要。以外科角度，可否给予胸腔镜下行右下肺病灶局部切除或同时行右肾上腺病灶切除。这两种手术创伤不大，且能更加明确诊断和分期，同时对患者的后续治疗也能提供充分的证据。

谢德耀教授：肺癌的治疗原则是先分期后治疗。该患者临床分期为 T2N0M1c，肩胛骨转移根据疼痛症状结合 PET-CT，骨转移基本明确，必要时可行肩胛骨穿刺活检。PET-CT 提示肾上腺转移，最好结合 MRI 检查，排除有无肾上腺腺瘤的可能。

该患者为Ⅳ期，应先进行基因检测后治疗，除常规 EGFR、ALK、ROS1 外，应对 PD-L1 的表达水平进行检测，有条件的患者可以二代测序。如 PD-L1 ≥ 50%，单药 K 药免疫治疗方案仍然是优先选择。

本例右下肺周围型 3cm × 3cm 的肺癌，右肩胛骨及右肾上腺转移，经免疫及化疗 6 个疗程治疗后肺部肿块缩小，肾上腺及右肩胛骨转移无对比影像学资料，应进一步评估，必要时行 PET-CT 检查，对寡转移肺癌，除免疫治疗 + 肩胛骨、肾上腺转移灶局部放疗外，骨科会诊可以明确是否行肩胛骨局部手术，而右下肺及肾上腺肿瘤可以行微创手术切除。

潘建虎教授：中国《原发性肺癌诊疗规范》（2018 年版）中提出，PET-CT 是肺癌诊断、分期与再分期、疗效评价和预后评估的最佳方法。根据 NCCN 肿瘤学临床实践指南、美国胸科医师协会（ACCP）临床实践指南及国内专家共识，对于下列情况，有条件者推荐使用 PET-CT：①孤立肺结节的诊断与鉴别诊断（≥ 8mm 的实性结节、部分实性结节持续存在且内部实性成分≥ 6mm）；②肺癌治疗前分期，PET-CT 对于淋巴结转移和胸腔外转移（脑转移除外）有更好的诊断效能；③肺癌放疗定位及靶区勾画；④辅助鉴别常规 CT 无法判断的肿瘤术后瘢痕与肿瘤复发，如 PET-CT 摄取增高，需活检证实；⑤辅助鉴别常规 CT 无法判断的肿瘤放疗后纤维化与肿瘤残存 / 复发，如 PET-CT 摄取，需活检证实；⑥辅助评价肺癌疗效（尤其是分子靶向治疗），推荐应用 PET-CT 实体瘤疗效评价标准（RECIST）。

由此可见，PET-CT 检查可贯穿于肺癌诊治的全过程，本病例诊治前做了全身 PET-CT 检查，并意外发现了除肺原发灶以外的转移灶（肩胛骨、肾上腺），对治疗前的诊断、分期及下一步治疗决策起到很好的指导作用。若条件允许，在后续的放、化疗治疗中能再利用 PET-CT 来指导靶区勾画，疗效评价必将会更精准圆满。

第二部分

广州站 MDT 研讨实录

本站特邀中山大学肿瘤医院放疗科主任刘孟忠教授、首都医科大学宣武医院肺癌中心主任支修益教授和中国医学科学院肿瘤医院胸外科原主任程贵余教授担任点评嘉宾。

【案例 1】Ⅲ A 期 N2 非小细胞肺癌的手术选择及全程管理 1 例

（中山大学肿瘤医院）

主持人：胸外科林勇斌医师。

汇报医师：胸外科王功铭医师。

MDT 团队专家：胸外科林勇斌和王功铭；影像科郑列；肿瘤内科梁颖；放疗科祝喻甲；分子诊断科王芳。

客座专家：重庆大学附属肿瘤医院肿瘤内科主任余慧青教授、中山大学附属第一医院胸外科主任罗红鹤教授、上海长征医院胸外科主任赵学维教授、哈尔滨医科大学附属肿瘤医院胸外科主任王俊丰教授、广州医科大学附属第二医院胸外科主任方丹青教授、复旦大学附属肿瘤医院胸外科胡鸿副教授。

案例汇报：患者女性，43 岁，无业。主诉“体检发现右中肺占位 1 周”于 2016 年 3 月 16 日步行入院。入院前在当地医院行肺部 CT 提示：右中肺结节占位。既往史、个人史及家族史无特殊，查体无特殊。入院后再行胸部 CT 提示：右中肺外侧段结节，大小 1.5cm × 1.2cm，伴纵隔及肺门淋巴结肿大，最大达 2.4cm × 1.2cm，考虑转移可能性大（图 2-1-1）。全身骨显像、颅脑 MRI、支气管镜及锁骨上淋巴结彩超均未见明显异常。目前诊断：肺癌 cT1N2M0 Ⅲ A 期。

主持人：本例患者通过体检发现右中肺占位伴纵隔淋巴结肿大。首先考虑肺癌伴纵隔多发淋巴结转移。下面请影像科郑列医师为我们解读 CT 片。

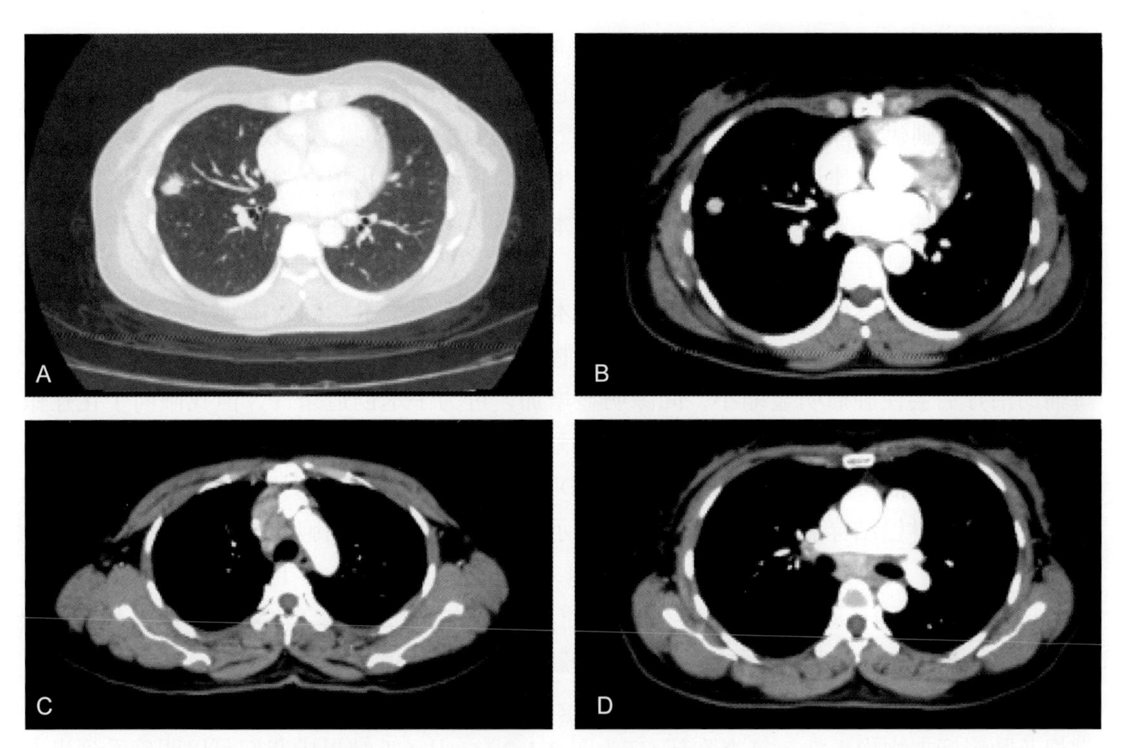

图 2-1-1　患者胸部 CT 结果显示右中肺外侧段结节，伴纵隔及肺门淋巴结肿大

影像科医师：从患者胸部 CT 可以看出右中肺外侧段约 1cm × 2cm 结节，边缘可见毛刺及浅分叶，边界尚清，纵隔窗显示呈中等程度强化，上纵隔（2 ～ 4 区）巨大融合淋巴结，与奇静脉及上腔静脉关系密切，隆突下及肺门也可见肿大淋巴结，左侧淋巴结较小，暂不考虑转移性淋巴结。该患者为多区 N2 肺癌患者，根据影像学转移性、淋巴结诊断最低标准：淋巴结短径须达到 1cm 以上，同时对肺癌淋巴结转移性的诊断还有其他要点，比如淋巴结强化、长短径等。如果某个区域淋巴结不超过 1cm，但明显强化而且密度不均匀，我们也可以认为是转移性淋巴结。

主持人：本例患者初步诊断为 cT1N2M0 Ⅲ A 期，对于Ⅲ A N2 阳性的患者，胡鸿教授有哪些治疗建议？

胡鸿副教授：从目前的临床证据来讲，如果术前患者有纵隔淋巴结转移，我们首先要明确是单站还是多站？根据目前共识，如果患者是多站纵隔淋巴结转移，不建议先行手术治疗，但仍有商讨的可能。胸部 CT 结果显示肿大淋巴结与上腔静脉及气管关系密切，已超出手术切除范围。目前，对于可手术的Ⅲ A N2 阳性者，即使是临床怀疑多站纵隔淋巴结转移，回顾性研究表明术后辅助化疗或术前新辅助化疗均能提高患者生存率约 6%，但化疗放在术前还是术后做，目前尚无明确研究证实哪一个会给患者带来更好的收益，所以还是具体情况具体分析。我不建议首选手术治疗。

主持人：对于本例患者的治疗方案，是选择新辅助化疗或新辅助放化疗，还是推荐给放疗科同期做根治性放化疗？我们听一下专家余慧青教授的意见。

余慧青教授：对于这例患者，选择手术还是不手术我们内科医师主要应该听取外科医师的意见，如果外科医师觉得暂时无手术指征，那内科医师就要出场了。本例患者是Ⅲ A

期女性肺腺癌患者，在有条件治疗前需要先明确有无驱动基因突变，比如 *EGFR*、*ALK*、*ROS1* 基因。驱动基因是阴性还是阳性来决定如何选择治疗方案。如有突变可以先行 TKI 治疗，无突变则建议首选化疗，再加上抗血管生成药物治疗。我不建议让患者去做放疗。

主持人：余教授建议术前可使用抗血管生成药物治疗。我想请教上海长征医院胸外科赵学维教授，使用抗血管生成药物会增加手术出血风险。如果使用抗血管生成药物，您认为是否会增加外科手术难度?

赵学维教授：该患者目前情况不适合手术治疗，因为手术切除较困难，需要人工血管移植。如果新辅助治疗同时使用血管靶向药物，可能会增加手术出血的风险。从经验来说新辅助治疗后会使肿瘤明显缩小，间隙明显增加，可为手术创造条件，但我倾向于化疗做术前新辅助化疗，不建议放疗。因为放疗会导致胸腔粘连严重，增加手术风险及术后并发症。

案例继续汇报：本例患者入院后经过 MDT 讨论。于 2016 年 3 月 26 日行超声支气管镜检查及第 7 组淋巴结穿刺活检，病理结果显示：血凝块中见癌细胞，结合免疫组化结果，符合腺癌细胞。免疫组化结果：癌细胞 CK（+），NapsinA（+），TTF-1（+），CK5/6 部分（+），P63 部分（+），ALK（-）。目前诊断：右中肺腺癌 T1bN2M0 Ⅲ A 期 *EGFR* 野生型。结合病理检查及基因检测结果给予新辅助化疗。患者分别于 2016 年 3 月 25 日、2016 年 4 月 19 日行培美曲塞 0.8g+ 卡铂 0.5g 方案两个疗程的化疗。化疗后评估生化、血常规及肿瘤标志物均正常，复查胸部 CT（图 2-1-2）。从 CT 结果中我们可以明确看到患者行两个疗程的化疗后右上纵隔及隆突下淋巴结明显退缩，右中肺肿物也明显较前片变小。

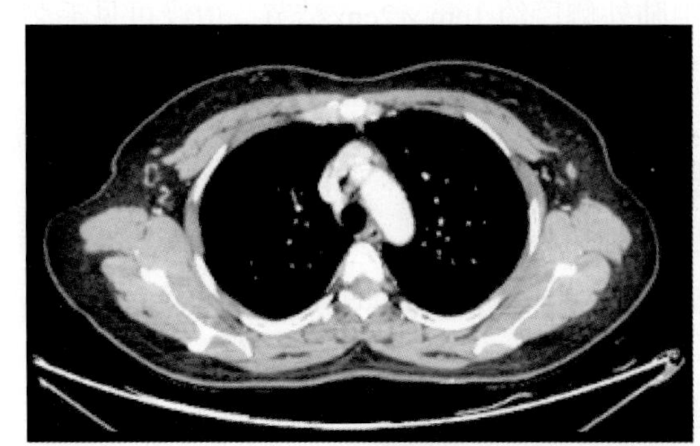
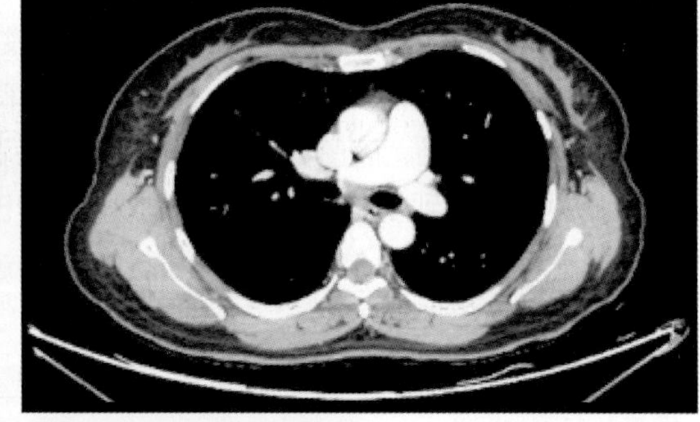
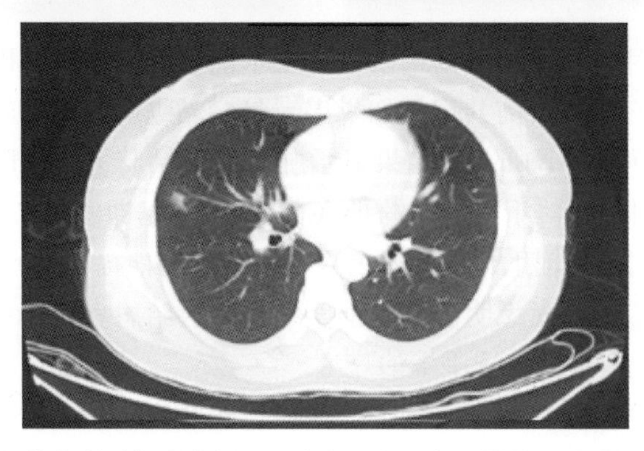

图 2-1-2　患者行两个疗程的化疗后复查胸部 CT 结果，显示右上纵隔及隆突下淋巴结明显退缩，右中肺肿物也明显较前片变小

肿瘤内科医师：对于有手术机会的患者先行新辅助化疗的情况，我们一般不会使用抗血管生成药物，因为使用抗血管生成药物之后，患者治疗前后 28 天不能手术，所以在新辅助化疗阶段不建议使用抗血管生成药物治疗。我们会选择含铂类的双药化疗方案。对于肺腺癌患者，晚期随机对照研究证实培美曲塞联合铂类的疗效要优于健择联合铂类。因此我们首选培美曲塞 + 铂类治疗方案，该患者临床疗效为 PR。

主持人：该患者新辅助化疗后肿物及淋巴结明显退缩。我想请问中山大学附属第一医院罗红鹤教授，这个时候外科是否需要介入？

罗红鹤教授：按照 NCCN 指南及国家卫生部原发性肺癌诊疗规范，外科医师需要介入了。但目前有两个问题：①当前化疗后效果这么好，有没有用到极致？这个时候是不是最好的手术时机？②如何保证手术做到根治性切除？假如手术中发现淋巴结粘连大血管和气管，是否有备选方案？术前如何评估？

另外，在决定进行新辅助化疗前，请问内科医师，患者从使用的化疗方案中获益概率是多少？如果肿物没有缩小，错过手术时间，应如何决定下一步的治疗方案？

肿瘤内科医师：目前，含铂两药对于晚期肺癌患者的有效率为 30% ～ 40%，对于局部晚期患者的有效率为 40% ～ 50%，约 10% 化疗后肿物没有退缩而进一步增大。对于是否有手术机会需要等化疗结束复查后才能明确。这类患者如果对化疗耐药，即使是立即行 R0 切除，术后也会很快复发，因为肿瘤非常活跃，所以不能因为这 10% 的概率而放弃可潜在切除的患者。如果化疗效果不好，而全身没有转移的情况下我会联系放疗科，行根治性同步放化疗；如果化疗后全身转移，则考虑只能行姑息治疗。

主持人：我想请教哈尔滨医科大学肿瘤医院胸外科王俊丰教授，关于手术方式的选择，是做根治性肺叶切除 + 纵隔淋巴结清扫？还是只做淋巴结活检？

王俊丰教授：该患者新辅助治疗效果很好。我个人建议做选择性肺叶切除 + 纵隔淋巴结清扫。英国有学者对 N2 做了细化：N2 分为 N2a1（单站淋巴结转移）、N2a2（单站 +N1 淋巴结转移）和 N2b（多站淋巴结转移）。通过对 821 例病例分析认为，对于多站淋巴结转移的患者，如果没有新辅助治疗，术后效果不尽如人意。这例患者新辅助治疗效果明显，手术也将获益。

案例继续汇报：经 MDT 再次病例讨论：患者 2 个疗程的新辅助化疗后右中肺肿物缩小，纵隔淋巴结明显回缩，临床评价为 PR。完善术前相关检查未见明显手术禁忌，术前评估心肺功能未见异常，于 2016 年 5 月 24 行胸腔镜下右中肺叶切除术 + 纵隔淋巴结清扫术。术程顺利，术中清扫隆突下及 R2 组、R4 组淋巴结（图 2-1-3）

术后病理诊断为：右中肺腺癌，分期为 ypT1N2M0 Ⅲ A 期（图 2-1-4）

再次行基因检测结果为：*EGFR*（–），*ALK*（–）（图 2-1-5）。

主持人：请问分子诊断科王芳教授，我们对该患者进行了术前淋巴结基因检测，术后再对手术切除肿瘤标本进行基因检测，前后结果相吻合，然而，临床上也会遇到结果不相符的情况。对于此类问题，您认为用不同标本做基因检测，是否会出现因肿瘤异质性而导致结果差异？

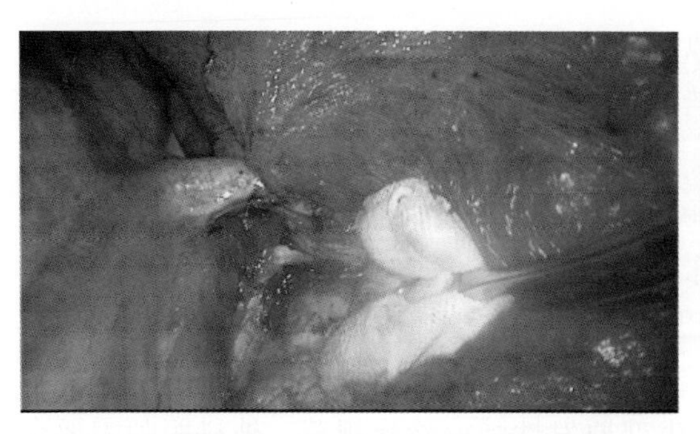
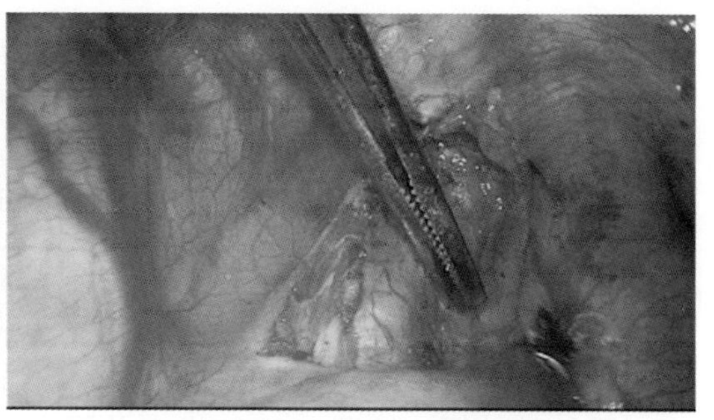

图 2-1-3　患者 2016 年 5 月 24 日行胸腔镜下右中肺叶切除术 + 纵隔淋巴结清扫术。术中清扫隆突下及 R2 组、R4 组淋巴结

标本名称：右中肺肿物及淋巴结等	临床诊断：右中肺腺癌：肺癌综合治疗后
肉眼所见：	（右中肺肿物）送检肺组织大小为 10cm × 7cm，于肺组织边缘可触及一质地稍硬区，大小为 2cm × 1.5cm × 1.5cm，切面灰红、灰白。（质硬区全取）
镜下所见：	
病理诊断：	1（右中肺肿物）镜检为低分化腺癌，癌组织侵犯肺膜，镜下肿瘤大小约为 0.9cm × 0.4cm，纤维组织增生，较多淋巴细胞、浆细胞等炎症细胞浸润，可见脉管内癌栓，未见明确神经束侵犯。 2（支气管残端）未见癌。 3（2R 组淋巴结）1 枚，未见癌。 4（3A 组淋巴结）1 枚，未见癌。 5（4R 组淋巴结）2 枚，1/2 见腺癌转移。 6（隆突下淋巴结）7 枚，未见癌。 7（9 组淋巴结）1 枚，未见癌。 8（肺门淋巴结）1 枚，未见癌。 9（叶间淋巴结）2 枚，未见癌。 免疫组化：CK5/6 弱（+），P63（-），P40（-），CK7（+），TTF-1（+），NapsinA（+），ALK（D5F3）（-），ALK-N（-），CD34 血管（+），D2-40 脉管（+）。
主诊医生：张迎春　审核医生：张迎春	报告日期：2016-05-27　10:12

图 2-1-4　患者病理诊断报告

分子诊断科医师：从临床实践结合相关共识指南来看，无论淋巴结穿刺活检还是转移灶穿刺活检，其结果与原发灶活检结果的一致性可达 90%。有 10% 左右的异质性，最高报道有 20% 的异质性，原因有两个：①肿瘤异质性造成的；②取材造成的。条件允许者原则上转移灶与原发灶都需要检测。尤其是手术标本可以最大限度地富集肿瘤细胞，提高检测的敏感性。我们发现有些病例穿刺取到的组织富含淋巴细胞及正常细胞，会覆盖某些突变型，因此手术切除标本检测尤为重要。

DNA 质量评估：符合　　检测标准、浓度：58.7μg/ml，260/280=2.07。
检测结果：*EGFR* 基因为野生型。

检测 EGFR 外显子	检测结果	突变类型	各检测临床意义
外显子 18	野生型	错义突变	敏感突变
外显子 19	野生型	缺失突变	经典敏感突变
外显子 21（L858R）	野生型	错义突变	经典敏感突变
外显子 21（L861Q）	野生型	错义突变	敏感突变
外显子 20（T790M）	野生型	错义突变	耐药突变
外显子 20 插入 /（S768I）突变	野生型	插入 / 错义突变	耐药突变

检测结果诠释：
ARMS-PCR 荧光 PCR 技术可以对突变体 DNA 含量＞ 1% 的样品实现稳定检测；本检测覆盖 EGFR 因 18、19、21 号外显子 36 个 *EGFR-TKI* 敏感突变位点，20 号外显子包括 T790M、S768I、插入突等 9 个耐药突变位点。检测结果详细临床意义请咨询接诊临床医生。

图 2-1-5　患者基因诊断报告

主持人：手术切除的最终病理结果为Ⅲ A N2，对于这例患者，请问放疗科祝喻甲教授，对于术后 N2 是否需要添加术后辅助放疗？

放疗科医师：放疗作为一种局部治疗手段，对于手术是一种补充角色。针对 N2 患者，如果行 RO 手术切除，目前指南中没有推荐将放疗作为Ⅰ类证据。有研究发现如患者多站淋巴结转移，肿瘤有外侵趋势，术后放疗可能会减少复发的概率。目前循证医学包括一些大的临床试验，包括西班牙肺癌大会，医科院肿瘤医院报道的 N2 患者术后辅助放疗随机对照研究，其结果显示患者 OS 并无获益，但可以延长术后复发的时间点，因此根据指南可不做术后辅助放疗，但根据具体情况，也可考虑对该患者做术后放疗。

主持人：手术切除的最终病理诊断为Ⅲ A N2。对于这例患者，我想请教余慧青教授，患者术后是否需要继续行辅助化疗？是否需要更换方案？继续做几个疗程的化疗？

余慧青教授：该患者术前新辅助治疗效果较好，建议行原方案 4 ～ 6 个疗程的辅助化疗。

主持人：请教方丹青教授，该患者是否需要辅助放疗？

方丹青教授：该患者前期的治疗方案我非常同意。对于是否需要辅助放疗，要根据术中有无清扫彻底，如果属于系统性清扫，清扫干净，可不考虑行辅助放疗；如果属于活检，则需行辅助放疗。另外，对该患者术前应完善全身 PET-CT 检查，明确全身其他地方有无转移。

主持人：针对方丹青教授提出来的问题，我想强调该患者术前已常规完善胸腹部 CT、颅脑 MRI、颈部淋巴结彩超、术前心肺功能及骨扫描，明确全身其他部位无转移后选择了手术治疗。术后分别于 2016 年 6 月 20 日、2016 年 7 月 11 日、2016 年 8 月 8 日和 2016 年 9 月 5 日行培美曲塞 0.8g+ 卡铂 0.5g 4 个疗程的辅助化疗。

化疗结束后 1 个月，患者于 2016 年 10 月 10 日返院复查胸腹 CT 及颅脑 MRI，未见肿瘤复发及其他异常，并预约放疗，后续患者因其他原因未至医院行下一步治疗。

罗红鹤教授：该患者的治疗流程很标准。我认为本例患者还应该接受纵隔放疗，因为外科医师无法保证将淋巴结彻底清扫，不能保证无淋巴结细胞脱落，唯一的遗憾患者术后未行辅助放疗。

【特邀专家点评】

程贵余教授：中山大学肿瘤医院团队选择的病例很有特色，治疗方案也很规范。对于Ⅲ A N2 多站转移的患者不建议首选手术治疗，可先行新辅助治疗，大家讨论得很充分，各个专业都发表了自己的意见，但是讨论里面应该包括放疗。文献报道术前放化疗 + 手术或放疗 + 手术，这两种方式治疗效果还是有区别的。就我个人经验，对于术前化疗降期后，再行手术切除，患者的 OS 可获益。另外，随着胸外科手术技术的进步，各种微创手术的开展，外科手术对肺癌患者仍然是一种很好的治疗手段。

支修益教授：张兰军教授团队提供的一个局部晚期患者，术前的分期评价，术前的新辅助化疗，通过 MDT 的讨论，选择手术治疗，术后根据诊疗规范性行术后辅助治疗。目前规范化的诊断治疗不仅仅只针对一个患者，日常每一个患者都应该遵循这个流程。对于一个术前影像学多站淋巴结转移患者，以内科为中心的团队可能就会放弃手术治疗，然而这例患者行新辅助化疗，手术后证明只有一站转移，给我们一个启发，对于 N 站假象的患者，术前影像学多站融合的淋巴结，实际可能只是单站淋巴结转移，对于单站淋巴结转移的患者可放疗或不放疗。该病例唯一的缺点是缺少术后随访。

刘孟忠教授：今天这个讨论很具特色，患者的治疗还是很规范的，我个人认为：①如果条件允许，患者术前应该行全身 PET-CT 及颅脑 MRI 检查，这对评估肿瘤有无其他地方转移非常重要。②该患者临床诊断为肺腺癌，应该完善基因检测。目前，靶向药物治疗可以使晚期肺癌患者取得明显疗效。既往有患者首次检测阴性，但随后的二代测序检测可检测出 *EGFR* 或 *ALK* 罕见突变或正常突变，对于这些突变阳性的患者，使用靶向药物可以提高治疗效果。特别是针对亚洲女性 *EGFR* 有 40% 左右的突变，*ALK* 有 4% 的突变，更应该加强基因检测，因为精准治疗对肺癌患者十分必要。在治疗选择中，我认为该患者术前新辅助化疗效果明显，如果术前行根治性放化疗可以达到与手术相同的效果。对于是否行术后放疗的问题，目前相关研究很难开展，胸外科医师意见不一致，但本例患者应该行术后放疗。本案例唯一的遗憾就是治疗完成后没有进一步的随访。

【案例 2】多原发肺癌综合诊疗 1 例

（中山大学附属第一医院）

主持人：胸外科罗红鹤医师。

汇报医师：胸外科谢春莹医师。

MDT 团队专家：胸外科罗红鹤和谢春莹、雷艺炎、陈婷斐；呼吸科唐可京；肿瘤内科龙建婷；病理科陈丽丽；放射科朱莹；放疗科吴双。

客座专家：重庆大学附属肿瘤医院肿瘤内科主任余慧青教授、广西医科大学附属肿瘤医院胸外科主任茅乃权教授、南方医科大学珠江医院胸外科主任陈群清教授、广西医科大学附属第二医院胸外科主任冼磊教授、浙江大学医学院附属第一医院胸外科主任胡坚教授、空军军医大学唐都医院胸外科主任闫小龙教授、中山大学肿瘤防治中心肿瘤内科主任周宁宁教授、中山大学肿瘤医院分子病理科王芳副教授。

案例汇报：患者男性，56 岁，2013 年 1 月因"发现右下肺肿物 1 周"入院。患者偶有咳嗽、咳痰，少量白色泡沫痰，伴少量痰中带血，无其他特殊不适。吸烟史 40 余年，吸烟指数 1600。既往否认糖尿病、高血压等基础疾病，否认肝炎、结核等传染病病史，否认肿瘤家族史。外院胸部 CT 及 PET-CT 提示，右肺下叶背段 3.7cm × 3.6cm，SUV_{max} 约 12.9；右肺下叶背段一结节影 0.7cm，未见 FDG 异常。前基底段可见一小结节影；左肺尖可见类结节状致密影，纵隔、双侧肺门未见肿大淋巴结，FDG 摄取未见异常，考虑右下肺肿瘤周围型肺癌可能性大（图 2-2-1）。入院后完善相关检验及检查：肿瘤标志物 CF21-1 6.4ng/ml、NSE：12.56ng/ml、CEA 2.67ng/ml；心脏 US 检查示左心室收缩功能正常，舒张功能减低（Ⅰ级）；肺功能检查示：FVC 正常，占预计值 91%；FEV_1 正常，占预计值 94%；FEV_1/FVC 为 83%。患者拒绝纤维支气管镜检查。PS 评分 0 分，查体无特殊。

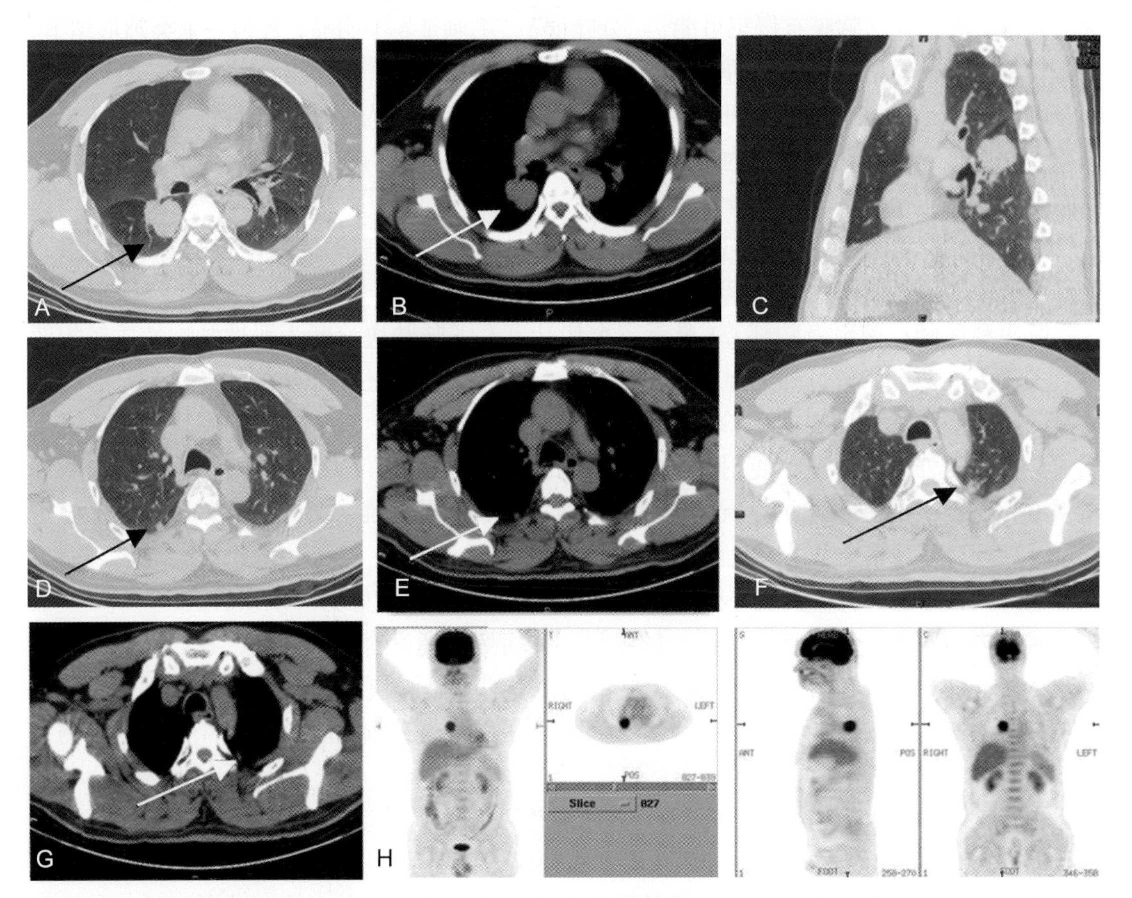

图 2-2-1　患者胸部增强 CT 结果。A、B、C. 显示右肺下叶背段肿块，考虑周围性肺癌；D、E. 右肺下叶背段结节考虑转移瘤可能；F、G. 左肺尖病灶性质待定；H. PET-CT 显示 FDG 摄取未见异常

主持人：该患者为老年男性，胸部增强 CT 提示双肺多发结节，首先我们考虑的是患者的诊断问题，请影像科朱莹医师分析 CT 影像。

影像科医师：本例患者有长期吸烟史，从 CT 影像上我们可以看到右肺下叶背段一个肿块，还有右肺下叶背段和左肺上叶尖段的两个结节灶。首先分析右肺下叶背段的肿块影。该肿块是膨胀性生长，病灶近肺门处可以看到有深的分叶，边界比较清楚，“毛刺征”较少，邻近斜裂向病灶凹陷，从纵隔窗上显示这个病灶的密度比较均匀，没有看到液化、坏死、低密度及水样密度影。遗憾的是这个病例没有做增强 CT，因此对这个病灶的血供情况就没有办法从现有的影像上判断，但这个病灶在肺窗上可以看到有明显的支气管截断。对于大的病灶，我们可以明确诊断是一个恶性肿瘤性病变，但在组织学诊断上存在一定难度。这个病灶虽然靠近肺门，“毛刺征”和靠近胸壁的胸膜牵拉不是很明显，对于鳞癌来说，还是比较符合的，但是由于没有看到内部坏死和空洞，这和我们常见的鳞癌又不是很符合。鳞癌常常向管腔内生长，容易引起阻塞性肺炎，而该病例，我们并没有看到远端的阻塞。若该病灶为腺癌，也有不支持的地方，该病灶整体纤维增生的成分太少，或者是否可能为其他类型的肺癌，如小细胞肺癌，但是由于病灶体积较大，但没有肺门纵隔淋巴结的转移，可以排除小细胞肺癌。其他少见类型的肺癌，发病率较低，不能进一步诊断。综合以上分析，右肺下叶背段肿块考虑鳞癌可能性大。其次，分析右肺下叶背段一个胸膜下实性结节。从纵隔窗可以看到局部胸膜有侵犯可能，“分叶征”“毛刺征”不明显，且为一个类圆形结节，考虑转移可能较大。最后，分析左肺上叶病灶。由于该CT为一个呼气相扫描，背景噪声较大，部分征象可能被掩盖，从肺窗可看到左肺上叶尖段结节考虑为一个半实性结节，结节周围可以看到磨玻璃密度影，结节内部可看到充气支气管，外部有细小毛刺和胸膜牵拉，考虑周围型肿瘤不能除外，需进一步复查和鉴别。

主持人：影像科医师为我们分析了这三个病灶。请呼吸科唐可京主任谈谈关于两个小病灶结节，从呼吸科角度是否考虑为炎症？

呼吸科医师：该患者胸部 CT 显示三个病灶，右下肺肿块诊断为恶性肿瘤性质较为明确。关于另外两个结节，外周血肿瘤标志物中，无论是鳞癌还是非鳞癌的指标都没有明显增高。从呼吸科的角度要明确诊断首先要考虑活检。从 CT 上观察，大的肿块取活检难度不大，但是另外两个结节，使用气管镜检查活检难度都较大，因此我们建议患者复查胸部增强 CT，在没有增强 CT 的情况下，尚不能排除炎性结节可能。另外，我们也可以考虑短期抗炎处理后再观察结节的变化。

主持人：呼吸科给了我们一些建议，那么请肿瘤内科龙健婷医师谈谈看法。

肿瘤内科医师：结合呼吸科给出的建议，在病灶病理没有明确之前，我们不会轻易将其视为转移病灶。现在若暂时忽略左上肺的结节，右下肺肿块的分期应为 T3，而现在全身 PET-CT 未发现肺门及纵隔淋巴结转移，那么应该是一个早期肺癌，对于这个阶段的肺癌，肿瘤内科不考虑介入治疗。

主持人：我们团队已经发表了意见，下面请教两位内科专家，余慧青教授和周宁宁教授，在我们外科医师做决定之前，你们两位有什么建议，特别是对于左侧的肺结节。

余慧青教授：对于右肺下叶背段的肿块及小结节，我有 3 种考虑：①卫星灶；②原发灶；③多原发肺癌。如果要明确两个结节病灶是卫星灶还是多原发，最好是能够都活检到组织，通过组织病理学明确诊断。由于该患者 N0 和 M0 的情况，考虑临床分期为Ⅱ B 期，适合行手术治疗。关于左上肺的结节病灶性质，对于内科医师诊断仍是一个难题，建议与患者进行沟通。目前，影像学证据表明，左侧病灶为良性可能性较大，但仍建议手术治疗，或考虑新辅助治疗。

周宁宁教授：我考虑先请外科评估双侧肺是否能行手术治疗，因为即使双侧肺部病灶都进行穿刺，结果若都为恶性，也很难去判断是转移或是多原发肺癌。从纵隔淋巴结没有转移来看，考虑为多原发肺癌可能性大。综合考虑，我们要尽量给患者一个长期生存的机会，因此外科若认为这个病例可行手术治疗，我们建议双侧病灶都切除，然后根据病理结果来确定术后的辅助治疗方案。

主持人：接下来请我们胸外科雷艺炎医师谈谈胸外科的意见。

胸外科医师：外科考虑的问题主要是手术指征。如果是一个单发病灶的肺癌患者，我们的手术指征很明确，就是Ⅰ期、Ⅱ期和部分Ⅲ A 期的患者。这个患者的特殊之处在于两个肺叶都有病灶，主病灶在右下肺，主病灶旁边还有一个小结节，而干扰外科做出决策的主要是左上肺的病灶。我们将从以下 3 个方面去考虑。

1. 左上肺病灶为良性的，那么临床分期将为 T3N0M0 Ⅱ B 期，符合手术指征。

2. 左上肺病灶为转移灶，按照临床分期为 M1a，指南指出在对原发灶和转移灶都可以切除的前提下，对患者的生存是有获益的，至于是同期做还是分期做，要从患者的自身条件去考虑。

3. 左上肺病灶为原发灶，考虑患者的诊断为“同时性多原发肺癌”。

目前，对于多原发肺癌治疗尚无相关指南给予指引。一些文献报道，还是以能够手术切除为主。无论上次手术是否行单肺叶切除，在患者能够耐受的情况下，对于新发肺癌病灶，建议行根治性手术治疗；若患者情况不能耐受，可行亚肺叶切除。综上考虑，对于这个患者，我们考虑行右肺下叶切除 + 肺门、纵隔淋巴结清扫。

主持人：这是我们团队的看法，接下来请茅乃全教授来谈谈他的意见。

茅乃全教授：首先对于右下肺肿块，我考虑为恶性肿瘤。关于淋巴结，现在没有增强胸部 CT 的纵隔窗，我们单从 PET-CT 肺窗可以看到第二肺门淋巴结，也就是下叶背段的淋巴结有肿大，且有外侵征象，从影像上看到有牵拉上叶后段、侵犯上叶后段的可能，所以该肿块有跨叶可能，应当考虑 T3 的可能性较大。然后对于肿块旁边的小结节，结节呈类圆形，密度均匀，外周可有少量“毛刺征”，考虑还是转移的可能。对于左侧的结节，我想请问患者的血糖是否有升高，以及是否有行结核抗体检测。左肺上叶结节，影像上可看到血管征、空泡征、毛刺征可疑，若单看左肺上叶结节，我考虑恶性肿瘤为第一位。现在需要了解患者既往是否有结核病病史，以及糖尿病病史，若有糖尿病病史，那么该结节的诊断还考虑结核的可能，这是第二位。因此综合以上，我考虑患者有 3 个原发肺癌癌灶可能。对于此病例的处理，我建议在患者肺功能能够耐受的情况下，行双侧病灶同期手术，先行左上肺病灶切除，行楔形切除，然后清扫第 5、10 组淋巴结，然后将右下肺叶行根治术。对于手术治疗，我主要是从手术中单肺通气情况来进行考虑的，先行左侧手术时，右侧有三个肺叶进行单肺通气，患者耐受情况较好，对手术操作有利；若先行右侧手术，再到左侧手术时，右肺单肺通气只剩下右肺上叶和中叶，对于手术操作可能并不有利。

主持人：我们的手术方案为肺部分期手术，先行右侧，再行左侧。茅教授建议“先左后右，同期手术”。现在已经有了两个手术方案。

闫小龙教授：我有几点想法与大家分享。

1. 本例患者不是高龄，若不适宜手术，我个人建议先穿刺活检，考虑明确诊断为第一位。

2. 若能够耐受手术，我个人认为行同期手术治疗，明确诊断。

3. 现在临床上有肺穿刺冷冻活检，高龄患者采用这种方法进行活检，成功率较高，能够取到的组织也较多，因此这也是一种可以选择的方法。

主持人：经过讨论，现在提出了第三种诊治方法——肺穿刺冷冻活检。下面请胡坚教授给我们一些建议。

胡坚教授：对于本例患者，我认为第一步应当是取活检明确病理诊断。针对右肺下叶大的病灶，采用纤维支气管镜微探头，如果病理诊断为鳞癌或腺癌，那么接下来的诊断思路就会有所不同。该患者为 50 多岁男性，长期吸烟，发生鳞癌的概率较高。若病理结果是鳞癌，我认为左上肺小结节为转移灶的概率大大下降。在这种情况下就应探讨右肺下叶背段的小结节是否为卫星灶？目前由于没有发现全身远处转移，那么就有明确的手术指征，因此对于明确卫星灶的病理诊断较为有利，对于后续长远治疗也非常有利。综上，我建议做腔内穿刺，也可以通过磁导航取到组织，获得病理诊断。如果是腺癌，我们可以行 NGS 基因检测，根据检测结果进行后续治疗。

主持人：经过沟通，该患者拒绝了穿刺活检及纤维支气管镜检查。在这种情况下，外科医师施行手术治疗，手术方案如何选择？先左侧还是先右侧？哪一侧是行根治性手术，哪一侧选择姑息性切除？

冼磊教授：我考虑先左侧后右侧。具体来讲就是先行左侧楔形切除，再行右肺下叶切除。无论是肺内转移或是双原发，都有手术指征。最后根据病理情况再决定是否行术后辅助治疗。

闫小龙教授：按照指南，针对本例患者如果左、右两侧肺部都有病灶，且左侧仅有一个病灶的情况下，不除外转移，我们可以按照肺癌寡转移进行处理，这就有了对于左肺单个病灶进行局部处理的必要性。至于如何处理，要看患者的年龄及一般情况，来决定是分期还是同期手术。三个结节都为实性结节，若选择同期手术则先行左侧局部切除，不清扫淋巴结，如明确左侧病灶为转移灶，再同期行双侧系统性淋巴结清扫，后行右肺下叶切除；若选择分期手术，我个人认为应先行右肺下叶切除，后行左肺上叶楔形切除。根据病理情况决定是否行基因检测和术后辅助治疗。左侧是否继续行手术治疗，则有待观察。

案例继续汇报：该患者于 2013 年 1 月 23 日行“胸腔镜下右下肺叶切除 + 肺门纵隔淋巴结清扫术”，术中探查提示胸腔内未见粘连和积液，右下肺背段可见一个大小约 3cm 肿物，可见胸膜牵拉，肿物旁有两个 1.5cm、1.0cm 的结节。术后石蜡病理提示（图 2-2-2）：右下肺 3cm 大结节为低分化鳞状细胞癌，缝线大结节 1.5cm 为中分化腺癌，缝线小结节 1.0cm 为结核病灶，支气管断端未见癌累及，淋巴结均未见侵犯。我们对 1.5cm 的中分化腺癌结节进行了 PCR 法的 EGFR19、21 外显子四点检测，均为野生型。由于 2013 年 WHO 对于腺癌是以“高、中、低分化”进行区分，现在新指南对于肺腺癌的分类有了较大变化，尤其是实体型的腺癌及鳞癌，指南提示需加做免疫组化明确类型。随后我们请病理科进行了复习阅片，对 2013 年诊断为低分化鳞癌的右下肺 3cm 大结节补做免疫组化，结果为 CK5/6

（+），P40（+），P63（+），CK7（+），TTF-1（-），NapsinA（-），符合低分化鳞癌（图 2-2-3）。根据 2007 年 ACCP 指南和 2010 年第 7 版 AJCC 指南，该患者术后诊断为同时性多原发肺癌，右下肺癌 pT3N0M0 Ⅱ B 期。根据 2013 年 V1 版 NCCN 指南，按照当时的分期，我们给予患者 4 个疗程 GP 方案化疗。患者第一次化疗在我院进行，后三次化疗均在外院进行，同时进行胸部增强 CT 随访，CT 提示：左肺上叶结节较前相仿。

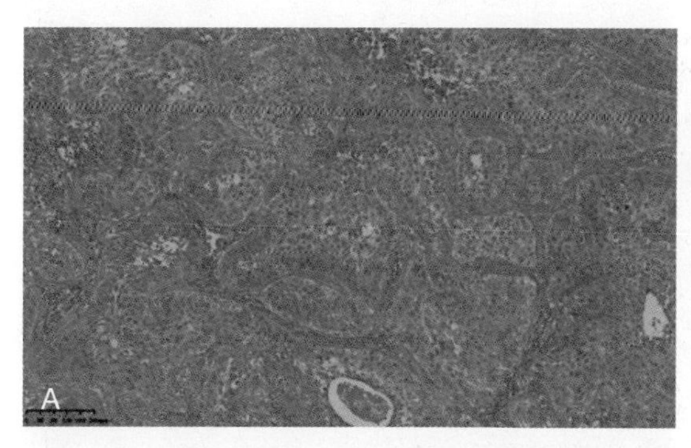

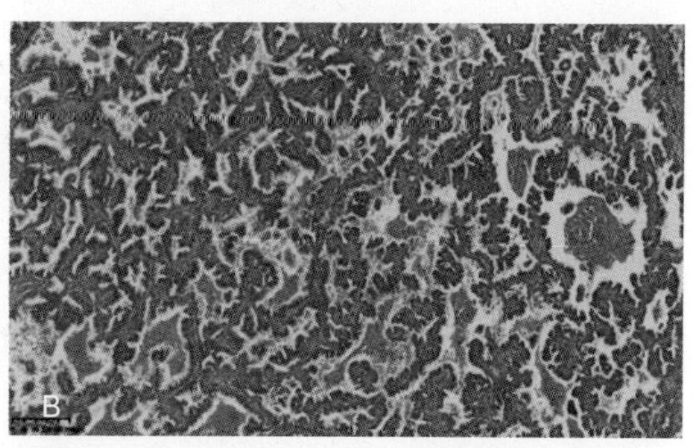

图 2-2-2　患者行胸腔镜下右下肺叶切除 + 肺门纵隔淋巴结清扫术，术后病理结果显示 A 图大结节为右下肺低分化鳞癌，B 图小结节为右下肺中分化腺癌

主持人：对于本例患者，我想请问内科医师，术后辅助治疗是否有必要？主要针对哪个病灶？是否有其他建议？

肿瘤内科医师：现在从病理上已经明确主病灶为鳞癌，两个小结节当中有一个是腺癌，且分期为Ⅱ B 期，因此治疗主要针对鳞癌。当时，在 2013 年的指南上我们只能诊断为 T3，而到了 2016 年，就可以对不同组织学类型的多原发肺癌每个病灶单独分期。对于 2013 年的Ⅱ B 期肿瘤，我们应该进行术后辅助化疗，在化疗方案上，吉西他滨联合顺铂是一个较为经典的方案，无论是对于腺癌还是鳞癌，吉西他滨联合铂类的双药方案都是可行的。

主持人：术后辅助化疗是否会影响我们对于左侧病灶的观察？

胸外科医师：根据术后病理结果将其诊断为多原发肺癌。对于多原发肺癌术后辅助治疗的有效性，目前只有相关文献报道推荐术后辅助化疗。而对于左侧病灶，在进行辅助化疗的同时，也可以对其进行观察，在如今观察期并没有定论的情况下，我们可将观察期适当延长。

主持人：关于左上肺结节，我们接下来应当如何处理？

陈群清教授：现在多原发肺癌的发病率逐渐升高，我们也遇到过很多类似双侧病灶的情况。其中一种是一侧病灶手术病理结果为多原发，另一侧病灶手术病理结果为转移灶。因此对于本例患者，我个人认为先行右侧手术比较合理，左侧病灶若为恶性肿瘤，通过影像学观察，如为早期肺癌可能性大，建议行二期手术治疗明确性质。

案例继续汇报：接下来，我们继续对患者进行胸部 CT 随访。胸部 CT 提示从 2013 年 1 月术后至 2018 年 2 月，左肺上叶结节没有明显的体积增大及实性成分的增加。2018 年 3 月，外院胸部 CT 提示左肺上叶结节较前增大，考虑为炎性改变。由于患者十分重视，遂再次就诊于我院。这次患者主因“右下肺癌术后 5 年，发现左上肺结节增大 1 周”入院，既往患 2 型糖尿病 1 年余。胸部增强 CT 提示左上肺结节不除外转移可能。入院后完善检验检查，肺肿瘤标志物中：特异性神经元烯醇化酶（NSE） 19.03ng/ml ↑；心脏彩超提示未见明显异常；纤维支气管镜检查提示未见明显异常；肺功能检查提示：FVC 正常，占预计值 81%；FEV_1 正常，占预计值 86%；FEV_1/FVC 为 83%；PS 评分 1 分；闭气试验 31 秒。全身 PET-CT 提示左肺上叶 2.0cm × 1.5cm 结节，SUV_{max} 为 3.5，病灶较前明显增大、变实，考虑周围型肺癌的可能性大（图 2-2-4）。

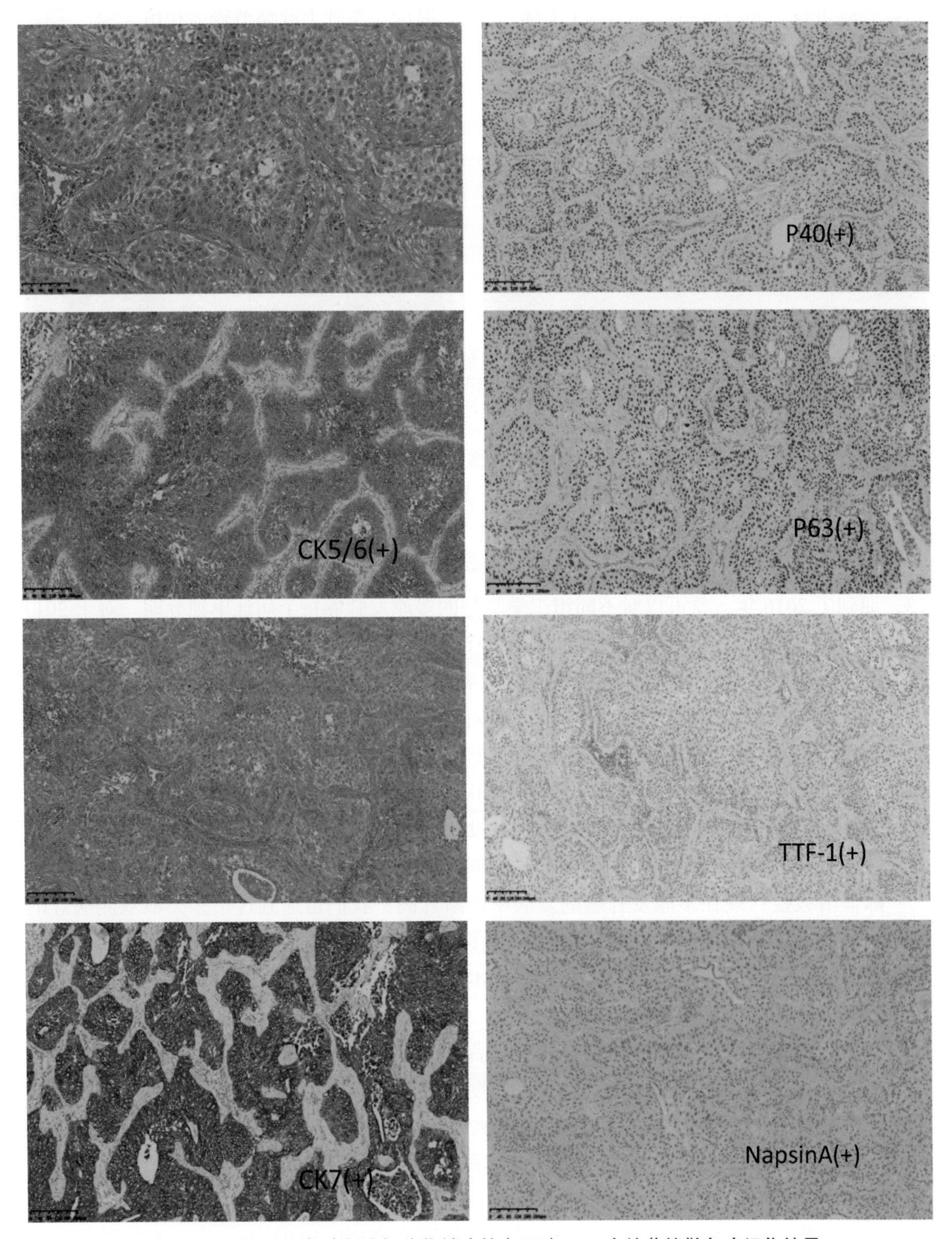

图 2-2-3　对 2013 年诊断为低分化鳞癌的右下肺 3cm 大结节补做免疫组化结果

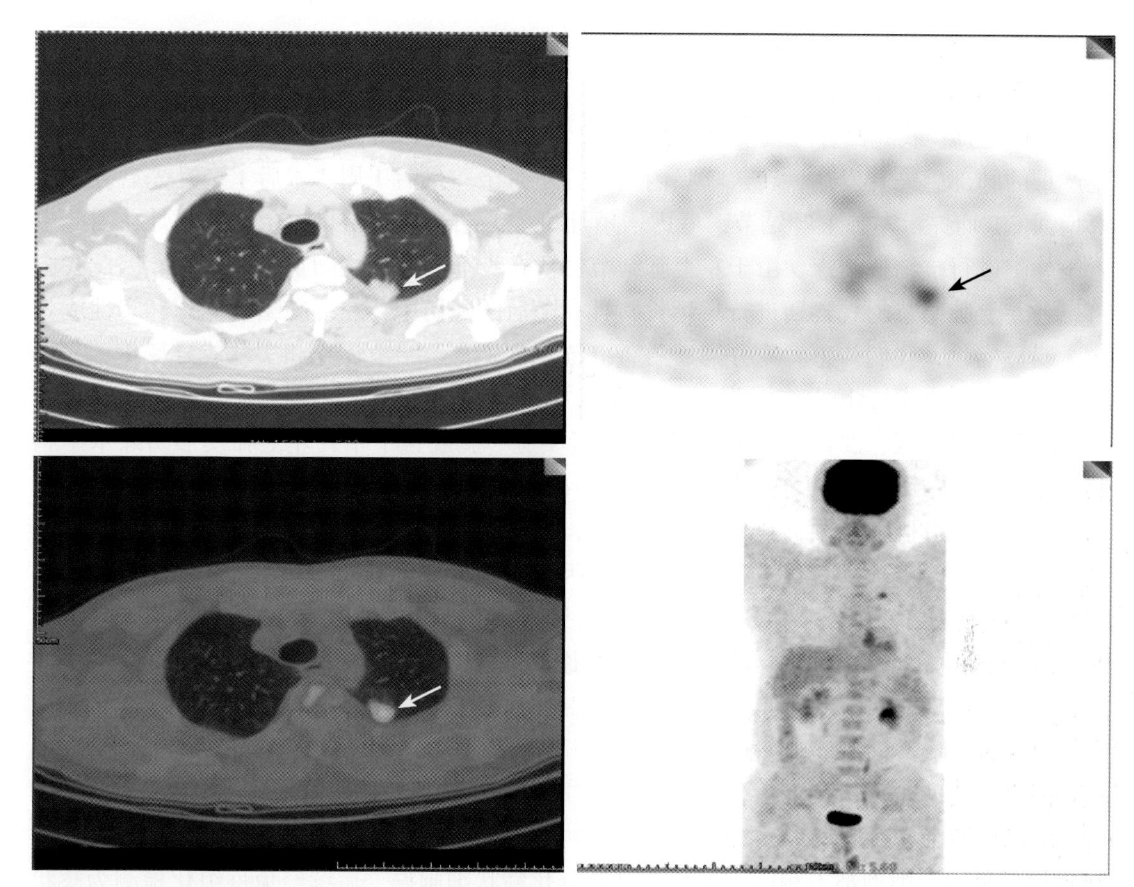

图 2-2-4　患者胸部增强 CT 结果，显示左肺上叶尖后段见一软组织结节影，大小约 2cm×1.5cm，与邻近胸膜相连，纵隔及双肺门未见肿大淋巴结，未见异常 FDG 浓聚。PET-CT 显示左肺上叶尖后段结节，代谢增高，病灶较前明显增大、变实，考虑周围型肺癌可能性大

主持人： 时间跨度已经是 5 年了，对于现在左侧的结节，内科医师有什么建议？

呼吸内科医师： 从影像学来看，左肺上叶结节可见“分叶征”“毛刺征”和胸膜牵拉征，诊断恶性肿瘤较为明确。但是目前患者罹患糖尿病，那么就涉及一个糖尿病合并结核的鉴别诊断问题。糖尿病合并结核的病灶往往发生在不典型部位，多发生于下叶，而不是上叶尖段，且多出现卫星病灶及新旧不等的病灶，使用磁导航等手段取活检病理较为困难。在考虑左上肺结节仍可能为一个恶性肿瘤病灶的情况下，如果患者心肺功能可耐受，我建议行外科手术治疗。

肿瘤内科医师： 目前，该患者左上肺结节恶性肿瘤的诊断比较明确。结合既往病史，考虑原发灶可能性大，我们不考虑介入，还是听听外科和放疗科的建议。

放疗科医师： 目前，我们没有获得左肺上叶病灶的病理诊断，在 PET-CT 提示周围型肺癌的情况下，若病灶手术切除可能性大，患者心肺功能耐受，我们建议首选手术切除；若患者心肺功能差，患者拒绝手术，我们建议行立体定向放射治疗。

主持人： 接下来请外科医师来谈谈看法。

陈群清教授： 我有个疑问，在 2013 年发现双肺都有病灶的情况下，为何在行右侧病灶手术治疗后，对左侧病灶随访观察的时间那么久？该患者 2013 年已经行右下肺肺叶切除，现在经 PET-CT 检查，对左上肺结节考虑周围型肺癌可能，结合患者年龄及肺功能，我建议对左侧病灶行肺段切除。

汇报医师：我先回答陈教授提出的疑问。该患者在 2013 年进行右肺下叶根治术后，出现严重的肺部感染并发症，转入呼吸内科治疗 1 月余。术后 1 周、术后 1 个月先后复查胸部增强 CT 均提示左肺上叶结节，考虑增殖灶可能，结合病理结果提示结核病灶，因此患者于外院进行抗结核治疗。由于左上肺结节性质在炎症与肿瘤之间仍难以鉴别，因此我们将患者左上肺结节的观察期进行了延长，且在随后的随访中，左上肺结节体积和实性成分均无明显变化，我们与患者充分沟通后，继续观察，直至结节体积和实性成分变化，我们再做进一步的诊断与处理。

案例继续汇报：2018 年 3 月 21 日对患者实施“胸腔镜下单孔左上肺楔形切除术 + 胸膜粘连松解术 + 淋巴结系统采样术”，术中冷冻提示左上肺结节腺癌，术后石蜡病理提示左上肺结节肺腺癌，中分化，乳头为主型，癌组织靠近肺被膜，但未突破肺被膜；淋巴结未见侵犯。对左上肺病灶进行了 168 个基因套餐的检测，发现 EGFR21 外显子突变，突变丰度高达 41.13%，诊断为左上肺腺癌（乳头为主型 pT1cN0M0 ⅠA3 期）。根据现有的 2016 年国际肿瘤研究协会（IASLC）提出的诊断策略，可将三个病灶分别分期，3 个病灶均为Ⅰ期，最高分期为ⅠB 期。

主持人：请我们病理科陈丽丽医师点评一下这个病例，三个病灶三种不同的病理情况，从病理科的角度能给我们什么指点。

病理科医师：第一次送过来的右下肺标本中可发现三个结节，一个大结节，两个小结节，结果显示组织学类型都不相同。大结节是低分化鳞状细胞癌，后续经免疫组化检测为鳞状细胞癌；其中一个小结节为中分化腺癌，我们复查后发现也是乳头为主型，且该边缘有原位癌的表现；另外一个小结节考虑为结核病灶。我们对于乳头为主型的腺癌进行了 EGFR（PCR）分子检测，没有用到 ARMS-PCR 的 EGFR 检测方法，检测结果为阴性。5 年后，第二次送过来的左上肺结节冷冻病理及石蜡病理，结果都为腺癌，也是以乳头为主型，并做了 NGS168 基因的大 panel 的基因检测，结果 EGFR（+），且其突变丰度较高。若仅仅是将两次的检测结果进行对比，驱动基因是不一样的，这对靶向治疗具有一定指示。但是在与各位外科老师沟通时，我们也都有一个疑问，就是关于 5 年前，我们没有使用当时灵敏度高的 ARMS 检测，因此有可能导致 *EGER* 基因突变没有被检测出来，我们不能给出一个明确的结论。基于目前的检测，两次基因的突变类型是不一样的，有可能是两个分子特性不同的肿瘤。就这个问题，我想请教中山大学肿瘤医院病理科王芳副教授。

王芳副教授：大结节是鳞癌，鳞癌的驱动基因 10% ～ 15%，所以阴性是有可能的。2013 年对小结节进行的是 4 个基因的检测，均为阴性。虽然这 4 个基因的敏感性只有 5%，但是对于手术来说能取到的组织都在里面了。5 年后，左上肺结节的基因检测是用二代测序检测方法，168 个基因中只有 1 个基因突变，那么我认为这应当是一个原发肿瘤。可以认为 3 个病灶都是不同来源的原发肿瘤，因为它们的驱动基因是完全不一致的。现在我们发现部分驱动基因之间是有相互排斥的，因此我们也要关注这个病例是否有其他伴随基因突变，如 TP53 等其他基因，而这个病例的分子病理没有发现有其他伴随的基因变化情况，那么我们认为这就是个多原发肺癌。

案例继续汇报：我们对患者一直保持随访。2019 年 8 月外院胸部 CT 提示无复发及转移情况，患者自诉无特殊不适，PS 评分为 0 分。我们来回顾整个诊疗过程，2013 年 3 月诊断为“同时性多原发肺癌”，并行右下肺根治性切除术，随后行 GP 方案 4 个疗程的治疗。后续进行长达 5 年 2 个月的随访。随访中胸部 CT 显示左上肺结节无明显增大。2018 年 3 月，胸部增强 CT 显示左上肺结节增大明显，再次收入我科行左上肺肺段手术治疗，术后病理提示肺腺癌，EGFR21 外显子（+）。

主持人：随着疾病谱的改变及 CT 精确度提高，肺部多发结节发现越来越多，对于这种情况，我们应当如何进行处理呢？特别是这类患者，诊疗过程中存在很多问题，不是单纯的全程管理，而是终身管理的问题。那么影像学的优势结节就一定是优势结节吗？本例患者比较好的是后续治疗的病灶做了姑息切除，无后续治疗的做了根治切除。如果再有一个病灶长出来，该如何判断呢？正如王芳教授所言，如果这个患者再长出一个结节，分子分型情况可能还会不一样。下面我想请陈婷斐医师对我们的想法进行梳理，再请各位专家点评。

胸外科医师：在我们治疗中心，如果出现了同期不同侧多原发肺癌，首先考虑分期手术。对于分期手术的考虑，主要是区分优势病灶。一个是影像学的优势病灶，另一个是后续治疗的优势病灶。若有基因突变的，且具有靶向治疗的病灶，考虑为优势病灶，可采用亚肺叶切除术；未突变的野生型病灶则采用根治性切除术。

周宁宁教授：我想补充一下，即使两次的腺癌组织都使用 NGS 检测，检测出来都有 21 外显子 L858R 突变，你能证明两个是转移吗？恐怕也不行，而且无法使用丰度进行区分，只能作为提示，只有在病理组织类型上的区分才能够较为明确原发或转移，但是在分子层面上，我们似乎有时候并不能从中得到一个非常准确的答案。对于多原发肺癌，我们要有一个多原发的思维，若都为原发，那么就有治愈的可能；若为转移，那就没有办法治愈。因此最重要的问题还是外科如何处理。

【特邀专家点评】

刘孟忠教授：以罗红鹤教授为首的中山大学附属第一医院团队给我们展示了一个多原发肺癌的病例。整个管理长达 7 年，以后还要继续管理下去。整个管理过程的临床思维是符合逻辑的，右侧切除，左侧随访，我认为是合理的。随访时间略微长了一点，随访 7 年左上肺结节无明显变化，说明有些肺癌生物学特性也是漫长的，考虑是否为化疗的抑制生长作用，或是肿瘤生物特性比较良性？但是总的来说这个患者的治疗还是取得了很好的效果。目前肺部多发结节的患者越来越高发，需要多个 MDT 团队做出决策。

支修益教授：这个案例给了我们更好的 MDT 启发，外科对于病理了解不多，所以我们可以通过 MDT 更好地学习。通过病理结果、免疫组化等形式去了解和学习。反过来对于内科、肿瘤科、放疗科，也可以了解外科怎么做手术，这些辗转的手术史介绍，就像 CT 一样，通过不同的影像层面如何去分析。从这例病例来看，双侧多原发肺癌的治疗思路，看到了医院 MDT 贯穿整个过程。即使在术前患者依从性不佳，但是我们也有一个 MDT 的建议，到了接下来的术后辅助治疗，第二次的手术以及后来的随访，我们都可以看到整个治疗过程。我们有指南，但是具体到患者身上我们就要考虑到患者自身依从性和学科依从性、局限性的特点。这样才能让 MDT 贯穿到日常诊疗中。从患者的左上肺结节来看，病理提示肺腺癌，有 EGFR21 外显子的突变，那么有可能是一个生长缓慢的肿瘤，5 年前可能是个 MIA 或是 AIS，或者说是早期肺腺癌。从生长缓慢的角度去看，患者初次 CT 发现的时候，其实也不一定当时就行左侧手术，且早期肺癌的诊断也不仅仅是靠影像学检查，能否运用一些方法，无论是血液中肺癌标志物、肿瘤 DNA 的抗体，或者是一些基因突变的丰度，我们要看这些能不能给我们一些启发，我们需要寻找一些方法来明确诊断，逐渐形成共识，将来在更新指南时可以拿出一些数据。总的来说，这个病例代表性较好，我们不仅仅是看每位专家的想法是否正确，还可以看到一个全程管理的过程，这也是这个病例能够给我们的启发，希望能够将这种 MDT 的形式继续下去。

【案例 3】ALK 阳性 NSCLC 患者的综合治疗 1 例

（东莞市人民医院）

主持人：心胸外科周建平医师。

汇报医师：肿瘤内科杨晓君医师。

MDT 团队专家：心胸外科周建平和袁金权；肿瘤内科江冠铭和杨晓君；病理科温永琴；放疗科赵艳海；放射科袁灼彬。

客座专家：空军军医大学唐都医院胸外科主任闫小龙教授、中山大学肿瘤防治中心肿瘤内科主任周宁宁教授、中山大学孙逸仙纪念医院胸外科主任张惠忠教授、中山大学附属第一医院胸外科程超教授、中山大学附属第六医院胸外科主任赵进明教授、中山大学肿瘤防治中心肿瘤内科梁颖副教授。

案例汇报：患者女性，54 岁，2014 年 1 月因“体检发现左肺占位”入住我院心胸外科，体力状态（PS）评分 0 分，入院后完善相关检查，血常规、生化、肿瘤标志物正常，心电图、肺功能正常，颅脑 MRI 未见脑转移。PET-CT 检查提示左肺上叶上舌段高代谢结节（2.5cm × 1.7cm，SUV_{max}12.7）（图 2-3-1），考虑：左肺周围型肺癌，左肺门、纵隔淋巴结转移。初步诊断：左上肺癌（cT1cN2M0 Ⅲ A 期）。

主持人：请问张惠忠教授，本例患者还需完善哪些检查?

张惠忠教授：该患者相关影像学检查提示局部晚期，建议行纤维支气管镜检查。原因有两个：① PET-CT 对部分黏膜支气管微小病灶分辨欠佳，需要纤维支气管镜协助判断；② PET-CT 见肺门肿大淋巴结接近左主支气管，需要纤维支气管镜评估有无局部侵犯。

主持人：本例患者入院后进行了纤维支气管镜检查，结果未见异常。请杨医师继续汇报。

案例继续汇报：患者于 2014 年 1 月 24 日在全身麻醉电视胸腔镜辅助下行“左上肺舌段切除术 + 纵隔淋巴结清扫术”。术中探查见胸膜多个转移病灶，行壁层胸膜转移病灶切除（包括小病灶烧灼处理）。术后病理提示：①左上肺舌段中 - 低分化腺癌（肿物大小 2.5cm × 2cm × 1.4cm），段支气管及手术切缘未见癌，脉管内未见癌栓，肺脏层胸膜未见癌；②送检壁层胸膜纤维组织见腺癌细胞浸润；③淋巴结见癌转移，其中肺门淋巴结 1/5，第 5 组淋巴结 0/2，第 6 组淋巴结 1/1，第 7 组淋巴结 0/3，第 8 组淋巴结 0/1，第 11 组淋巴结 0/2，叶间淋巴结 0/1。病理诊断：左上肺腺癌（pT1cN2M1a，ⅣA 期）。

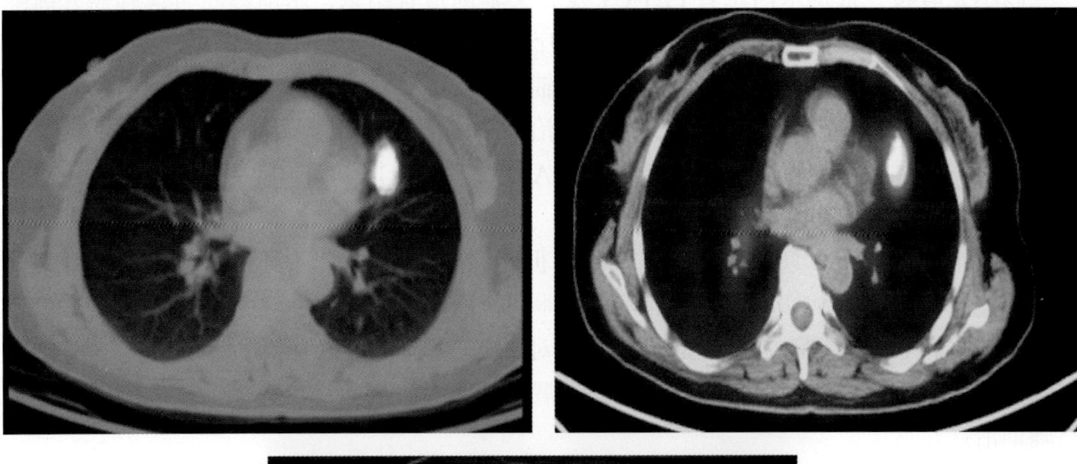

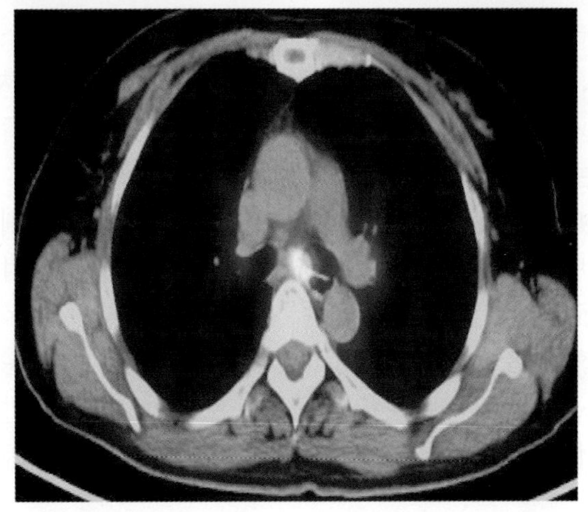

图 2-3-1　该患者 PET-CT 检查，显示左肺上叶上舌段高代谢结节（2.5cm × 1.7cm，SUV_{max}12.7）

主持人：该患者术中见胸膜转移结节，当时的处理思路如何，我想听一下胸外科袁金权医师意见。

心胸外科医师：在临床工作中，我们偶尔会遇到术前检查未见胸膜转移提示，而术中探查发现多发胸膜结节转移情况。一般来说，若术中见胸膜转移病灶，可先行胸膜结节活检，若活检明确转移病灶，一般不行创伤大的手术处理，术后转内科行肿瘤综合治疗。而对于原发病灶来说，术中处理方案仍有争论。部分文献报道，对于Ⅳ期肿瘤患者，原发病灶切除有潜在获益的可能。另有报道提示，对于这类Ⅳ期患者，行肺叶或联合肺叶切除相对于肺楔形或肺段切除术无明显优势。综上所述，对于本例患者，我们考虑：①先行胸膜结节活检术，若明确为胸膜转移，则施行简单且创伤小的左上肺舌段切除术，术中给予含铂类药物胸腔热灌注处理。②对于纵隔淋巴结的处理方案，考虑淋巴结采样或清扫均获益不大，而且行淋巴结清扫可能导致术后顽固性干咳、引流液增多、出血等高风险，故我个人不太赞同行淋巴结清扫术。

主持人：指南中指出，若术前有胸膜转移，则明确无手术指征，但对于术中发现胸膜转移的患者，我想请闫小龙教授谈谈处理建议？

闫小龙教授：根据术前患者 PET-CT 及相关辅助检查结果，术前诊断考虑肺癌并纵隔淋巴结转移，临床分期为Ⅲ A。根据相关治疗指南，对于单发小于 3cm 的淋巴结转移，我们首选手术治疗，术前根据淋巴结情况行新辅助治疗，术后行辅助治疗。外科医师若评估能完整切除病灶，我们一般倾向于直接行根治性手术治疗。对于胸膜转移，我们一般分为肿瘤侵犯胸膜和广泛胸膜转移，前者分期Ⅲ A 期，后者分期Ⅳ期，因此，对于这个患者，我同意袁医师的手术方案及处理原则。

我们不倾向于给Ⅳ期患者行手术治疗，但是在 2009 年亚洲胸外科年会上，有日本学者提出，可行胸膜全肺切除术，包括心包、膈肌等组织，后续报道指出，5 年生存率可达 20% ～ 30%，尤其是无胸腔积液患者。因此，对于年轻患者，可以有相关治疗替代方案选择，但随着目前肿瘤术后综合治疗方案的研究进展迅速，对大多数患者仍倾向于胸膜活检 + 术后辅助治疗。

案例继续汇报：由于患者术后基因检查结果未知，术后先行 2 个周期培美曲塞 + 顺铂化疗，化疗后胸痛加重，复查 CT 提示胸膜转移明显加重，转入肿瘤内科治疗。

主持人：根据患者术后的病理情况，下一步如何处理更好？术后是否需放疗或同期放化疗？请放疗科赵艳海主任谈谈术后辅助治疗方案。

放疗科医师：从放疗科角度，若术后残留或纵隔淋巴结阳性，则可行术后放疗，但患者合并胸膜转移，暂无明确放疗指征，而对于姑息性放疗，患者当时无明显胸痛等不适，也无明显姑息性放疗指征。

肿瘤内科医师：虽然患者术后病理提示纵隔淋巴结转移，但考虑患者合并胸膜转移，同意放疗科赵主任意见，目前无术后放疗指征。患者术中虽然已经进行胸膜转移灶清除，但不幸的是术后出现病情迅速进展，因此我们考虑不排除有驱动基因阳性，导致病情迅速进展的可能。

主持人：请中山大学肿瘤防治中心周宁宁教授谈谈术后综合治疗方案。

周宁宁教授：当时可行 *EGFR* 基因和 *ALK* 基因检查治疗。

案例继续汇报：该患者 *ALK* 基因检测阳性，2014 年 4 月 26 日开始服用克唑替尼 250mg 每日 2 次，治疗 2 个月后复查胸部 CT 提示胸膜结节情况较前好转（图 2-3-2）。治疗过程患者曾出现一过性肝功能损坏及双下肢水肿情况。

患者克唑替尼治疗 10 个月后出现头晕、恶心不适，2015 年 2 月 17 日复查 MRI 提示颅脑多发转移瘤（图 2-3-3），胸部 CT 提示肺部病灶稳定无进展。

主持人：该患者治疗后出现颅脑多发转移，请问放疗科赵艳海主任有什么治疗建议？

放疗科医师：患者颅脑多发转移合并恶心、呕吐等症状，故应尽快行全脑放疗改善病情。

肿瘤内科医师：对于颅内病灶，克唑替尼血脑屏障通过差，故对于脑转移灶估计效果欠佳。而患者肺内病灶稳定，考虑继续应用克唑替尼加脑部病灶局部治疗，估计可以获益。本例患者颅脑病灶多发，虽然全脑放疗并发症较多，但评估全脑放疗比立体定向放射外科（SRS）获益高，因此，请梁颖教授介绍后续治疗方案。

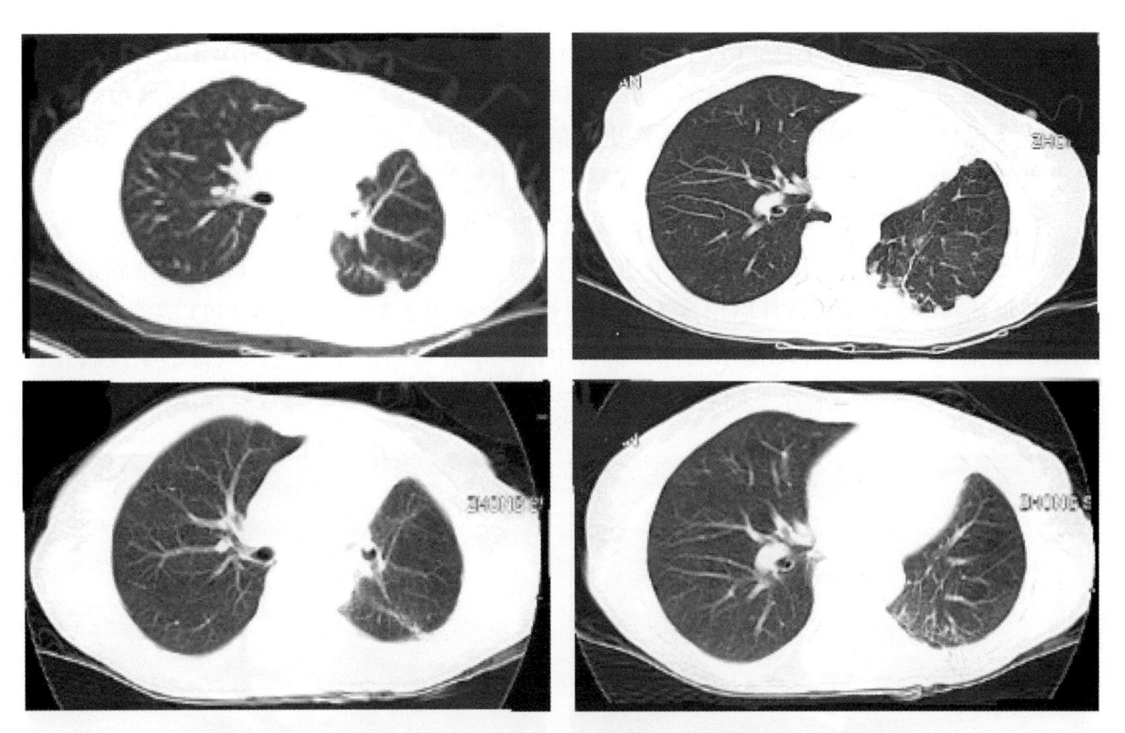

图 2-3-2　患者使用克唑替尼治疗前和治疗 2 个月后的 CT 检查结果

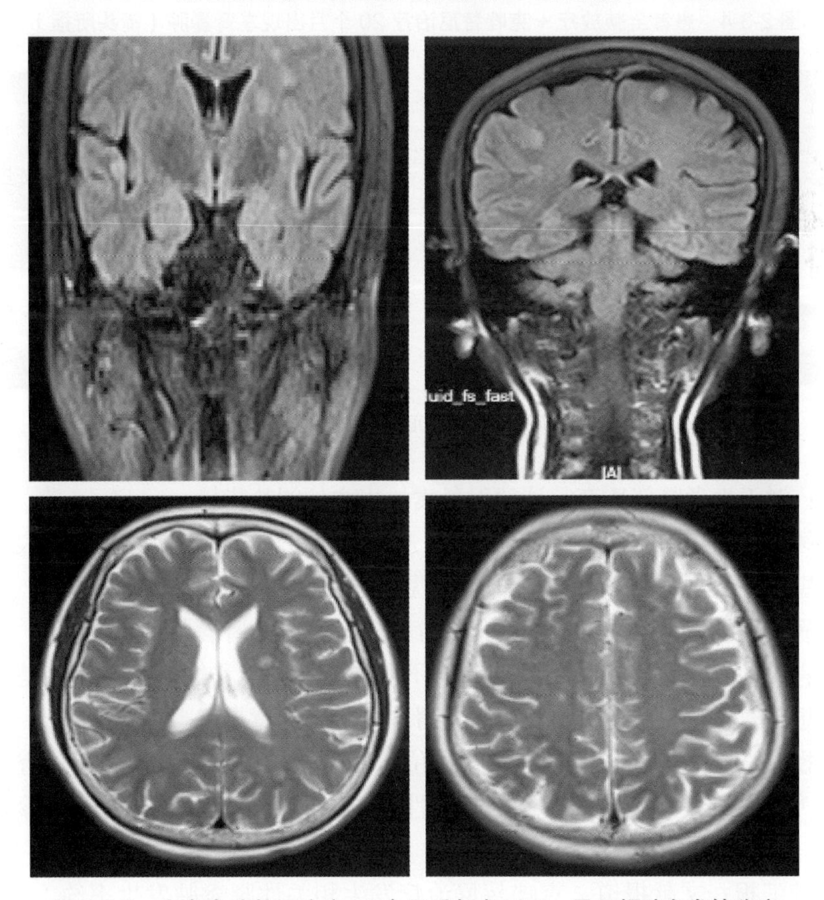

图 2-3-3　患者克唑替尼治疗 10 个月后复查 MRI，显示颅脑多发转移瘤

梁颖副教授： 患者应用克唑替尼 10 个月后出现多发脑转移，与克唑替尼中位 PFS 9～10 个月基本吻合。患者出现颅内局部进展，颅外病灶稳定，治疗方案可选择局部治疗，如 SRS 或全脑放疗；或应用中枢系统活性更好的 ALK 药物。按照当时 NCCN 指南，若患者出现局部进展情况，仍可应用当时 ALK 抑制剂，加上局部治疗，因此同意江医师的治疗方案。

案例继续汇报： 2014 年 NCCN 指南提出克唑替尼治疗后出现颅内多发转移推荐应用克唑替尼 + 局部治疗，因此该患者于 2015 年 3 月 6 日～2015 年 3 月 17 日行全脑放疗 + 克唑替尼治疗。治疗 20 个月后出现左肾占位性病变（图 2-3-4），完善 PPD 试验，尿 TB-DNA、尿细菌、真菌培养均提示阴性，就诊中山大学肿瘤防治中心考虑双肾感染性病变，给予广谱抗生素抗感染治疗 1 周后左肾占位增大（图 2-3-5）。专家建议穿刺活检明确诊断。

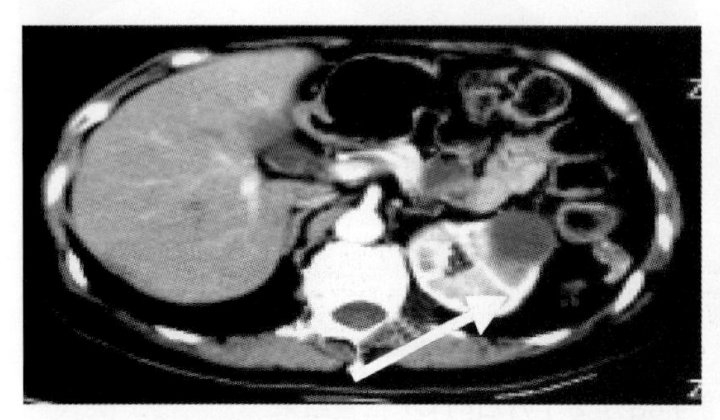
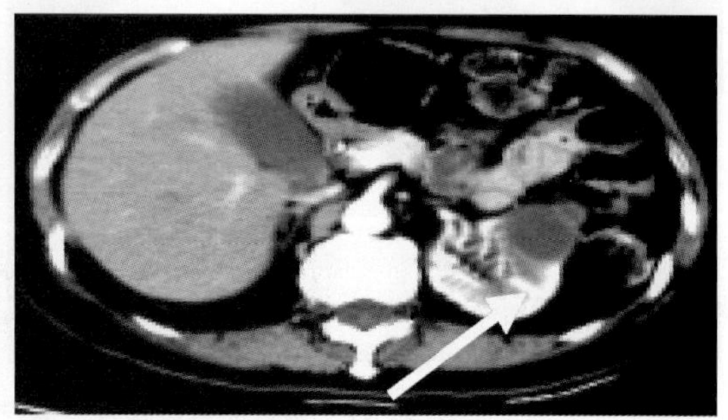

图 2-3-4 患者全脑放疗 + 克唑替尼治疗 20 个月出现左肾囊肿（箭头所指）

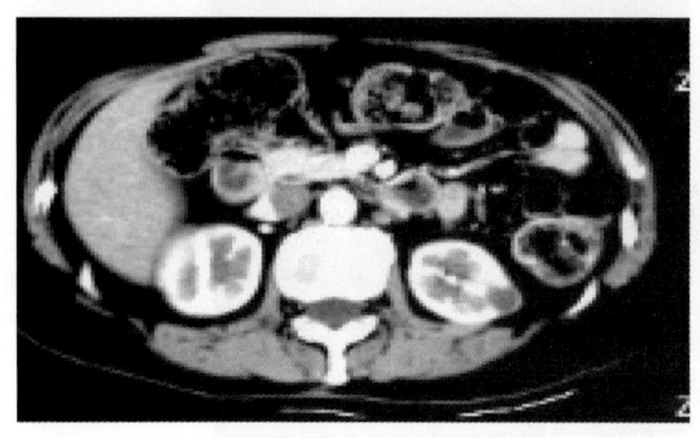
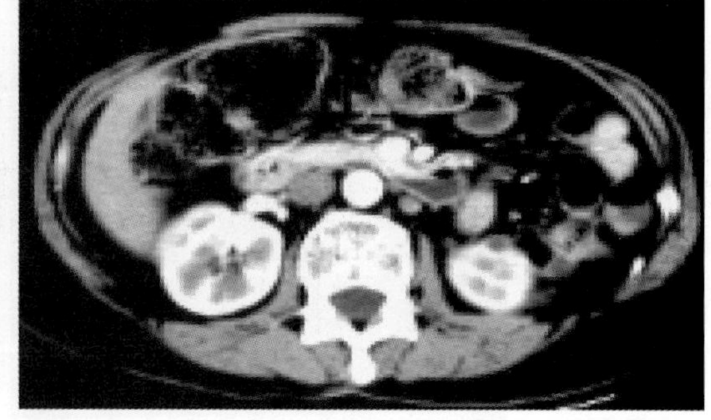

图 2-3-5 患者经广谱抗生素抗感染治疗 1 周后左肾占位增大

主持人： 对于患者肾部病变，请放射科袁灼彬主任阅片指导。

放射科医师： 该患者服用克唑替尼 20 个月后出现左肾占位性病变，主要表现为肾皮质大小不等、壁厚、光滑的病变，增强扫描未见明显强化，肾周脂肪间隙模糊，部分渗出，考虑感染性病变为主，结合患者克唑替尼治疗病史，不排除肾囊肿的可能。

主持人： 目前，患者肾占位性病变诊断不明，有无肾转移性病变可能？是否需要活检明确诊断？想请教程超教授，对目前患者左肾病变的处理意见。

程超教授： 从影像学检查上考虑左肾占位可能为感染性病变，但相关检查如尿培养呈阴性，因此为了明确是感染性病变还是肿瘤性病变，应行穿刺活检，待明确诊断后再指导后续治疗。

案例继续汇报： 文献报道，克唑替尼治疗发生相关性肾囊肿发生率约 16%，其中 4%

为复杂囊肿，女性较男性多见，原有肾囊肿是进展高危因素，停药后囊肿可消退。另有个案报道，患者治疗前出现右肾小囊肿，治疗后囊肿进展并出现左肾囊肿，继续使用克唑替尼，双肾囊肿逐渐消退。

本例患者于 2015 年 12 月出现左肾囊肿，2016 年 2 月肾囊肿进展，予以停药，2016 年 6 月肾囊肿好转，继续克唑替尼治疗，2016 年 9 月复查病灶稳定（图 2-3-6）。

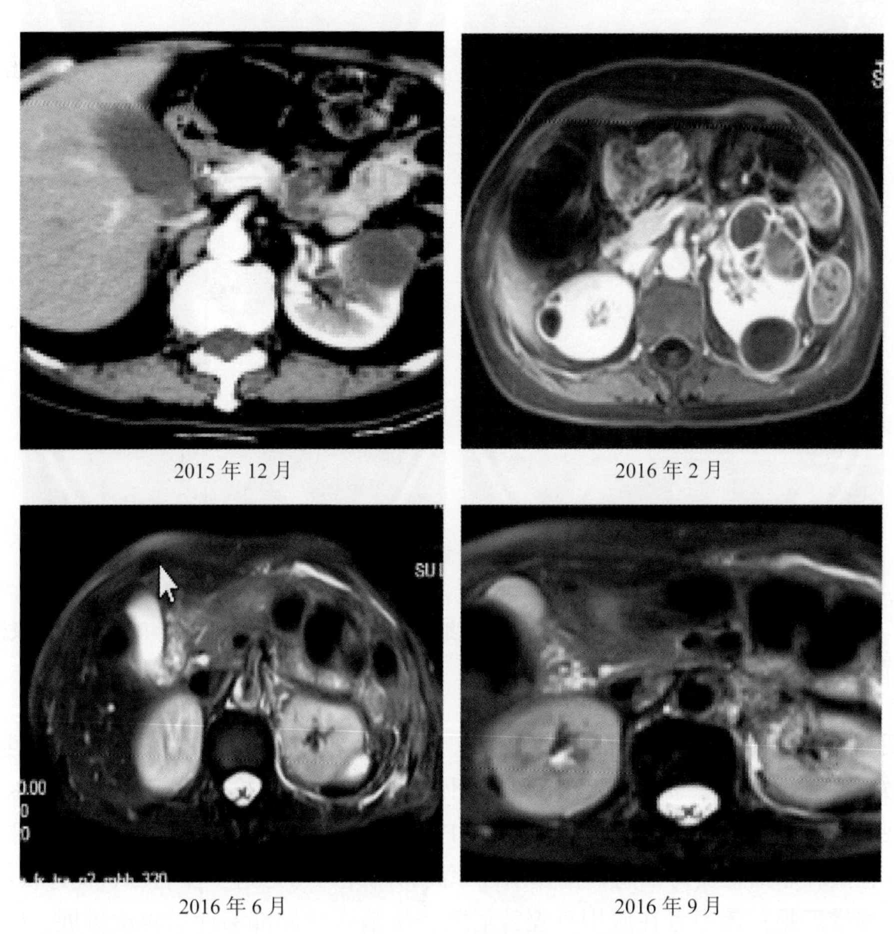

图 2-3-6　患者复查肾脏情况从左到右依次显示：出现肾囊肿→肾囊肿进展，停药→好转，继续克唑替尼→稳定

患者服用克唑替尼治疗 37 个月后再次出现头痛、呕吐、性格改变、嗜睡不适，2017 年 5 月 12 日复查颅脑 MRI 提示多发结节灶较前明显进展，考虑二次颅内进展（图 2-3-7）。

主持人：该患者出现颅脑病变二次进展，后续治疗方案有哪些建议？

赵进明教授：我建议对该患者跟踪评估肿瘤标志物变化。患者既往曾行全脑放疗，因此考虑应用二代 ALK 抑制剂。

周宁宁教授：我考虑可行脑脊液 NGS 评估，评估有无 ALK 耐药情况，有无合并其他基因突变的可能。

主持人：对于基因检测，病理科温永琴主任有什么意见？

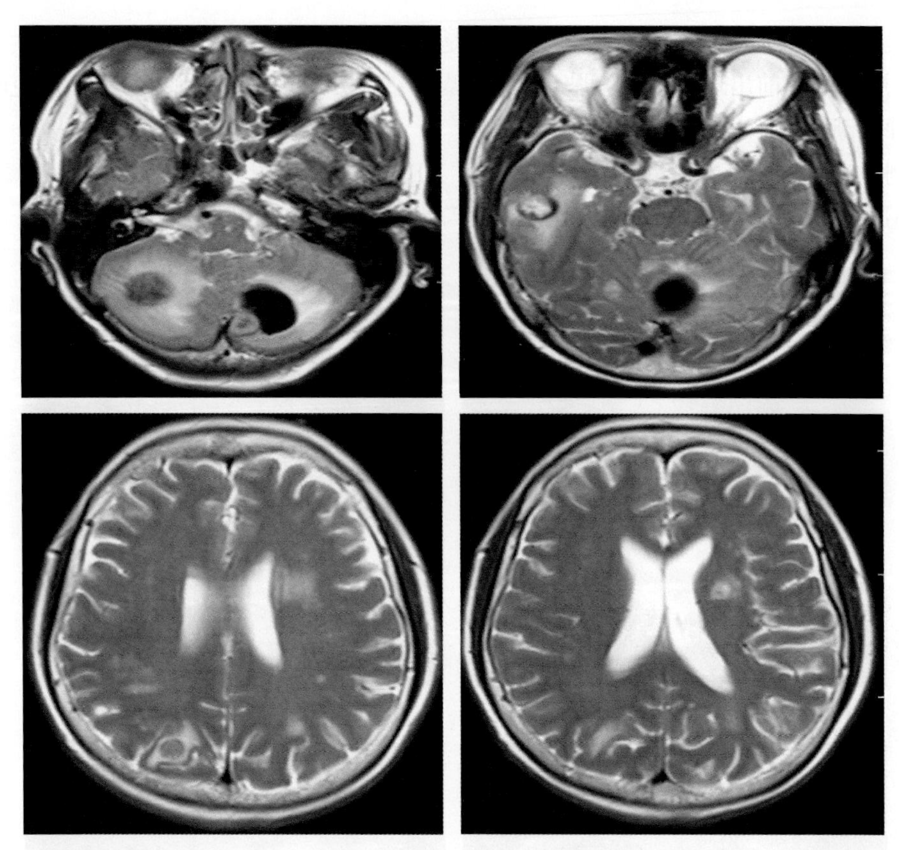

图 2-3-7　患者复查 MRI，结果显示左侧基底节、放射冠区、双侧额顶叶、右侧颞叶、脑桥、双侧小脑半球多发结节灶较前明显进展

病理科医师：我同意周宁宁教授意见。该患者既往检测 ALK 断裂基因阳性，即使 ALK 二次突变导致耐药，仍可检测出 ALK 阳性。但基因突变检查不仅局限于 ALK 检查，因为 ALK 耐药可能源于 ALK 二次突变或 EGFR 激活或 ALK 扩展等。考虑该患者脑部病灶进展，脑脊液肿瘤细胞负荷偏高，检查阳性率高，因此可考虑进一步行二代测序。

案例继续汇报：该患者在服用克唑替尼联合颅脑病灶局部治疗后再次进展，PFS 达 37 个月。ASCEND-1、NP28673 等多个研究报道，克唑替尼耐药后使用二代 ALK-TKI 有效率为 50%，中位 PFS 8 ～ 11 个月，遂调整患者治疗方案，升级二代 ALK 药物阿来替尼治疗。2017 年 5 月 26 日开始应用阿来替尼 600mg 每日 2 次，患者呕吐、头痛、性格改变等症状明显好转，头颅 MRI 疗效评价：PR。

梁颖副教授：我们称 ALK 突变为钻石突变，因为 ALK 突变一代、二代、三代靶向药物很多，而且效果都很好。现在 ALK 阳性患者中位 OS 报道已超过 80 个月。目前本例患者术后生存期已经超过 5 年，病灶依然稳定。如果阿来替尼耐药，还有劳拉替尼、化学治疗等更多新药，所以总的来说 ALK 突变患者的治疗效果是很好的，其得益于多个 ALK 抑制剂的序贯使用。我们也有部分 ALK 治疗合并肾囊肿、肝囊肿病例，因此克唑替尼治疗合并囊肿并不罕见。

主持人：从治疗原则上，这类Ⅳ期患者一般不行淋巴结清扫治疗。该患者术后病理提示淋巴结转移，经过治疗目前患者肺部病灶稳定，只有颅脑病情进展，请问外科闫小龙教授、程超教授，术中是否必须进行淋巴结清扫？

闫小龙教授：对于Ⅳ期患者，我们一般不行淋巴结清扫，主要考虑患者术后获益、术后生活质量等情况，甚至可能无获益。但该患者术前 PET-CT 提示淋巴结转移，且已行手术切除病灶，同时对胸膜转移结节进行切除烧灼处理，我认为可以根据 PET-CT 提示，针对性地清扫可疑阳性组的淋巴结，而无必要行系统性淋巴结清扫。

程超教授：患者术前 PET-CT 提示第 7 组淋巴结转移，但术后病理第 7 组淋巴结 0/3，是否存在清扫不干净。对于淋巴结清扫，我们可以仅清扫 PET-CT 提示转移的淋巴结，因为清扫淋巴结对于晚期患者获益不大。

【特邀专家点评】

刘孟忠教授：本案例讨论非常精彩，是精准治疗典型案例。我在思考：若根据患者术前分期、术前行病理活检提示 ALK 阳性，是否不用手术治疗，直接给予靶向药物治疗也有同样长的生存期？ 2014 年东莞市人民医院在精准治疗概念尚未普及等情况下，治疗方案有效，值得肯定。

第三部分

上海站 MDT 研讨实录

本站特邀中国医学科学院肿瘤医院原院长、中国癌症基金会理事长赵平教授；北京大学肿瘤医院胸外科主任杨跃教授和中山大学肿瘤防治中心胸外科主任张兰军教授担任点评嘉宾。

【案例 1】二线 Nivolumab 肺癌诊疗 1 例

（复旦大学附属肿瘤医院内科）

主持人：肿瘤科王佳蕾医师。

汇报医师：胸外科叶挺医师。

MDT 团队专家：肿瘤科王佳蕾；胸外科胡鸿和叶挺；放疗科朱正飞；影像科刘权；介入科李国栋；核医学科李楠；病理科沈旭霞。

客座专家：中国医学科学院肿瘤医院影像科原主任周纯武教授；河南省肿瘤医院肿瘤内科主任赵艳秋教授；中山大学肿瘤防治中心杨弘教授；新疆维吾尔自治区胸科医院胸外科闫晓刚教授；新疆维吾尔自治区胸科医院胸外科车勇教授；新疆维吾尔自治区胸科医院病理科胡蓉教授；新疆维吾尔自治区胸科医院放射科朱朝晖教授。

案例汇报：患者李某某，男性，55 岁，本地人，于 2018 年 3 月因“右髋部疼痛 2 个月”就诊我院，自觉无下肢麻木、放射痛，不伴有咳嗽、咳痰、胸闷、气促等不适。平素体健。既往史：吸烟 40 年，1.5 包 / 天。家族史：父亲罹患肠癌，母亲罹患淋巴瘤。个人史及婚育史无特殊。体格检查：功能状态（PS）评分 3 分，数字评分法（NRS）评分 9 分，双侧锁骨上淋巴结未及肿大，右髋部压痛，功能受限。辅助检查：血常规、肝肾功能、凝血功能未见异常、心电图正常。2018 年 2 月 24 日于外院行右侧髋部 CT 提示：右侧股骨颈占位。进一步行磁共振提示：右侧股骨上端、股骨颈及粗隆区骨质破坏，考虑恶性肿瘤可能（图 3-1-1）。建议行核素骨扫描，必要时骨穿刺活检。同时在外院做了胸部 CT，提示右肺上叶后段占位（图 3-1-2）。于 2018 年 3 月 5 号行全身 PET-CT 提示：右上肺恶性肿瘤，FDG 高代谢，右侧股骨转移，脑转移（图 3-1-3）。于 2018 年 3 月 21 号行头颅 CT 提示，两侧脑部多发转移瘤伴瘤内出血的可能（图 3-1-4）。首先我们讨论检查手段和治疗方式的选择。

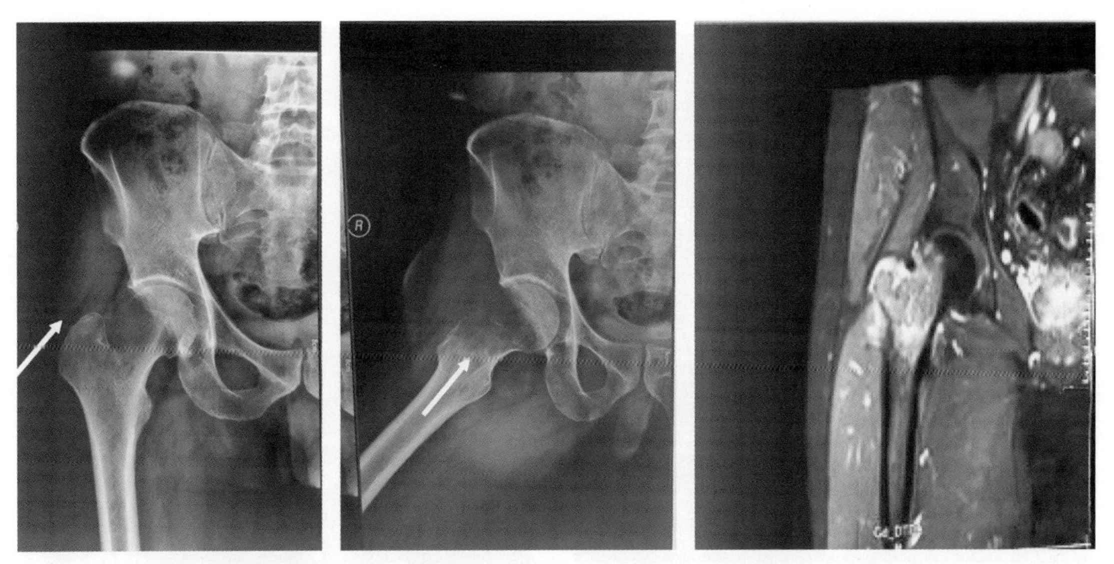

图 3-1-1　患者行右侧髋部 CT，显示右侧股骨颈占位（箭头所指），进一步磁共振提示右侧股骨上端、股骨颈及粗隆区骨质破坏，考虑恶性肿瘤可能

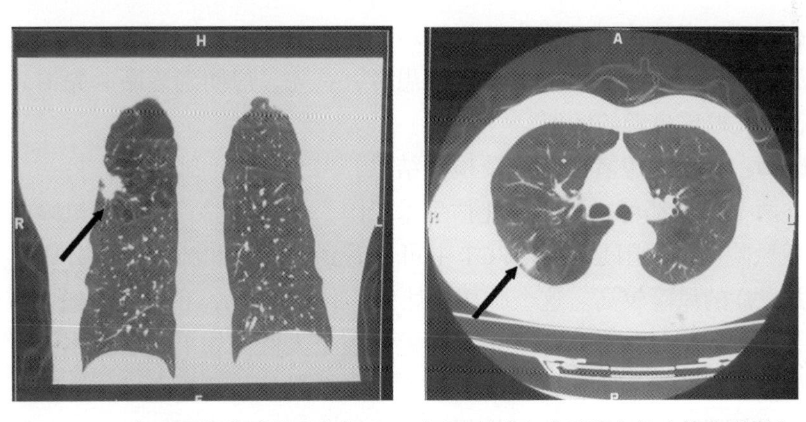

图 3-1-2　患者同期外院做了胸部 CT，提示右肺上叶后段占位（箭头所指）

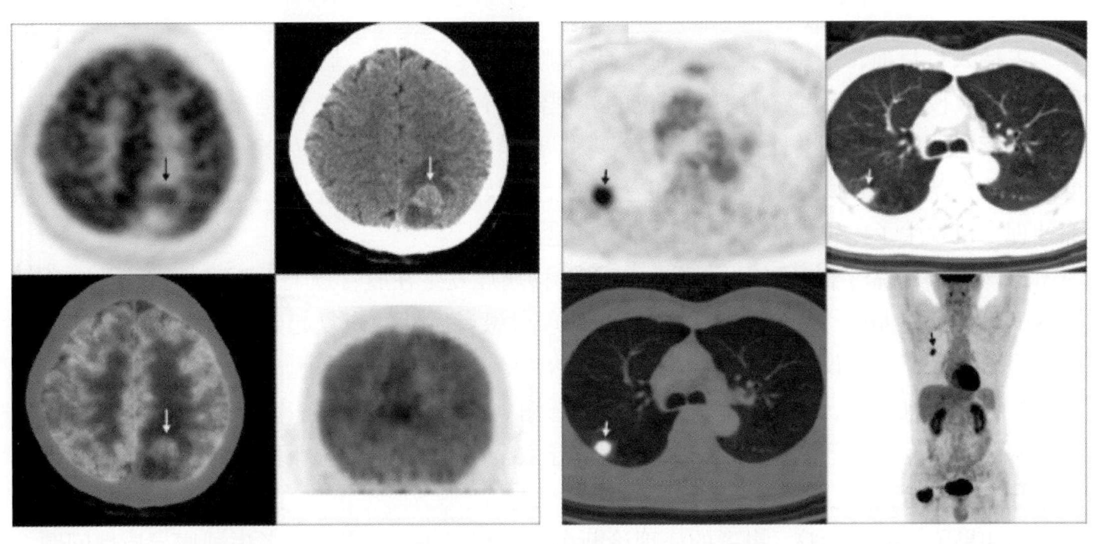

图 3-1-3　患者行全身 PET-CT，显示右上肺恶性肿瘤，FDG 高代谢，右侧股骨转移，脑转移

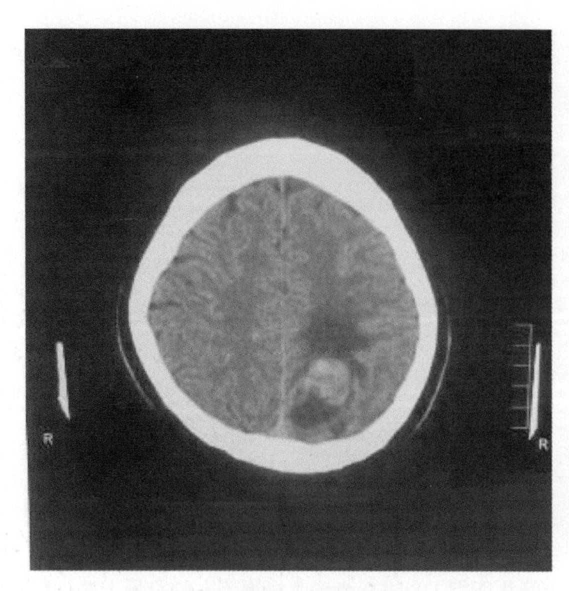
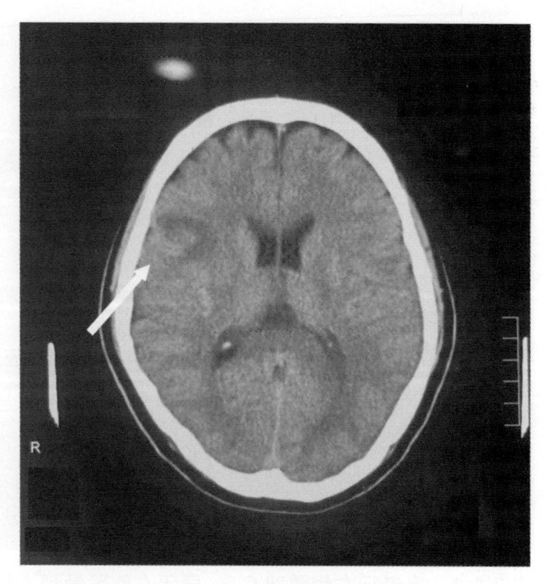

图 3-1-4 患者行头颅 CT，显示两侧脑部多发转移瘤伴瘤内出血可能

主持人：本例患者就诊时病情非常严重，一般情况很差，PS 评分 3 分。由于右侧髋部剧烈疼痛，患者疼痛评分达到 9 分。对于该患者，首先，应明确诊断。先请介入科的李国栋教授谈谈怎么获取该患者的病理？

介入科医师：根据该患者的病史及检查结果，一个是右上肺占位，另一个是右髋部股骨颈占位，这两个部位都可以取。但评估手术风险，取右侧股骨病理的风险明显要低，而取右上肺病理风险高的原因是从胸部 CT 上可以看到肺气肿和肺大疱十分明显，取病理时发生气胸等并发症的风险较高。这个肺部病灶为 1.3 ～ 1.5cm，我们可以通过穿刺获得一个很满意的组织标本。但是该患者一般情况很差，我个人倾向如果要取标本，可以先取股骨上的病灶。如果不能明确病理诊断时再取肺部病灶。另外，还要考虑一个问题，即肿瘤异质性，也就是右侧股骨颈占位的病理结果、免疫组化和基因检测结果可能与肺部原发病灶不一致。

主持人：目前，该患者最大的问题是右侧髋部疼痛剧烈，影响了正常活动。请问放疗科朱正飞教授，对于患者右侧髋部占位的处理建议，是先做放疗？还是先请外科进行处理？

放疗科医师：从影像上看，该患者涉及两个转移，一个是骨转移，另一个是脑转移，可能与放射治疗科的关系比较大。随着放射治疗技术的发展和进步，对肿瘤转移病灶的局部处理，也发生了比较大的变化。我有三点建议。

1. 该患者入院时 PS 评分为 3 分，其骨转移病灶发生在股骨颈上，而且是转移相对比较大的病灶，股骨是一个承重骨，因此骨的处理对患者后期的恢复起到相当大的作用。如果可以手术治疗，我建议首选手术，因为放射治疗起效需要一段时间。

2. 根据文献报道，放射治疗对于疼痛的缓解，总体上客观缓解率是 58% ～ 59%，完全缓解率不到 25%。对于本例患者，由于病情导致全身 PS 评分明显下降，以及疼痛症状很明显，我建议手术治疗。

3. 如果采取手术治疗，患者的病理诊断也会得到解决。当然还要考虑肿瘤异质性问题，到底是取原发灶还是转移灶？就目前情况来看，很多晚期患者出现多发性转移，我们很难取到各个转移部位的病理，这是全世界都难以解决的问题。综上所述，我个人认为手术处理右侧股骨颈病灶可能是目前比较好的一个手段。

案例继续汇报：本例患者于 2018 年 3 月在我院行右侧股骨穿刺活检，病理提示：转移性差分化癌伴大片坏死，倾向非小细胞癌，小灶神经内分泌分化。免疫组化提示 CK7、TTF1、P40 等均为阴性的。2018 年 3 月 23 日，患者在外院行“右侧股骨近端肿瘤病灶切除 + 右侧人工髋关节假体置换术”（图 3-1-5，图 3-1-6）。我院病理会诊结果提示：倾向右股骨近端转移性低分化癌，但免疫组化结果未能提示组织起源。目前诊断：右上肺癌，脑、骨转移（T1NxM1c，Ⅳ期）。

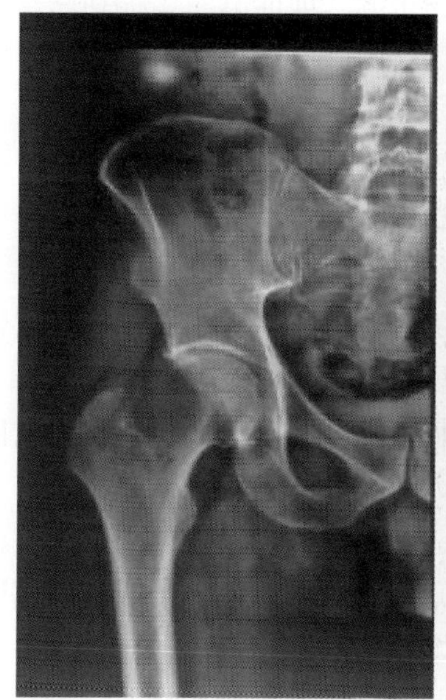
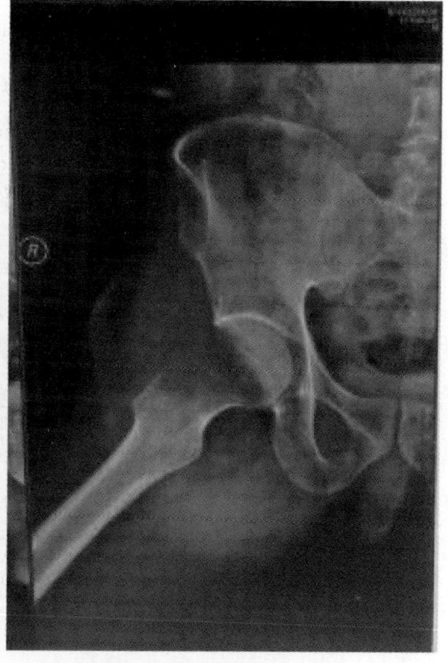

图 3-1-5　患者治疗前右侧髋部 CT 结果

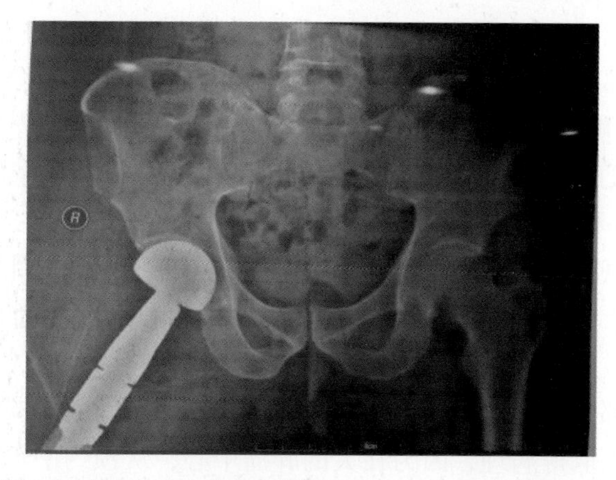

图 3-1-6　患者行右侧股骨近端肿瘤病灶切除 + 右侧人工髋关节假体置换术后 X 线结果

主持人：从临床表现上看，该患者是一个小原发灶大转移的病例，其骨转移病灶病理结果没有提示组织来源，我想请病理科沈旭霞医师分析这个病理报告。

病理科医师：该患者第一次右侧股骨穿刺病理提示是非小细胞癌，而免疫组化并没有提示是鳞癌还是腺癌，或者还是其他的一些分化。通过手术切除病灶，最终病理结果仍然显示是非小细胞癌。免疫组化结果显示，不管是鳞癌、腺癌还是神经内分泌分化相关指标均为阴性，所以该患者诊断考虑倾向非小细胞肺癌，可能是大细胞肺癌，但不能进一步提示组织学的分化。另外，根据 CT 的结果，我倾向肺部病灶为原发，股骨和脑是转移灶。根据免疫组化结果，它很可能是一个非鳞非腺的，也可能是一个大细胞癌。

主持人：我想请教新疆胸科医院病理科的胡蓉教授，您对本例患者的病理诊断有什么看法？

胡蓉教授：根据免疫组化结果，我也同样考虑是非小细胞肺癌，可能是大细胞癌。

主持人：本例患者的骨转移灶没有提示组织来源。前面有专家提到原发灶和转移灶可能存在一致性，我想请问胸外科专家，你们认为是否有必要进行手术治疗？因为肺部结节位置靠近外周，是否可以通过开胸切除肺内原发灶获取病理标本？

车勇教授：我认为可以考虑手术。目前，该患者的病理诊断没有明确，而且肺部病灶活检比较好取，可以采取微创手术方式进行活检，损伤也小。明确诊断对于后续治疗的总体指导十分必要。

杨弘教授：我认为，根据骨穿刺活检得出的病理结果，至少排除了原发性骨肿瘤，明确了肺内病灶和脑的病灶均不是来源于骨。根据患者所做的 PET-CT，也排除了消化道来源的肿瘤。从胸部 CT 上看，肺部病灶边界有毛刺，有分叶，从形态学上说也比较符合原发肺部肿瘤。根据以上情况，我更倾向于诊断原发肺癌伴多发骨脑转移。

另外，现在我们也很强调肿瘤异质性问题，尤其是肿瘤异质性对全身性治疗的影响。虽然骨穿刺的病理结果不能明确肺部病灶的病理特性，但是我们可以通过基因检测来寻找线索，比如 EGFR 突变、ALK、ROS-1 融合等。如果这些基因检测中出现任何一个阳性结果，我们可能就不会在这个时候对患者采取侵入性检查手段，可以考虑直接药物治疗，然后进一步评估患者全身情况的转归，再来决定对局部病灶采取何种治疗措施。

闫晓刚教授：从胸部 CT 上看，该患者是右肺上叶后段的肿瘤。从患者全身 PET-CT 来看，肺部病灶高摄取，肺部病灶周围也没有看到明显的转移灶，所以我个人也考虑原发病灶来自肺部。目前患者的一般情况比较差，长期卧床，伴有肺气肿，我们需要了解患者的肺功能。为明确诊断，我建议可以选择两种方式，一个是肺部穿刺，另一个是微创活检。

主持人：请问胸外科胡鸿教授有何处理意见？

胸外科医师：在原发灶不明的情况下，习惯性思路是寻找原发灶，尤其这个患者已经在外院完成了右侧股骨手术治疗，在仍然不能明确诊断的情况下，我们后续应如何处理呢？我个人基本同意杨弘教授的意见。本例患者是一个多发转移的患者，一般情况也很差，根据影像学表现再结合部分病理学表现，如果可以做出比较明确的倾向性诊断，我认为暂时不必进行穿刺或活检来取得病理，因为在大的肿瘤中心，从预约手术到结果出来至少需要两周至一个月的时间，肯定会耽误治疗。目前，该患者已经出现双侧脑转移，而且已经排除原发性骨肿瘤，如果是脑肿瘤转移至肺部似乎不符合临床逻辑，因此我个人倾向于肺部原发肿瘤的诊断。

关于对骨转移病灶进行基因检测的问题，我想请教病理科沈医师，对股骨头里的病灶

进行 *EGFR* 突变、*ALK* 融合、*ROS1* 等基因检测和肺部病灶是否存在差别？因为发生骨转移以后会造成骨质破坏等，而这个患者的骨转移骨质破坏并非很典型，所以像这种不同阶段的骨转移病灶，基因突变检测是否有意义？如果基因检测对诊断价值不大，我认为有必要进行肺部穿刺，或者可以直接治疗。

病理科医师：每个肿瘤都有异质性，但对转移灶和原发灶进行 *EGFR* 突变、*ALK* 和 *ROS1* 融合的检测，总的来说其结果基本是一致的。因此，我个人认为可以先用股骨病灶进行基因检测。而且，根据免疫组化结果，还可以排除肠道来源，从影像学和病理学来看，更倾向于肺部原发。目前患者一般情况比较差，可能不适宜进行肺部病灶留取，而在股骨病灶已经获取的情况下，我支持首先做转移灶的基因检测。

主持人：经过各位专家讨论，对该患者我们要从全局的观念来分析原发灶和转移灶的问题。下面我想请李楠医师为我们解读 PET-CT。因为这个患者的肺内病灶非常小，而转移灶非常大，从影像学诊断方面，您怎么看？

核医学科医师：这个案例比较少见。从影像学上分析，该患者的肺内病灶从形态学上看，有放射性分布，倾向是原发病灶。然而其肺内并未出现周围组织如肺门或纵隔淋巴结转移，直接出现了远处转移，这个确实比较少见。 我认为 PET-CT 检查在本案例中所起的主要作用不是明确肺部原发肿瘤，而是帮助排除其他位置的肿瘤。结合病理倾向于右肺上叶病灶，同时还发现了脑部转移。次要作用是能提供一个比较好的基线数据，对未来的治疗提供一些帮助。

案例继续汇报：经过以上检查和治疗，患者诊断为右肺癌伴脑骨转移Ⅳ B 期。

患者因脑转移出现中枢症状，反应较迟钝，间歇性复视。于 2018 年 5 月 2 ～ 15 日，在我院放疗科行全脑放疗。针对患者骨转移的情况，5 月 3 日开始使用唑来膦酸治疗。5 月 11 日完善基因检测，结果提示 *EGFR*、*ALK* 和 *ROS1* 均为阴性。接下来要考虑进行全身治疗。

主持人：本案例经过胸部肿瘤多学科和原发不明肿瘤多学科的共同讨论，最后大家达成的共识是肺部原发肿瘤。对于患者驱动基因均为阴性，当时也没有 PD-L1 检测，而且患者一般情况也很差的情况下，全身治疗应该采用何种方案，我想请教赵艳秋教授。

赵艳秋教授：从诊断上我同意各位主任的意见。但是因为它是野生型非小细胞肺癌，没有明确是鳞癌或腺癌或其他性质。就病理来说是否还要归到未另作规定或未分类（NOS）。如果不明确诊断很多临床试验都不能参加。因此，如果遇到这样的患者，我们可能还是要做肺穿刺。另外，参加临床试验还要求做基因检测，用骨病灶组织检测，需要进行脱钙，脱钙会对基因断裂产生影响，进而影响基因检测结果。

由于这位患者没有明确的病理类型，我可能不会考虑用培美曲塞做一线治疗。但是患者 PS 评分很低，如果使用吉西他滨类药物，可能没有培美曲塞的耐受性好。从影像上考虑，我认为腺癌的可能性大，因此我会考虑培美曲塞联合卡铂方案。

主持人：这个患者是我负责的，当时在制订方案的时候也非常纠结，就像您说的，因为病理不知道是腺癌还是鳞癌，加上患者一般情况又比较差，另外还有脑出血，感觉患者的问题好像一下子都来了，到底处理哪一个比较好？在右侧髋关节手术后，这个患者状态已经非常不好，有间歇性复视、一般情况和神志均不乐观。

案例继续汇报：该患者于 2018 年 5 月 15 日、6 月 5 日、6 月 26 日、7 月 17 日，分别

给予紫杉醇脂质体 + 卡铂 4 个疗程化疗。第 2 个和第 4 个疗程结束后复查胸部 CT 和头颅 MRI（图 3-1-7），疗效评价为 SD。于 2018 年 10 月 8 日复查胸部 CT 提示右上肺占位，大致同前；头颅 MRI 提示多发脑转移较前缩小（图 3-1-8）。骨核素扫描提示髋关节置换术后，术后应力改变。腹部超声提示肝、胆、胰、脾、肾未见异常。2019 年 1 月出现病情进展，1 月 17 日复查胸部 CT 提示右上肺占位较前增大，右肺另见新病灶，右肺门及纵隔新见肿大淋巴结（图 3-1-9），腹部超声未见异常。接下来讨论二线治疗应该采用什么方案？

主持人：请教赵艳秋教授有什么建议？

赵艳秋教授：该患者病情出现进展是在 2019 年 1 月，这个时候我们有了较多的治疗选择，比如免疫治疗，还有标准的二线治疗。针对这位患者，如果经济情况允许，我考虑采用二线治疗，西妥昔单抗可能是一个比较好的选择。

主持人：赵教授的治疗建议与我们不谋而合。

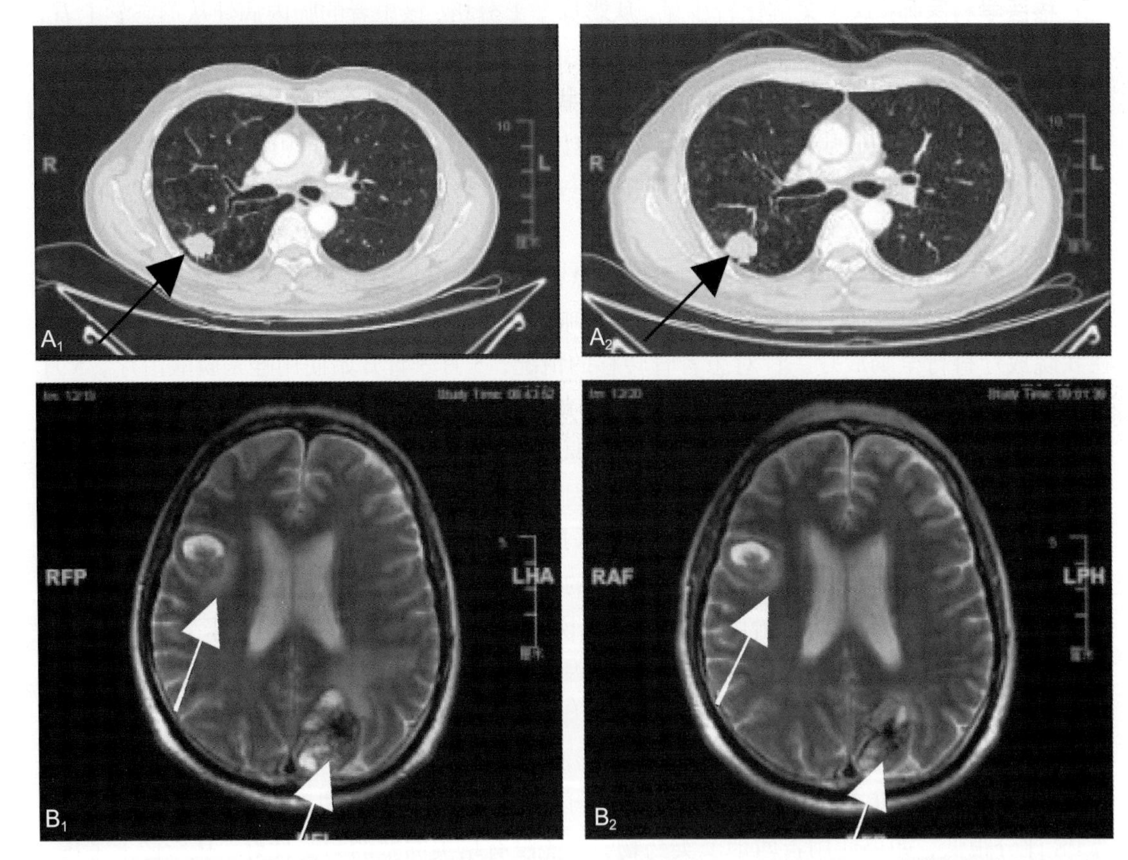

图 3-1-7　患者经过 6 月份第 2 次和 8 月份第 4 次化疗后复查胸部 CT 和头颅 MRI，疗效评价为 SD。A_1A_2 图箭头所指右上肺占位，大致同前；B_1B_2 图箭头所指多发脑转移较前缩小

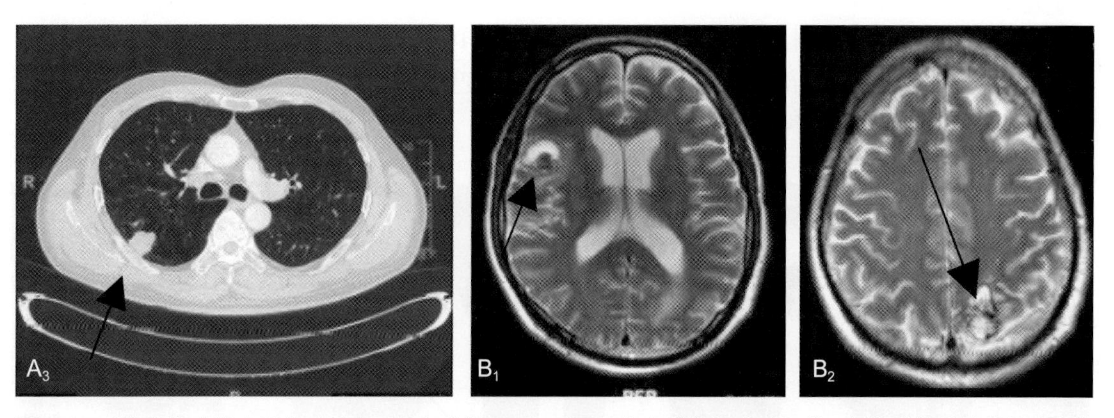

图 3-1-8　患者化疗结束后复查胸部 CT 和头颅 MRI，A 显示右上肺占位大致同前，多发脑转移较前缩小（箭头所指）

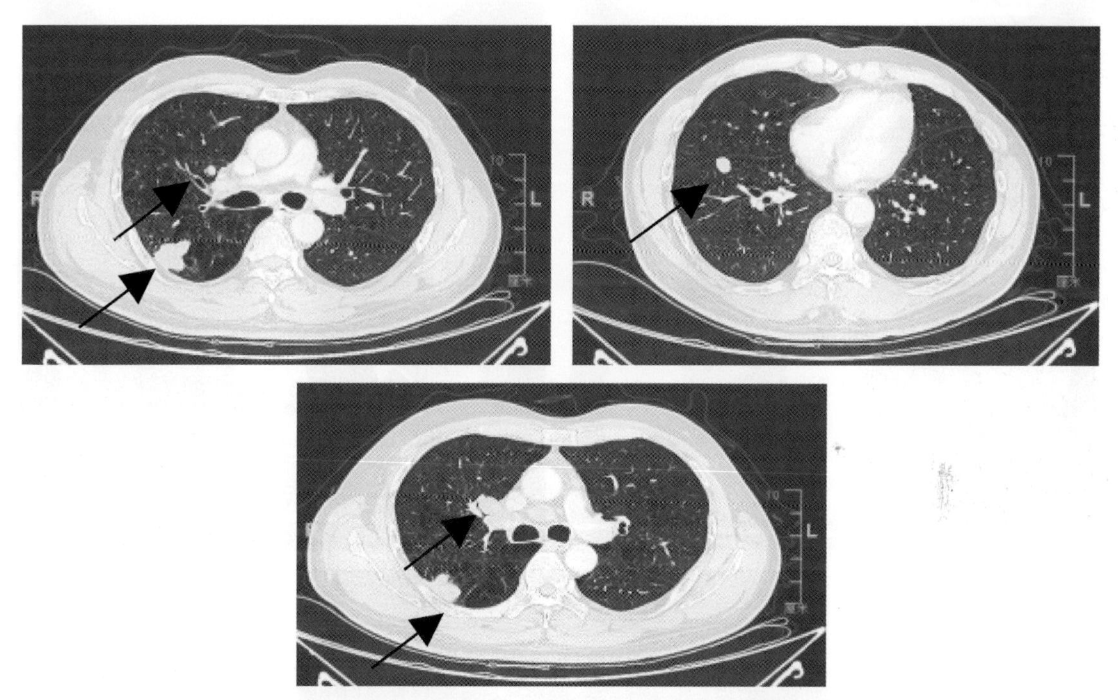

图 3-1-9　患者 2019 年初病情进展，复查胸部 CT，显示右上肺占位较前增大，右肺另见新病灶，右肺门及纵隔新见肿大淋巴结（箭头所指）

案例继续汇报：从 2019 年 1 月 14 日到 11 月 14 日，我们给予患者二线免疫治疗，即纳武利尤单抗 240mg，静脉注射，两周一次，治疗过程中未发生骨髓抑制等不良反应。在第 4、8、12 天治疗后疗效评价为 PR，第 16 天治疗后疗效评价为 SD，第 20 天后治疗评价为 PD。3 月 25 日复查胸部 CT 提示右上肺占位、右肺下叶小结节较前缩小，右肺门、气管前肿大淋巴结也明显缩小；头颅 MRI 显示病灶明显缩小（图 3-1-10）。5 月 24 日复查胸部 CT 提示右上肺后段占位及右肺门、气管前肿大淋巴结较前缩小；头颅 MRI 显示病灶较前缩小（图 3-1-11）。7 月 26 日复查胸部 CT 提示右上肺结节进一步略有缩小，纵隔淋巴结较前无明显变化（图 3-1-12）。9 月 24 日复查胸部 CT 提示右上肺结节较前增大，右肺门淋巴结较前明显肿大（图 3-1-13），考虑是 PD，于 10 月 15 日再次给予纳武利尤单抗免疫治疗。11 月 29 日复查胸部 CT 仍提示右肺门肿大淋巴结较前明显增大（图 3-1-14）。考虑病情进展，接下来讨论下一步的诊治方案。

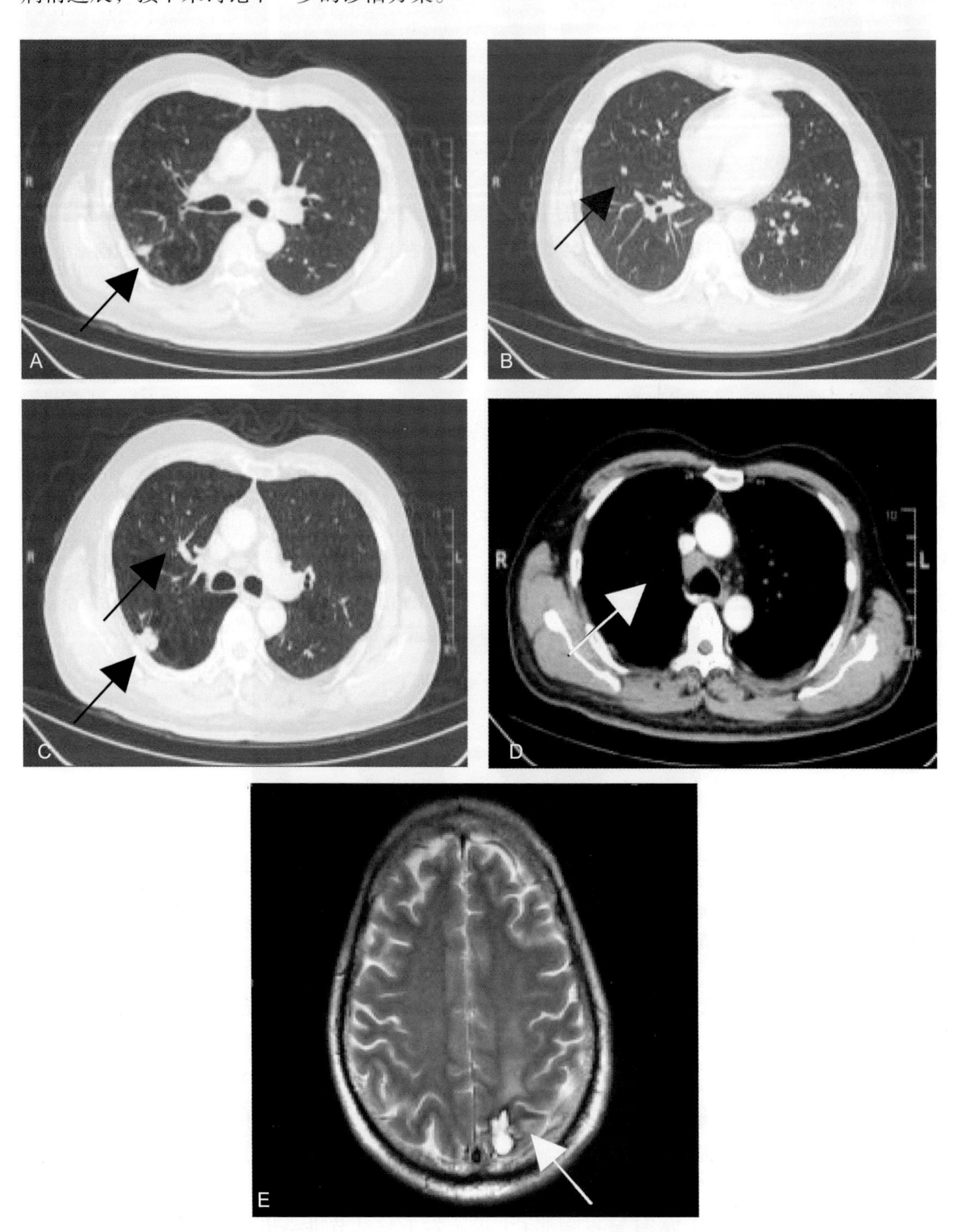

图 3-1-10　患者 3 月份复查胸部 CT，显示右上肺占位、下叶小结节较前缩小，右肺门、气管前肿大淋巴结也明显缩小（A、B、C、D 图箭头所指）。头颅 MRI 显示病灶明显缩小（E 图箭头所指）

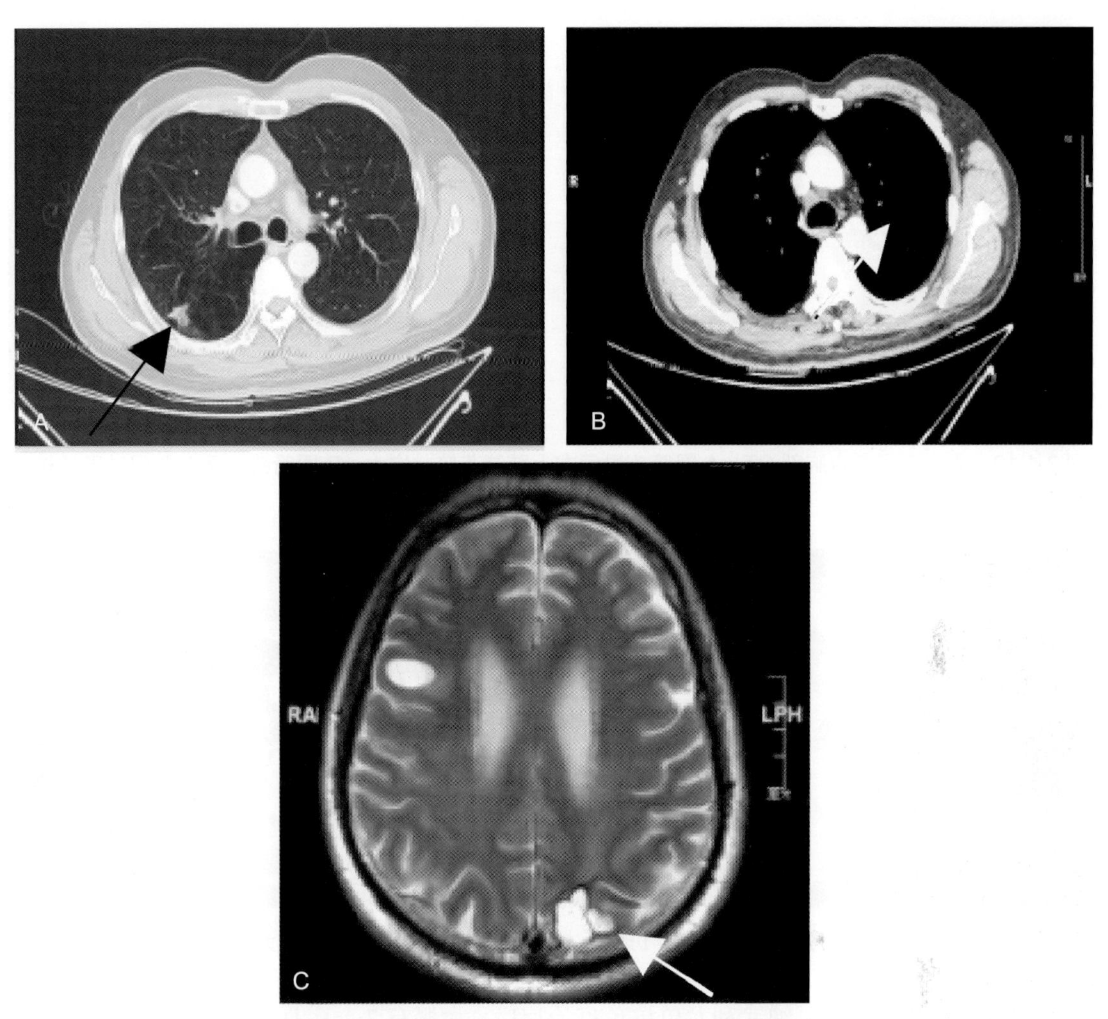

图 3-1-11　患者 5 月复查胸部 CT，A、B 图箭头显示右上肺后段占位及右肺门、气管前肿大淋巴结较前缩小，C 图箭头显示头颅 MRI 病灶较前缩小

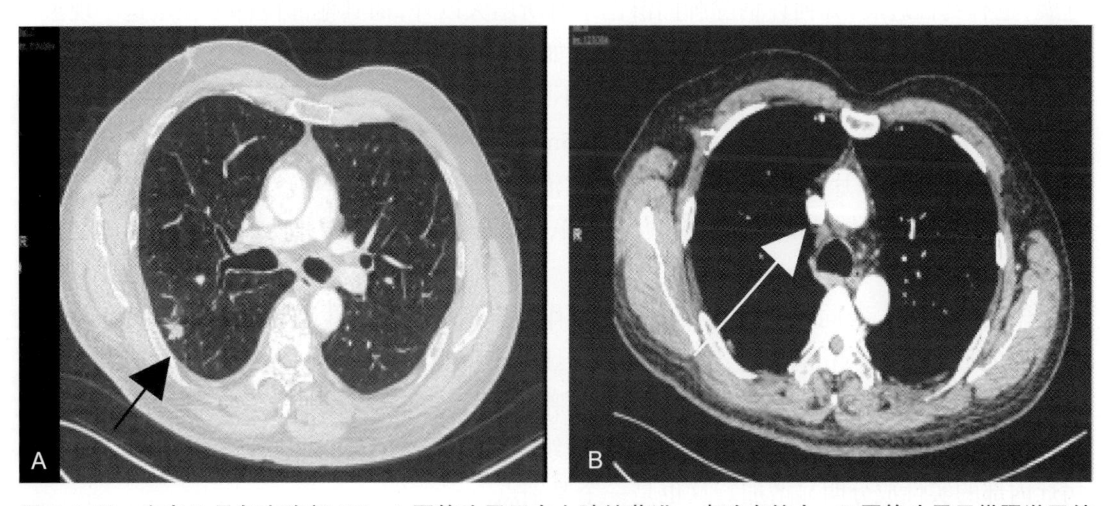

图 3-1-12　患者 7 月复查胸部 CT，A 图箭头显示右上肺结节进一步略有缩小，B 图箭头显示纵隔淋巴结较前明显肿大

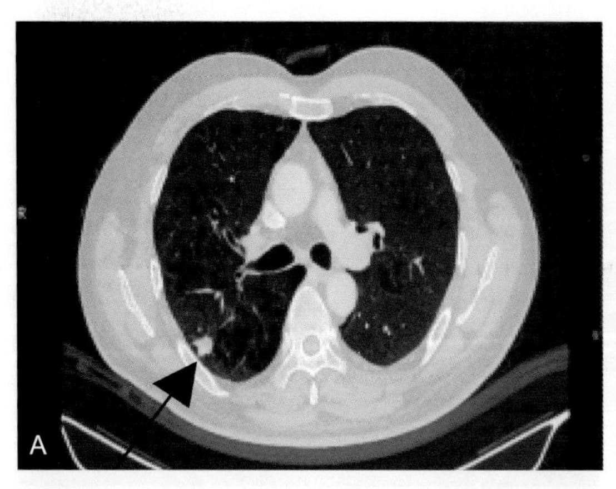

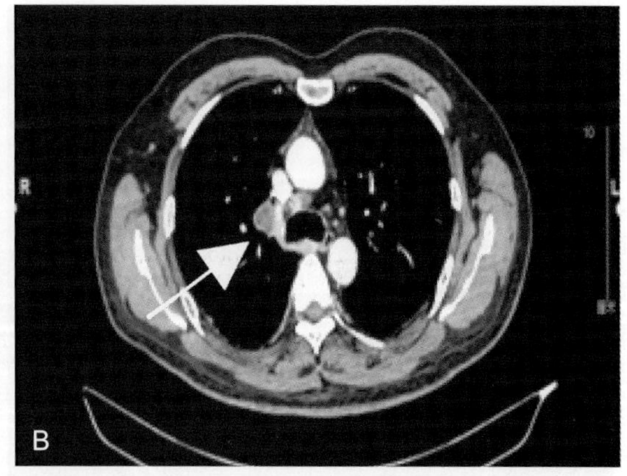

图 3-1-13　患者 9 月复查胸部 CT，A 图箭头显示右上肺结节较前增大；B 图箭头显示右肺门淋巴结较前明显肿大

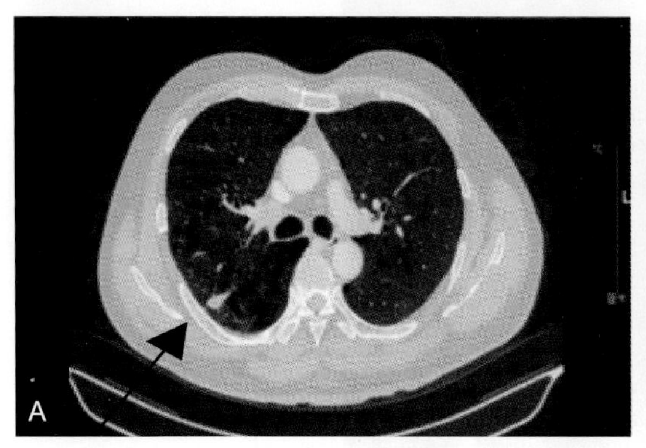

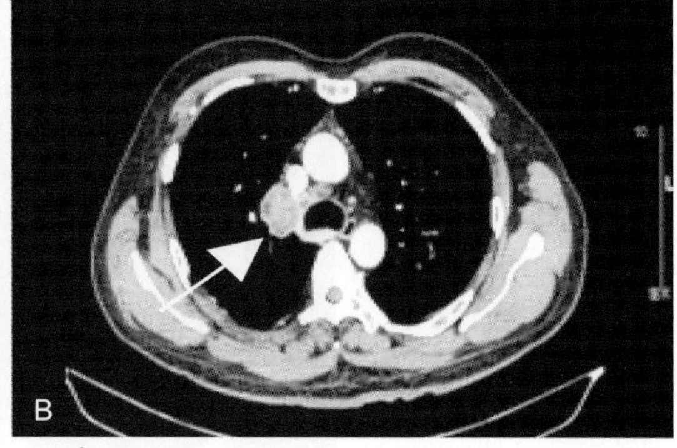

图 3-1-14　患者 11 月复查胸部 CT，仍显示右肺门肿大淋巴结较前明显增大（B 图箭头所指）

主持人：该患者经过纳武利尤单抗免疫治疗后，大概有 7 个多月持续 PR 的 PFS 时间。目前患者单纯肺门淋巴结明显肿大，我想请在座的影像科专家谈谈，因为免疫治疗有假性进展，也有真性进展，如何评估除肺门淋巴结有所增大以外，而其他部位都很稳定这一现象？

影像科医师：一般来说单个病灶进展，如果它是非靶病灶，可能单个病灶的进展并不能触发它的 PD；如果它在持续进展，而且不断增大达到一定程度时，就可以考虑 PD。如果淋巴结从 5mm 增大到 1cm，增大程度在 5mm 以内，我们考虑可能只是一个增大，并不一定是进展。从影像片上看到，患者经过多次治疗以后，其原发灶和转移灶都出现明显缩小，而从 2019 年 9 月开始肺部病灶出现缓慢进展，而且这个病灶明显增大，我考虑可能是真性进展。

朱朝晖教授：我同意刘权教授的看法。作为影像科医师，我们在判读肺内病灶时，除了病变的形态、大小和周围组织的关系，病灶的密度也非常重要，尤其是淋巴结内部的密度改变。我们注意到，结核的淋巴结增大和肿瘤转移性的淋巴结增大，其内部的密度变化非常有临床价值。对比结核的干酪样坏死，组织内壁就比较光滑，而在肿瘤发生转移进展时，病灶内部的实性成分明显增加。这也是一个鉴别点。

主持人：我想请教周纯武教授。①该患者除肺部病灶以外，其他部位都没有进展。请您从影像学角度来分析和判断关于假性进展和真性进展的问题。②从疗效评估角度来判断，这个患者是 PD 还是 SD？

周纯武教授：我原则上同意刚才两位专家的意见。该患者从 2019 年 7 月开始到 11 月，只有肺门旁肿块在逐渐增大，其特征是中间实性成分比较多，因此我认为属于病变进展。如果说是中间有氧化坏死，可能是治疗后的改变，但对这位患者来说，我觉得他不是氧化坏死，中间实性成分比较多，而且是逐渐增大的。那么肺里边的病灶确实是比以前小了，但是肺门旁淋巴结我认为还是属于病情进展。

主持人：大家都认为患者出现病情进展，那么如何进行后续的处理？我想再听听赵艳秋教授的意见，您觉得需要更换治疗方案吗？

赵艳秋教授：我同意各位专家的意见。根据肺门肿大淋巴结来评判，患者很可能是 PD。前几天我遇到一位患者，情况与本案例类似，我想把诊治过程中的个人经验分享给大家。这位患者曾入组 IMpower133 研究，治疗大概两年时间，他也出现了与本案例类似的情况。即出现了一个新病灶，我们进行了气管镜检查及肺穿刺活检，病理结果提示均为炎性成分，我们准备再做 PET-CT，2 次 PD 之后，让他出组了。我们获得肺穿刺与气管镜两个病理结果，均未发现肿瘤细胞，最终患者继续入组。

结合本例患者的情况，虽然疗效评价是 PD，但是我认为仍有继续用纳武利尤单抗治疗的可能。另外我建议做超声支气管检查（EBUS），再看看这个增大淋巴结的具体情况。我刚才说的那位患者强烈希望继续免疫治疗，所以我同时进行了气管镜和肺穿刺，最终取得没有肿瘤进展的病理依据，这样才继续同意他入组。那么本例患者即使是 PD，只要其他病灶还稳定，我认为可以继续原方案治疗。另外，我建议还是要通过病理来证实，病理结果能够为我们判断是 PD 还是假性进展提供依据。

胸外科医师：如何判断肿瘤免疫治疗以后的真性进展和假性进展，最终需要依靠穿刺活检或手术的病理。但是在临床上我们经常遇到肿瘤假性进展的速度问题，在影像学上如果表现得不太符合肿瘤的自然发生过程，就是肿瘤真性进展，比如 3 个月、5 个月或 6 个月内结节缓慢增大的过程；而假性进展是在短期内增大，像百米冲刺一样。就像今天讨论的这位患者，肺门淋巴结就是在 3 个月内突然增大。我的这种理解不知是否合理？我想请教赵艳秋教授。

赵艳秋教授：根据我的经验，目前肿瘤免疫治疗仍处于研究阶段，可以选择的诊断方法就是做 PET-CT，做肺穿刺，取得诊断依据。就像我的那位患者，最初是气管镜下看到支气管管口新生物堵住了右上肺，而入组治疗后行气管镜检查时基本看不到肿物了。两年后出现新发病灶，从影像学上足以评估为 PD，但是我们再次行气管镜检查和肺穿刺，结果均为阴性。这个案例可以为我们提供一些经验。回到本讨论案例，我建议复查 PET-CT。中国医学科学院肿瘤医院赫捷教授的新辅助治疗研究认为，PET-CT 能够帮助我们判断某些假性进展或者其他情况。

主持人：无论对于假性进展还是真性进展，我们都需要通过临床依据来判断。其中一个非常重要的间接指标就是 PS 评分，如果 PS 评分急剧变差，我认为一般都是真性进展。对于赵艳秋教授建议的活检问题，我想请介入科李国栋教授谈一下，这个患者是否可以进行活检？

介入科医师：影响穿刺活检成功的因素包括病灶位置、病灶大小、肺功能情况、穿刺次数等。我们将本例患者的穿刺活检归为复杂病灶的穿刺活检。因为该患者的病灶结节正好位于腔静脉旁，而且合并肺气肿和肺大疱，增加了穿刺难度。但我个人认为穿刺技术不是难点，对于肺内 1cm 的结节，我们基本都能完成穿刺活检。从影像上看，这个患者的病灶已经增大至 2cm 大小，如果仅仅是为了明确良恶性，我们可以选用细针穿刺，主动降低穿刺风险。为了平衡穿刺的组织量，我们可以用套管针多取几针。另外，我也建议穿刺前复查 PET-CT，了解新发病灶的 SUV_{max} 值是否增高，如果增高，建议立即进行穿刺活检。

主持人：肿瘤内科医师一致认为该患者一般情况比较好，除肺部病灶外，其他部位情况稳定。但最终，我们没有选择穿刺活检。我有两个问题请教我院放疗科朱正飞医师。

1. 目前，该患者的病情可否考虑为寡进展？如果进行局部放疗，对寡进展的患者有什么作用？

2. 患者在免疫检查点抑制剂同时使用的情况下，如果对肺门病灶进行放疗，会不会增加放射性肺炎的风险？

放疗科医师：本例患者如果要进行穿刺活检还涉及一个问题，从最早的胸部 CT 上看右肺上叶有一个巨大的肺大疱，患者的肺功能也比较差，病灶又位于肺门，因此我考虑穿刺风险很大。

回答第一个问题。从目前的诊断上来讲，我们认为它是一个真性进展。随着肿瘤免疫治疗时代的到来，出现了很多过去看不到的或者说未引起重视的现象，比如假性进展和超进展。此外，在肿瘤免疫治疗中还有一个肿瘤的混合反应，称为混合进展，即有的病灶增大，有的病灶缩小，而这种现象在靶向治疗时代很少看到。在靶向治疗时代，大部分病灶是稳定，小部分病灶进展，称为寡进展。出现这种现象以后，我个人认为在免疫治疗时代到来后，实际上给我们放疗医师提供了新的平台。我经常说，把看病比喻成教书，一个班 40 个学生由同一个老师授课，38 个学生考试成绩优秀，只有 2 个学生不及格，这时候是换老师还是给学生补课？大家肯定说只有 2 个学生掉队了，我们去补课，不换老师。这可能就是我们所说的寡进展。同样道理，这时候换用全身治疗的药物不大合理，因为它对多数病灶可以起到明显的控制作用。反之，如果 40 个学生有 35 个不及格，如果仍选择补课，可能不合理。同理我们可能要考虑做全身治疗的更换。

对于这个患者，我个人认为符合寡进展的情况。理由如下。

1. 肺部原发病灶曾经出现短时间的略微增大后又稳定。

2. 免疫治疗以后，转移灶和纵隔淋巴结基本上都稳定，之后出现了肺门淋巴结增大。

目前，局部治疗手段有很多，包括放射治疗、手术治疗、射频消融、冷冻治疗等。对这位患者我个人认为放射治疗是相对合适和合理的。放射治疗联合免疫治疗，是全身治疗和局部治疗相结合，是空间上的结合。对于这种进展病灶采用局部治疗，无论在靶向治疗时代还是免疫治疗时代应该都可行。2018 年第 1 期 *JTO* 发表了第一篇关于非小细胞肺癌单纯采用免疫治疗后复发和失败的表型。虽然当时的病例只有 20 余例，但却发现多数患者在复发失败中出现了单个或两个病灶的进展。作者回顾性分析， 那些全身治疗不变再加上局部治疗的患者与没有加局部治疗患者相比存在总生存率差异。

目前，我们也在探索放射治疗联合免疫治疗以后，是否出现所谓的生物学效应提高，即远端效应。2012 年一项来自对黑色素瘤的研究，采用免疫治疗过程中出现缓慢进展，对其中的一个病灶加上了 SBRT 治疗，在免疫治疗没有停用的情况下，出现了全身所有病灶减少或消失。

针对这位患者的进展病灶可以考虑放射治疗。原因是转移灶可能具有和主病灶相同的基因特征。对转移灶进行放射治疗，可能更容易诱导产生远端效应。但是放疗可能导致急性风险包括：①出现放射性气管反应，加重咳嗽，导致肺大疱破裂；②多次放疗后，局部会产生纤维化，并牵拉肺大疱导致破裂。但是相对于治疗风险，随着病灶增大可能会出现更大风险。在与患者沟通时，我详细交代了放射治疗本身所导致的急性风险，同时告知如果这个病灶继续长大，同样会出现风险，最终患者同意接受放疗。我们慎重地选择常规的放射治疗，而没有采用 SBRT 技术，力图避免后者可能使局部产生更严重的纤维化。

第二个问题，关于肺部肿瘤放疗联合免疫治疗是否提高毒性反应？毒性反应的提高是毫无疑问的。我们看到了即使是在 PSFK 研究中采用免疫巩固治疗，虽然三级或三级以上的毒性反应，一个是 3.6，另一个 3.0，两者没有变化，但是二期毒性反应还是从百分之二十几提高到百分之三十几，那么临床上对于毒性反应的提高，是不是可以接受？目前有三项临床研究是针对局部晚期非小细胞肺癌患者进行同步放化疗联合免疫治疗的前瞻性研究。其中一项研究为 NKLS，即采用纳武利尤单抗联合同步放化疗，该研究入组 80 例患者，总体看三级或三级以上肺损伤发生率为 10.3%，经过积极处理，没有因为肺损伤而导致死亡的病例。还有一项研究是 DT，即采用 PD-L1 抗体联合同步放化疗，该研究入组 30 例患者，4 例患者发生肺损伤，1 例患者出现了三级肺损伤，其发生率≤ 10%。因此，我个人认为在临床上应该可以被接受。

主持人：最后，请叶医师对本案例做总结汇报。

案例继续汇报：本例患者于 2018 年 5 月 15 日至 7 月 17 日采用一线治疗，即紫杉醇联合卡铂方案 4 个疗程，最佳疗效 SD。患者疼痛症状明显缓解，NRS 从 9 分降至 1 分，PS 从 3 分降到 1 分。治疗不良反应是Ⅰ度 ANC 降低和Ⅰ度神经毒性。PFS 时间 8 个月。2019 年 1 月 17 日出现病情进展，遂给予免疫治疗，从 1 月 24 日至 10 月 14 日共 20 个疗程，药物是纳武利尤单抗 240mg 静脉输注，两周一次，在第 4、第 8、第 12 个疗程疗效评价是 PR，第 16 个疗程疗效评价是 SD，第 20 个疗程疗效评价是 PD。总 PFS 时间是 10 个月。免疫治疗相关不良反应，在第 18 个疗程后出现Ⅰ度皮肤瘙痒和红色皮疹。二线纳武利尤单抗单药治疗明显延长了患者的生存时间，改善了生存质量，首先达到完全缓解或部分缓解到疾病进展（DOR）时间延长。因此，对于晚期肺癌患者要通过 MDT 讨论采用多种治疗手段，才能最大程度地延长生存，提高生活质量。

【特邀专家点评】

张兰军教授：复旦大学肿瘤医院提供了一个非常适合 MDT 多学科讨论的病例。本例患者考虑右上肺非小细胞肺癌，Ⅳ期多发转移。我们没有获得明确的组织学病理学分类分型。从首次就诊来看，患者有两个威胁他生命以及影响 PS 状态的病灶，一个是多发脑转移，伴有瘤内出血；另一个是右髋关节肿瘤侵犯，导致疼痛评分达到 9 分。在没有任何病理结果的情况下，当时该怎么处理？从案例汇报中得知肿瘤医院于 2018 年 3 月行股骨穿刺，之后患者在外院进行了右侧髋关节置换术及股骨上端切除术，从而解决了右侧髋关节问题。术后 2 个月患者出现间歇性复视，说明颅内病灶进展，遂给予放射治疗。放射治疗后，开始 TP 方案全身化疗，疗效评价均为 SD。之后一直采用纳武利尤单抗免疫治疗。直到今年 11 月份出现了局部进展，主要是右侧肺门淋巴结肿大，而原发病灶和转移灶都是稳定的，总的来说对该患者的整体治疗做得非常好。

我想提三个问题。第一，我们从整体治疗上回顾分析，是不是还有改善的地方？比如说，如果这个患者 PS 状态能够耐受，我们是否可以直接选择手术治疗并获取标本，而不必先做股骨穿刺。因为穿刺的目的是取活检明确诊断，原发灶在肺部，所以穿骨不如穿肺。采用骨组织进行病理检测，由于脱钙作用可能对结果会产生影响。如果采用局部放疗对右侧髋关节的止痛作用并不大，而且增加骨折风险，导致患者 PS 状态更差，后续治疗也无法进行。因此选择手术处理是合理的。第二，患者经过 TP 方案 4 次化疗疗效均为 SD，我个人认为在前两次化疗疗效评估为 SD，同时颅内转移灶控制稳定的情况下，外科应该介入。可以选择肺楔形切除术并肺大疱切除，其优势在于这种手术方式创伤小，同时可以获得原发灶组织标本，进行 NGS 检测，明确免疫状态，包括 TMB 或 PD-L1 的表达，这样我们可以更早开始免疫治疗。第三，我们如何判定这位患者的病情是真性进展还是假性进展？ 在主病灶都控制稳定的情况下，个别病灶出现了进展，那么这个进展到底是假性进展还是真性进展？是否由淋巴细胞浸润造成？我们发现在免疫新辅助治疗的很多病例中，原发病灶缩小了，但是淋巴结很多不但没有缩小反而增大了。我们在做手术过程中，因为选择两个疗程后做手术，切下来的淋巴结其实完全是充满了大量浸润性的、活性的、磷酸化的淋巴细胞，所以我同意刚才赵艳秋教授的意见，如果这个时候做肺穿刺活检或 PET-CT，再去验证一下可能会更好。总体来讲，患者使用二线纳武利尤单药能够控制得这么好，其实是一个非常成功的病例。

下一步的治疗我也同意朱正飞教授的意见，我们可以介入局部放疗，但确实要警惕放射性肺炎的风险，尤其是放射性心肌炎和放射性肺炎的合并，原因是肺门淋巴结基本就靠在心脏旁边，所以在进行放疗时，靶区的设计、投递的剂量都要慎重。我想在免疫治疗年代，我们采用的治疗其实是非常有效的。然而很遗憾的是，我们并没有获得免疫证据，比如 PD-L1 和 TMB 。另外，选择纳武利尤单抗（O）药还是帕博利珠单抗（K）药还是存在差别的。帕博利珠单抗药可用在一线和二线，纳武利尤单抗药只用在二线。从临床研究上来看纳武利尤单抗药的临床表现会更好一点。我个人认为如果这个患者更早介入免疫治疗，可能疗效更好。

杨跃教授：王佳蕾教授团队给出了一例非常经典的肺癌多学科诊治病例。我个人认为这个病例相当复杂。患者就诊时是Ⅳ期 PS 评分 3 分。从整体来看如果要介入的话，属于较低风险死亡病例。如何选择治疗方案难度很大，但是王教授团队抓住了治疗的三个关键点：①首先，通过外科手术切除右侧股骨病灶，解除疼痛，改善一般状况，获得初步病理结果；②经过 4 个疗程化疗控制和稳定肺部原发灶及颅脑转移灶，延长 PFS 时间；③在肺部病灶发生进展后使用免疫新辅助治疗，延长了生存时间。

我考虑有两点值得商榷：①是否可通过外科手术切除肺部原发灶组织获取病理结果，然后指导后续的内科治疗？②后续治疗方案如何选择，是局部 SBRT 治疗？是化疗联合免疫治疗？还是单药免疫治疗？

我们是一家肿瘤专科医院，王教授团队抓住了前头的“三板斧”，都是从每一个关键点入手的。第一次首先解决了右侧髋关节痛的问题，第二次我们又重点解决患者的颅脑问题，缓解其颅内症状。这两个问题都影响患者生命，而我们给予了非常恰当的治疗，起到了扭转乾坤的作用。前期 4 个周期的化疗，虽然从检查结果看是 SD，但是 PS 评分结果表明患者的主观症状缓解得特别好。然而，这个时候我们还没有拿到真正的肺原发病灶组织，不知道它到底是什么性质的？如果此时外科可以介入切除原发灶和肺大疱，这样不仅可以缓解症状，还可以充分获得原发灶组织，明确组织的分子病理特征，接下来再指导后续治疗就更有依据了。我想这是值得商榷的。我们选择先采用 SBRT 控制局部病灶，后续的治疗是选择化疗加免疫治疗，还是单药免疫治疗，也是值得商榷的。但总的来说，这位患者的治疗是相当成功的。

【案例 2】右上肺腺癌新辅助免疫治疗 1 例

（复旦大学附属肿瘤医院外科）

主持人：胸外科胡鸿医师。

汇报医师：胸外科李斌医师。

MDT 团队专家：肿瘤科王佳蕾；胸外科胡鸿；放疗科朱正飞；影像科刘权；介入科李国栋；核医学科李楠；病理科沈旭霞。

客座专家：中国医学科学院肿瘤医院胸外科原主任程贵余教授；中国医学科学院肿瘤医院影像科原主任周纯武教授；武汉大学人民医院肿瘤科主任宋启斌教授；中山大学肿瘤防治中心胸外科主任张兰军教授；复旦大学附属中山医院胸外科主任葛棣教授；空军军医大学唐都医院胸外科赵晋波教授；安徽省胸科医院胸外科徐宁教授；漳州正兴医院呼吸内科刘建南教授；新疆维吾尔自治区胸科医院胸外科闫晓刚教授。

案例汇报：患者男性，46 岁，湖南人。于 2017 年 8 月因“反复咳嗽咳痰，伴痰中少量血丝两周”至当地医院就诊，患者不伴胸闷、气促、骨关节痛等不适。平素体健。既往史：吸烟 20 年，20 支 / 天。无肿瘤家族史。个人史及婚育史无特殊。体格检查：PS 评分 3 分，双侧锁骨上淋巴结未及肿大，右上肺可闻及少量湿啰音。辅助检查：血常规、肝肾功能、凝血功能未见异常，心电图正常。2017 年 8 月 17 日外院胸部 CT 提示：右上肺占位，大小约 6cm，考虑右上肺中央型肺癌合并阻塞性肺炎。8 月 18 日气管镜检查提示：右上叶支气管黏膜肿胀，管腔开口狭窄（图 3-2-1）。气管镜下右肺上叶后段黏膜活检：中分化腺癌（图 3-2-2）；免疫组化提示 Napsin A（+），TTF-1（+），P40（–），PD-L1（60%+）（图 3-2-3），MLH 1（+），MSH2（+），MSH6（+），PMS 2（+）。8 月 28 日行 PET-CT 提示：右肺上叶后段占位，累及右肺中叶，病灶大小 6.2cm × 5.7cm，SUV_{max} 值 12.9；右侧肺门、2 组、4 组及 10 组见多发淋巴结肿大，最大约 2.4cm，SUV_{max} 值 12.2。2017 年 8 月 29 日基因检查提示：EGFR、ALK 及 ROS-1 均为（–）。患者临床诊断：右肺上叶腺癌，cT2N2M0，ⅢA 期。

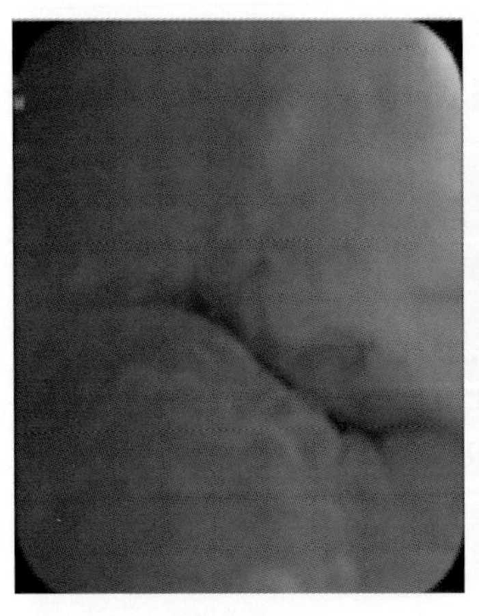

图 3-2-1 气管镜下右肺上叶支气管黏膜肿胀，管腔开口狭窄

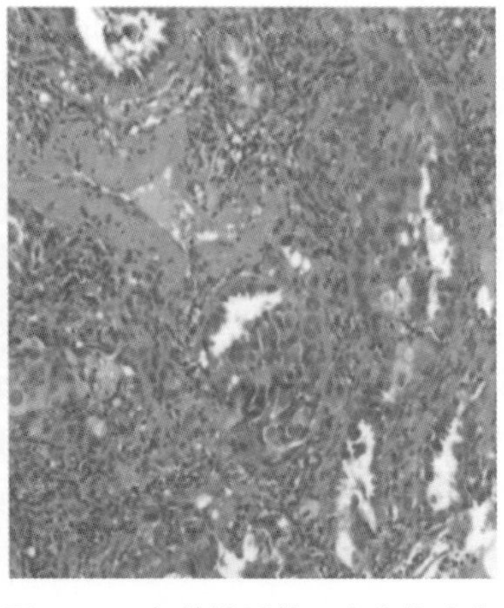

图 3-2-2 气管镜活检：中分化腺癌

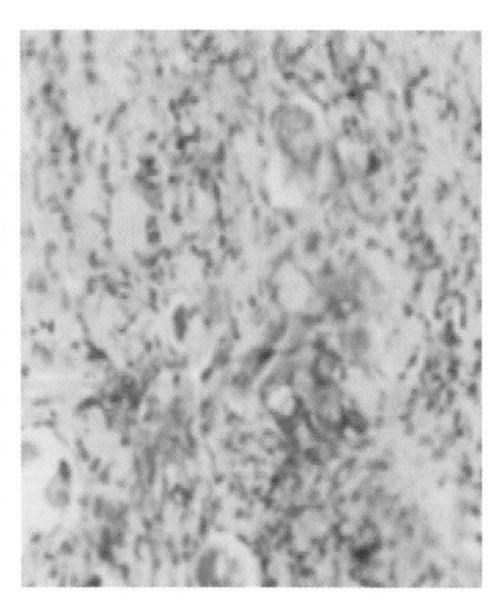

图 3-2-3 免疫组化提示 PD-L1（60%+）

主持人：本例患者右上肺腺癌诊断明确，基于影像学诊断，患者目前疾病 TNM 临床分期为Ⅲ A 期。首先，请核医学科李楠教授和影像科刘权教授对该患者的分期判断进行解读分析。

核医学科医师：患者 PET-CT 表现为比较典型的中央型肺癌，伴有支气管痉挛和远端局限性肺不张；病灶 FDG 摄取异常增高，同时伴有纵隔多组淋巴结肿大及 FDG 摄取增高（图 3-2-4）。PET-CT 未见到远处转移及摄取异常，因此，患者疾病分期 T2N2M0 的判断明确。

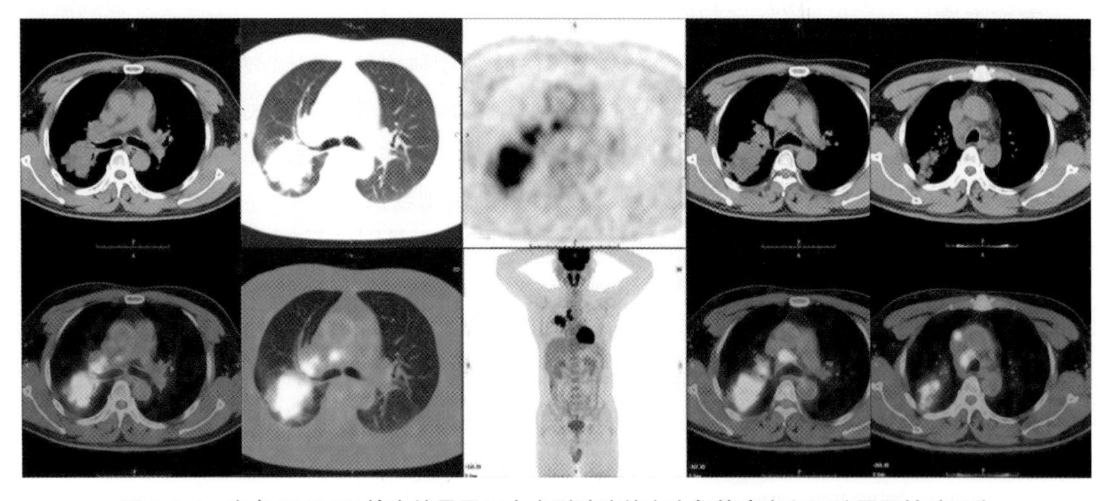

图 3-2-4 患者 PET-CT 检查结果显示中央型肺癌伴有支气管痉挛和远端局限性肺不张

影像科医师：该病例所提供的 CT 为平扫 CT，但仍在右肺上叶后段支气管开口处见到较大的病灶，并可见到毛刺、分叶等典型的肺癌表现，同时同侧肺门及纵隔淋巴结肿大（图 3-2-5）。因此，本例患者的影像学表现，符合中央型肺癌伴同侧肺门及纵隔淋巴结转移的诊断。

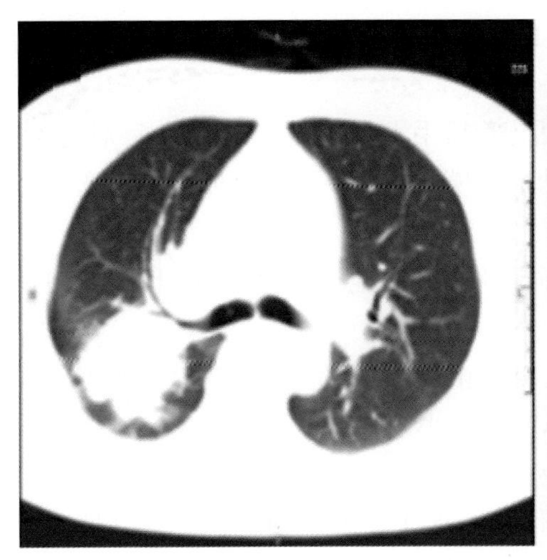
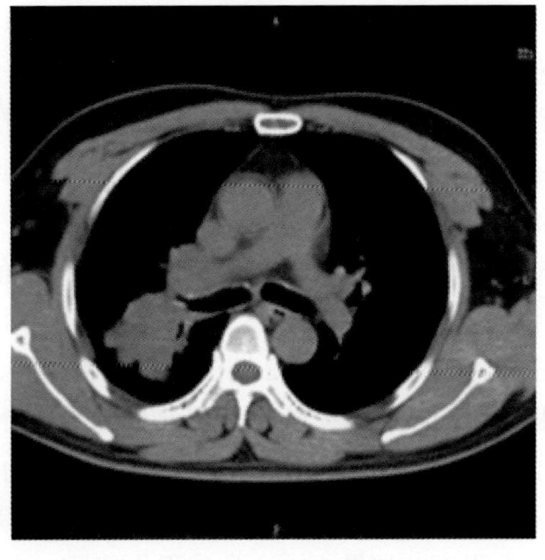

图 3-2-5　患者 CT 平扫结果符合中央型肺癌伴同侧肺门及纵隔淋巴结转移

主持人：针对 N2 期的患者，目前治疗方案的选择仍存有很多争议，包括新辅助治疗、辅助治疗、根治性放化疗等方案。结合该例患者，首先请王佳蕾教授、宋启斌教授、刘建南教授分析对于 N2 期患者的治疗方案应如何选择？

肿瘤内科医师：针对Ⅲ A 期非小细胞肺癌的治疗，尤其伴有 N2 淋巴结转移的患者，往往需要多学科团队综合讨论来决定患者个体化治疗方案。针对这类患者的术前新辅助治疗和术后辅助治疗，目前还没有大规模的前瞻性随机对照临床研究。既往有一篇比较有价值的荟萃分析，评价新辅助化疗和辅助化疗，HR 值为 0.99，即对于总体生存，新辅助化疗和辅助化疗可能并没有很大差别。另外，这个患者 *EFGR/ALK/ROS1* 基因检测都是阴性，所以目前不考虑靶向治疗。从外科角度看，如果能够缩小肿瘤体积，为外科治疗创造条件，我们可以选择缓解率较高的新辅助化疗方案。

宋启斌教授：这个病例目前仍存在几个问题需要探讨。

1. 是否需要活检病理来判断该患者是否为 N2 期？这对外科医师提出一个挑战，因为临床判断可能为假的 N2。该病例肿瘤的性质由直接原发病灶获取，影像学看到纵隔淋巴结大小为 2.4cm，并且为 PET-CT 高代谢淋巴结，判断为 N2 较为可靠。在这种情况下，我们是否仍需要病理诊断 N2？

2. 针对 N2 的病理，仍需要进一步地细分，比如单站淋巴结转移的 N2 和多站淋巴结转移的 N2。而对于较大直径的淋巴结，应该判断为单个淋巴结肿大？还是多个淋巴结融合？这种情况下评估 N2 较为困难。

3. 如需要外科医师的评估，对于 N2 期非小细胞肺癌，选择哪种手术方式，包括全肺切除、袖式切除，或者仅仅肺叶切除就已经足够？应由外科医师判断，N2 期的肿瘤为潜在可切除还是不能切除。因此，针对 N2 期的患者，需要与外科同道共同分析决定治疗。如果为单站的 N2 患者，可以在外科医师手术后，依据术后病理决定患者的术后治疗方案。

根据潜在可切除和不可切除两种情况可以有两种治疗策略。第一种是选择新辅助治疗，通过新辅助化疗可以使疾病降级降期，并能够做肺叶切除，这种情况下外科治疗效果可能会好一些。第二种对不可切除患者的同步放化疗，同步放化疗结束后可以选择免疫维持治疗，尤其针对 PD-L1 高表达的人群。这例患者 PD-L1 表达为 60%，能够从同步放化疗加免疫治疗中获益。

针对 N2 期的非小细胞肺癌，传统治疗包括化疗后手术、同步放化疗等。针对这个病例，能否选择化疗结合免疫治疗的这样一种新辅助治疗模式？从而通过个体化治疗选择患者最佳的治疗策略。

刘建南教授：患者较年轻，仅 42 岁，目前没有发现其他远处的转移，因此倾向首先选择手术治疗。

主持人：对于这样 N2 期的非小细胞肺癌，我们的外科同道应如何选择治疗？

程贵余教授：这个病例是很典型的 T2N2M0 期非小细胞肺癌。根据 NCCN 指南，首先评估能否做新辅助治疗。我同意宋启斌教授的意见。临床分期 N2 在病理上是否成立，需要行纵隔淋巴结穿刺活检以明确诊断。内科行新辅助治疗后，患者肿瘤能不能降期？能够降期到什么程度？如果 2 ～ 4 个疗程化疗后，在能够实现根治性切除时，建议外科干预。

主持人：部分外科医师有这样一个观点，放化疗会增加患者手术的风险。现在越来越多的患者放化疗后需要手术，很多是多学科讨论的结果。请问赵晋波教授，对于 N2 期肺癌，如果新辅助治疗后，手术难度是否会增加？如果直接手术，是否考虑有可能无法实现根治的目的。这样的病例应如何治疗？

赵晋波教授：新辅助治疗是否增加手术的难度，这是一个仁者见仁智者见智的问题。今天讨论的这个病例，按照目前的评估，我们是可以做到根治性切除的，而且可能只需要右肺上叶切除，从外科角度看，这并非是一个复杂手术。这样的患者如果做新辅助治疗，可能也不会增加手术难度。

但对于巨块型 N2 患者，或者肿瘤累及血管、T4 期的肿瘤患者，通过新辅助治疗，瘤体缩小，这种情况下手术非常困难，尤其肿瘤缩小越明显，周围粘连反应越重。目前我还没有新辅助放疗的经验。放疗对于支气管周围的血管破坏作用非常明显，从而增加瘘的概率。我们中心对新辅助放疗后手术，也普遍持反对意见。目前新辅助放化疗在食管癌的治疗中已经成为标准治疗。而在肺癌，放疗后的手术通常是挽救手术，比如患者有大咯血等危及生命的症状。

回到本次讨论的病例，针对这例患者是否为 N2 期疾病，我同意程贵余教授和宋启斌教授的意见。在西北地区，有很多结核患者伴有淋巴结肉芽肿性炎症。指南中也提到，在肉芽肿高发地区，PET-CT 不能作为诊断 N2 的肯定证据，建议进行淋巴结穿刺或活检。另外目前并没有确切数据证明新辅助治疗优于辅助治疗。因此我们考虑的两点：一是应用新辅助治疗为外科创造条件；二是患者需要治疗基础疾病，比如糖尿病、高血压或冠心病等，通过新辅助治疗来争取时间，使患者的身体状况调整到更加适合手术的状态。

案例继续汇报：该患者分别于 2017 年 9 月 3 日和 9 月 25 日进行两个疗程新辅助化疗，方案为培美曲塞和顺铂，化疗后患者出现 I 度消化道反应。复查 CT 可见肿瘤从治疗前的 6.0cm × 5.5cm 缩小至目前的 4.5cm × 3.5cm（图 3-2-6）。针对新辅助治疗后部分缓解的患者，手术应何时参与进来？

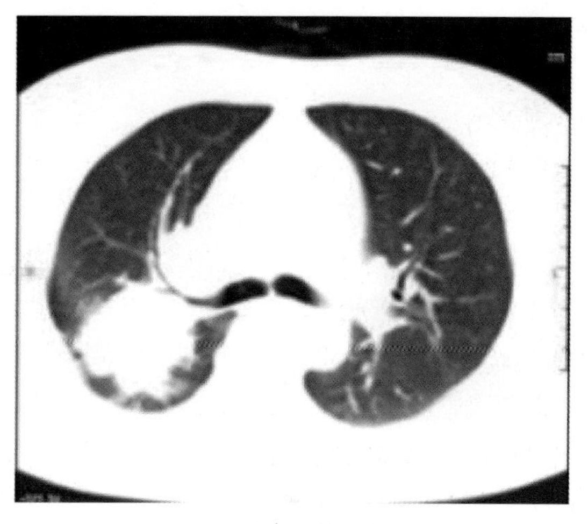

2017 年 8 月 17 日

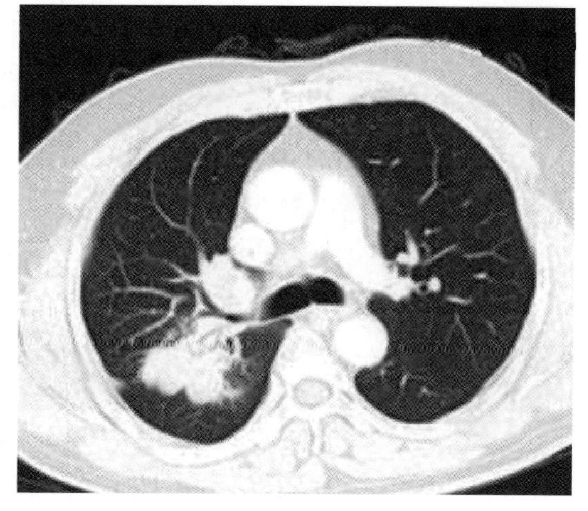

2017 年 10 月 25 日

图 3-2-6 患者治疗前 CT 与治疗后复查 CT 的比较

主持人：对于这个患者的后续治疗该如何选择，是继续化疗？手术切除？还是增加放疗？

闫晓刚教授：经过两个疗程的化疗后，病灶缩小，并且局部症状改善。这时需要再次评估患者疾病情况，包括纵隔淋巴结活检。同时，也需要考虑患者的治疗意愿。如果患者排斥手术治疗，而化疗效果满意，可以继续非手术治疗。

徐宁教授：我同意闫晓刚教授的观点。针对 N2 期患者，往往需要多学科参与的会诊讨论。对于外科医师，这个患者需要再次气管镜检查评估气道情况，并在气管镜下行纵隔淋巴结穿刺活检，从而了解患者的疾病程度及可能的手术方案。该患者不论在化疗前还是化疗后，手术切除方案并不复杂，但由于局部晚期非小细胞肺癌患者的预后目前仍然较差，我们需要遵从患者的治疗意愿。

主持人：请问放疗科朱正飞教授的意见是怎样的？

放疗科医师：对于今天讨论的病例，我们需要讨论的不是新辅助治疗和辅助治疗的问题，而是是否需要手术参与的问题。根据 NCCN 指南，对于 N2 期的患者，同步放化疗是作为Ⅰ级证据推荐，而是否需要手术，是作为ⅡB级证据。为什么出现这样的推荐？目前为止，有三项随机对照的临床研究探索手术对于临床 N2 期患者是否有价值。然而，三项研究没有证据明确放化疗后，增加手术能否带来生存获益。

随着免疫治疗时代的到来，根治性放化疗结合免疫巩固治疗作为Ⅰ类证据推荐。在 PACIFIC 研究中，3 期 N2 组的患者经过免疫联合化疗，病理 PCR 率接近 70%。这种情况下，是否需要手术参与？未来的研究能够给我们更加明确的答复。但在目前，结合治疗选择的推荐、遵循患者本人对治疗手段的需求以及自我认可，能够在我们的治疗决策中起到更大的作用。

案例继续汇报：在两个疗程化疗后，该患者自行购买帕博利珠单抗，并继续两个疗程化疗联合免疫治疗，具体方案为：培美曲塞 900mg 第 1 天、顺铂 45mg 第 13 天、帕博利珠单抗 100mg 第 5 天。静脉注射两个疗程化疗联合免疫治疗后复查 CT，肿瘤退缩至 3.5cm（图 3-2-7）。这种情况下，后续治疗应如何选择？

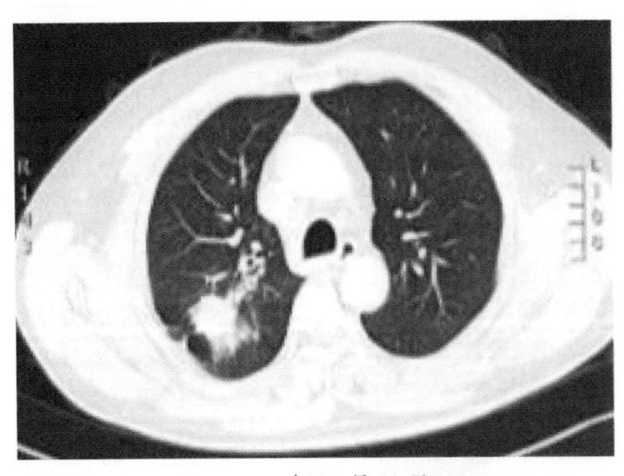
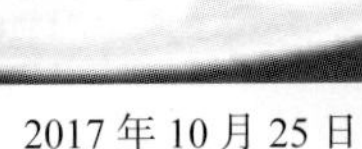

2017 年 10 月 25 日

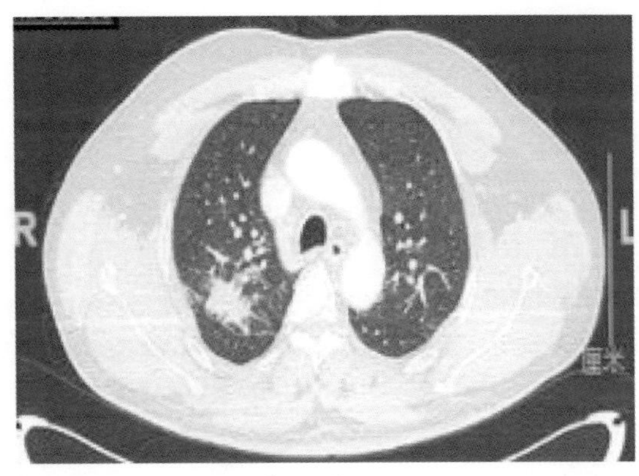

2017 年 12 月 19 日

图 3-2-7　患者继续第二次化疗前 CT 与治疗后复查 CT 的比较

肿瘤内科医师：这例患者在经过两个疗程的化疗后，又继续两个疗程化疗联合免疫治疗。目前有以下两个问题。

1. 患者采用的免疫治疗，并非按照 2mg/kg 体重的标准剂量。

2. 4 个疗程后，肿瘤的退缩是由化疗还是免疫治疗占主导地位？目前对新辅助免疫治疗的研究有所探索，但如何使用？免疫单药还是联合化疗？联合化疗的最佳化疗方案是怎样？这些问题都尚不明确。因此，在决定新辅助免疫治疗时，我们需要考虑后续的手术，包括联合放疗，对后续进一步治疗的影响，需要从全程化的角度来决定患者的治疗。

宋启斌教授：该例患者术前免疫组化指标显示 PD-L1（60%+），提示这个患者本身可能是从免疫治疗中获益的人群。另外，目前很多研究数据明确显示联合免疫治疗的有效率高于单纯化疗。这例患者后续的治疗应如何选择？免疫治疗后是否增加手术难度？另外患者较为年轻，肿瘤存在异质性，有耐药的可能，而手术能够提供根治性切除的机会。所以如果外科能够参与治疗，推荐新辅助治疗后手术。如果患者没有手术的可能，可以考虑同步放化疗，联合免疫的维持治疗。

主持人：从影像学角度评估，刘权教授对这个患者化疗及免疫治疗后的疗效做出怎样的评价？

影像学医师：根据患者的 CT 变化，我们看到原发病灶和纵隔淋巴结均有缩小，总体看，缓解率约为 30%，符合 PR 的状态。

主持人：通常情况下，患者治疗方案出现改变时，病理学评估最为准确。请问李国栋教授，针对患者同一病灶的反复穿刺，尤其新辅助化疗后，穿刺活检的风险是怎样的？穿刺技术是否有一定的要求？

介入科医师：现在越来越多的患者采用靶向药物、免疫药物等治疗。病灶缩小后，需要再次穿刺活检。一个重要目的是寻找新的基因突变。虽然这个患者第一次通过支气管镜取得活检，而非肺穿刺，但这种情况还是属于二次活检。这位患者化疗后，病灶大小约 3cm，满足穿刺的技术要求。化疗或靶向治疗以后再次穿刺，出血风险偏高，如果需要二次活检通常建议患者停药至少 2 周，以减少出血的风险。

主持人：当时与患者及其家属充分沟通后，患者选择手术治疗。请继续病例汇报。

案例继续汇报：经过胸部肿瘤多学科综合讨论，并与患者及其家属充分交流沟通后，患者决定手术。2018 年 1 月 4 日行小切口右上肺叶切除及纵隔淋巴结清扫，手术过程顺利，出血约 200ml，术后第 5 天患者顺利出院。术后病理提示（图 3-2-8）：肺组织内见炎细胞浸润，多核巨细胞反应，胆固醇结晶形成及钙盐沉积，未见肿瘤残留，符合治疗后改变；脉管内癌栓、神经侵犯、胸膜浸润、支气管切缘均为阴性；支气管切缘距肿瘤 3cm；清扫 18 枚淋巴结，均未见转移（图 3-2-9）。流式细胞检测提示 PD-L1 表达 27.4%，PD-L2 为 92.3%。患者术后病理提示完全缓解。患者术后治疗方案应如何选择？

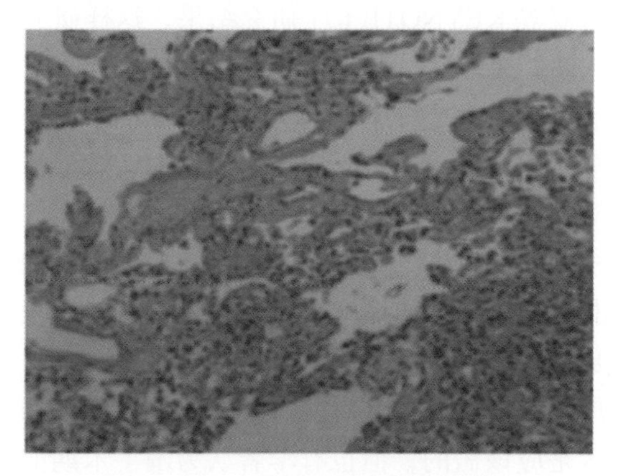
图 3-2-8　术后肺部病理检查结果

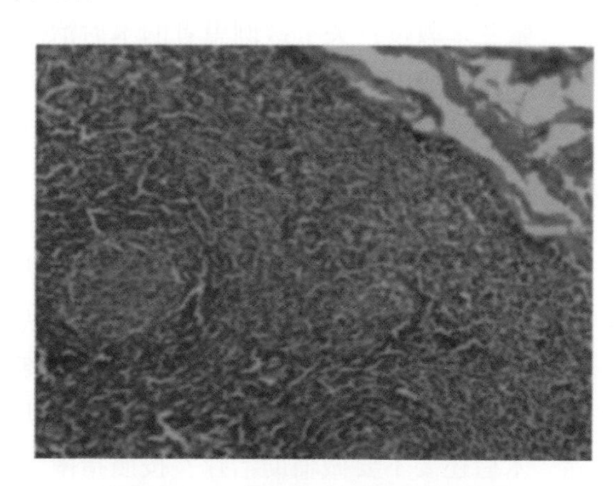
图 3-2-9　术后淋巴结病理检查结果

主持人：患者经过两个疗程的化疗及两个疗程的化疗联合非标准剂量的免疫治疗，手术后病理是病理 CR。在免疫治疗时代，是否需要手术？手术后的治疗应如何选择？是化疗还是免疫治疗？请周纯武教授从影像学角度重新读片，患者术后的 CT 是否存在能够提示病理完全缓解的蛛丝马迹？

周纯武教授：患者的病理结果的确令人出乎意料。单纯从影像学角度看，我们只能评价病变较以前缩小好转，但并不能判断肿瘤细胞是否完全消失。如果结合 PET-CT，从病灶是否存在摄取、SUV 值等方面综合判断，可能更有价值。

主持人：请问沈旭霞教授，非小细胞肺癌在新辅助治疗后，病理学完全缓解常见吗？

病理科医师：病理学是作为判断新辅助治疗缓解程度的金标准。影像学判断病灶缓解可能会受到纤维化、巨噬细胞浸润等因素的影响，这时病灶在影像学上仍有体现，似乎部分没有退缩，但病理上已经完全缓解。另外，有时候也能够看到病灶在影像学上有所增大，在病理上也有可能达到完全缓解。

主持人：对于这样一个病例，请问葛棣教授和张兰军教授如何制订治疗方案？

葛棣教授：对于Ⅲ A 期非小细胞肺癌的治疗，不同医师有不同的认识。如果患者有纵隔淋巴结转移，特别是多站或融合的淋巴结转移，我倾向于新辅助治疗，或者根治性放化疗。本次讨论的病例，虽然由于没有穿刺活检，缺少术前 N2 的病理诊断，但我考虑淋巴结转移的可能非常大。选择新辅助治疗对这个患者有两个好处。

1. 降低做全肺切除的概率，通过新辅助治疗缩小肿瘤体积，可能会降低手术难度。

2. 新辅助治疗具有筛选药物的作用，了解患者对化疗及免疫治疗的反应情况，为后续治疗提供一些依据。

关于手术风险的问题，不论肺癌或食管癌，在关于新辅助放化疗及免疫治疗研究中，治疗都没有增加手术死亡率和手术并发症。可能原因在于虽然手术难度有所增加，但外科医师会更加重视这样的病例，手术并发症反而没有升高。所以我通常会建议相对晚期的患者做新辅助放化疗后再行手术治疗。目前，不管新辅助化疗或辅助化疗都有临床证据支持，而辅助免疫治疗仍没有充足证据。从临床实践看，我会选择做辅助化疗，而不首先考虑辅助免疫治疗。

张兰军教授：关于这例患者的术后治疗，需要等 KEYNOTE 671 研究结果，这样研究对比化疗 + 免疫治疗，对比化疗 + 安慰剂，Ⅲ A 期患者在手术后不再做辅助化疗和放疗，而是 13 个疗程的免疫治疗。按照目前的临床指南，这例患者术后治疗方案还不明确。另外就像葛棣教授讲的，Ⅲ期 N2 需要进一步分亚型，比如融合的 N2，我通常建议患者做根治性放化疗。

现在，最大的问题是侵入性纵隔淋巴结活检。大部分做的是 EBUS 穿刺活检，而我们现在多数做的是纵隔镜活检，而且是双侧纵隔淋巴结清扫。如果患者为多站 N2 或 N3，我们建议患者至内科就诊。N2 期患者可以做新辅助化疗，但还缺乏免疫治疗的证据。

按照标准，患者做了 4 个疗程的新辅助治疗，免疫联合化疗后又做了完整的根治性切除。术后还要不要做辅助治疗？按照指南，术后是应该做的，但也有学者认为围手术期前后做完 4 个疗程即可，不需要再继续治疗。术后需不需要放疗呢？要等两个研究，一个研究是王立华教授对比Ⅲ期 N2 患者术后辅助化疗和辅助放疗的研究，很遗憾术后放疗组对比术后化疗组 OS 没有获益；另一个研究包括 52 个中心 700 例患者，Ⅲ期 N2 患者做完整手术切除及辅助化疗，一组患者做放疗，另一组不做。这个研究将会告诉我们放疗能否获益，尤其 N2 患者能否获益以及毒性反应情况。

主持人：患者术后参与我院胸部肿瘤多学科讨论，和今天的讨论一样激烈，最终意见决定不给予辅助治疗，建议患者定期随访观察。患者每 3 ～ 4 个月常规复查一次，到目前为止，没有复发证据。

【特邀专家点评】

赵平教授：新辅助治疗有很重要的意义，比如巨大的肝癌，通过新辅助治疗，使肿瘤缩小变为可切除肿瘤；还比如直肠癌，通过新辅助治疗实现保肛的目的，因此腹部肿瘤外科对新辅助治疗的态度更加积极。

今天讨论的病例非常好，因为这个病例本身并不十分复杂，但对胸外科有重要意义。目前我国肺癌患者 5 年生存率不足 20%，说明大部分患者在诊断时已经进入中晚期。今天讨论的意义在于Ⅲ A 期患者治疗的争议。不同的肿瘤大小、不同的转移情况，新辅助治疗的目的不同，治疗反应也不同。新辅助治疗的目的是把不能切除的病灶变为可切除，还是探讨术后辅助治疗的价值？我国每年有 70 万例新发肺癌患者，能够使肺癌领域的专家集合起来进行大数据分析，从而达成共识使肺癌患者获得最佳治疗效果。

【案例 3】ALK 融合晚期 NSCLC 诊治 1 例

（同济大学附属上海市肺科医院）

主持人： 肿瘤科任胜祥医师。

汇报医师： 肿瘤科高广辉医师。

MDT 团队专家： 肿瘤科任胜祥；胸外科陈健；放疗科蔡勇；病理科侯立坤；分子检测实验室朱俊杰；肿瘤科高广辉、熊安稳。

客座专家： 河南省肿瘤医院肿瘤科主任赵艳秋教授；新疆维吾尔自治区胸科医院胸外科车勇教授；新疆维吾尔自治区胸科医院病理科胡蓉教授；四川大学华西医院胸心外科梅建东教授；温州医科大学附属苍南人民医院肿瘤内科田春艳教授；宁波市鄞州市人民医院放化疗中心主任庞林荣教授。

案例汇报： 患者男性，68 岁，主因“咳嗽、血痰 5 天”于 2010 年 2 月 28 日首次就诊当地医院。胸部 CT 提示右肺下叶占位。2010 年 3 月 3 日行“右肺中下叶切除术 + 纵隔淋巴结清扫术”，术后病理提示腺癌，分期为 pT3N1M0 Ⅲ A 期，EGFR 突变野生型（DNA 测序法）。术后接受 4 个周期的长春瑞滨联合顺铂 + 恩度的辅助化疗。术后 10 个月，胸部 CT 提示左肺多发转移，考虑疾病进展，又接受了一线培美曲塞 + 卡铂化疗 4 个周期、培美曲塞单药维持 5 个周期。根据 RECIST1.1 标准，最佳疗效评价为部分缓解（PR）。2012 年 3 月随访胸部 CT 提示肺部病灶较前病情进展，再予二线泰素帝 + 西妥昔单抗治疗 1 个周期后，复查病灶继续进展。自 2012 年 4 月起接受 4 周期三线吉西他滨 + 长春瑞滨治疗，并于 2012 年 8 月接受左肺病灶的姑息性放疗，治疗结束后复查胸部 CT 提示病情稳定。2012 年 12 月复查胸部 CT 提示肺部病灶较前增大、双肺多发转移结节，自行口服特罗凯（盐酸厄洛替尼片）1 个月，复查 CT 疾病仍然进展。

2013 年 1 月 9 日，患者首次就诊入住同济大学附属上海市肺科医院肿瘤科。询问既往就诊经历，患者吸烟史 100 支 / 年，否认肿瘤家族史。体格检查发现肺部呼吸音粗，左下肺呼吸音稍低，无其他阳性体征。胸部 CT 提示双肺多发弥漫性、粟粒样结节，考虑双肺转移（图 3-3-1）。2010 年手术标本再次基因检测结果提示：*EGFR* 突变野生型、ALK 融合野生型（FISH 法）。

主持人： 此次 MDT 讨论分几个要点进行。

第一个讨论要点是该患者是否需要再次活检明确基因状态？

该患者就诊肺科医院前，已接受过四线治疗，手术标本经过两次基因检测，第一次基因检测只明确了 *EGFR* 基因突变状态，第二次基因检测明确了 EGFR/ALK 基因状态，ALK 按照当时的标准采用 FISH 法。患者从 2010 年 2 月起病至 2013 年 1 月的治疗过程中疾病已多次进展，目前，我们是对既往手术标本进行全套基因检测，还是针对多发肺部小结节重新活检检测驱动基因，应该如何选择？

梅建东教授： 标本的时效性会影响标本基因检测结果的可靠性。目前，针对肿瘤标本的检测时限尚无定论，一般认为 1 年内的标本检测结果更可靠。该患者从术后复发到四线治疗失败历时 2 年，对组织标本进行两次基因检测的时间间隔达 2 年以上，第二次检测结果的可靠性是有限的。因而，如有机会对肺部多发小结节病灶重新活检是更合理的选择。但是，这例患者胸部 CT 显示病灶小，是否适宜再次活检获取标本？除此之外，能不能通过检测外周血中耐药突变情况，达到调整治疗药物目的也是一种可行的选择。

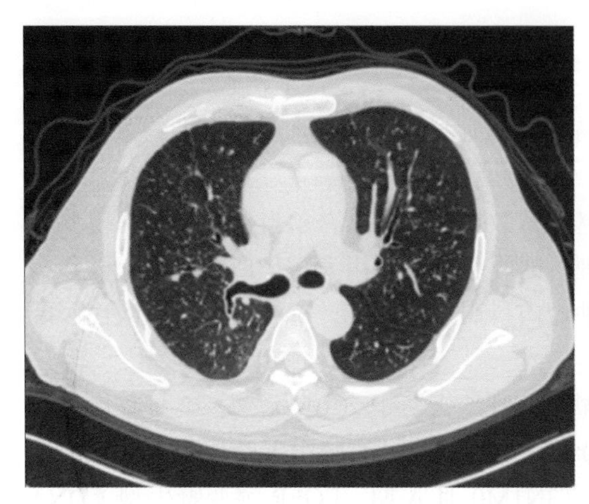
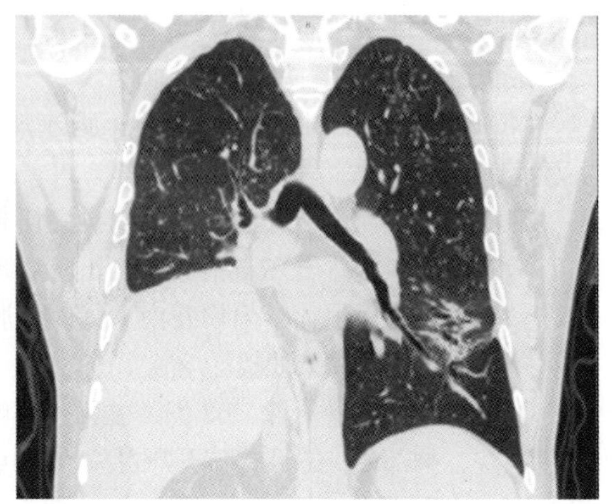

图 3-3-1　患者复查胸部 CT，显示双肺多发弥漫性、粟粒样结节，考虑双肺转移

主持人：目前，胸腔镜特别是单孔胸腔镜创伤很小，和内科细针穿刺活检都是获取肺部标本的可行手段。该患者为术后复发病例，CT 显示肺部病灶均较小，细针穿刺活检和单孔胸腔镜活检都是可行手段，但细针穿刺活检获取标本组织量有限，因此，胸腔镜活检是否可以选择？

车勇教授：目前，单孔胸腔镜创伤较小，并能获取较多的组织标本。首先，该患者可以通过外科微创手术获得比较可靠的组织标本；其次，基因检测结果对患者后续治疗方案选择有着重要的指导意义。因此，我建议进行胸腔镜活检。

胸外科医师：该患者胸部 CT 提示隆突下淋巴结肿大，是第一次手术时未进行 6 组淋巴结清扫的残存淋巴结，还是 3 年后的复发淋巴结，尚存疑问。但是，对于再活检标本的获取，该患者的病灶位置外科微创是可行的，建议根据患者的意愿进行选择。

主持人：该患者的两次基因检测中，采用 FISH 法检测手术标本的 ALK 融合基因状态。目前，基因检测方法包含 IHC、NGS、RT-PCR 等多种方法，而包括细胞学、组织等多种标本可用于基因检测。那么在这个病例中，是否能够使用既往的手术标本或采用其他检测方法避免假阴性的发生？

胡蓉教授：针对既往手术标本的检测，可以考虑采取其他基因检测手段，而对于标本来源，目前细胞学标本也是可行的。除基因检测外，也可以考虑行 PD-L1 表达检测，这些检测结果都有助于后续治疗的选择。

病理科医师：2013 年 FISH 法被认为是 ALK 融合基因检测的金标准。除 FISH 法以外，ALK 融合的检测方法还有 RT-PCR、NGS 等。虽然这几种方法之间有很高的一致性，但是 FISH 的检测结果仍然存在假阴性和假阳性现象，主要原因在于 FISH 法中分离信号的判读基于人工目测。因此，对于不典型病例中 FISH 法结果判读有问题时，可以考虑用第二种检测方法进行验证。

分子检测实验室医师：针对基因检测，尤其是 ALK 融合基因的检测，除了 FISH 法作为金标准外，VETENA 免疫组化也可作为一个辅助诊断方法，此外，突变扩增系统聚合酶链式反应（ARMS-PCR）、NGS 方法也可作为基因状态检测的补充。2013 年 NGS 技术尚未普及，如今 NGS 可能也是一个不错的检测方法。

主持人：总结上述讨论意见，患者可行细针穿刺再活检或胸腔镜获取标本，通过多种基因检测手段明确基因状态，指导下一步用药。

下面我们讨论第二个要点及诊疗经过。

案例继续汇报：该患者于 2013 年 1 月 14 日～ 4 月 2 日接受五线治疗，即 4 个周期培美曲塞 + 贝伐珠单抗治疗，最佳疗效评估为 SD。随后接受了培美曲塞单药维持治疗（2013 年 5 月 24 日～ 7 月 2 日）。胸部影像学提示肺部病灶一定程度地缩小（图 3-3-2）。2013 年 8 月该患者随访胸部 CT 提示疾病进展（图 3-3-3）并收入院。入院后行肺部病灶穿刺再活检，基因检测结果显示 *EGFR* 基因突变阴性，ALK 融合 FISH 法阴性、RT-PCR 法阳性。2013 年 PROFILE1005/1007/1014/1029 等研究均证实克唑替尼一线、二线治疗 ALK 融合 NSCLC 的疗效，都是基于 FISH 检测阳性的人群。当时，我们中心的探索性研究也发现 RT-PCR 或 FISH 检测 ALK 融合基因一致性好，并且有些 FISH 阴性、RT-PCR 阳性的患者仍对 ALK 抑制剂有效。因此，我们认为 RT-PCR 检测可能是 ALK 融合检测的补充。随后在 NCCN/ESMO/CSCO 指南中，也都证实 VENTANA、RT-PCR 可用于 ALK 融合的检测。

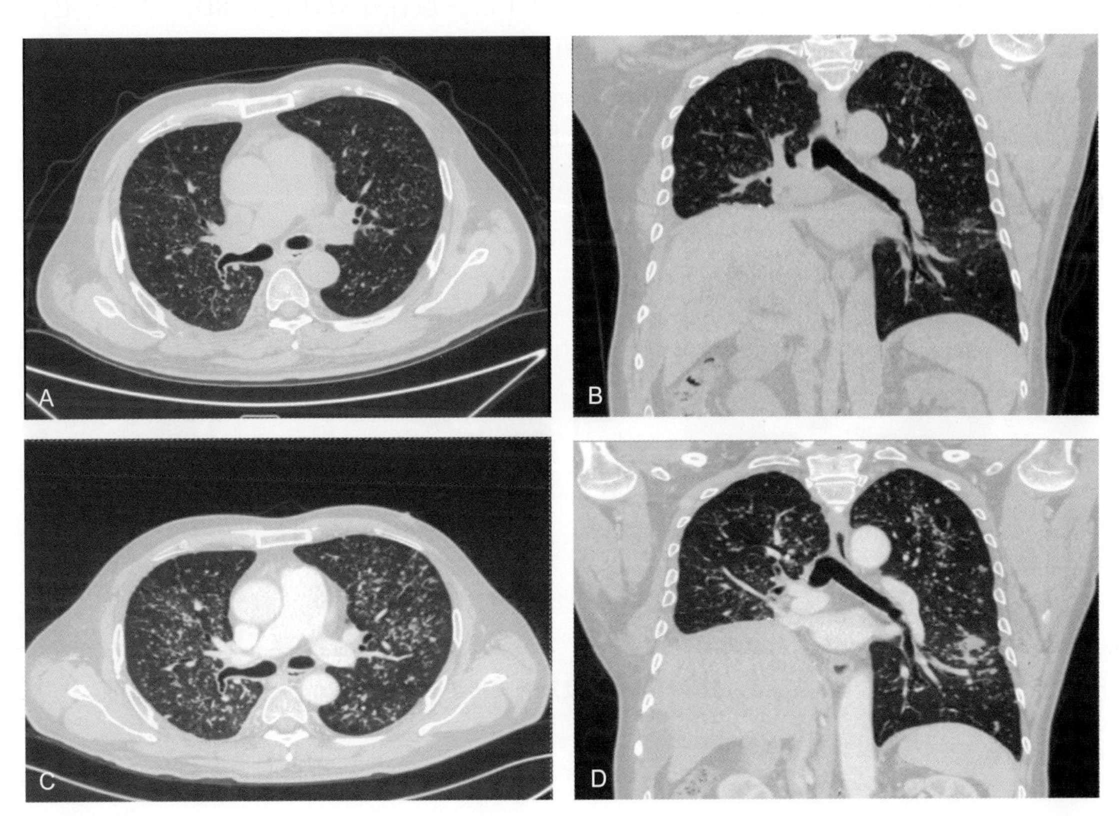

图 3-3-2　患者 2013 年 5 月（A、B 图）和 2013 年 7 月（C、D 图）胸部影像学显示肺部病灶缩小

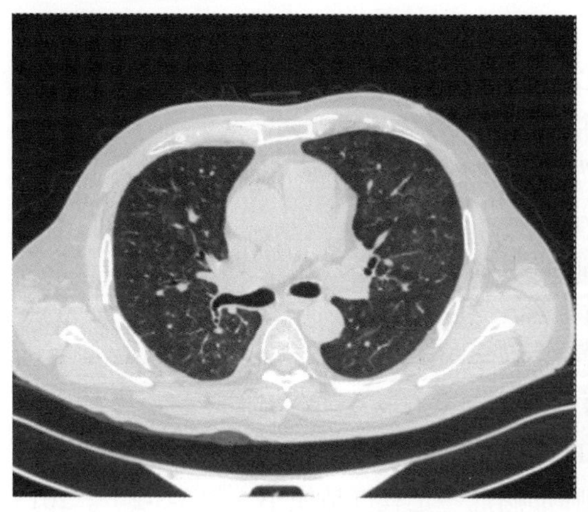
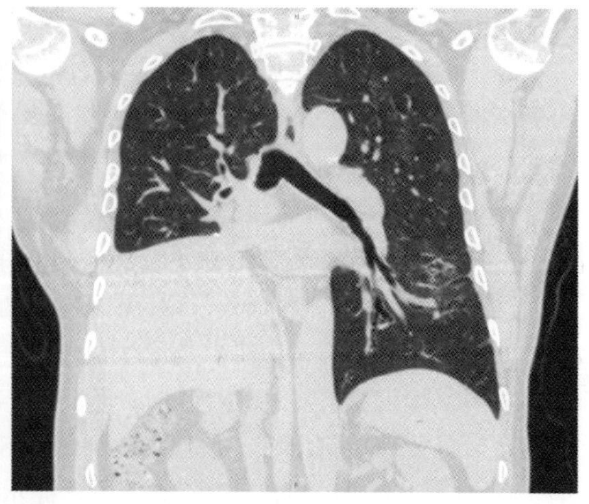

图 3-3-3　患者于 2013 年 8 月随访胸部 CT，显示肺部病灶进展

基于 RT-PCR 检测 ALK 融合阳性，该患者自 2013 年 8 月起接受了六线治疗，即克唑替尼 250mg，每日 1 次。随访胸部 CT 提示肺部病灶及双肺转移结节均较前缩小，部分转移结节消失（图 3-3-4），最佳疗效评估为 PR。直至 2015 年 5 月头颅磁共振成像（MRI）提示多发散在小结节，考虑诊断为多发脑转移（图 3-3-5）。当时患者一般状况可，没有明显脑转移症状，经过考虑，予以七线治疗，更换为二代 ALK 酪氨酸激酶抑制剂（tyrosine kinase inhibitor，TKI）色瑞替尼 600mg，每日 1 次，最佳疗效评估为 SD。色瑞替尼治疗过程中，患者出现胃肠反应大，Ⅲ度转氨酶升高，将色瑞替尼减量至 450mg，每日 1 次，患者仍无法耐受，于 2016 年 3 月自行停药。患者接受色瑞替尼治疗期间，胸部 CT 提示肺部病灶稳定，头颅 MRI 提示脑实质病灶、脑膜病灶稳定（图 3-3-6）。

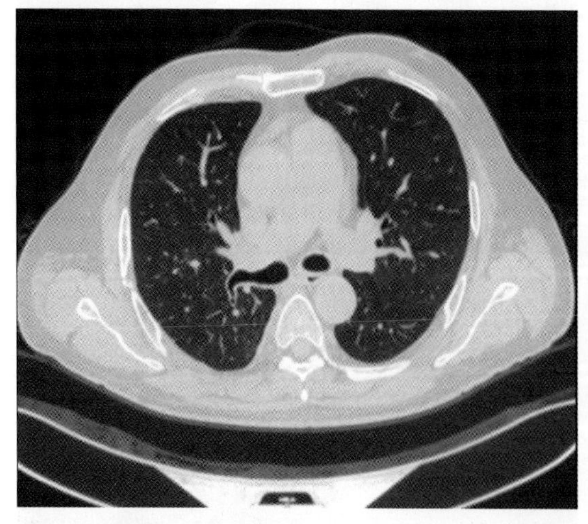
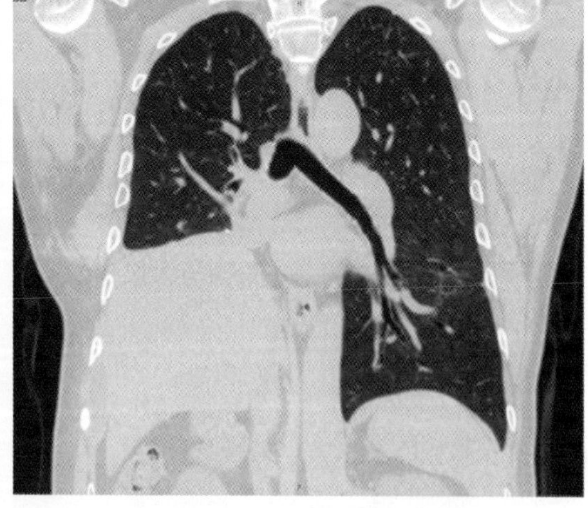

图 3-3-4　患者随访胸部 CT，显示肺部病灶及双肺转移结节均较前缩小，部分转移结节消失

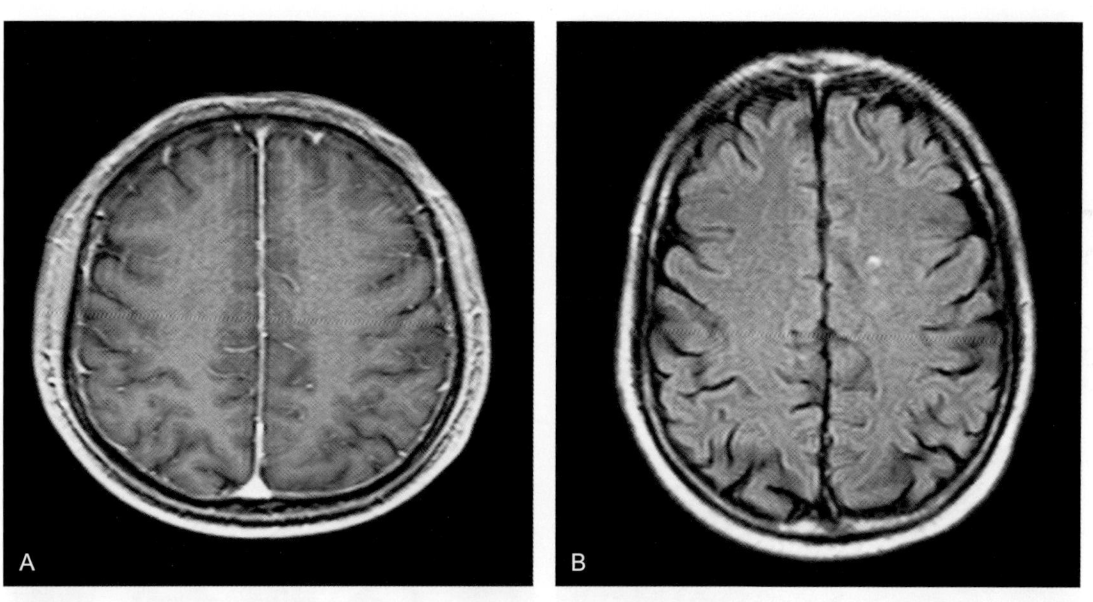

图 3-3-5　A. 2015 年 2 月颅脑 MRI；B. 2015 年 5 月颅脑 MRI，显示多发脑转移

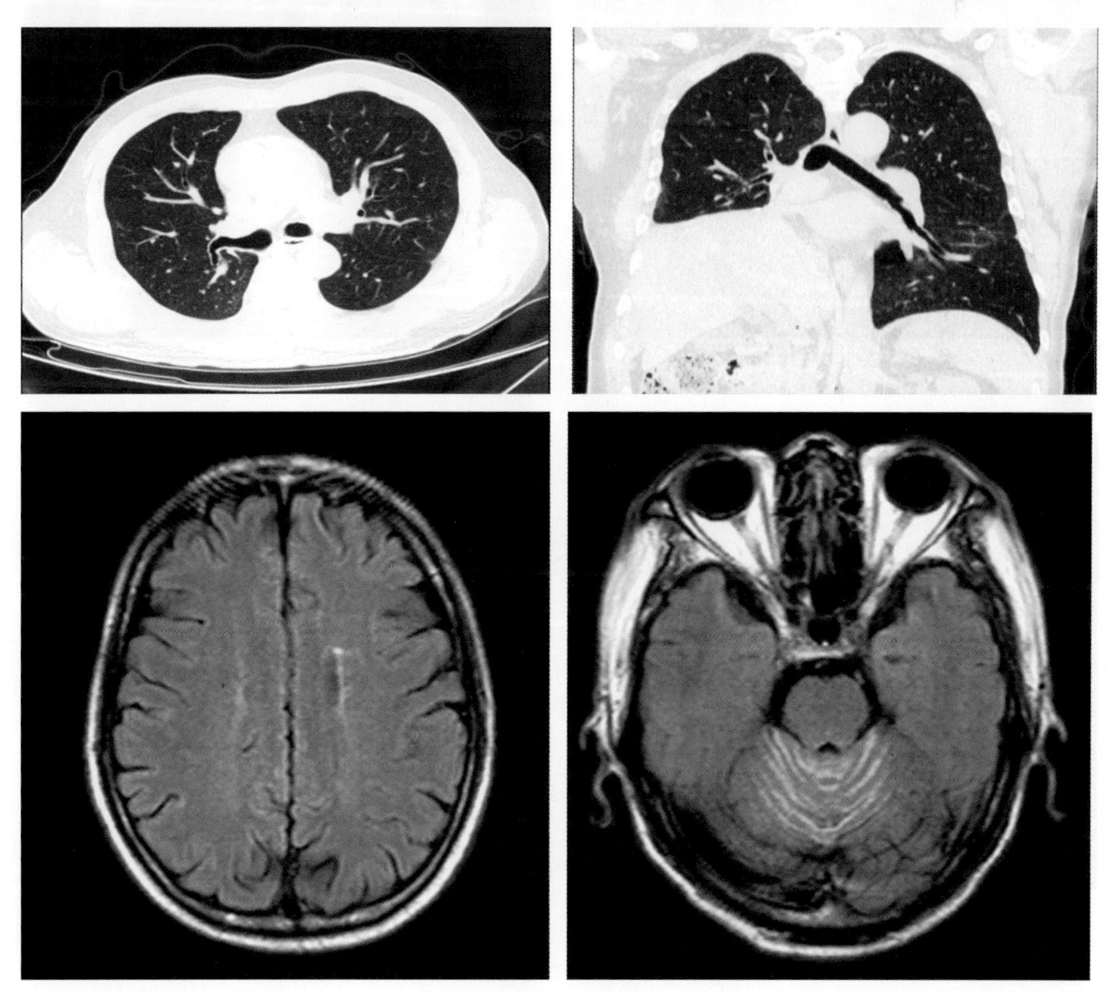

2015 年 6 月 4 日

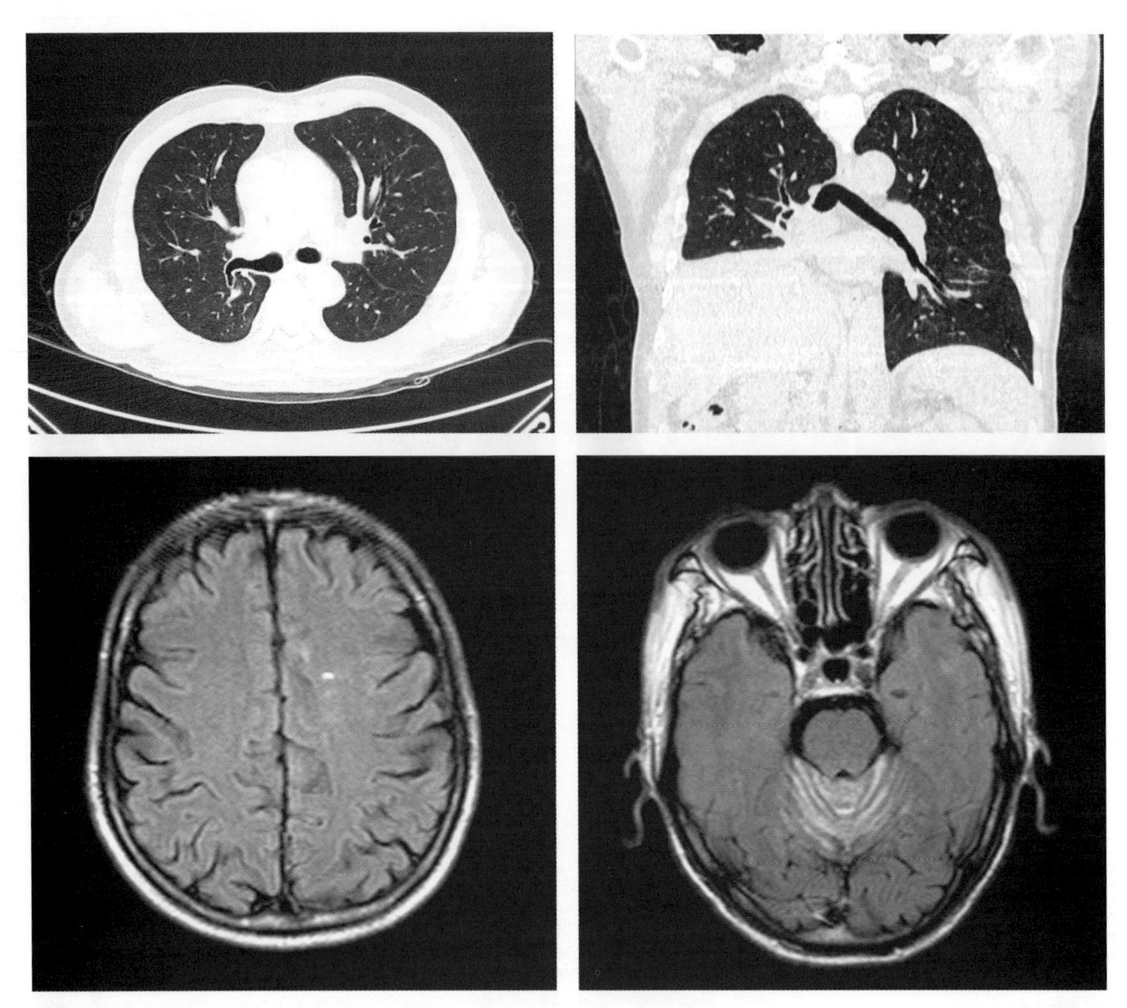

2015 年 11 月 23 日

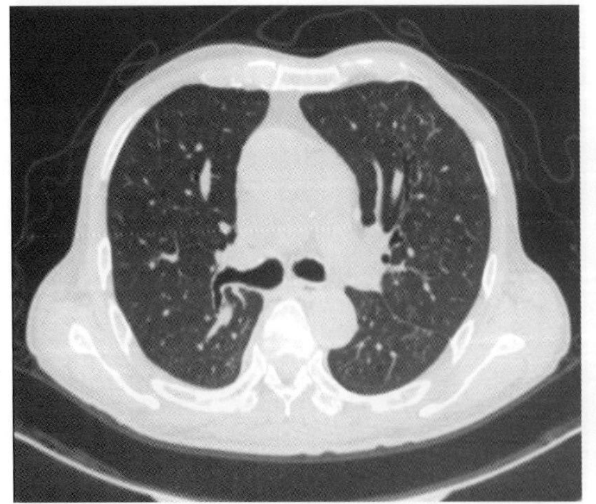

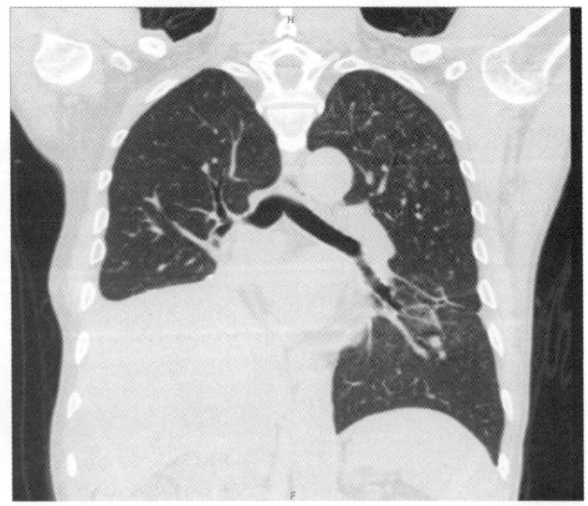

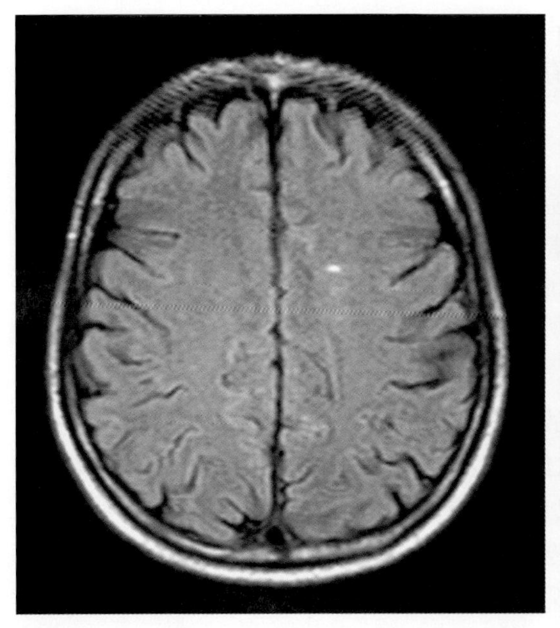
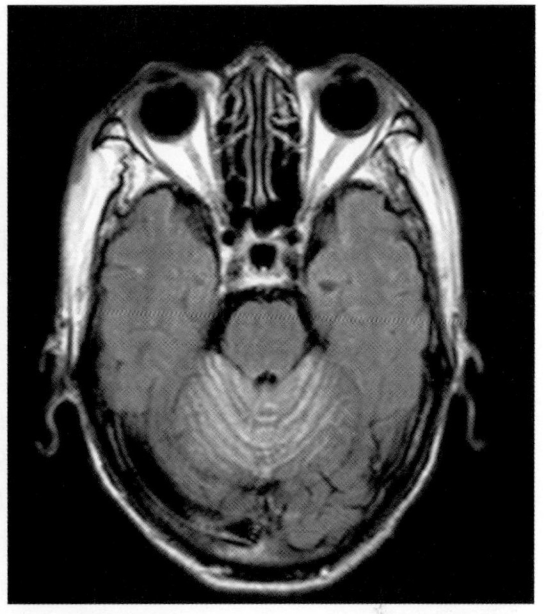

2016 年 4 月 14 日

图 3-3-6　患者接受色瑞替尼治疗期间，随访 3 次胸部 CT 和头颅 MRI，均显示肺部病灶稳定，脑实质病灶、脑膜病灶稳定

主持人：该患者接受克唑替尼治疗期间出现新发脑转移，考虑该患者后续治疗仍应以二代 ALK-TKI 药物为主，但是该患者无法耐受色瑞替尼，此时，该患者的治疗策略应如何选择？

赵艳秋教授：该患者有脑转移，可以考虑更换 ALK-TKI，复查随访疗效，在二代 ALK-TKI 中，色瑞替尼不良反应比较大，其他抑制剂如阿来替尼的不良反应发生率要低一些。除此之外。但 2016 年阿来替尼在国内并未上市，患者已有脑转移、又无法耐受色瑞替尼，我考虑此时该患者可选择进行其他系统性抗肿瘤治疗方案。患者在接受系统性抗肿瘤方案的同时，是否需要联合脑部放疗进行干预？

庞林荣教授：该患者 ALK 融合基因阳性，但色瑞替尼不良反应大，此时如果患者有条件接受其他二代 ALK-TKI 如阿来替尼、布加替尼，由于其血脑屏障的高通过率，对于该患者的肿瘤控制是比较有益的。至于是否联合头颅局部治疗，基于该患者目前尚无明显的脑部症状，经过靶向治疗可以控制脑部症状的话，针对无症状脑转移的局部治疗可以暂缓。如果治疗中出现了脑部症状的进展，或患者无法接受二代靶向治疗药物时，可以考虑行脑部放疗。

主持人：这例患者除脑实质转移外，还有脑膜转移灶。在二代、三代 ALK 药物不可获及的情况下，对于脑实质、脑膜转移的 ALK 融合阳性患者，是否能从脑部放疗中获益呢？在临床上，推荐这类患者接受脑部放疗吗？

放疗科医师：本例患者已接受多线系统治疗。目前疾病进展出现了脑实质、脑膜的转移，在患者脑部症状不明显的情况下，全脑放疗的介入对患者的治疗意义不大。但是如果患者仅有脑实质转移，那么立体定向放疗的早期介入对控制脑转移有一定意义。2017 年 *JCO* 美国多中心回顾性最大样本分析，数据上显示早期介入全脑放疗和立体定向放疗可以改善总生存率，而立体定向放疗早期介入对患者的生存改善更为明显，而全脑放疗早期介入的作用，由于是回顾性数据，存在一定的偏倚。因此，我认为全脑放疗对无症状脑转移的改善上意义不大。

田春艳教授：这位 ALK 融合阳性患者在克唑替尼耐药后，由于当时的药物不可及性，选择了色瑞替尼。根据今年的 NCCN/CSCO 指南，如果药物可及，这类患者应首选阿来替尼，并且 ALK 融合患者一线首选也是阿来替尼，因为阿来替尼一线无进展生存期（PFS）为 34.8 个月，而克唑替尼为 10.9 个月。

我个人认为：

1. 对于无明显症状的脑转移患者，行脑部放疗没有优势，放疗可考虑在后续治疗中使用。

2. 患者色瑞替尼无法耐受，其他 ALK-TKI 不可及，下一步治疗策略可考虑含铂双药化疗。但化疗对于脑转移的控制效果不佳，可以考虑化疗药物鞘内注射控制脑转移。

赵艳秋教授：对于无症状脑转移及脑膜转移患者，脑部放疗效果不佳。鞘内注射是一个可行的策略。我们曾尝试过鞘内注射甲氨蝶呤，可以改善患者的症状。既往有报道尝试使用贝伐单抗注射液、培美曲塞进行鞘内注射，有个例报道鞘内注射培美曲塞可以取得较好的疗效。但这些仅仅是临床少量的病例报道，因此，鞘内注射及注射药物的选择，尚需一定样本数据的积累支持。

主持人：总结第二个讨论要点。该患者经肺穿刺再活检基因检测明确为 ALK 融合阳性（RT-PCR 法），经克唑替尼治疗后耐药，色瑞替尼不耐受，出现无症状脑实质及脑膜转移。下一步治疗如其他 ALK-TKI 可及，可考虑更换其他 ALK-TKI；如药物不可及，考虑行其他系统性抗肿瘤治疗；脑部放疗暂不考虑。

下面我们进行第三个要点的讨论及诊疗经过。

案例继续汇报：2016 年 4 月 19 日开始该患者接受八线培美曲塞单药化疗，但是患者胃肠道反应大。2016 年 5 月 20 日患者自行购得阿来替尼，服用剂量为 600mg，每日 2 次。患者服药后一般情况明显好转，两次随访胸部 CT 及颅脑 MRI 提示肺部及脑部病灶稳定（图 3-3-7），最佳疗效评估为 SD。2017 年 2 月随访胸部 CT 及颅脑 MRI，提示肺部病灶稳定，脑部病灶出现小结节、脑膜强化（图 3-3-8），但是患者仍无明显脑部占位症状。

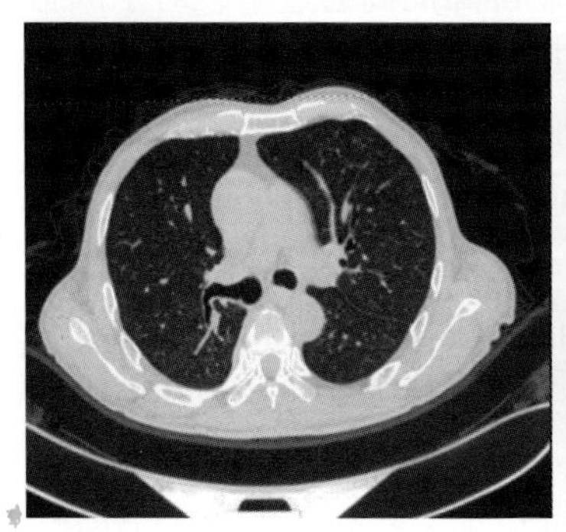
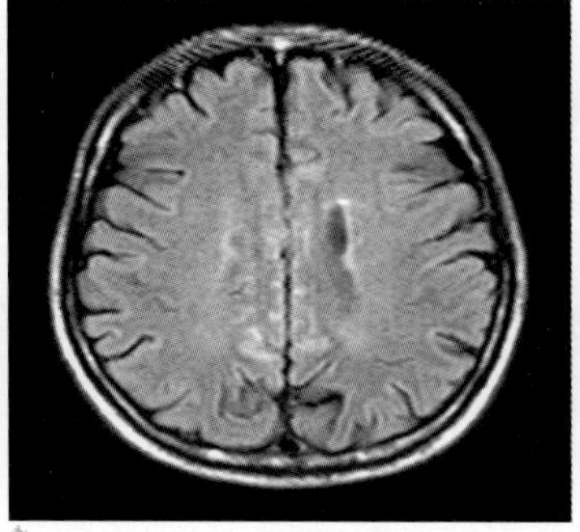
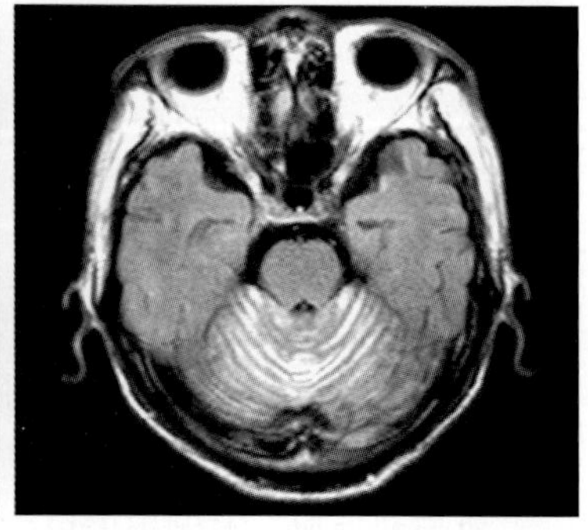

2016 年 6 月 23 日

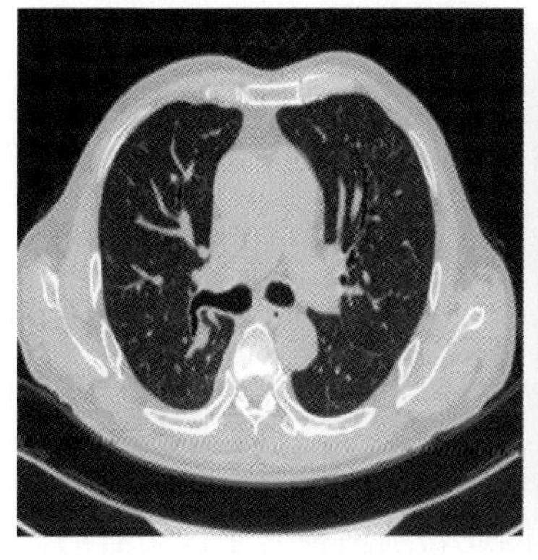
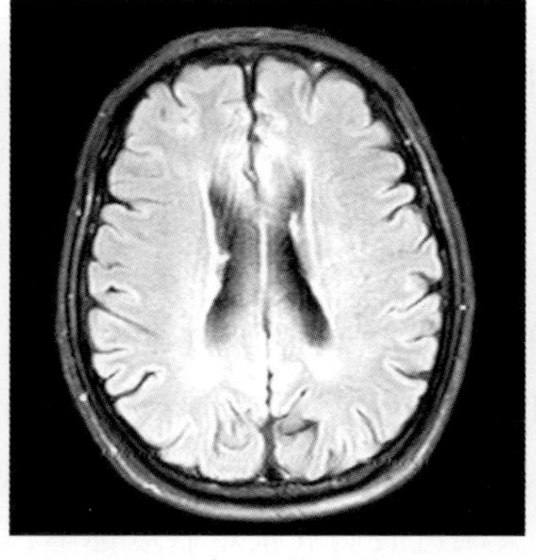
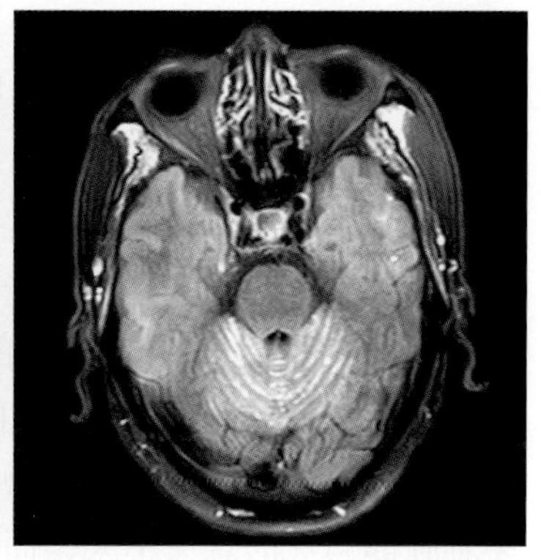

2016 年 10 月 31 日

图 3-3-7　患者接受培美曲塞单药化疗，后服用阿来替尼后两次，随访胸部 CT 及颅脑 MRI 提示肺部及脑部病灶稳定

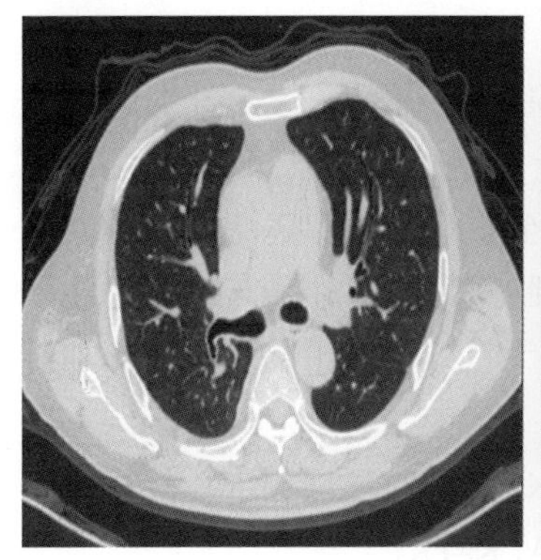
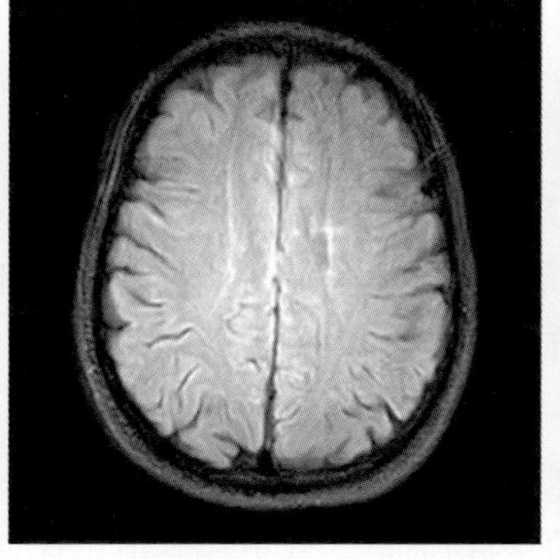
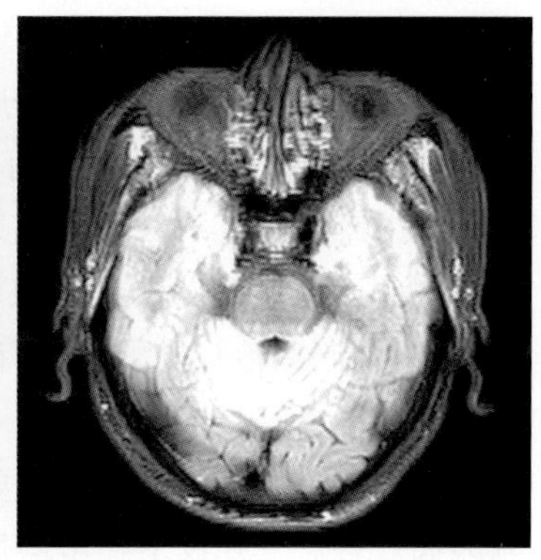

2017 年 2 月 4 日

图 3-3-8　患者随访胸部 CT 及颅脑 MRI 提示肺部病灶稳定，脑部病灶进展

主持人：患者接受培美曲塞单药化疗，后又自行购买阿来替尼，服药后效果不错。但其肺部病灶稳定，颅内病灶进展，应如何选择后续治疗方案？

庞林荣教授：该患者脑实质病灶略有进展，并且伴有脑膜转移，但无明显脑部症状，在这种情况下，给予脑部放疗的疗效不佳。除了鞘内注射，浙江省邵逸夫医院开展了在侧脑室引流植入一个药物泵的脑部治疗，通过释放化疗药物用于脑部病灶的控制，可以学习使用。

放疗科医师：该患者为靶向治疗后出现颅内进展，可能需要影像科医师再次评估颅内进展和脑膜进展情况。如果患者为脑膜进展则不考虑脑部放疗；如果脑实质进展，可以考虑立体定向放疗介入；同时，可以考虑替莫唑胺等可透过血脑屏障的药物。根据目前情况，我建议在维持靶向治疗的基础上，如有脑实质进展则联合立体定向放疗。

主持人：2017 年针对 ALK 通路有很多新药，其中三代药物劳拉替尼可控制颅内病灶。最新研究也发现，劳拉替尼对二代药物失败且存在 ALK 酪氨酸激酶区域二次突变的患者有效率更高。在 *EGFR* 突变患者中，耐药后再活检基因检测已经成为推荐的常规诊疗策略，那么对于本例患者是建议直接更换三代药物还是进行突变检测，明确是否存在 ALK 激酶域突变呢?

肿瘤内科医师：这位患者接受了多种系统性治疗，接受过多线化疗、一代 ALK 抑制剂及两个二代 ALK 抑制剂治疗。在这种情况下，劳拉替尼是治疗的唯一选择。是否进行基因检测对临床用药的指导意义并不大，但基因检测有利于探索性回答该药物应用优势人群的临床问题。

田春艳教授：今年更新的 CSCO 指南中将 EGFR/ALK 列为不同的肺癌亚型。对于 EGFR 通路，患者病情变化时再次活检有利于指导治疗决策，但对于 ALK 融合阳性，一旦病情变化进行检测，对于再活检的推荐等级不高。对于这例患者，在肺部病灶稳定的状况下，穿刺肺部病灶的意义不大，而头颅进展病灶很难获取标本，因此目前活检对于该患者的治疗指导意义不大。对于颅内进展的病灶，尤其是脑膜转移是一个棘手的问题，目前缺乏合理有效的治疗方法。之前提出的鞘内注射、药物泵、替莫唑胺都是探索性尝试，对于脑转移的控制效果如何，缺乏有效的证据支撑。因此，对脑膜转移的局部处理还是目前比较可行的办法，需要放疗科医师的建议。

赵艳秋教授：阿来替尼的治疗剂量在欧美和中国均是 600mg 每日 2 次，日本的经验是 300mg 每日 2 次。我曾经有一例脑实质和脑膜转移的患者，阿来替尼初始剂量 300mg 每日 2 次，维持了 1 ～ 2 年后出现了脑部进展，后来增加剂量至 600mg，疾病获得长时间缓解，因此，我考虑对于这例患者可以通过增加药物剂量来控制病情。此外，布加替尼在多种 ALK 抑制剂治疗失败后仍有效，而且不良反应少，因此在无有效放疗策略时，以布加替尼为代表的下一代抑制剂也是一种选择。

主持人：总结第三个讨论要点：该患者接受二代 ALK-TKI 阿来替尼后肺部病灶稳定、颅内病灶进展，建议下一步增加药物剂量，或更换其他二代 ALK-TKI。

案例继续汇报：从 2017 年 2 月开始患者继续服用阿来替尼治疗，并给予两个周期的贝伐单抗治疗。治疗两个月后，患者出现明显头晕、恶心、呕吐的症状，头颅 MRI 提示颅内病灶进展。随后，患者接受了全脑放疗并继续阿来替尼治疗。放疗结束后 1 个月，患者再次出现了头晕、恶心、呕吐的症状，复查头颅 MRI 提示脑部病灶仍在进展（图 3-3-9）。此时，考虑九线治疗，使用ALK 抑制剂劳拉替尼，剂量从 30mg→40mg→70mg→100mg 逐渐加量，治疗过程中患者头部症状明显缓解，复查头颅 MRI 提示脑部病灶缓慢进展，胸部 CT 发现双肺尤其右肺出现多发散在的结节灶（图 3-3-10）。2018 年 10 月患者出现明显的脑部症状，头颅 MRI 提示广泛脑膜、脑实质转移（图 3-3-11），PS 评分 3 分，给予患者最佳支持（BSC）治疗。最终患者在 2018 年 12 月因呼吸衰竭死亡。

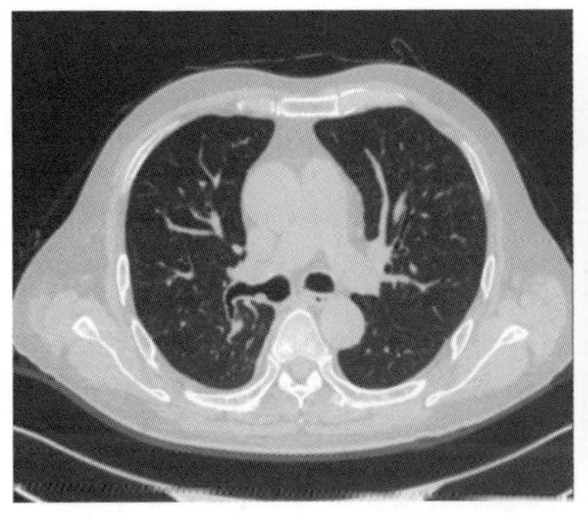
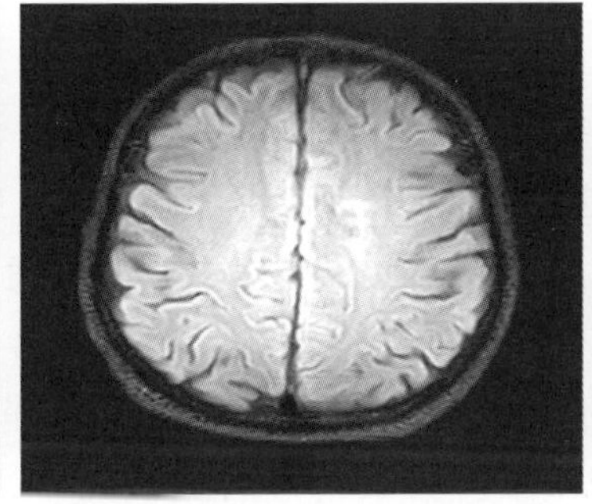
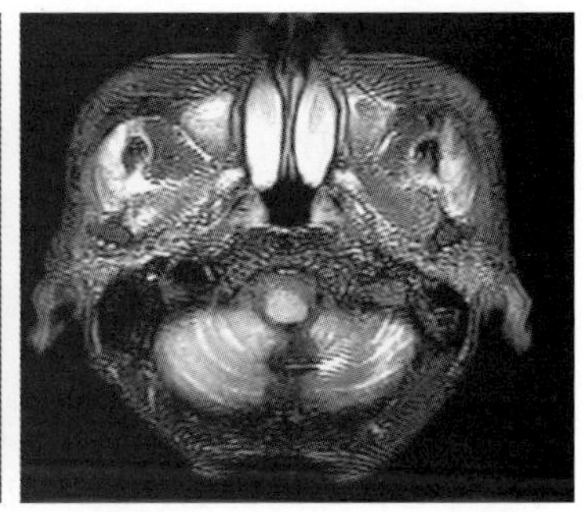

2017 年 6 月 23 日

图 3-3-9　患者继续阿来替尼治疗，并给予两个周期的贝伐单抗治疗。治疗后复查头颅 MRI 提示颅内病灶仍在进展，胸部 CT 显示肺部病灶基本稳定

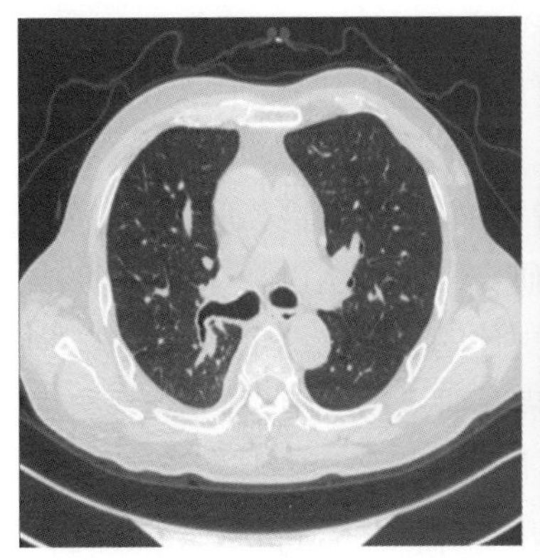
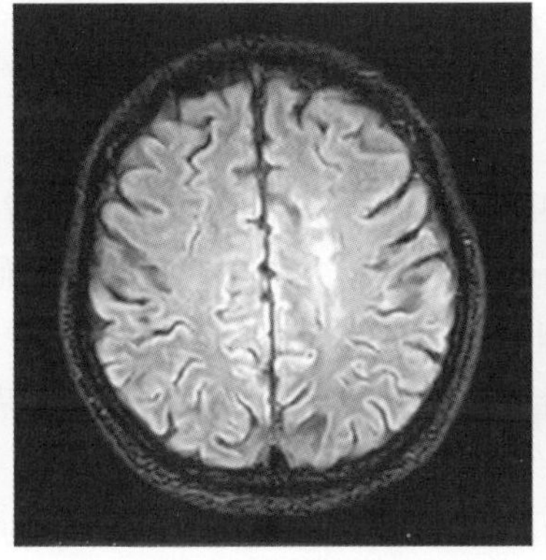
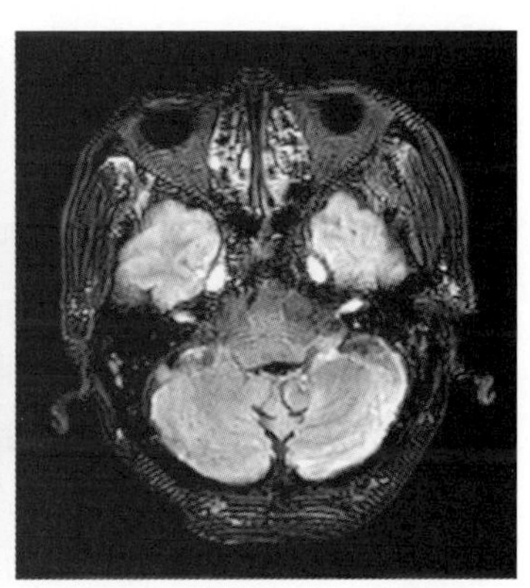

2017 年 10 月 29 日

图 3-3-10　患者使用劳拉替尼治疗后复查头颅 MRI 显示脑部病灶仍缓慢进展；胸部 CT 发现双肺尤其右肺出现多发散在的结节灶

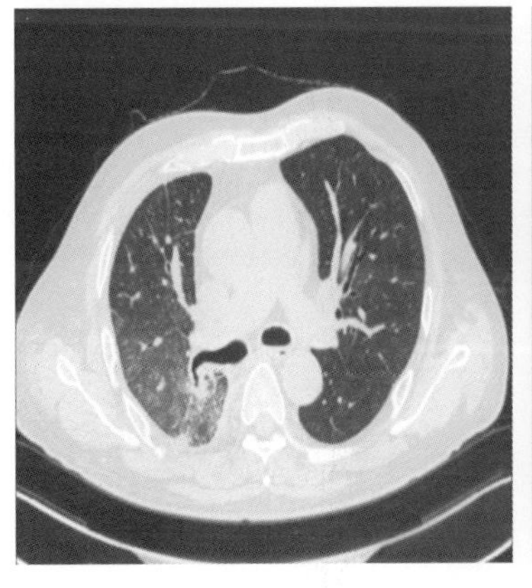
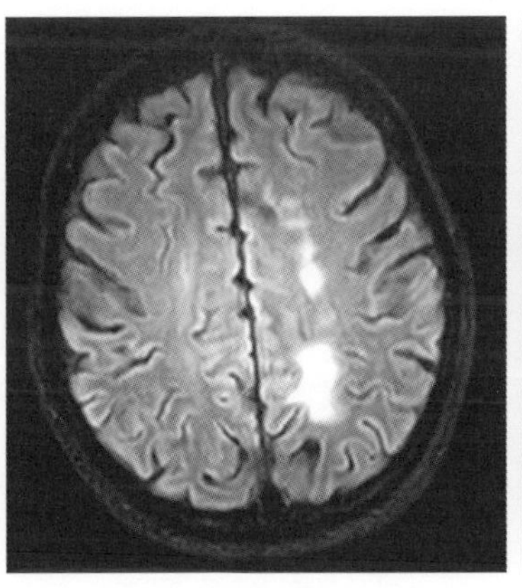
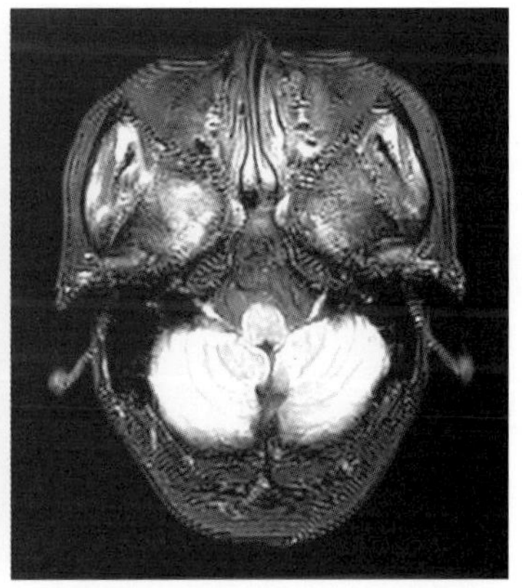

2018 年 10 月 4 日

图 3-3-11　患者后期出现明显的脑部症状，头颅 MRI 提示广泛脑膜、脑实质转移；胸部 CT 显示双肺多发转移结节

主持人：本例患者从 2010 年 3 月初诊接受手术，到 2018 年 12 月死亡，术后经历了九线以上的治疗，总生存期近 80 个月，提示靶向治疗在患者的长期生存中起到了重要作用。

【特邀专家点评】

张兰军教授：这是一例肺癌患者全程管理的案例。

1. 患者从 2010 年手术到 2018 年因广泛脑膜转移死亡，患者接受了九线治疗，尤其术后复发时接受了四线化疗方案：GP 方案、NP 方案、AP 方案、DC 方案，病情进展非常快，直至 2012 年患者已接受了所有可行的化疗方案。然而，第三次基因检测 RT-PCR 法提示 ALK 融合基因阳性，患者接受了几代 ALK-TKI 治疗，包括克唑替尼，耐药后接受了色瑞替尼、阿来替尼和劳拉替尼，效果也不错。从 2016 年开始接受 ALK 抑制剂患者维持了两年多，总生存时间为 100 多个月，接受靶向治疗的总生存时间达 80 个月，提示：肺癌的全程管理要遵循分子检测及病理依据，或者是一些包括 PDX 模型筛查潜在有效化疗药物。

2. 本例肺癌患者的全程治疗中，从开始的 EGFR/ALK 阴性，到最后基于 RT-PCR 检测阳性结果接受 ALK 抑制剂治疗，提示：对于基因检测，是否需要 NGS/IHC 等作为一个补充证据，或者引入液体活检（ctDNA）的二代测序，以及更广的基因测序技术，从而有效指导治疗方案的选择。

3. 当晚期肺癌患者面临四线治疗时，是否可以推荐患者参加在研的临床研究，从而获得更多的获益。尤其在 MDT 过程中，是否可以推广到转化研究，包括 ALK 一些新药的临床研究，这样肺癌的全程管理中会有更多的依据，旨在提供更佳的治疗选择。

杨跃教授：这个病例综合了非手术科室的诊疗全程。患者是Ⅲ A 期 N1，术后复发转移后通过内科、放疗科综合的九线治疗，让患者获得长期生存，并且在患者出现脑转移症状前，仍具有一定的生活质量。提示包括内科专家、放疗科专家的多学科团队，临床研究及多学科合作有着重要作用。另外，中医内科团队也提供了最佳支持治疗，共同延长着患者的生命。

第四部分

北京站 MDT 研讨实录

【案例 1】新辅助化疗在右肺ⅢB 期鳞癌中的应用 1 例

（中国医学科学院肿瘤医院内科）

主持人：肿瘤内科王洁医师。

汇报医师：肿瘤内科万蕊医师。

MDT 团队专家：肿瘤内科王洁；肿瘤内科段建春和万蕊；放疗科毕楠；胸外科谭锋维；病理科杨琳；影像科唐威；介入科周翔；检验科陈萌。

客座专家：解放军联勤保障部队第 960 医院原副院长及肿瘤科主任王宝成教授；河南省肿瘤医院肿瘤内科主任赵艳秋教授；重庆大学附属肿瘤医院肿瘤内科主任余慧青教授；北京协和医院胸外科主任刘洪生教授；首都医科大学宣武医院肿瘤诊疗中心胸外科主任张毅教授；首都医科大学宣武医院肿瘤诊疗中心影像科主任高艳教授；首都医科大学宣武医院肿瘤诊疗中心病理科主任滕梁红教授；首都医科大学宣武医院肿瘤诊疗中心放疗科副主任徐建堃副教授。

案例汇报：患者男性，57 岁。2019 年 7 月以“间断咳嗽、咯血”起病。外院胸部 CT 提示右肺上叶中央型占位。当地医院行气管镜下活检，病理诊断结果是中低分化鳞癌。患者进一步就诊我院行颈胸部增强 CT（图 4-1-1）显示：右肺上叶根部肿物，大小 5.9cm×3.5cm，侵犯右肺动脉干及分支，右肺上叶支气管截断，远端肺不张，纵隔及右肺门有多发淋巴结肿大，短径最大 3.1cm。基线的颅脑磁共振和骨扫描没有看到远处转移的征象。患者既往有 2 型糖尿病史、重度吸烟史，无肿瘤家族史。

按照 AJCC 第八版肺癌 TNM 分期，该患者临床诊断为右肺上叶鳞癌 T3N2M0 Ⅲ B 期，右肺门和纵隔淋巴结转移。

首先，进行第一个环节的讨论，即治疗计划。对于 N2 阳性 Ⅲ期非小细胞肺癌患者，一个很重要的问题是判断患者的肺部肿物是潜在可切除的还是不可切除的？无论选择放化疗还是手术，对于该患者都需要经过诱导治疗，诱导方案应如何选择？选择传统化疗还是免疫治疗或化疗联合免疫治疗？

归结为三个问题：①对于本例患者，究竟是潜在可切除还是不可切除？②诱导治疗方案应如何选择？③诱导治疗后，是进行同步放化疗还是手术？

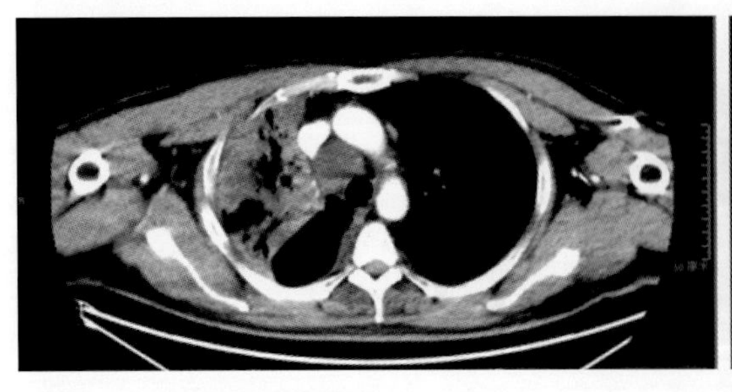
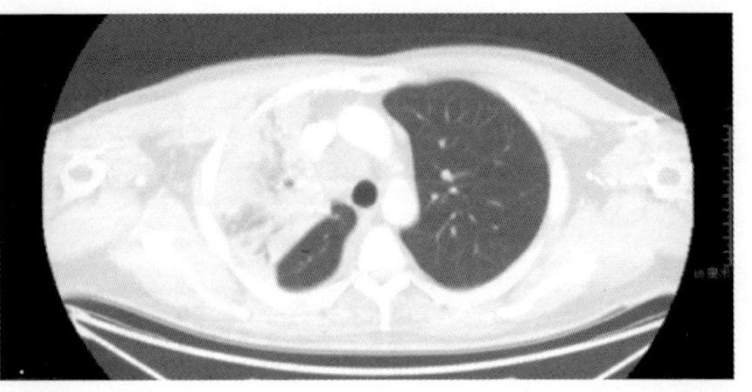

图 4-1-1　患者胸部增强 CT 结果显示，右肺上叶根部肿物，最大直径 5.9cm × 3.5cm，侵犯右肺动脉干及分支，右肺上叶支气管截断，远端右肺上叶不张，纵隔及右肺门有多发淋巴结肿大，短径最大 3.1cm

主持人： 这是一个非常经典而且临床上经常遇到的案例。首先，提出第一个问题，N2 患者到底能不能做手术？是潜在的手术患者还是无法手术？这一点在 MDT 里面是非常重要的问题。我想请谭峰维教授来给大家分享一下。

胸外科医师： 从影像学特征来看，本例患者 N2 多站肿大淋巴结，淋巴结的周围组织都是有间隙的，我认为是一个潜在可切除的病例。

主持人： 4 区和 5 区有小的淋巴结，6 区淋巴结短径不到 0.5cm，可能 4L 淋巴结径在 0.7 ～ 0.8cm，不到 1cm，主要的淋巴结是在 2R 或 7 区的淋巴结。我想请问多站 N2 的患者在什么情况下可以切除？

胸外科医师： 从影像学上看，患者是多站 N2 肿大淋巴结，我个人认为是潜在可切除的。外科治疗的目的不仅是把肿瘤切掉，我们的目标是延长患者的生存率。作为外科医师，术前要与内科和放疗科共同协商治疗方案。对于这例患者来说，如果通过诱导治疗能够使淋巴结或原发灶有所缩小，那么手术范围不排除要做右肺全切除的可能。如果不做新辅助治疗，手术切除范围要考虑谨慎一些。如果新辅助治疗之后，疗效很好，手术是比较好的选择。

主持人： 第二个问题是诱导治疗方案的选择。万蕊医师提出了几个方案，传统化疗可以将患者 5 年生存率提高 5 个百分点。免疫治疗异军突起，在新辅助治疗中已经展示出非常好的效果，包括单独免疫治疗和化疗联合免疫治疗。今年的 ASCO 会议上还提到放疗。下面我想请毕楠教授谈谈，在多学科选择治疗方案时，我们应如何选择？该患者是否可以进行放疗？

放疗科医师： 如果需要诱导治疗，是由内科专家来确定治疗方案。一般评判患者是潜在可手术还是不可手术，是以外科为主导的 MDT 来确定。该患者 N2 肿大淋巴结比较大，临床处理存在很大困难，争议也比较大，这需要依靠各个中心的经验，需要开展新的探索来确定最佳的治疗方案。

一种选择是新辅助治疗之后，效果比较好的可以行根治性切除。另一种选择是同步放化疗，或者新辅助化疗后的同步放化疗。

关于新辅助化疗，多个临床随机对照研究都证明，并不一定能够带来进一步的生存获益，但是仍有部分治疗有效的患者可以做根治性切除，尤其是对于年轻且局部肿瘤比较大，风险较低的患者，肯定可以从手术中获益。对于手术风险比较高的患者，同步放化疗和全身治疗就比较重要了。

现在研究带来契机，肺癌患者 3 年的总生存率达到了 27%，这个结果无论是从美国的数据库还是国家临床试验（NCT）数据库，都是一个非常显著的进步，未来会有更多的探索。对于这部分患者做了很多尝试，包括诱导化疗和诱导同步放疗，3 年治疗并没有带来进一步的获益。如果根据各个中心 MDT 的经验来选择，无论是诱导放疗还是诱导放化疗，都还没有进一步的获益。而且根据欧洲癌症研究和治疗组织（EORTC）研究和欧洲多中心的研究，根治性治疗以后，做根治性同步放化疗，可能结果和手术切除也没有进一步的获益。但是国外的这些研究比较受诟病的就是手术相关的死亡率还是比较高，而我国外科医师的手术技巧非常好，手术相关死亡率往往低于国外。

主持人：接下来就是内科的问题，对本例患者大家都认为要先做新辅助治疗。新辅助治疗的方案是什么？请段建春教授谈谈想法。

肿瘤内科医师：本例患者属于潜在可切除的 N2，所以诱导化疗对他来讲非常重要。免疫联合化疗可以给一部分晚期患者带来长期生存的希望。我们对于这类患者长期的探索研究中，免疫联合化疗是可以获得非常高的病理显著缓解率（MPR 率）及影像学缓解率。如果不考虑经济原因，患者的身体状况能够承受的话，我们还是建议选择化疗联合免疫，这是最有希望的一种治疗方法，并且有可能转化为更长期的生存获益。该患者的病理类型是鳞癌，我们考虑使用紫杉醇类联合铂类，再联合免疫抑制剂治疗。这是我个人认为比较合适、合理的一种治疗选择。

主持人：目前在进行免疫新辅助治疗的时候，存在一个非常具有挑战性的问题，就是新辅助治疗以后的 MPR 即病理缓解率。现在请病理科杨琳教授预测一下，病理缓解能否延长患者的生存时间？还需要怎样去做一些研究探索？

病理科医师：现在兴起的新辅助治疗在肺癌中使用很广泛。对于新辅助治疗以后病理缓解的评估，国际发展联盟提出了操作规范，包括标本的大体表现、取材、镜下观察以及对于存活的肿瘤细胞和对瘤床的比例做了一个比较好的区分，从而提出了“MPR 大缓解”的概念。目前对于“重大病理缓解”这个概念，由于这两年关于新辅助治疗研究并没有得出很好的 OS 数据，所以从临床观察上来看 MPR 对临床的反映也是有意义的。王洁教授所提的问题对病理医师是很好的建议和挑战。我们现在对于新辅助治疗标本的处理，包括规范的取材和镜下观察，以及数据采集，包括存残肿瘤的百分比，以及蜕变反应和特征，我们都会去做完整翔实的记录，等后期有比较好的预后的数据出来的时候，我们将会提出比 MPR 更好的标准。像乳腺癌、结直肠癌，他们都各自提出了好多个评价系统，我想肺癌应该也是这样的一个研究方向。

案例继续汇报：在临床工作中，除了现有的治疗手段和循证医学证据，还有一个特别重要的问题就是患者和家属的意愿。本例患者从开始就是有强烈的手术愿望，所以我们的团队当时选择的一个策略就是判断评估患者是不是潜在可切除的。最终，我们选择了强强联合即化疗联合免疫治疗，为患者寻求手术治疗的机会。

患者从 2019 年 8 月 13 日到 2019 年 9 月 25 日完成了“白蛋白紫杉醇 400mg 第 1 天 + 卡铂 450mg 第 1 天 + 信迪利单抗注射液 200mg 第 2 天 /q21d” 3 个周期的诱导化疗。在诱导治疗以后的 2 个周期和 3 个周期分别进行评估，胸部 CT 提示（图 4-1-2）：右肺上叶明显肺不张，纵隔淋巴结在 2 个周期之后明显缩小，肿瘤评估是 PR，3 个周期后继续缩小，6 区淋巴结和 7 区淋巴结，在治疗前后变化不大。

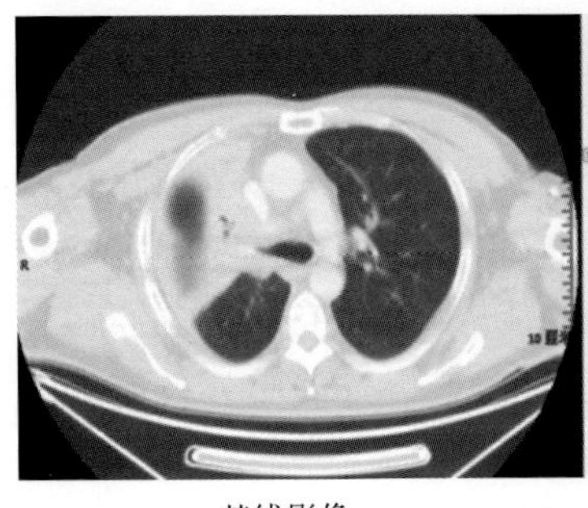
基线影像

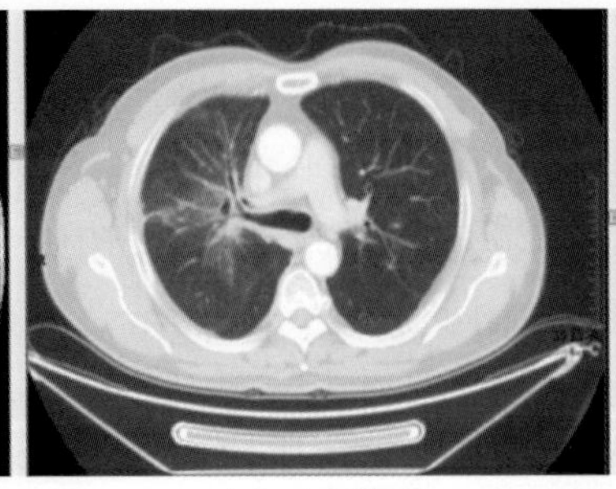
治疗2个周期后

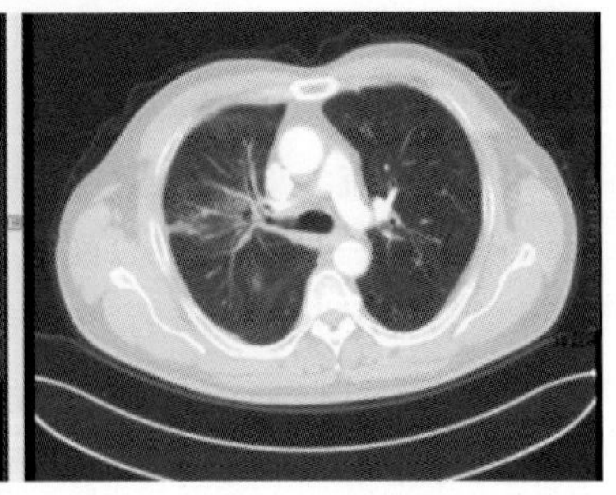
治疗3个周期后

图 4-1-2　患者接受化疗联合免疫治疗后，胸部 CT 结果显示右肺上叶明显肺不张，纵隔淋巴结在 2 个周期之后明显缓解，3 个周期后继续缩小，6 区淋巴结和 7 区淋巴结，在治疗前后变化不大

该患者化疗联合免疫治疗效果是 PR，治疗不良反应主要是血液学毒性，并未出现免疫相关不良反应。在手术治疗前，我们有一个担心就是患者 4L 区淋巴结定性的问题，所以外科医师在术前还是做了 PET-CT。结果提示患者在诱导治疗以后，其原发病病灶缓解非常好，局部就只剩一个空腔，代谢也明显下降；纵隔仍有多发淋巴结，最大的还是 4R 区淋巴结，直径为 1.6cm，代谢最主要的还是在 4R 区，4L 区和 6 区都是轻度代谢增高。

患者于 2019 年 11 月 5 日在我院行“右肺上叶切除术 + 纵隔淋巴结清扫术”。术中发现肿块位于右肺上叶，大小为 4.5cm × 3.8cm，系统性清扫了 2R、4R、7、8、9 和 10R 区的淋巴结。术后病理报告（图 4-1-3）：右肺上叶肺组织中未见明确癌细胞残存，伴有大量炎细胞浸润，以及重度治疗反应。支气管断端未见肿瘤，淋巴结转移性癌（1/8 8 区），pTNM：ypTXN2。其原发灶是 pCR 通过手术达到的病理上的完全缓解。未缓解的病灶，并不是我们所看到的 4R，而是我们之前没有发现的 8 区淋巴结。从病理结果中得知原发灶包括 4R 区淋巴结都是 pCR，而 8 区淋巴结基本上没有任何缓解。

接下来进行第二个讨论环节。第一个问题，诱导治疗后对于这种降期很明显的患者手术切除的范围是多少？刚才谭教授也提到这例患者术前手术方案可能是全肺切除，我们在诱导治疗之后，手术范围有没有可能会缩小？

第二个问题探讨患者术后治疗方案的选择，是常规辅助化疗还是继续化疗联合免疫治疗？还有辅助放疗。

主持人：我重新归纳为两个问题，一是如果术前给予新辅助治疗，能否缩小手术范围？二是术后辅助治疗选择，是否需要放疗？

胸外科医师：我先谈谈第一个问题，诱导治疗降期之后的手术切除范围。总体来讲，目前尚无定论。尤其是经过免疫辅助治疗以后可以获得很大的降期，降期之后是不是要缩小手术切除范围，还需要更大规模的研究。目前，我们有统一的治疗原则：①如果患者的肺功能耐受性好，且患者年轻，我们会把根治性手术放在第一位。我们会更倾向于按照原来的切除范围来进行手术，以寻求最大的生存获益。②如果患者肺功能不能耐受，或者又要做右全肺才能够切除干净。经过评估肺叶不能切除的话，我们是不会去做这个手术的。③如果评估肺叶切除在降期之后也能够实现 R0 的切除，我们就会缩小切除范围。因此，手术范围是否改变需要综合考虑，最终做出决定。

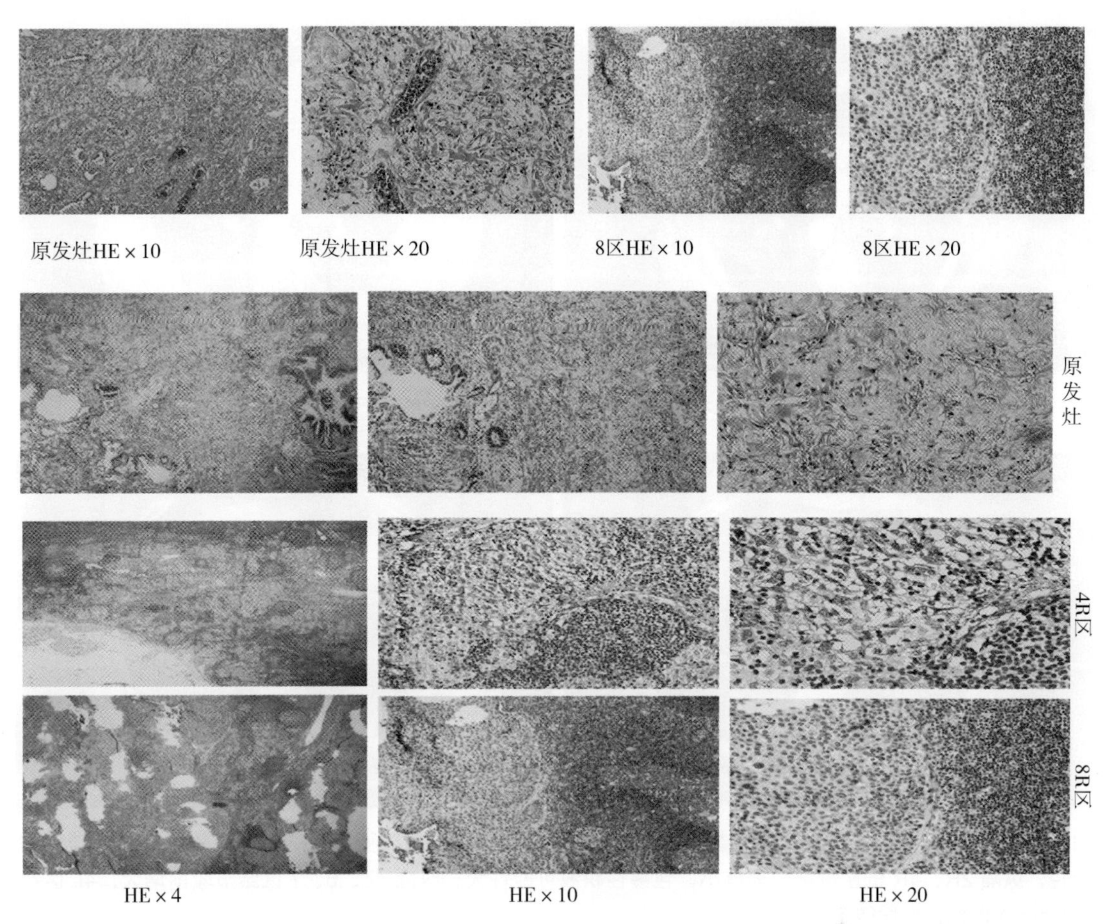

图 4-1-3 术后病理报告。显示右肺上叶肺组织中未见明确癌残存，伴有大量炎细胞浸润及重度治疗反应。支气管断端未见肿瘤，淋巴结转移性癌（1/8 8 区），pTNM：ypTXN2

放疗科医师：用我们自己的数据回顾分析发现，新辅助治疗过程中残存淋巴结对化疗不太敏感。根据我们中心的数据，如果是 ypN2 患者，预后要差于没有做新辅助治疗的 N2，而且术后放疗的获益更加明显，所以如果患者没有明显的合并症，肺功能基本正常的话，我们会更加积极地做术后放疗。

案例继续汇报：患者术后 2019 年 12 月 19 日至 2020 年 1 月 7 日又进行了两个周期的化疗联合免疫辅助治疗。2020 年 1 月 6 日颈胸腹增强 CT（图 4-1-4）：提示右肺上叶术后改变，支气管断端软组织增厚，右侧胸腔及叶间裂积液，纵隔 2R、4R 低密度区，包裹性积液可能性大；纵隔散在淋巴结，大者短径 0.9cm。

我们一直建议患者术后进行纵隔区放疗，但是患者始终拒绝。2020 年 6 月 2 日患者治疗后第一次复诊，胸部 CT 平扫提示（图 4-1-5）：4L 区淋巴结明显增大，目前短径已经到了 2cm。虽然是平扫 CT，结合术前和术后 4L 区的动态变化，考虑存在局部复发。那么现在我们继续考虑 3 点：①下一步的治疗是选择 PACIFIC 模式还是二线化疗？②在回顾患者治疗过程和病情的基础上，对其术后的治疗方案是否需要调整？③类似这样的患者，是否需要把辅助化疗的时机提前？这也是今天第三个讨论环节。

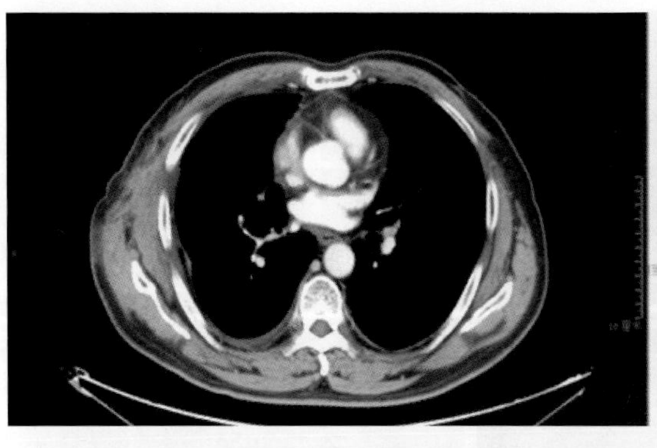
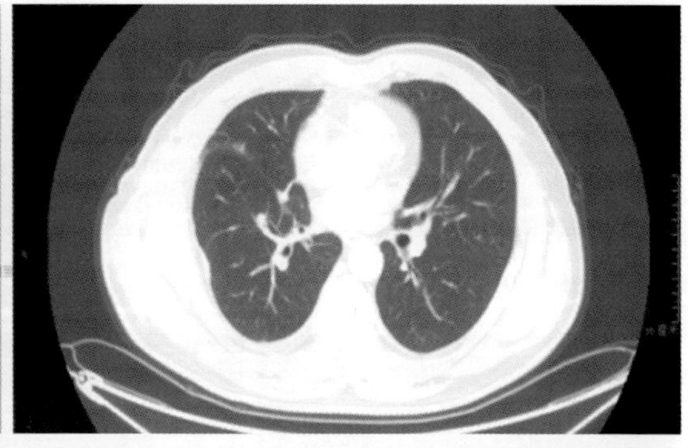

图 4-1-4 患者术后复查 CT 结果，显示右肺上叶术后改变，纵隔 2R、4R 低密度区，包裹性积液可能性大

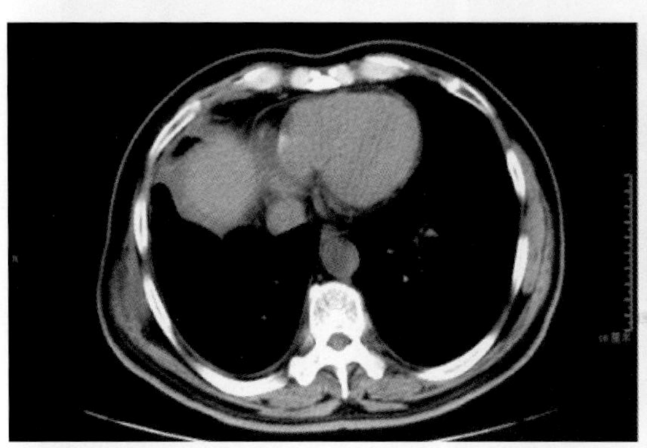
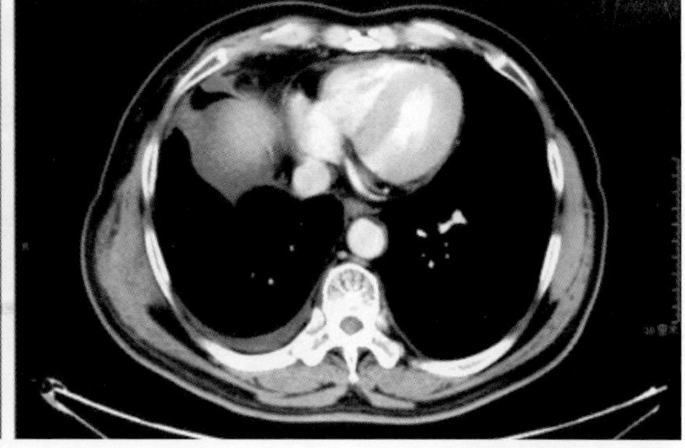

图 4-1-5 患者 2020 年 6 月 2 日复查 CT 结果。显示右肺上叶术后改变，支气管断端软组织增厚较前略减轻，纵隔 2R、4R 低密度区较前缩小，包裹性积液可能性大；纵隔 4L、6、7 区结节较前增大，4L 区约 2.0cm × 1.8cm，性质待定

【客座教授点评】

王宝成教授：现在，我国肺癌的发病率、死亡率都高居全球榜首。我国人口占世界人口约 20%，我国肺癌的发病率是 37%，死亡率是 39%。发病率高说明预防、环境和生活方式有问题，但是死亡率高则说明治疗方面存在很大问题。本病例非常经典，我们从中可学习很多，我认为这个案例的开场讨论门槛很高，Ⅲ期肺鳞癌，讨论中折射出很多焦点问题。Ⅰ期和Ⅱ期肺癌患者都有标准且规范的治疗方案，即手术治疗。唯独Ⅲ期肺癌变数最多，治疗也很困难。关于Ⅲ期肺癌如何处理？Ⅲ A 期一般是可以手术的，Ⅲ B 和 Ⅲ C 手术效果不是很好。一般来说，推荐最佳选择是根治性疗法，加上免疫辅助治疗。通过新辅助治疗能达到降期后再手术，5 年生存率肯定可以提高。

我们的研究有没有推广价值呢？我认为要考虑两个问题：① N2 具有不同的表现。除 N2 定期以外，还要 结合 T1、T2、T3 以及肿瘤的大小和部位一起观察才有意义。②用药方案。本案例的用药方案是非推荐的，虽然药物已经纳入医保，但在肺癌中并没有适应证，我们给予推广会引起误解。目前，免疫专家委员会出台《免疫检查点抑制剂临床应用指南》，其中就提到这个问题，也有一些是有纠纷的。我们要考虑是不是非常合适？

赵艳秋教授：本例患者是一个局部复发的情况，所以我们的治疗目的还是要根治。从患者术后的病理获得显著缓解分析，免疫辅助治疗肯定是发挥作用了。在治疗方案选择上，我不建议采用 TP 方案，考虑 ET 方案可能更合适。虽然是鳞癌，但我们可以考虑联合放疗，所以我个人建议 ET 方案加上同步放疗之后，继续使用 PD-1 单抗来维持。

余慧青教授：该患者经过新辅助免疫加化疗之后降期很明显，然后进行手术治疗，术后也有很大的获益。我个人认为对于免疫治疗的适应证要严格把控。2020 年 CSCO 指南更新了一点，即新辅助同步放化疗加手术，与单纯放化疗相比较，术后的 OS 并没有超过放疗的 OS，所以这例患者术前是不是也可以选择做根治性放疗？我个人还是支持放疗。放疗前我们要充分评估患者的肺功能状态以及相关血液指标。另外，我也同意赵艳秋教授的意见，化疗方案可以换成 ET 方案，ET 方案相对比较安全可靠。患者对于治疗的意愿十分强烈，依从性也比较好，虽然病理是鳞癌，但我们可以考虑进行敏感驱动基因的检测，或者 PD-L1 检测，以指导后续的治疗。

刘洪生教授：从外科角度，我们可以理解为是一种局部治疗。外科医师非常关注肿块能否切除干净。这例患者 4L 淋巴结一直是我们很担心的问题。患者术前进行了 PET-CT 检查，但是这个区域的淋巴结根本无法切到。我们只能尽最大努力，将局部病灶切除干净。目前患者左边淋巴结有复发的迹象，我认为最主要的肿瘤已经切除，只剩下淋巴结，相对来说就好处理多了。如果加上放疗，即使不做手术也可以达到更好的效果。

张毅教授：我认为这是一个特别有意思的病例。患者通过术前新辅助免疫治疗，得到非常好的生存获益。作为胸外科医师，非常关注这个患者的最初病情评估，很重要的一点就是 PET-CT 检查的准确率到底有多高？

从最初的影像资料上看，我考虑不是 N3，甚至都不一定是 N2。可是最后出现一个戏剧性反转，问题最终可能还是出在 4L 淋巴结。如果在做 PET-CT 前也考虑 3A 和 4L 有淋巴结转移，我建议完全可以通过 EBUS 进行鉴别。如果我们在术前进行了 4L 评估，那么现在可能就更有证据来证明到底是不是转移，因为 PET-CT 结果已经显示出其总体准确率不高。另外，我没有看到淋巴结完整的病理学展示，只提到第 8 组有转移，但是术前 PET-CT 评估，我没有发现第 8 组有转移，所以我觉得是不是有一点矛盾？在这点上，我存有疑问。

徐建堃教授：对于这个病例，我非常同意肿瘤医院毕楠教授谈到的术后 YPN2 应行术后放疗的观点。首先，对于 N2 术后放疗的效果是非常肯定的。其次复发后要不要做放疗？这个问题让我很纠结。因为现在对于早期肺癌，以及肺癌的转移进行放疗，应该是比较正确的。但是对于局部淋巴结的复发，放疗该不该做？能不能做？我个人还是很纠结的。从理论上讲放疗是局部治疗，局部治疗对局部病变是可行的方案，但是在这方面，对放疗的探索，目前没有明确的经验或证据。我也想就这个问题再次询问毕楠教授，如果是您来处理，您会怎么选择？

放疗科医师：目前免疫治疗是非常新的治疗方式，这例患者有一个特点，就是合并做过免疫治疗。如果没有做过免疫治疗出现术后复发，它还是一个局部晚期的，我们首选的还是要做放疗。一般情况下，患者肺功能比较好，如果操作医师技术比较好，需要行同步放化疗，这一部分患者还是有很大治愈机会的。但是，合并过免疫治疗，就像刚才徐教授介绍的，我们可能有一些顾虑，与患者充分沟通后进行谨慎的探索还是可以的。这是我个人的意见。

滕梁红教授：我非常同意张毅主任所说的。EBVS 纵隔淋巴结影像学的评估和转移的鉴别，其敏感性和特异性还是非常高的，所以我觉得细胞学的检测手段能够给临床决策提供很好的指导意义。

高艳教授：从影像学上，我们主要是寻找淋巴结转移的最初证据，以此来制订治疗方案是新辅助治疗还是手术？术后是否需要放疗？这些很重要。我也认为PET-CT的阳性预测值不是很高，并且可能会有假阴性。我们现在常用多种检查手段，比如CT，我们可以根据肿瘤所在位置绘出曲线，如果淋巴结轮毂曲线的斜率和肿瘤轮毂曲线的斜率基本一致，那么是具有参考意义的，尽管很小，但也会考虑肿瘤淋巴结转移可能。另外，就是测定肿瘤或淋巴结对造影剂吸收多少的点值（点就是吸引，造影剂里富含肿瘤和淋巴结极易吸收的物质），如果这个点值比较高，我们推断有可能是转移。EBUS和TBNA检查的诊断结果在多国文献中证实是非常正确的，其阳性预测值基本达到了100%。

【案例2】新辅助化疗联合及不联合免疫治疗在晚期非小细胞肺癌的应用2例

（中国医学科学院肿瘤医院外科）

主持人：胸外科薛奇医师和胸外科毛友生医师。

汇报医师：胸外科李锋医师。

MDT团队专家：胸外科薛奇；胸外科毛友生；肿瘤内科王洁；放疗科毕楠；影像科吴宁；病理科应建明；肿瘤内科段建春；影像科王建卫；胸外科李锋。

客座专家：解放军联勤保障部队第960医院原副院长及肿瘤科主任王宝成教授；浙江省肿瘤医院原院长及胸外科主任毛伟敏教授；重庆大学附属肿瘤医院肿瘤内科主任余慧青教授；北京协和医院胸外科主任刘洪生教授；首都医科大学宣武医院肿瘤诊疗中心胸外科主任张毅教授；首都医科大学宣武医院肿瘤诊疗中心影像科主任高艳教授；首都医科大学宣武医院肿瘤诊疗中心病理科主任滕梁红教授；首都医科大学宣武医院肿瘤诊疗中心放疗科副主任徐建堃副教授。

主持人：我们今天准备了两个案例，下面请李锋医师汇报第一个案例。

案例汇报：第一个案例：新辅助化疗在晚期非小细胞肺癌中的应用。

患者李某某，72岁男性，2019年6月主因“咳嗽伴痰中带血3个月，确诊右肺下叶鳞癌3周”来我院就诊。个人史：吸烟近40年，每天约10支，已戒烟4年。查体未见异常。2019年6月17日患者在我院行CT引导下肺穿刺，穿刺病理为非小细胞癌，考虑为鳞状细胞癌伴腺样分化。免疫组化结果：MC（–）、CR（–）、Desmin（–）、P40（3+）、P63（3+）、NapsinA（–）、TTF1（1+）。9月26日我院胸部增强CT检查（图4-2-1），提示右肺下叶背段见空洞性病变，紧贴肋胸膜，大小约6.6cm×5.1cm，其内可见气液平，壁厚约0.6cm，边界不清楚，周围散在斑片影；纵隔4、5、7区、右肺门多发淋巴结，大者短径约1.9cm。临床诊断：右肺上叶鳞癌（cT3N2M0，ⅢA期）。

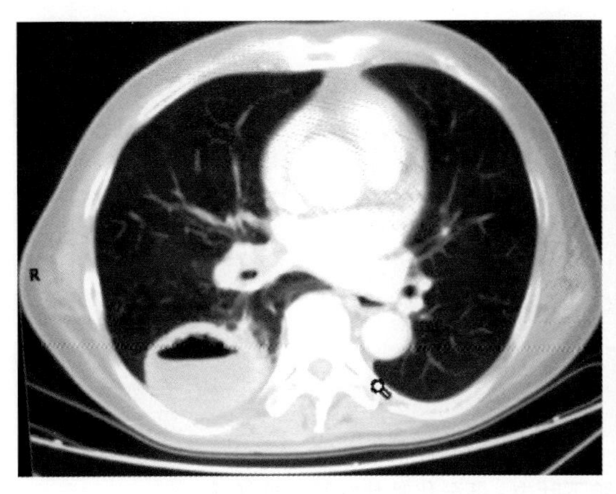

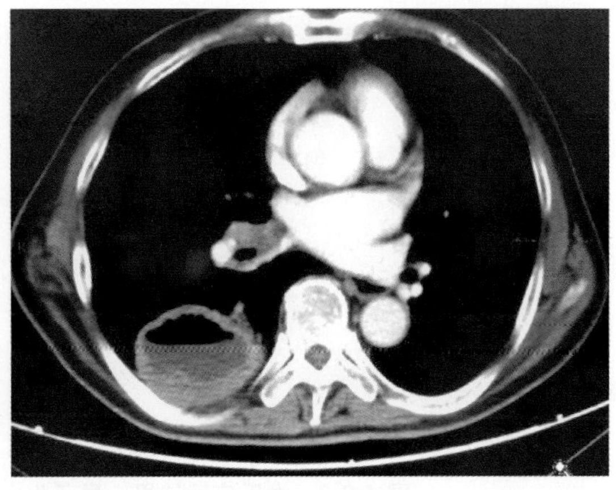

图 4-2-1　患者化疗前行胸部增强 CT 结果，显示右肺下叶背段空洞性病变，紧贴肋胸膜，约 6.6cm × 5.1cm，边界不清楚，周围散在斑片影；纵隔 4、5、7 区，右肺门多发淋巴结，大者短径约 1.9cm

考虑到患者肿瘤体积较大，而且纵隔及右侧肺门淋巴结肿大，2019 年 10 月 20 日至 11 月 9 日术前给予患者 2 周期新辅助化疗，具体方案如下：紫杉醇脂质体 270 mg 第 1 天 + 卡铂 300 mg 第 2 天。在化疗过程中患者出现Ⅰ度胃肠道反应和Ⅰ度骨髓反应。11 月 21 日患者复查胸部增强 CT（图 4-2-2），提示右肺下叶背段空洞性病变较前缩小，现约 4.7cm × 3.9cm，壁较前变薄、其内空洞较前增大，考虑肺癌治疗后好转。纵隔 4R/L、5、7 区及右肺门多发肿大淋巴结，现大者短径仍约 2.0cm，大致同前。从化疗前后的 CT 中可以看到右肺下肿块有所缩小，但是淋巴结的体积未见明显改变。

术前讨论考虑患者术前化疗效果不明显，右肺门淋巴结肿大，胸腔镜手术比较困难，拟行开胸手术治疗。2019 年 12 月 16 日进行了"右肺下叶切除 + 系统性淋巴结清扫"。术后病理显示为右肺下叶中 - 低分化鳞状细胞癌，伴坏死，局部可见肿瘤细胞轻度退变，伴间质纤维化及炎细胞浸润（图 4-2-3），符合轻度治疗后改变（RVT 为 90%），可见脉管瘤栓，未见明确脉管侵犯，肿瘤最大径 6.0cm，累及脏、壁胸膜（PL3），局部累及胸壁基底，未累及叶段支气管，周围肺组织局部呈阻塞性肺炎改变，伴间质纤维化，支气管切缘未见癌。术中共清扫了 34 枚淋巴结，其中 12 枚有转移。最终的病理分期为 ypT3N2。

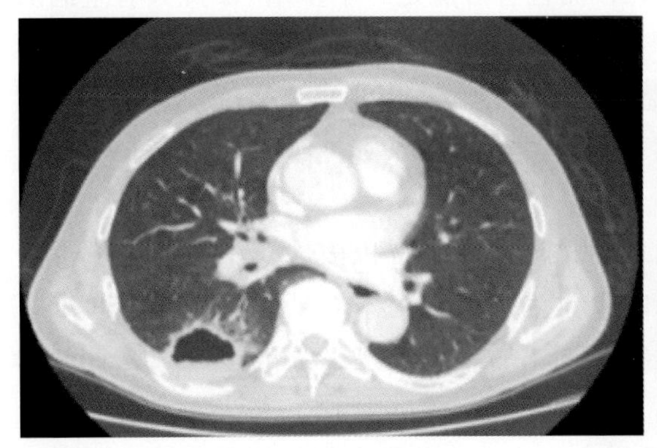
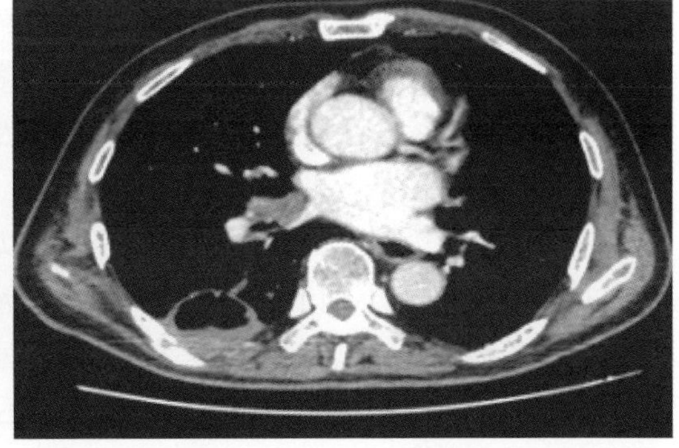

图 4-2-2　患者化疗后复查胸部增强 CT，显示右肺下叶背段空洞性病变较前缩小，约 4.7cm × 3.9cm，壁较前变薄、其内空洞较前增大，考虑肺癌治疗后好转。纵隔 4R/L、5、7 区及右肺门多发肿大淋巴结，大者短径仍约 2.0cm，大致同前

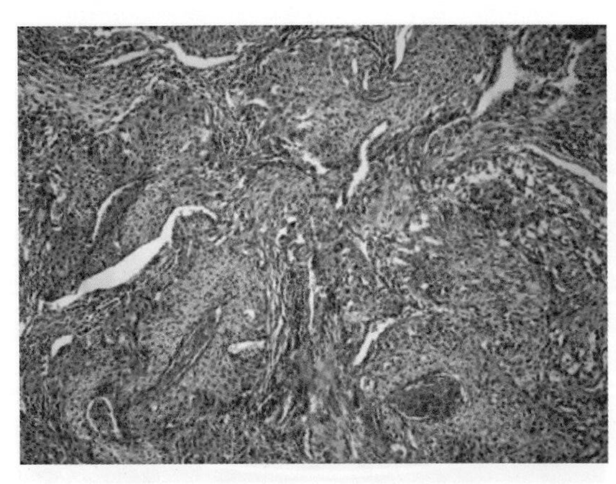
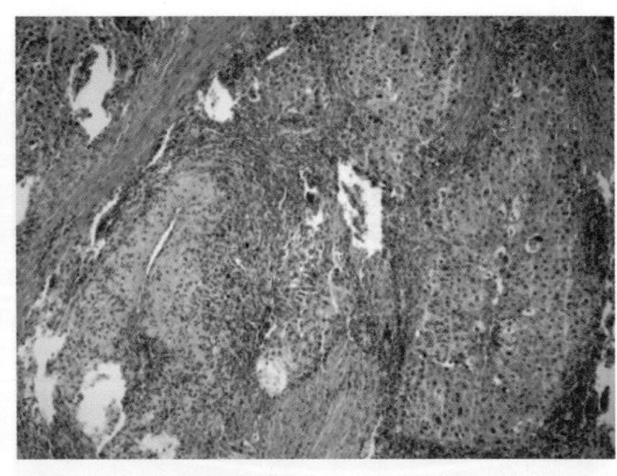

图 4-2-3　术后病理结果，显示为右肺下叶中 - 低分化鳞状细胞癌伴坏死

术后患者在当地做了 3 个周期的化疗，具体化疗方案不详。由于疫情患者未到我院复查，电话联系患者，得知患者在当地复查未见复发转移。

目前，新辅助化疗用于治疗非小细胞肺癌还存在诸多问题，为此我们提出以下问题供讨论：①最优的新辅助化疗方案是什么？是双药还是三药？②在临床上如何筛选新辅助化疗的有效人群？③新辅助化疗有效患者 R0 切除之后，是否需要进一步的辅助治疗？④在临床上如何提高新辅助化疗的效果，是采用化疗加免疫还是化疗加放疗？请各位专家针对上述问题展开讨论。

主持人：本案例是毛友生教授主管和手术的患者，下面请毛教授先从外科角度谈谈如何看待新辅助化疗？

毛友生教授：今天我们准备分享两个案例，一个是新辅助化疗，另一个是新辅助化疗联合免疫治疗。我们想借此对这两种治疗手段的疗效进行分析比较。新辅助化疗已经应用了很长一段时间。从外科医师的角度来看，新辅助化疗主要是用于 N2 ⅢA 期且能够手术切除的患者，其目的是提高治疗效果。本案例新辅助化疗效果不是很理想，肿瘤和淋巴结缩小不明显。术后病理发现还有淋巴结是阳性的。下面请各位专家针对这个案例，就我们所提出的问题进行讨论。

肿瘤内科医师：该患者术前临床分期 T3N2，而且有可能是一个多站 N2 经典有空洞的鳞癌，到底是可切除的还是潜在不可切除的？原则上我认为，真正的 N2 患者是潜在不可切除的，并且从围手术期的治疗面获得生存受益的患者并不是太多。该患者经过新辅助化疗以后肿瘤还是有缩小，但是术后病理显示依然有 12 个淋巴结有转移。现在我们回过头来看，如果联合放疗是不是效果更好？

患者 72 岁，术后分期是局部晚期，所以术后的治疗要非常积极。我认为要先进行全身治疗，在此基础上加上放疗。关于肺鳞癌的全身治疗，现在术后辅助免疫治疗尚未写入指南中。除了临床研究以外，在我院有一些应用术后辅助免疫治疗的患者。尽管辅助免疫治疗没有写入指南，但对于这类患者还是要给他们机会的。我个人认为术后可以继续化疗，或者考虑化疗联合免疫治疗，同时再联合放疗，并且我主张放疗不能够太延后，采用夹心式治疗方法对患者来说更合适，即两个周期的术后辅助治疗之后，接着进行放疗，放疗之后再继续辅助治疗。这样既可以全面控制全身的微小残存灶，又可以防止早期局部的复发转移，两者均可兼顾。目前，术后辅助治疗仍以 4 个周期为主，如果联合免疫治疗可以延长治疗时间。我们可以探索一下术后免疫治疗的周期数，比如说 2 年免疫治疗的时间是否可行。

主持人：我想请问王洁主任，这例患者经过 2 个周期的新辅助化疗效果不好时，再继续给予新辅助治疗是不是可以联合免疫治疗，效果会不会更好？

肿瘤内科医师：对于肺鳞癌来说有可能效果更好。因为在晚期肺鳞癌中，不管 PD-1 的表达水平如何，化疗联合免疫治疗对肺鳞癌患者来说受益的程度都是比较明显的。但是我认为对于多站淋巴结转移者，如果当时不采用手术治疗而是采用放疗，效果是不是会更好？

主持人：那再请问王洁主任，我们应如何选择新辅助治疗的周期？

肿瘤内科医师：新辅助治疗的研究总是要滞后于术后辅助治疗。原因是大家存有很多疑虑。本来是潜在可切除的，如果你新辅助治疗之后不可切除了，肯定耽误了时间，所以导致全球对新辅助治疗的研究都要滞后。刚才汇报医师展示的是 2014 年对 15 项随机对照试验的 Meta 分析结果，该研究入组患者 2000 多例，结论是新辅助治疗带给患者 5 年生存率提高 5 个百分点，结果并不是太理想。然而免疫治疗出现以后，外科医师对于新辅助免疫治疗以及术后免疫治疗都寄予了厚望。如果两个周期新辅助化疗效果不好，再加上免疫治疗是可以探索的。

毛伟敏教授：对于鳞癌来讲，无论是肺鳞癌还是食管鳞癌，免疫治疗都带给我们一个非常惊喜的结果。新辅助治疗其实是滞后的辅助，在新辅助治疗的各种方法之间我认为不存在很大的差异，完全可以考虑。另外，我个人认为局部晚期肺癌和晚期肺癌只是一步之遥，我们不要把局部晚期肺癌和晚期肺癌的结果分开。晚期肺癌的许多结果，可以给局部晚期肺癌提供参考。我们在很多时候会选择免疫治疗，原因是现在的共识或指南肯定是会落后于现在治疗发展的情况。

就这个患者来讲，新辅助化疗还是有效的，病变基本是 SD。确实可以考虑加用免疫治疗，或者加上放疗。只是这例患者的肿块巨大，不是很合适。当然针对纵隔肿大淋巴结来做放疗，也是可以考虑的。

案例继续汇报：第二个案例：新辅助化疗加免疫治疗在非小细胞肺癌中的应用。

患者李某某，68 岁，男性。2019 年 5 月主因“体检发现右肺上叶结节 1 周”就诊我院。吸烟史 30 余年，每日约 20 支。查体未见明显异常。2019 年 6 月 10 日我院胸部增强 CT 检查（图 4-2-4）提示右肺上叶后段结节，大小约 2.0cm × 1.7cm，呈浅分叶，边缘可见毛刺影及条索影；右侧肺门见肿大淋巴结，短径约 1.7cm。6 月 17 日在我院行 CT 引导下肺穿刺，穿刺病理结果提示非小细胞癌，部分为腺癌，部分呈实体型结构（图 4-2-5）。临床诊断：右肺上叶腺癌 cT1bN1M0 ⅡB 期。

考虑患者有肺门淋巴结转移，而且患者能够获及帕博利珠单抗（pembrolizumab，可瑞达），于 2019 年 6 月 26 日和 7 月 19 日行新辅助化疗加可瑞达治疗 2 个周期，具体方案：培美曲塞 900mg+ 卡铂 500mg+ 可瑞达 200mg 第 1 天 /q21d。患者在治疗过程中出现了Ⅰ度骨髓抑制。治疗后 7 月 29 日复查胸部增强 CT（图 4-2-6），提示右肺上叶后段癌灶较前缩小，现大小约 1.4cm × 0.8cm，形态欠规则，边缘毛糙，周围少许淡片影。右肺门肿大淋巴结较前缩小，现短径约 1.0cm。

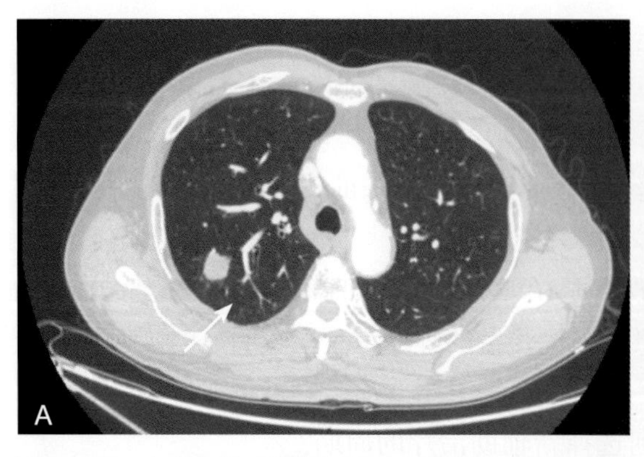

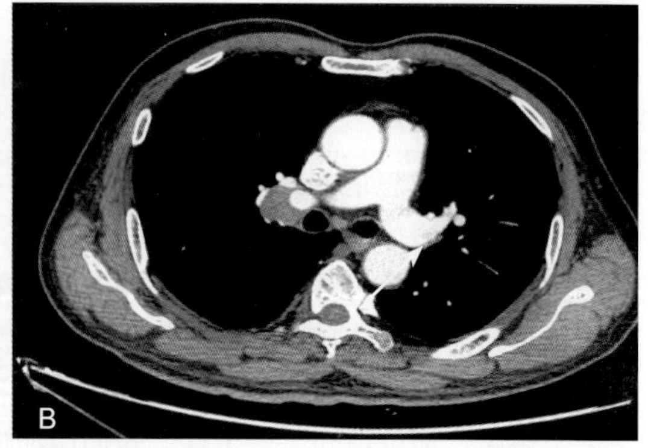

图 4-2-4　患者入院时胸部 CT，A 图显示右肺上叶后段结节，大小约 2.0cm × 1.7cm，呈浅分叶，边缘可见毛刺影及条索影；B 图箭头显示右侧肺门见肿大淋巴结，短径约 1.7cm

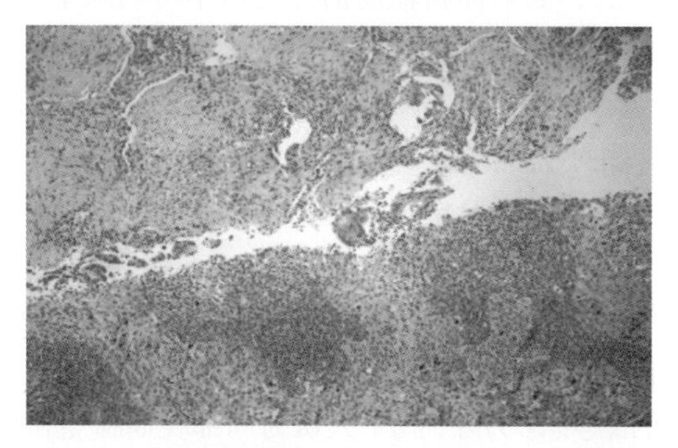

图 4-2-5　穿刺病理结果，为非小细胞癌，部分为腺癌

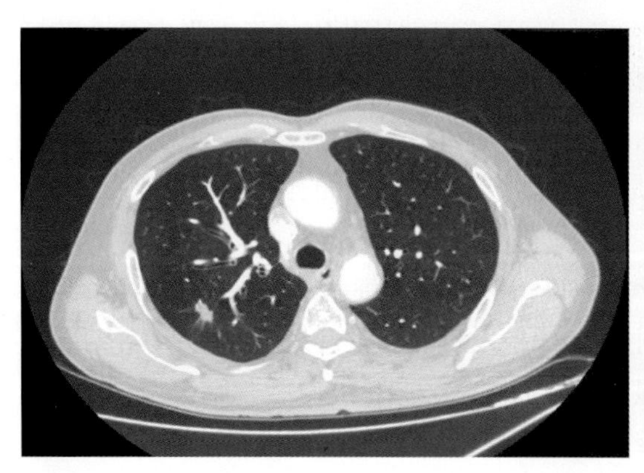

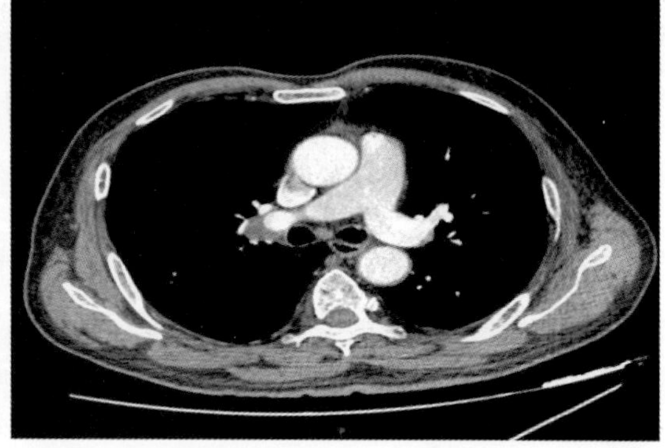

图 4-2-6　患者新辅助治疗后复查胸部 CT 结果，显示右肺上叶后段癌灶较前缩小，右肺门肿大淋巴结较前缩小

术前进行多学科讨论，考虑患者术前新辅助治疗效果较明显，肿瘤与淋巴结均有明显缩小，但仍有残存，需要手术治疗。2019 年 8 月 29 日进行了“单孔胸腔镜手术下右肺上叶切除 + 系统性纵隔淋巴结清扫术 + 胸膜粘连松解术”。术后经过充分取材病理结果提示：肺组织内未见明确肿瘤残存，可见间质显著纤维化、大量泡沫细胞、炎细胞浸润及多核巨细胞形成，符合重度治疗后改变（RVT 为 0%）；周围肺组织见多灶间质纤维化、炭末沉着；支气管切缘未见癌。术中一共清扫了 22 枚淋巴结，只有一枚有转移癌残存。ypTNM 分期：ypT0N1。术

后分期是 T0N1。术后患者继续进行了 2 个周期的化疗联合免疫治疗，具体方案同术前。毒性反应为Ⅱ度骨髓抑制。经过治疗之后，目前患者在我院定期随诊，暂无复发的证据。

虽然新辅助免疫治疗显示出较好的效果，但是临床上仍有诸多问题尚待解决。①目前最优的新辅助治疗模式是什么？是单独化疗还是单独免疫治疗？还是免疫治疗联合化疗？②如何采用免疫治疗联合化疗，这两种方式应该是序贯进行还是同步进行？③新辅助免疫治疗的时长是多久？ 2 个周期还是 4 个周期？④患者在接受新辅助免疫治疗之后，我们应如何把握手术时机？⑤在临床上，我们应如何筛选新辅助免疫治疗的优势人群，目前有哪些标志物可用？⑥患者接受新辅助化疗加免疫治疗之后会产生严重的并发症，这个时候我们应该如何防治？请各位专家就这些问题展开讨论。

主持人：外科医师特别关心严重并发症的问题，以及手术安全性问题。我们一共做了 40 例接受新辅助免疫治疗患者的手术，大部分是鳞癌，小部分是腺癌，手术并发症并不多，但是一旦出现并发症就特别严重。第二个案例还是毛友生主任主管的患者，具体还是请毛主任讲一讲。

毛友生教授：过去，外科医师采用术前化疗，有效率能达到 30% 或 40% 就很了不起。而现在通过免疫治疗，有效率可达到 70% 或 80%，PCR 能够达到 50% 以上。但同时我们也发现免疫治疗以后，出现了严重的并发症。我曾亲自经历过一个病例，肺鳞癌患者采用免疫治疗以后，出现了不可控的高血压，血压高达 250/180mmHg，使用任何药物都无法控制，最后出现全身多器官衰竭，患者最终因呼吸循环衰竭死亡。还有一例患者，经过术前免疫治疗，术后出现了免疫相关性肺炎。当时对免疫相关性肺炎尚不十分清楚，送入 ICU 治疗好转后回家，之后病情反复并加重，最后死亡。由此看来，免疫治疗有利也有弊。

主持人：免疫治疗所带来的新问题对影像科也是一个挑战。过去，我们对新辅助化疗的疗效判定依据肿瘤大小的变化，而对于免疫治疗的疗效，仅根据肿瘤大小并不能完全判断。有时大的肿瘤疗效反而更好，淋巴结也是如此。

影像科医师：免疫治疗的确给我们带来了挑战同时也带来了机遇。第一，我们共同开展了一项前瞻性研究，本项研究纳入 40 例样本，成功分析 36 例，获得一个非常惊人的结论，即评价 PET-CT 对免疫治疗前和 2 个周期免疫治疗后的疗效，如果 SUV_{max} 下降≥ 30%，那么肿瘤的病理缓解率接近 100%，PET-CT 特异性也接近 100%。我们期待有更大的样本量来证实这一结论。第二，临床所面临的问题，比如评估肿瘤是否进展？当肿瘤的体积不变时，如果代谢改变的话，对肿瘤进展的评估也是有价值的。从文献来看，不仅是肺癌还有黑色素瘤等，经过免疫治疗 4 ～ 12 个周期之后再进行 PET-CT 检查，依据代谢变化可以帮助判断真性进展。在工作中我们还应该密切关注药物性肺炎，要及时报告给临床医师，提醒他们考虑这个问题，并进行及时治疗。

主持人：请教吴宁教授，您认为免疫治疗的疗效用什么检查来评价最好？

影像科医师: 我们现在采用的评价标准是代谢加上实体体积的双重标准，应该是最好的。在工作中，我院常规进行 PET-CT 和胸部 CT 两项检查，但是我们不做常规的增强 CT，增强 CT 主要看血管等情况。

肿瘤内科医师：吴宁教授在早期新辅助免疫治疗研究的基础上，又开展了一些拓展研究，并得出一个惊人的结论，即如果最大 SUV_{max} 值下降≥ 30%，那么肿瘤的病理缓解率和

PET-CT 在围手术期的特异性均接近 100%。应建明教授从病理的层面也做了一些研究，请你给大家介绍一下。

病理科医师：目前，从肺癌新辅助治疗来看，无论是单纯免疫治疗还是化疗加免疫治疗，我们可能不会再去考虑单纯化疗。从这个角度来讲，病理确实有很多可以期待的地方。

1. 从治疗机制上来讲，免疫治疗是吸引大量免疫细胞攻击肿瘤组织。这区别于化疗和 TKI 靶向治疗，所以在镜下我们可以看到大量炎细胞聚集。这种现象对影像科来说就是一个很大的挑战，因为实际上它并不是肿块的缩小，而有可能是增大，也意味着肿瘤细胞在逐渐被消灭。

2. 免疫治疗的机制需要相应的周期来调动机体的反应。我们发现术前免疫治疗 2 个周期或 4 个周期存在比较大的个体差异。有的患者反应比较慢，就会看到很多肿瘤残存细胞还在被清除的过程中。所以这带来了一个课题，这个作用机制可能正在逐渐减慢。

3. 我们也看到一些肿瘤细胞负荷越小，免疫治疗的效果越好。

4. 评价体系发生了改变。我们原来主要关注原发灶，但是实际上从这两个病例中我们发现，原发灶是 PCR，但是 N2 残存的可能性却非常大。在国外一些报道中，N2 纵隔淋巴结的复发依然是新辅助免疫治疗的一个比较大的问题。

从病理学角度来讲，在评价体系中，对新辅助免疫治疗的疗效不应该只单纯评价原发灶，还应该考虑淋巴结对预后的整体影响。我们已经积累了 40 多例活检样本，其中形态学改变包括中性粒细胞和嗜酸性粒细胞浸润以及肿瘤细胞的形态，实际上它是可以预测肿瘤 MPR 反应的，这是以前从来不去关注的。从免疫治疗角度来讲，单纯生物标志物如 PD-1 表达和肿瘤突变负荷（TMB），对新辅助治疗的提示作用还是比较小的。我们要根据整个免疫环境，尤其是镜下观察免疫细胞的成分，也许可以帮助临床医师预判疗效。以上是我们自己研究过程中的一点心得。

毛友生教授：应建明教授从病理学的角度给大家讲了免疫反应。我们从外科角度来讲，本例患者是多站淋巴结转移，肺门肿大的淋巴结是阳性。我们曾经给食管癌患者进行术前放化疗后，原发灶达到 PCR，但是淋巴结里面仍有残存癌细胞。为什么淋巴结比肿瘤灶小，进行同样的治疗，以后还有残存癌细胞呢？可能与两个治疗周期不够和患者的免疫反应调动比较慢有关。近期有文献指出免疫微环境比 TMB、PD-1 表达更能够预测免疫治疗的反应效果。那么今后对活检标本进行免疫环境的检测中，了解有无中性粒细胞、淋巴细胞的浸润，以及哪种类型的淋巴细胞浸润？哪些可能对免疫治疗反应的预测效果更好？想听听各位专家的看法。

刘洪生教授：外科医师为什么对新辅助治疗这么热衷，我谈几点体会。

1. 外科医师最关注的是把不能切除的肿瘤变成能切除的，把能切除的变成切除干净的。新辅助免疫治疗加化疗恰恰能够满足这一要求，原因是新辅助治疗的结果太好了。最近一个新辅助化疗联合免疫治疗的试验结果显示，MPR 能够达到 60%，这样的结果最能满足我们的要求。当然，免疫治疗又是一把双刃剑，既可以为我们带来很好的疗效，又会造成不可预知的严重免疫反应，但总的来说是可控的，3 级以上的不良反应确实比较少。

2. 关于肿瘤假性进展的问题。PET-CT 检查是一个很好的评估手段，比如治疗后包块增大了，但是它的 SUV_{max} 是下降的，说明包块里面可能并不是肿瘤细胞。我个人认为如果存在假性进展，肿瘤可能就更大了。也许 EBUS 操作更简单容易，我们可以考虑加上 EBUS

做穿刺，穿刺病理结果看到的如果都是肉芽肿，或者是炎症细胞，根本没有肿瘤细胞，那你就放心吧，这么大的淋巴结连肿瘤细胞都没有，那它肯定就是假性进展，也许这两种检查手段结合起来效果会更好。

3. 提到淋巴结里边还有残余的肿瘤细胞，我认为也许和肿瘤异质性有关系。原发灶和淋巴结转移灶也许就不是同性质的。

4. 外科医师比较关心的还有手术难度问题。新辅助免疫治疗后是否会增加手术难度？我也总结了一些手术病例，觉得问题不大。我们做过新辅助治疗 2 个周期、3 个周期或 4 个周期后的患者，手术难度基本上没有太大影响。我觉得新辅助治疗后的手术难度主要还是与有无基础疾病相关。例如，患者在新辅助治疗之前，淋巴结受结核侵犯粘连成团，经过新辅助治疗，尽管团块缩小了，但是它与周围的界线仍然不清楚，所以手术难度增大。可是如果没有做新辅助治疗的话也许手术难度更大。我个人认为新辅助化疗是否加免疫治疗，对手术难度没有太大影响。

王宝成教授：针对第一个病例，我建议三药联合可能效果会更好，比如贝伐单抗 + 紫杉醇 + 卡铂。如果进行免疫治疗，第一个病例是可以探讨的。第二个病例是肺癌ⅡB 期。如果要做新辅助治疗的话，我认为应该先检测免疫生物标志物，了解免疫治疗的适应证，尤其是使用 K 药，因为目前中国大陆批准的在肺癌领域可用的一线药物只有帕博利珠单抗，而 K 药与 PD-L1 的表达直接相关。如果 PD-L1 属于高表达，则不需要化疗，直接给予单独帕博利珠单抗的新辅助免疫治疗。如果是新辅助化疗联合免疫治疗，无论 PD-L1 是高表达还是低表达，患者都会有生存获益。

现在的问题是新辅助化疗联合免疫治疗，除了大家提到的免疫及毒性反应风险以外，还有时间风险。也就是说，如果这个病例是ⅡB 期，经过术前新辅助治疗并不能清除所有的肿瘤细胞和转移淋巴结，而是通过免疫治疗解除免疫抑制，改善肿瘤微环境的状况。在这个情况下，先新辅助治疗再手术还是先手术再辅助治疗，获益程度可能不相上下。但是可能存在时间风险，患者经过 2 ～ 4 个疗程新辅助治疗后，出现了免疫反应及毒副反应，需要 2 ～ 3 个目的相应治疗，在这个期间是否有可能发展为不可切除的呢？这就是时间风险问题。所以关于新辅助免疫治疗，目前只是一种尝试，国内外没有一个指南推荐，免疫治疗可以在哪一分期中作为适应证而被批准。因此我们在临床研究过程中的探索和尝试要把握一定的分寸，我们还需要在治疗后对它进行详细判断，所以我的建议是不要追求在手术之前一定达到什么目的，新辅助免疫治疗的初心不是这个。

余慧青教授：这两个案例都很经典。第一个案例是肺鳞癌，分期较晚，新辅助化疗效果欠佳；第二个案例是肺腺癌，分期相对较早，新辅助化疗加免疫治疗效果比较好。

现在，新辅助免疫治疗前景十分广阔，但是仍然存在一些争论。受限于患者的经济状况，所以在术前新辅助治疗领域，一般患者接受的还不是很多，但对术后免疫，大家还是比较关注的。

毛伟敏教授：毕楠教授您怎么看待放射治疗这一块？在这两个案例中，有没有找到一个比较好的切入点？

放疗科医师：第一个病例，我同意王洁主任的观点。这种情况下，无论是美国的国家癌症数据库（NCDB），还是我们中心汇报的数据，术后放疗相关的大宗回顾性数据结果都是比较理想的。目前认为针对 N2 患者，尤其是有高危因素如吸烟、肺鳞癌、≥ 4 个多站淋巴结转移的患者，术后还是要积极放疗。此患者可能是受到疫情的影响，未接受术后放疗，但我们还是强烈推荐术后放疗。

第二个病例，新辅助免疫治疗是现在大家都在尝试的一种治疗方法，临床医师都在积累经验。对于术后放疗，我们也观察到淋巴结和原发灶有不太一样的地方，如果是 N2，术后放疗我们只能参考目前的指南来做，未来还是要积累更多的经验和数据。这例患者是可切除的ⅡB 期，可以不考虑术后放疗。

徐建堃教授：我个人体会放疗是一种局部治疗手段，在某些情况下，放疗和手术是可以互相替代的但在多数情况下放疗和全身治疗是不能互相替代的，更重要的是如何将这两种治疗方式更好地结合。很多时候我们要充分考虑患者的意愿和家庭经济因素。综合考虑患者的各方面因素，参考指南和共识来制订合理的治疗方案，可能才是最理想的。无论采取新辅助治疗还是术后辅助治疗，在一定程度上可能都需要放疗的参与。

毛伟敏教授：关于免疫治疗我们大家都有很多的问题：①目前我们如何建立一个很好的评估体系是一件非常重要的事情。②如何去评估免疫治疗的时空性和效益比？③在一个评估体系当中，我们如何把临床结果和病理评估以及 PET-CT 标准很好地结合起来？这些都是很重要的。

滕梁红教授：目前，把免疫治疗反应纳入到病理观察范围是一件新鲜事物。医科院肿瘤医院应建明教授进行的 40 例穿刺标本的回顾性评估研究，我认为这是一个非常好的思路。如果说今后新辅助免疫治疗作为一个常规治疗手段或者说要开展研究，为了评估疗效，我们是否可以考虑在不同的时间段做相应的穿刺，来观察治疗后的反应，甚至可以检测一段时间，以便积累更多的经验。

高艳教授：从影像学方面，我们在评估新辅助治疗以后肿物和纵隔淋巴结的形态结构和代谢的改变，除了普通平扫 CT 和增强 CT 之外，还要建议患者有条件尽量做 PET-CT。吴宁教授也推荐，SUV_{max} 值减少≥ 30%，基本等同于 PCR 的病理学改变。即便 SUV_{max} 值不增高，或仅轻度增高，有其他两项 PET-CT 指标下降的话，也会有明显缓解，所以 PET-CT 对于我们下一步继续做新辅助治疗后的评估还是有借鉴意义的。我还想请问吴宁教授，前两年我们开展了一批肺癌消融手术以后的患者应用能谱 CT 来评估肺癌的疗效，肺癌消融手术后很短的一段时间内，1 周或 1 个月内，由于肿瘤的炎性反应或水肿，肿瘤体积明明是增大的，但是我们应用能谱 CT 分析它的参数却是下降的，说明有明显的缓解，也说明消融手术实际上是有效的。如果这例患者做 PET-CT，可以看到代谢也会有轻度增高，因为出现了炎性反应，但也不一定能够判断治疗是不是真的有效。请问能谱 CT 对于新辅助治疗后的疗效评估帮助大吗？

影像科医师：我个人认为对于疗效评估，PET-CT 是比较稳定和成熟的，前提是做好质控。对于能谱 CT 我的学生做过这方面的研究，要考虑临床使用是不是方便？因此分析不同组别之间的差异性，所以真正应用到临床可能需要继续摸索，但是我仍然觉得这是一个很有意义的探索。另外，PET-CT 其实还是有陷阱的，陷阱是什么呢？即炎症反应的葡萄糖代谢也是增高的，因此 SUV_{max} 只是相对特异，而不是绝对特异。我个人认为，虽然肺门淋巴结有摄取增高现象，但是仍不能定义为 N1，这就需要根据经验，根据 CT 的密度等来进行判断。

毛伟敏教授：我们各个学科之间的衔接还需要加强，我们所有能够提供的这些案例都没有含 13、14 组的淋巴结。其实刚才提示了淋巴结的问题和原发灶的问题是有区别的。大的研究也告诉了我们 N1 和 N0 免疫治疗当中，新辅助治疗的结果是不一致的。所以我们在现有的大医院里，应该去了解，就刘洪生教授提供的这个小于 4cm 的低分化鳞癌患者，有没有排除有 13、14 组淋巴结转移的可能呢？如果 13、14 组淋巴结有转移，分期是截然不一样的，所以我们还要做更细致的工作。目前研究进展太快了，我们可能忘记了根本。两位病理专家可以做回答，也可以不做回答。

病理科医师：现在大部分淋巴结分区都是外科医师提供的。在新辅助治疗当中，要求通过一定的方式，取得 13、14 区淋巴结的穿刺结果。但是对于病理科医师来讲，如果临床医师送是没有问题的。我觉得评估也没有问题，但是取材的话，就要由自己去定义。

主持人：两位年轻的影像和内科学者，有没有需要补充的？

影像科医师：关于辅助治疗以后的影像学评估有两个方面，一是对晚期不可手术的患者，接受辅助治疗之后的影像学评估，二是对可手术患者辅助治疗以后的影像学评估。

10 年前我们就开始采用 CT 功能成像包括灌注，再发展就是磁共振功能成像。近期出现了 CT 的能谱成像，包括 PET-CT。最近几年比较热门的就是影像组学和人工智能评估。所有的检查面临着一个最普遍的问题，即它们都是通过人为的定量分析，而且这种定量分析主观影响非常大。近些年主要还沿用以前的标准，并没有引入各个功能成像。

随着人工智能的逐渐发展，完全可以抛开人为因素，这是非常有前景的发展趋势。只要我们的治疗方案足够标准，无论采用 CT、PET-CT 还是磁共振成像，一定能够通过人工智能的方式，给我们更好的提示，甚至在一定情况下可以检测出 PCR。新辅助治疗以后就达到 PCR 了，将来我们就有可能不需要做手术了。如直肠癌病例提示了我们，在直肠癌放疗的患者中，磁共振成像已经能够找到 PCR 的患者，可靠性还是非常高的，这些患者放疗以后可以免于手术。这也给了我们一些研究的方向。

肿瘤内科医师：对于新辅助免疫治疗有没有合适的生物标志物来进行筛选？我觉得在新辅助治疗的领域里，生物标志物的探索在晚期患者中还是有非常大的优势的，因为可以把整个肿瘤都拿下来去做详细的各个基因组学研究。总体来讲，在新辅助治疗方面，免疫治疗方式很多，对于各种规模层面生物标志物的探索，我们现在都还在路上。我们也期待后续有更多的数据更进一步的指导我们。

【案例 3】2 例免疫治疗相关性肺炎的研究

（北京大学肿瘤医院外科）

主持人：肿瘤科王子平医师。

汇报医师：胸外科王亚旗医师。

MDT 团队专家：肿瘤科王子平；胸外科杨跃和王亚旗；影像科齐丽萍；胸外科王亮和王亚旗；肿瘤科胡维亨；病理科孙巍；介入科郭建海；放疗科李东明。

客座专家：解放军联勤保障部队第 960 医院原副院长及肿瘤科主任王宝成教授；浙江省肿瘤医院原院长及胸外科主任毛伟敏教授；河南省肿瘤医院肿瘤内科主任赵艳秋教授；北京协和医院病理科李霁副教授；中日友好医院影像科孙宏亮副教授；中日友好医院放疗科高立伟副教授。

案例汇报：先介绍第一个案例。患者李某某，66 岁，男性，2019 年 2 月因“间断咳嗽咳痰 1 年余，确诊右肺下叶鳞癌 3 周余” 就诊我院。既往吸烟史 40 年，10 支 / 天，无肿瘤家族史。查体无明显阳性体征，ECOG PS 评分：0 级。肺部肿瘤标志物在正常范围。2019 年 1 月 10 日支气管镜提示右肺下叶背段可见隆起型占位，阻塞背段开口（图 4-3-1）；1 月 15 日胸部 CT（图 4-3-2）提示右肺下叶背段支气管截断，局部可见结节影，大小约 2.5cm × 2.2cm，考虑中央型肺癌的可能性大，纵隔 7 组和右肺门可见稍大淋巴结，较大约 1.6cm × 0.9cm，转移不除外。全身 PET-CT 检查（图 4-3-3）提示右肺下叶背段高代谢结节，SUV_{max} 19.5，符合肺癌表现，右肺门和纵隔 2R、7 区淋巴结代谢轻度增高，SUV_{max} 3.5，不除外转移。头颅增强 MRI 未见转移征象。

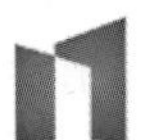

北京大学肿瘤医院

内镜中心检查报告单

检查日期：2019-01-16

检查号：　姓名：　性别：男　年龄：66　设备：BF 240

ID号：　检查项目：气管镜检查+鼻　科室：胸外一科门诊　检查间号：2号室

临床诊断：右肺下叶病变，气管镜检查预防出血

症状：咳嗽半年，干咳，偶有血丝，外院胸部CT提示右肺门病变，检查

检查所见：

声门：双侧声带活动自如

主气管：管腔通畅

隆突：锐利居中

右肺：右肺下叶背段可见隆起型占位，阻塞背段开口，活检质软，标本

，喷洒药物止血满意；余右肺上叶及中叶所见各级支气管管腔通畅，黏

滑，未见肿物、糜烂及狭窄病变

左肺：所见各级支气管管腔通畅，黏膜光滑，未见肿物、糜烂及狭窄病

检查过程中，患者BP 135/68mmHg，HR 79bpm，SpO2% 97%~99%

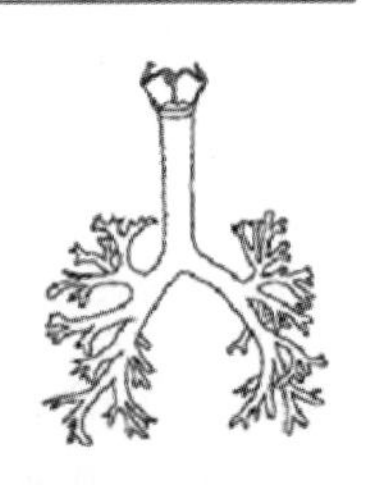

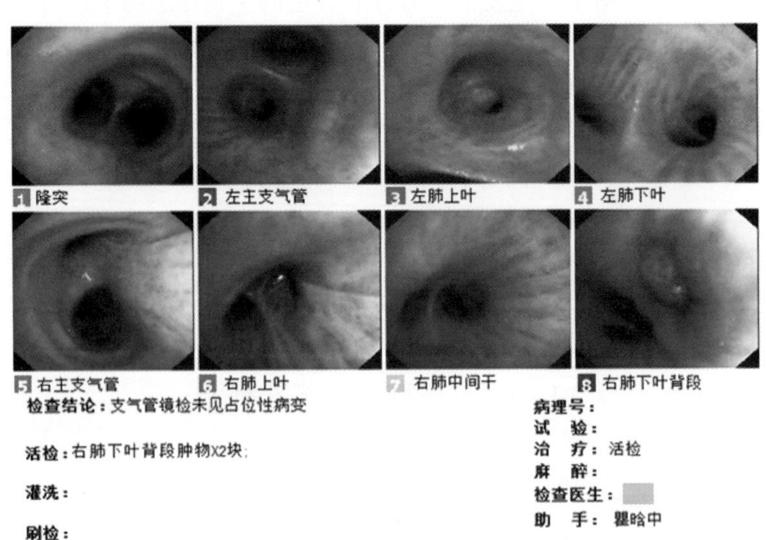

检查结论：支气管镜检未见占位性病变

病理号：

试　验：

治　疗：活检

麻　醉：

检查医生：

助　手：瞿晗中

活检：右肺下叶背段肿物X2块

灌洗：

刷检：

建议：1小时后进食水

图 4-3-1　支气管镜提示右肺下叶背段可见隆起型占位，阻塞背段开口

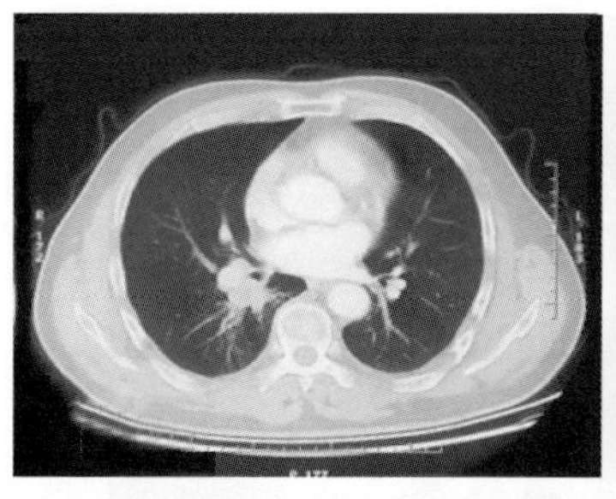
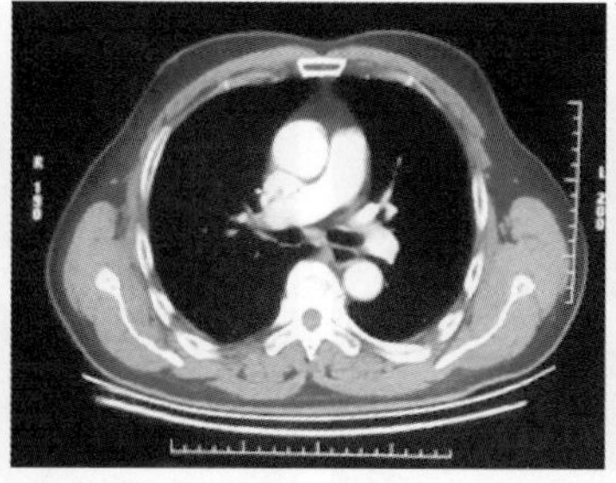
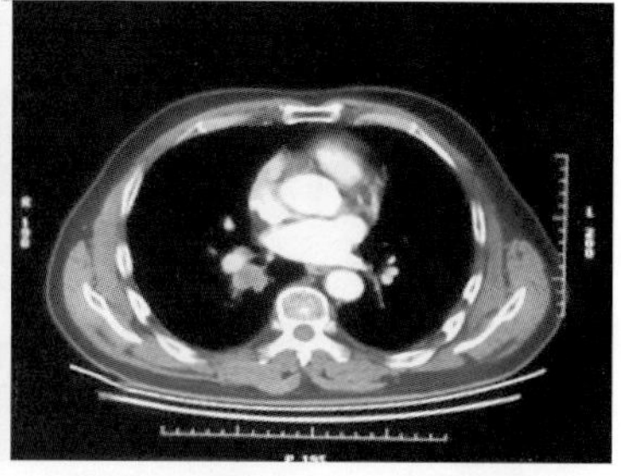

图 4-3-2　胸部 CT 显示右肺下叶背段支气管截断，局部可见结节影，大小约 2.5cm × 2.2cm，考虑中央型肺癌可能性大，纵隔 7 组和右肺门可见稍大淋巴结，较大约 1.6cm × 0.9cm，转移不除外

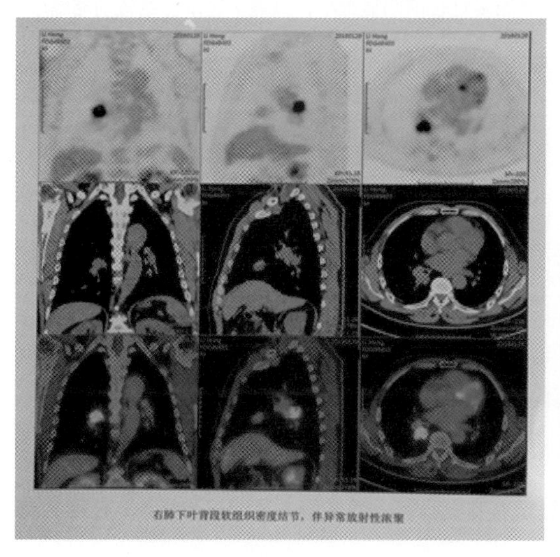

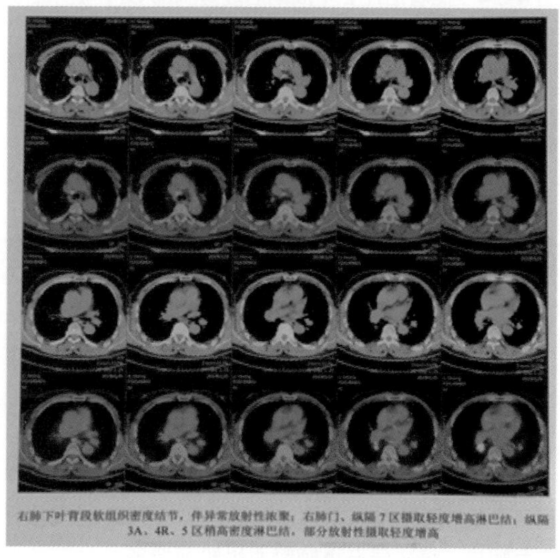

图 4-3-3　全身 PET-CT 检查提示右肺下叶背段高代谢结节，SUV_{max}19.5，符合肺癌表现，右肺门，纵隔 2R、7 区代谢轻度增高淋巴结，SUV_{max}3.5，不除外转移

2019 年 2 月我院胸部肿瘤中心第一次多学科会诊，患者的初步诊断为右肺下叶中央型鳞癌（T1bN2M0 ⅢA 期），纵隔 2R、7 区淋巴结转移可能性大。考虑患者肿瘤分期ⅢA 期，建议先行新辅助治疗，治疗方案为白蛋白紫杉醇 + 卡铂联合帕博利珠单抗。患者于 2019 年 2 月 12 日、2019 年 3 月 5 日共接受两个周期的新辅助化疗联合免疫治疗，2019 年 3 月 29 日复查胸部 CT（图 4-3-4）提示右肺下叶原发灶较前明显缩小，纵隔 7 区淋巴结较前略缩小。

患者于 2019 年 4 月 17 日接受了“胸腔镜辅助右肺下叶切除 + 系统性淋巴结清扫术”。患者术后第 1 天复查胸片提示右肺复张可，双肺野未见明显渗出影（图 4-3-5）。术后第 7 天患者出现高热伴咳嗽、咳痰及呼吸困难。实验室检查提示 WBC 25.32 × 10^9/L，中性粒细胞（NEUT）91%，降钙素原（PCT）5.15ng/ml。复查 X 线胸片提示右下肺野渗出较前增多（图 4-3-6）。患者进一步完善胸部 CT 检查（图 4-3-6），提示右肺中下叶术后改变，右肺上叶渗出、实变影。

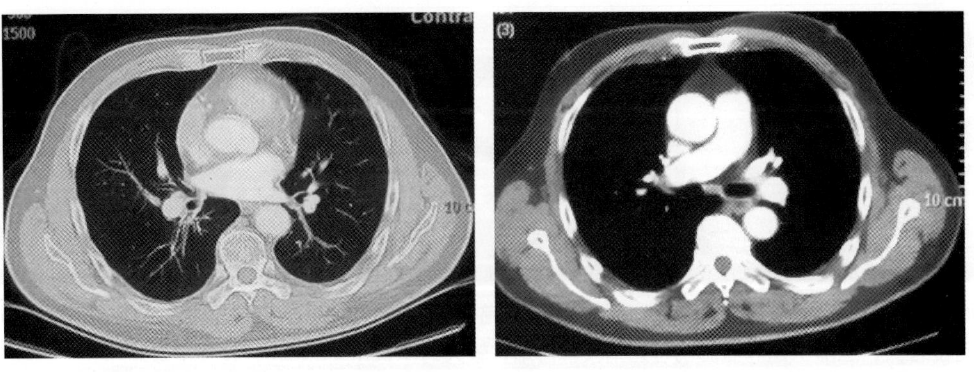

图 4-3-4　患者治疗 2 个周期后复查胸部 CT，提示右肺下叶原发灶较前明显缩小，纵隔 7 区淋巴结较前略缩小

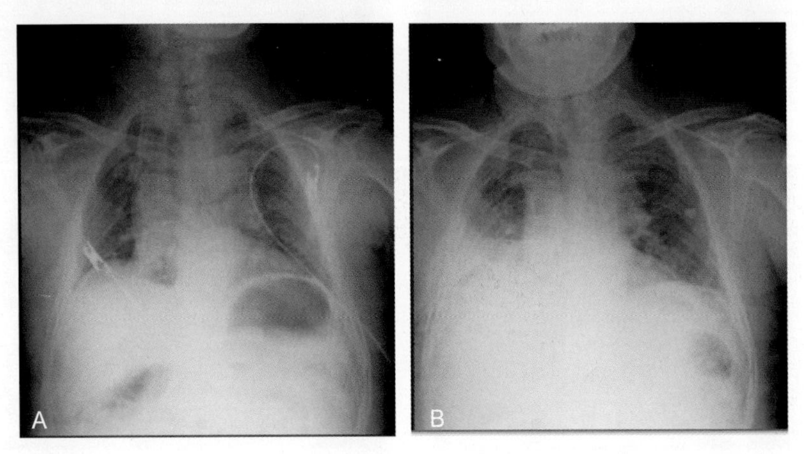

图 4-3-5　患者术后胸片。A 图为第 1 天 X 线胸片，显示右肺复张可，双肺野未见明显渗出影；B 图为第 7 天胸片，提示是右下肺野渗出较前增多

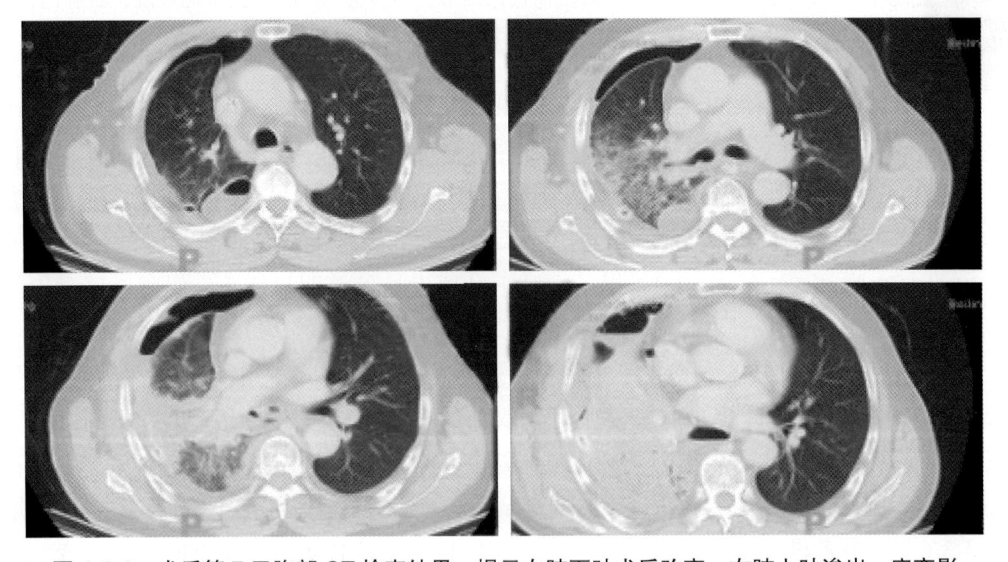

图 4-3-6　术后第 7 天胸部 CT 检查结果，提示右肺下叶术后改变，右肺上叶渗出、实变影

患者术后高热首先考虑肺部感染可能性大，给予亚胺培南西司他丁钠（泰能）、头孢哌酮舒巴坦钠（舒普深）抗感染治疗，咳嗽咳痰症状明显缓解，术后第 12 天患者体温逐渐

恢复正常，血液化验指标也趋于正常。术后第 16 天停用泰能。但是，患者的呼吸困难症状仍然没有缓解，甚至出现加重倾向。血气分析提示 PO_2 65.2mmHg，PCO_2 40.9mmHg。术后第 18 天再次复查胸部 CT（图 4-3-7），提示右肺上叶实变影较前明显吸收，并呈现网格样改变。

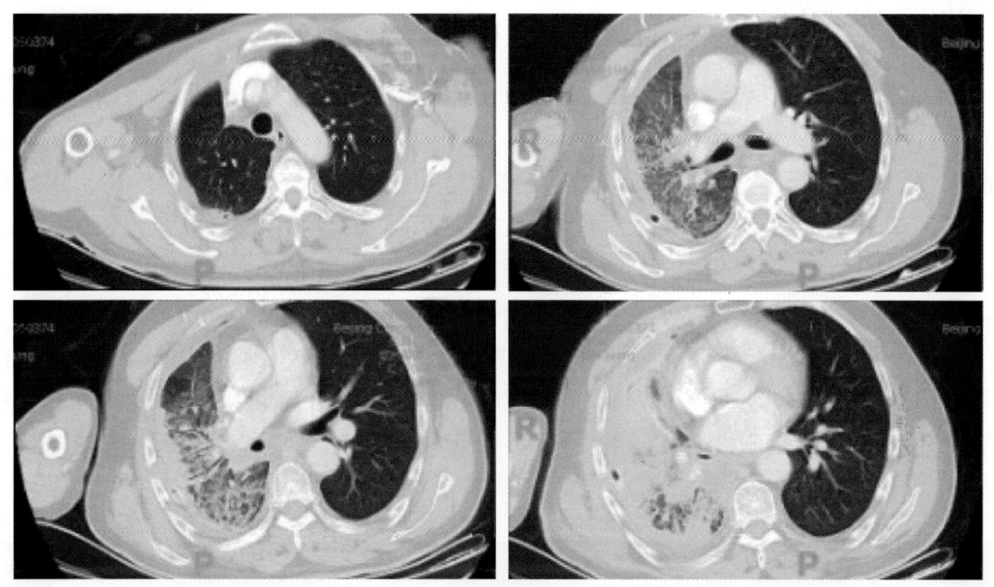

图 4-3-7　术后第 18 天复查胸部 CT 结果。提示右肺上叶实变影较前明显吸收，并呈现网格样改变

结合患者症状体征、胸部 CT 表现及治疗过程，考虑患者存在免疫相关性肺炎可能性大。从术后 18 天开始，给予患者大剂量激素（甲泼尼龙 160mg），患者呼吸困难症状较前明显缓解，1 周后甲泼尼龙减量为 80mg 维持治疗。术后第 34 天复查胸部 CT（图 4-3-8），提示右肺上叶网格样改变较之前明显吸收。

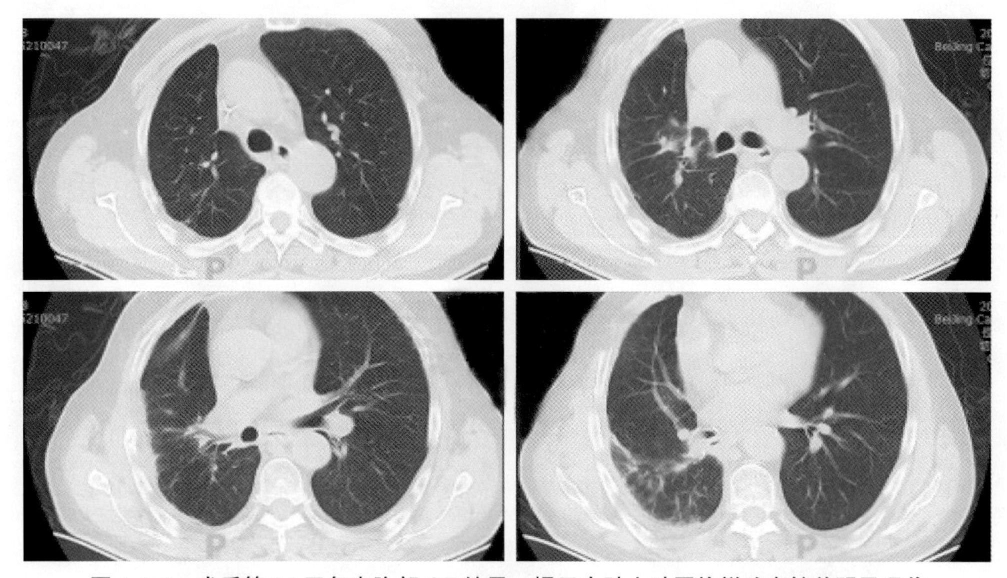

图 4-3-8　术后第 34 天复查胸部 CT 结果。提示右肺上叶网格样改变较前明显吸收

患者术后病理回报（右肺下叶，免疫治疗后）：支气管旁可见一纤维化区，大小约 2cm ×1cm×0.5cm，镜下见此处纤维组织增生，玻璃样变，伴少量淋巴细胞和吞噬细胞聚集，未见肿瘤细胞残留，支气管断端未见癌，淋巴结未见癌转移，考虑术后病理为 pCR。随后我们再一次进行了多学科讨论，结合患者的病理结果，以及术后合并免疫性相关肺炎，当时给出的治疗建议是随访观察。

现在介绍第二个病例。

患者王某某，61 岁男性，2019 年 9 月因“反复咳嗽咳血 3 月余，确诊肺鳞癌 1 周余”就诊我院。既往吸烟史 40 年，20 支 / 天；2 型糖尿病 24 年，陈旧性脑梗死 15 年，陈旧心肌梗死、PCI 术后 5 年。无肿瘤家族史。查体无特殊，ECOG PS 评分：0 级，疼痛评分：0 级。患者 2019 年 11 月 27 日胸部 CT 提示（图 4-3-9）：右下肺门见一软组织肿块影，范围约 4.6cm×4.1cm，向上侵犯中间段支气管远端，右下肺支气管壁狭窄截断，远端见斑片状肺不张，肿块与心包及左心房分界不清，右下肺静脉被包绕变细于肿块内穿行。PET-CT 检查（图 4-3-10）提示右肺下叶肿物放射性摄取增高，SUV_{max} 9.7，考虑为恶性，未见肺门及纵隔淋巴结肿大，未见远处转移征象。气管镜下可见右肺下叶基底段开口的肿物，活检病理结果是中分化鳞状细胞癌。头颅增强 CT：未见转移征象，左侧丘脑、双侧基底节区及侧脑室旁多发梗死灶。

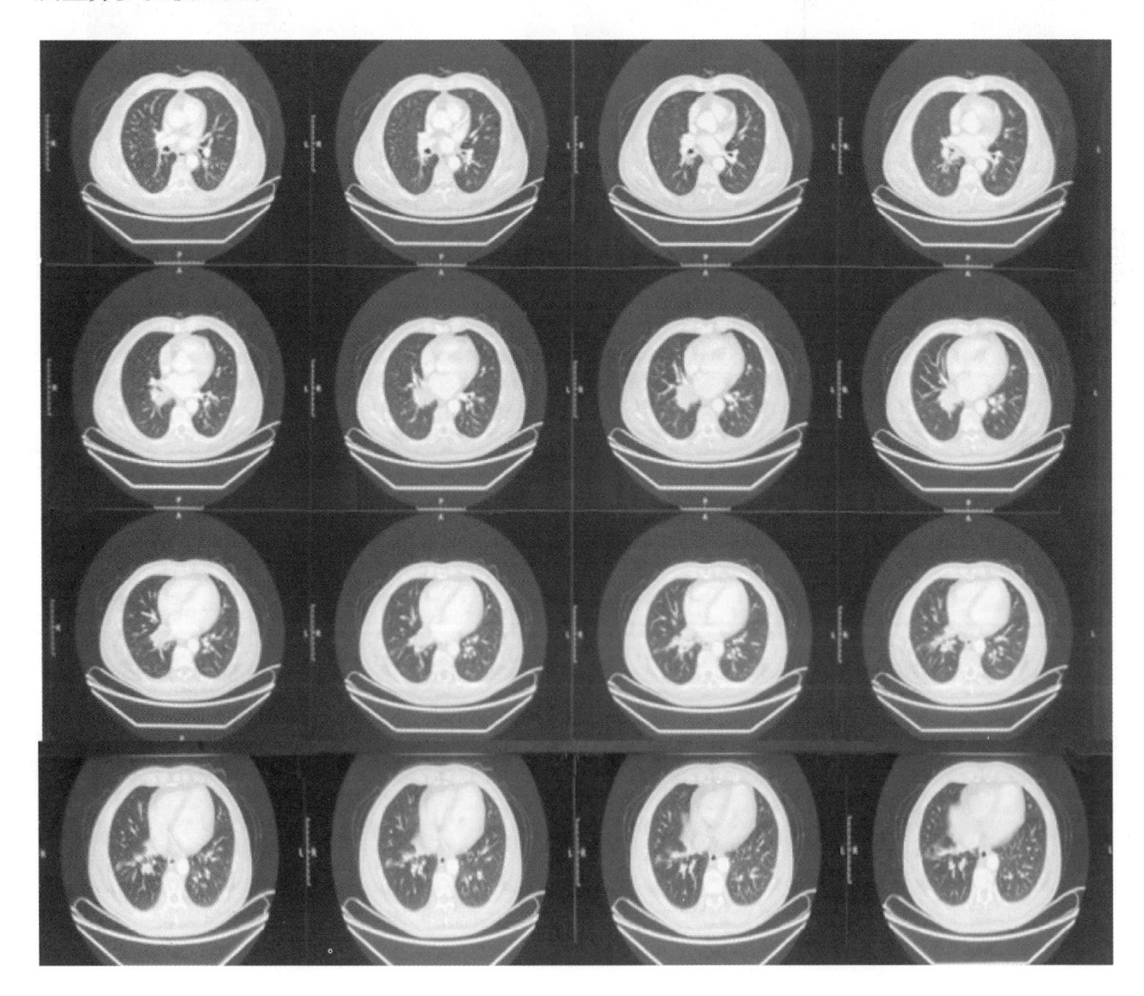

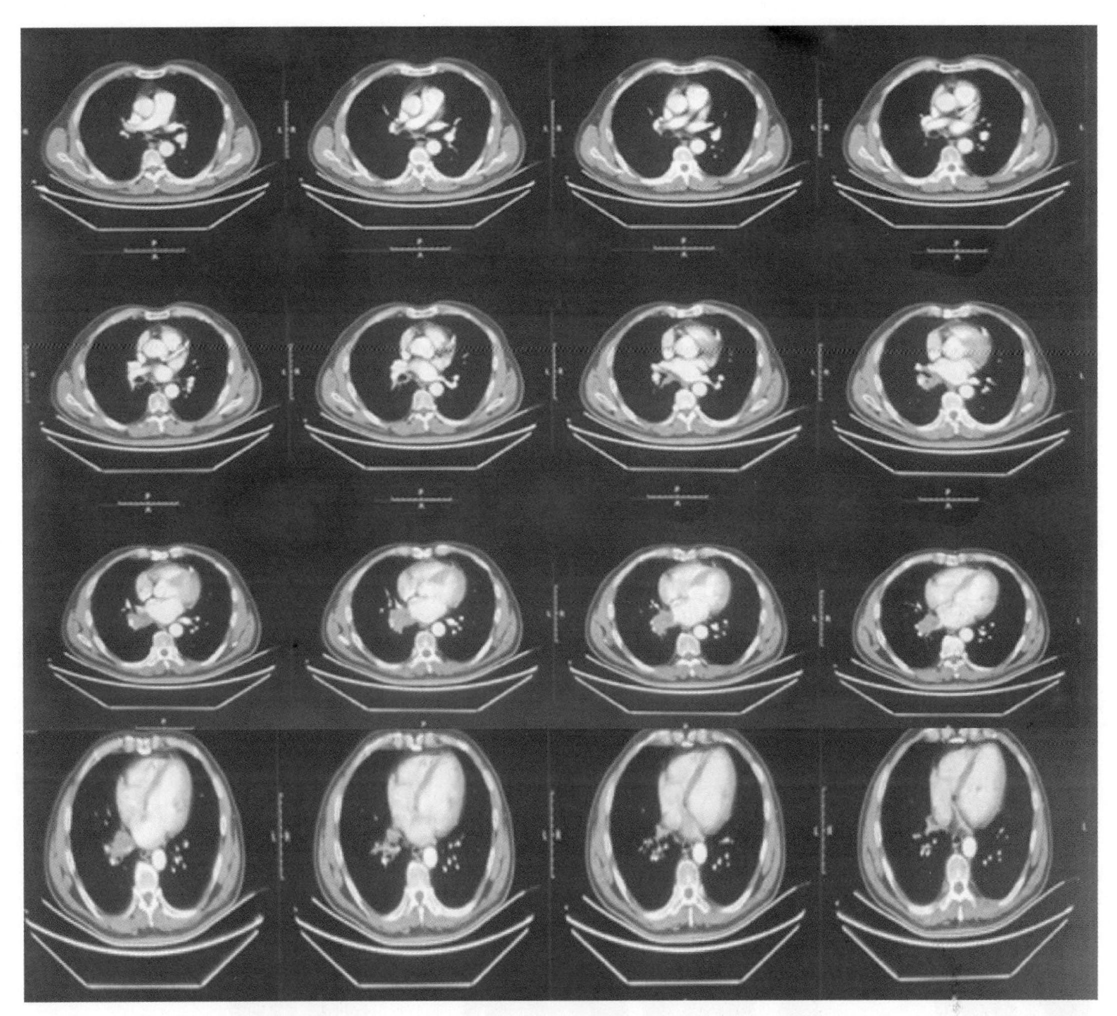

图 4-3-9　患者胸部 CT 结果。提示右下肺门见一软组织肿块影，范围约 4.6 cm×4.1cm，向上侵犯中间段支气管远端，右下肺支气管壁狭窄截断，远端见斑片状肺不张，肿块与心包及左心房分界不清，右下肺静脉被包绕变细于肿块内穿行

结合患者的辅助检查，初步诊断为右下叶中央型鳞癌 cT4N0M0 Ⅲ A 期。建议患者先行新辅助治疗，治疗方案为吉西他滨 + 顺铂联合帕博利珠单抗。患者于 2019 年 12 月 17 日至 2020 年 3 月 19 日共接受 3 个周期治疗。3 个周期治疗后复查胸部 CT（图 4-3-11）提示：右肺下叶肿物较前明显缩小，肿块与心包分界不清。

患者于 2019 年 4 月 29 日接受全身麻醉下“胸腔镜辅助右肺中下叶切除 + 系统性淋巴结清扫术”。患者术后第 1 天胸片（图 4-3-12）提示右肺术后改变，右肺复张可，右侧少量胸腔积液。患者术后间断低热，第 6 天出现高热，最高体温 38.9℃，无明显咳嗽咳痰、胸闷、呼吸困难等伴随症状。因为在新冠疫情期间，所以我们为患者进行了新冠病毒核酸检测，结果提示阴性。血液化验指标提示 WBC 15.58×10^9/L，NEUT 94.80%，PCT 0.38ng/ml。术后第 4 天复查 X 线胸片（图 4-3-12）提示右下肺野渗出性改变。术后第 6 天进一步行胸部 CT（图 4-3-13）提示右肺中下叶术后改变，右肺偏底部斑片影及实变影。

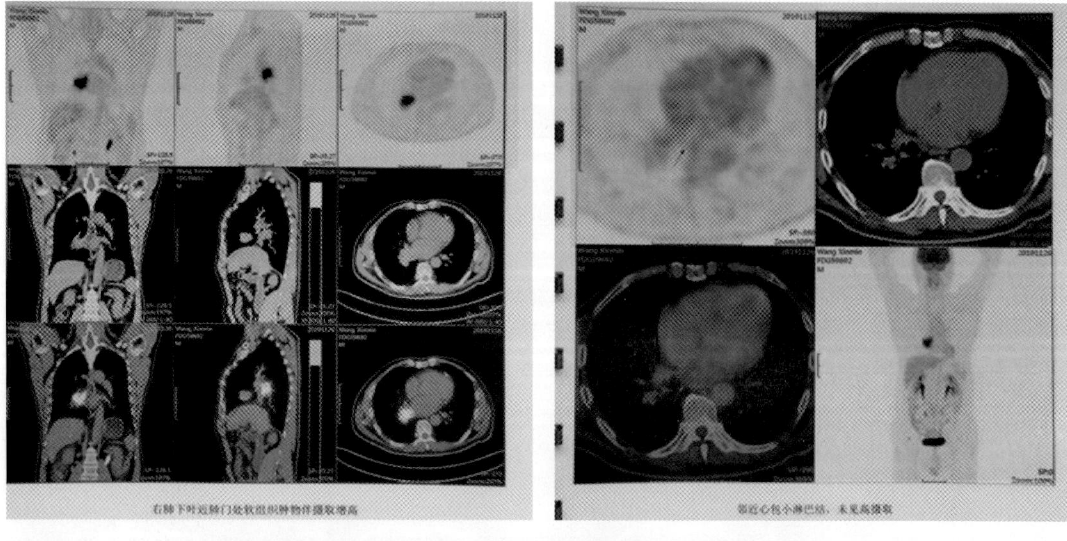

图 4-3-10　PET-CT 检查结果，提示右肺下叶肿物放射性摄取增高，SUV_{max} 9.7，符合恶性表现，肺门未见明显肿大浓聚淋巴结，未见远处转移征象

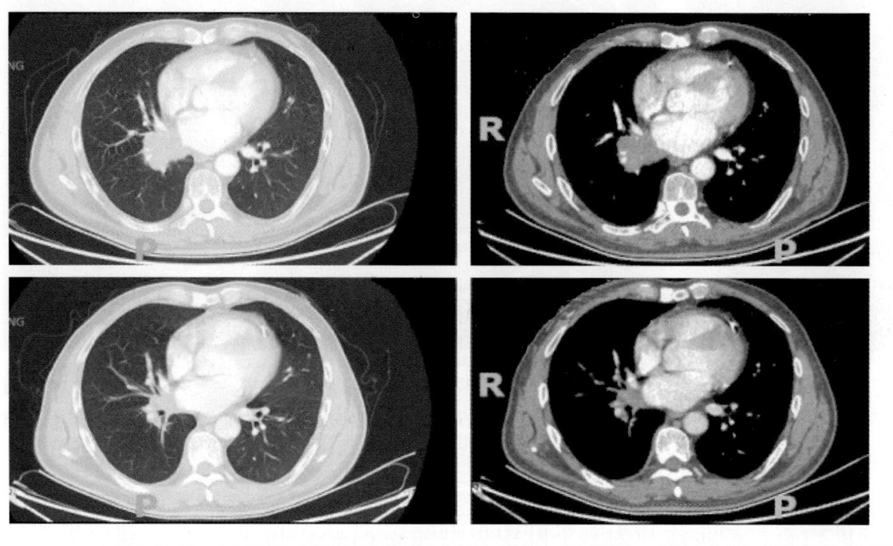

2019 年 11 月 21 日
治疗前

2019 年 4 月 13 日
治疗后

图 4-3-11　患者 3 个周期治疗前后复查胸部 CT 结果，提示右肺下叶肿物较前明显缩小

结合患者病史、症状体征及胸部 CT 结果，我们首先考虑肺部感染可能性大。术后第 8 天开始给予哌拉林钠他唑巴坦钠（特治星）抗感染治疗，但是患者仍持续高热，体温最高达到 39.8℃。与胸部肿瘤内科沟通之后，考虑患者出现免疫相关性肺炎可能性大。术后第 10 天开始给予大剂量激素治疗（甲泼尼龙 80mg × 5 天），体温正常平稳后逐渐减量至甲泼尼龙 50mg 维持治疗。患者血液化验指标也趋于正常。术后第 12 天复查胸部 CT（图 4-3-14）提示右肺部渗出液较前明显吸收。术后第 16 天复查 X 线胸片（图 4-3-15）提示肺部渗出液较前明显改善。

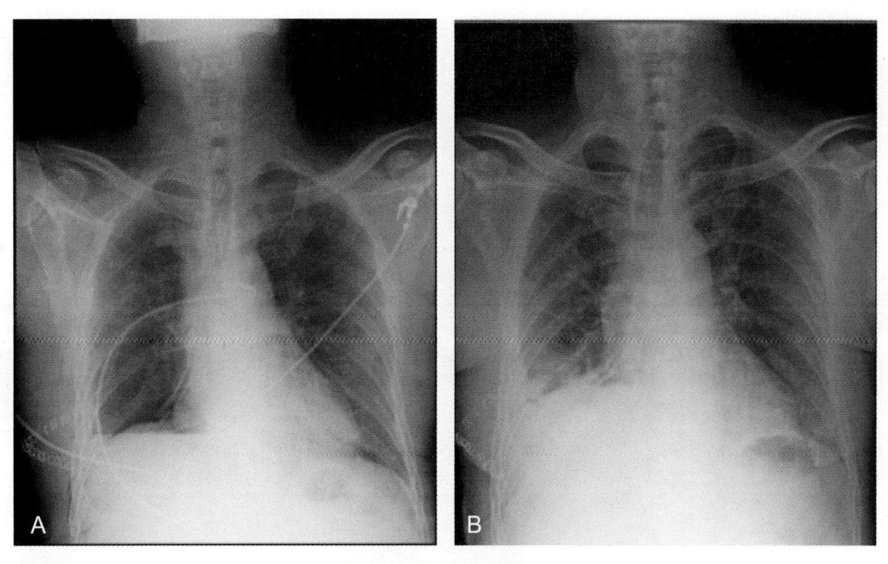

图 4-3-12　患者术后胸片结果。第 1 天（A）X 线胸片未见异常，第 4 天（B）X 线胸片提示右下肺野渗出性改变

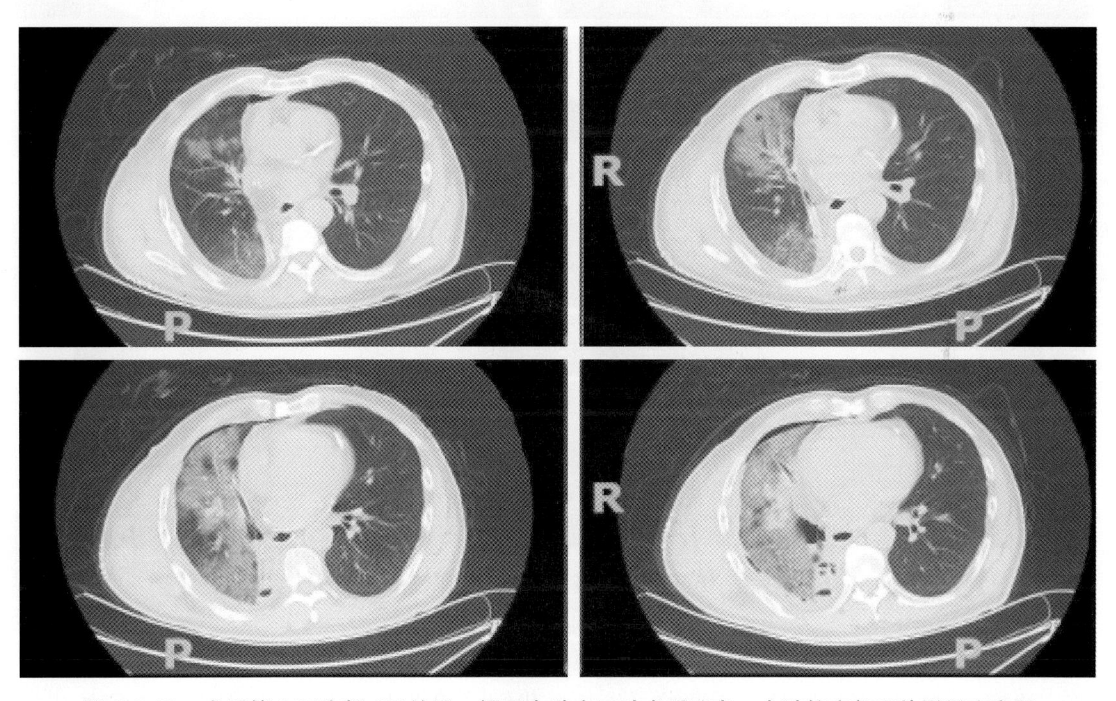

图 4-3-13　术后第 6 天胸部 CT 结果，提示右肺中下叶术后改变，右肺偏底部斑片影及实变影

患者术后病理结果提示：肺门处支气管周围可见瘤床，大小约 1.7cm × 2.9cm × 3.8cm，瘤床全部取材，镜下间质纤维化，伴淋巴细胞浸润和散在多核巨细胞，可见小灶肿瘤残留最大径约 0.5mm，瘤床周可见多个淋巴结细胞，其中可见较多量的肿瘤细胞残留，伴治疗后改变，原发灶残留肿瘤占瘤床＜ 10%，心包未见肿瘤残留，未见脉管癌栓和神经侵犯，支气管、肺动脉和肺静脉断端净，淋巴结可见癌转移，癌未累及淋巴结被膜外，残留肿瘤占瘤床＞ 10%，肿瘤病理分期：ypT1aN1。

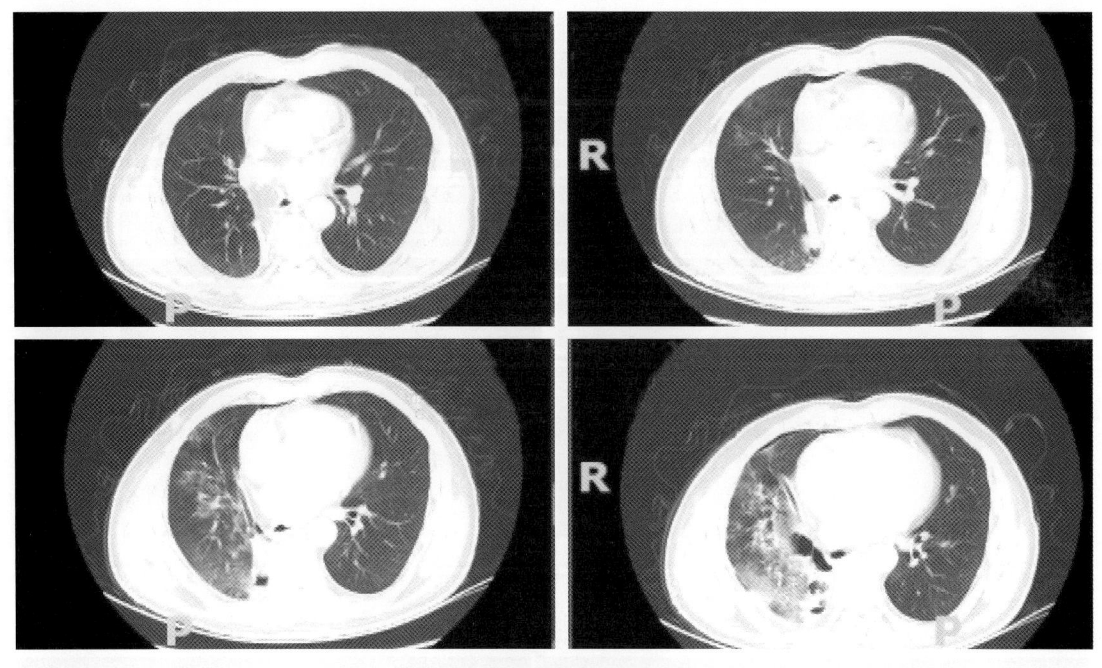

图 4-3-14　术后第 12 天胸部 CT 复查结果，提示肺部渗出液较前明显吸收

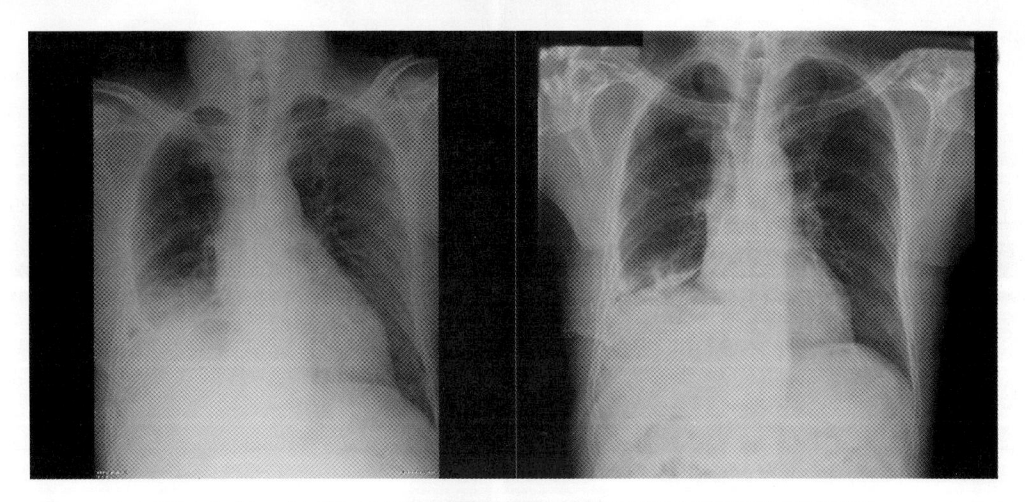

图 4-3-15　术后第 16 天胸片复查结果，提示肺部渗出液较前明显改善

第二个案例是治疗中的患者。如果按照临床试验方案，患者需要接受大概 1 年的单药免疫治疗。这位患者后续是否需要接受治疗？我们希望借本次研讨会，请各位专家给出指导意见。

这两个案例都是接受了术前新辅助免疫治疗的患者，术后都可能合并了免疫相关性肺炎。免疫相关性肺炎诊断及治疗主要是参考欧洲的 ESMO 指南，美国 NCCN 以及国内也有相关的处理意见。其关键主要在于免疫相关性肺炎的诊断和鉴别诊断，以及治疗中的激素使用。鉴于这种情况，请各位专家讨论以下几个问题。

1. 新辅助化疗联合免疫治疗的方案和周期时长是多少？

2. 免疫相关肺炎的早期鉴别有哪些？

3. 术后免疫相关性肺炎治疗的注意事项有哪些？

4. 患者发生免疫相关性肺炎之后，能否再接受术后辅助免疫治疗？

主持人：今天我们提出两个案例，是想跟各位专家一起讨论关于术前辅助免疫治疗后出现的免疫相关性肺炎，其中一个案例可能不排除新冠肺炎的情况，所以更复杂一些。下面先请影像科齐丽萍教授为我们解读，在新冠肺炎期间，从影像片子上如何区分普通肺炎、新冠肺炎和免疫相关性肺炎？如何进行鉴别诊断？

影像科医师：在疫情期间，从影像学方面来看，病毒性肺炎和免疫性肺炎鉴别起来非常困难的。对于新冠肺炎，根据流行病学史、发热症状和病毒抗体检测诊断比较容易。但是免疫相关性肺炎是非特异性炎症，其影像学表现多种多样，如网格样、磨玻璃影、模糊阴影中看到小叶间隔等，所以鉴别非常困难。在鉴别诊断中，除了影像学特点，最重要的还是要结合病史、临床治疗过程和相关化验检查。比如这两个案例都有免疫治疗的病史，看到影像片上磨玻璃样改变和大片模糊影等改变时，就要考虑到免疫相关性肺炎的可能性大。

主持人：两例患者都接受了术前辅助免疫治疗，但术后病理发现标本中原发灶和淋巴结的残留癌细胞不一样，两者的免疫反应也不太一样，残留的癌细胞在原发灶中小于 10%，在淋巴结中大于 10%，一个是原发灶，另一个是转移灶，它们有什么不同？导致免疫治疗之后病理反应不太一样，请问孙巍教授，您觉得应该从哪些方面来考虑这个问题？

病理科医师：第二个案例比较特殊，确实是原发灶和淋巴结残留的癌细胞不完全一样。原发灶残留的肿瘤很少，最大径是 0.5mm，而淋巴结残留非常多，包括右肺门和纵隔淋巴结，以及血管周围淋巴结，都可以看到大量肿瘤细胞残留。

淋巴结残留肿瘤细胞的坏死，并不是非常明显。即便是原发灶残留的肿瘤细胞，残留灶周围常常有很多淋巴细胞浸润，这个可能是免疫微环境中的免疫耐受现象，即肿瘤周围的免疫微环境发生变化后，反而周围的淋巴细胞对这些残留肿瘤可能起到了一定的保护作用。目前类似病例很少，文献也没有报道。我个人认为可以作为今后研究的方向。

主持人：我想请教王宝成教授，从免疫治疗角度，您认为这种差别从哪个方面来理解比较合适？

王宝成教授：病理上出现这种差别可能与我们使用的药物有关系。目前临床使用最多的还是 PD-1 或 PD-L1 单抗，这两类免疫药物主要还是作用于肿瘤原发灶，而细胞毒性 T 淋巴细胞相关蛋白 4（CTLA-4）抑制剂主要是在淋巴结起活性作用。这个时候我们如果采用双免疫治疗，尽管截至目前我还没有见到这样的病例分析，双免疫治疗之后会不会出现这种情况？将来会不会有所改善？后续还需要更进一步的探究。

主持人：关于新辅助免疫治疗的合理周期数。第一个案例患者治疗了两个周期，手术后第 7 天出现免疫相关性肺炎的临床表现。第二个案例患者治疗了 3 个周期，手术后第 6 天出现免疫相关性肺炎的临床表现。那么如果术前给予化疗联合免疫治疗，治疗周期数应该是多少比较合适呢？这个问题请我院肿瘤科胡维亨教授谈谈。

肿瘤科医师：对于术前免疫新辅助治疗的周期数，或者术后是否继续使用免疫治疗，目前尚无共识。文献报道对围手术期免疫治疗的周期有不同的设计，大部分是在术前治疗 2 个周期，少部分是术后辅助维持干预。手术后患者肿瘤负荷减少，依靠免疫治疗降低复发转移是比较合理的概念。免疫相关性肺炎发生的主要时间，一般是在治疗后 2 ～ 24 个月，峰值在 3 个月左右。这两位患者刚好都是发生在术后第 6 天和第 7 天，和免疫相关性肺炎的发生时间正好吻合。那么我们要分析考虑的一个关键问题就是，是手术诱发了免疫相关性肺炎还是正好与免疫相关性肺炎的发生时间重合在一起了？

另外，PD-1 和 PD-L1 通路上再加上 CTLA-4 抑制剂，事实上也有新辅助研究做过相关的尝试。我印象中这个数据没有联合化疗的数据那样更令人鼓舞。而且在晚期肺癌中 L+L 这种方式，引起免疫相关性肺炎的发生率高于 L+C 的方式。我们发现术后患者免疫相关性肺炎的发生率也高于晚期非手术病例。也许手术应激和术后的感染等，可能会促进免疫相关性肺炎的发生。如果确实存在这种情况，L+L 这种方式，我个人认为需要慎重考虑。尤其是在手术之后的应激状态下，可能是一个更高的诱发因素。

主持人：胡教授的观点是在手术之后，因为某种原因引发了免疫相关性肺炎。请问毛伟敏院长您是否同意他的观点？

毛伟敏教授：我认为手术创伤，尤其是淋巴结清扫导致淋巴回路受阻，再加上免疫治疗会加重肺部病变，从而导致免疫相关性肺炎。当然也不完全是这个原因，可能有些取决于免疫反应过度的情况，有些是迟发性免疫反应，有些是继发性免疫反应，有些毫无相关性。目前来说，如何去检测仍是非常困难的一件事情。

主持人：下面一个问题，如果采用免疫治疗出现了免疫相关性肺炎，那么我们术后在使用药物时，可否再使用免疫性抑制剂？我想请教一下放疗科李东明教授，出现了这些问题之后，您还敢不敢再用这个药。

放疗科医师：关于这个问题目前仍存在争议。根据北京协和医院团队的报道，他们认为如果放疗可以快速缓解病情，他们还是会采用免疫治疗。我们放疗科用的很多都是 PD-L1 单抗，免疫相关性肺炎发生率只有 3.4%。如果说出现免疫相关性肺炎以后再用，考虑更换为 PD-L1 可能比较合适一些，如果继续使用 PD-1 则需要谨慎。

主持人：如果患者出现了术后免疫相关性肺炎，我们如何去选择药物进行治疗？我们知道免疫相关性肺炎在必要情况下要给予激素治疗，那么激素使用多大剂量？我们是否需要按照免疫性肺炎的标准剂量给药？或者术后发生的免疫相关性肺炎是不是要比标准剂量加大一些？请教王宝成教授。

王宝成教授：我们要具体情况具体分析。根据免疫专家委员会共识推荐，如果出现免疫相关性肺炎，首先要区分炎症程度。轻度炎症，常规激素剂量；3 级以上炎症，激素剂量至少 1mg/kg，同时不用担心大剂量激素使用后影响 PD-1 和 PD-L1 的效果。另外，我补充一个观点。当我们给予大剂量激素控制住了免疫毒副反应时，如果毒副反应 2 级以下，而此时对肿瘤治疗尚未起效，可以重启免疫治疗；相反，如果肿瘤已经出现明显缓解，而此时发生 3 级或 3 级以上免疫毒副反应，使用大剂量激素控制住之后，就不可再乘胜追击了。在这种情况下，免疫治疗专家委员会明确不推荐继续免疫治疗。

主持人：再请问王宝成教授，手术以后使用激素和一般治疗不太一样，根据您的经验，我们使用足够剂量激素的话，应该用多长时间比较合适？

王宝成教授：手术之后因为有创伤，这个时候使用激素需要多学科共同保驾护航。我们在这个方面经验不足，可以听听外科专家的意见。

胸外科医师：我查第一例患者的主管医师，参与了整个治疗过程。我觉得这个患者是幸运的也是不幸的。幸运的是出现了免疫相关性肺炎以后，治疗效果很好，不幸的是整个治疗周期延长了。这例患者通过免疫治疗之后获得降期，但是如果去做放疗，仍可能有一定风险。这例患者是我们见到的第一例免疫相关性肺炎病例，关于术后激素治疗多长时间，我们并没有太多经验，还需要内科专家多给一些治疗建议。

毛伟敏教授：外科手术肯定会对肺泡和血管等组织产生一些大的影响，并导致后续反应加重。如果发生了免疫相关性肺炎，对激素的使用要慎重。我想请教各位内科专家，PD-1 换成 PD-L1，因为换 PD-L1，用药范围相对窄一些，不良反应会减少一些，或者我们再去选择，比如说其他通路上的免疫药物，这种尝试有可能会减少免疫相关毒副反应的风险。

赵艳秋教授：关于术前新辅助治疗周期，外科医师没有太多的经验。对于免疫相关性肺炎的激素使用，内科建议及时发现，及早治疗。是否使用激素，我们是根据患者的临床表现来判断的，不能完全依据胸部 CT。如果患者的临床表现，比如呼吸困难症状比较轻，这样的患者我们考虑可以重启。特别是目前相关的临床试验比较多，PD-1 单抗相关毒副反应在是 2 级或 2 级以下，如果医师认为可以接着使用，是可以考虑再重启的，但是严重的 3 级以上的毒副反应，我们确实不敢再尝试。说到一种免疫抑制剂换成另外一种免疫抑制剂，我们曾有一例患者进行小细胞肺癌临床试验，使用 PD-L1 单抗联合化疗维持了比较长的时间，疗效是 PD。患者拒绝二线化疗，同时因为他有二线和三线免疫治疗适应证，所以我们更换为单药免疫治疗，治疗是有效的。这个病例不是免疫相关性肺炎的转换，而是一种免疫单药换成另外一种免疫单药的小样本探索。对于毒副反应，患者如出现 3 度以上毒副反应，是否可以换成 PD-L1，我们就没有这方面的经验了。

王宝成教授：从理论上来讲，PD-1 和 PD-L1 的毒副反应是有区别的。从机制上来讲，PD-L1 毒副作用会小一点。如果使用 PD-1 抑制剂之后发生了肺炎，可以考虑换用 PD-L1 抑制剂。如果使用 PD-L1 抑制剂之后发生肺炎，则不推荐换成 PD-1 抑制剂。是否可以换成其他靶向治疗或免疫治疗，要根据具体情况来分析。CTLA-4 一般不推荐，因为临床毒副反应更大。

李霁副教授：这两个案例都是在相对固定的时间里发生了免疫相关性肺炎。我们能否回顾性地把 PCR 检测过的标本重新评估，寻找有没有影像学发生变化之前的镜下形态提示可疑的肺内炎症性改变，积累经验以后，通过术后标本就能够有机会预估后续会不会发生严重的病情，我认为这是一个机会。

孙宏亮副教授：关于新辅助免疫治疗在肺炎中的研究越来越多。我发现这两个病例有两个共同点：①病理类型都是肺鳞癌；②在做支气管病理时，没有给出 TPS 评分。这个评分是评价 PD-1 抑制剂和 PD-L1 抑制剂疗效的一个非常重要的指标。TPS 评分越高免疫抑制剂的治疗效果越好。还有一个我比较关注的问题，我们在给患者做完影像学检查之后，什么样的患者适合进行新辅助免疫治疗呢？

杨跃教授：关于新辅助化疗，首先我们要了解疾病的肿瘤分期，一般是针对Ⅱ～Ⅲ期患者。免疫治疗也是这样的一种情况，治疗前我们没有进行相关检测，原因是标本太小。经过胸部肿瘤中心多学科团队讨论之后，我们让他入组临床试验了。对于入组免疫治疗的中央型鳞癌病例，有关可能合并的阻塞性肺炎，则需要放射诊断专家来帮我们把好关。我们汇报的第一例患者，术后的首个合并症是肺部感染，PCT、CRP、血常规等血液学指标均支持该诊断，所以前期按照感染性肺炎治疗。后续患者肺部感染得到有效控制，但是影像学提示肺部间质渗出增加，于是我们再次提请多学科讨论，考虑是免疫相关性肺炎。对于腺癌，我们还是按照类似的情况，同时完善基因检测，排除敏感基因突变以后，再去做术前免疫治疗。

高立伟副教授：从放疗的角度说，第一位患者的肺部肿块不大，第二位患者是 T4，该患者做完手术之后降为 T1，将来是否需要做术后化疗？诱导之后还需不需要放疗？我想请问李东明教授您是怎么考虑这个问题的？

放疗科医师：第二例患者做完手术后临床分期降为 T1N1M0，对于 T1 的患者术后再做放疗不能使局部获益，而且淋巴结和原发灶都切得很干净了。我认为患者诱导治疗后一般不做放疗。

【案例 4】晚期肺腺癌 EGFR-TKI 治疗后小细胞转化 1 例

（北京大学肿瘤医院内科）

主持人：肿瘤科王子平医师。

汇报医师：肿瘤科郑博医师。

MDT 团队专家：肿瘤科王子平；病理科林冬梅；肿瘤科安彤同；介入科郭建海；放疗科李东明；肿瘤科郑博。

客座专家：河南省肿瘤医院肿瘤内科主任赵艳秋教授；重庆大学附属肿瘤医院肿瘤内科主任余慧青教授；北京协和医院病理科李霁副教授；中日友好医院呼吸科农英副教授；中日友好医院放疗科高立伟副教授。

案例汇报：患者男性，70 岁。主诉“确诊右肺癌 21 个月”。该患者在 2018 年 9 月 26 日时因“咳嗽咳痰”进行胸部 CT 检查提示“右肺上叶占位”，大小为 5.9cm × 5.6cm，考虑中央型肺癌，侵犯右肺动脉和上腔静脉，纵隔、右肺门及左锁骨上区多发肿大淋巴结，考虑转移，心包积液、双侧肾上腺结节，考虑转移可能性大（图 4-4-1）。气管镜检查并活检病理检查，结合免疫组化结果符合腺癌，角蛋白（CK）和甲状腺转录因子（TTF）阳性，微管相关蛋白（MAP2）弱阳性，CD56、神经元特异性烯醇化酶（NSE）和嗜铬粒蛋白 A（CgA）阴性。组织基因检测扩增阻滞突变系统 PCR（ARMS）结果：EGFR 21 外显子 L858R 突变。腹盆 CT、头颅 MRI 和骨扫描均未见转移。既往有高血压病史 17 年，无吸烟史。初步诊断：①右肺腺癌 cT4N3M1c Ⅳ B 期；②右肺门、纵隔、左锁骨上区淋巴结转移、双侧肾上腺转移；③心包积液；④组织 EGFR21 外显子 L858R 突变；⑤高血压病 3 级。

该患者 2018 年 10 月 16 日开始口服厄洛替尼，最佳疗效是 PR。在服药约 5 个月之后，2019 年 3 月 18 日复查胸部 CT 结果（图 4-4-2），提示右肺原发病灶稍微增大，纵隔及肺门淋巴结也增大，疗效评价是 PD。患者停用盐酸厄洛替尼片（特罗凯），PFS 5 个月。2019 年 3 月 26 日我们进行第二次支气管镜下活检，病理提示右肺中叶肺小细胞癌，甲状腺转录因子（TTF）阳性，突触素（Syn）部分阳性，核增殖指数（Ki-67）90% 阳性。再次进行基因检测，仍是 EGFR21 外显子 L858R 突变。

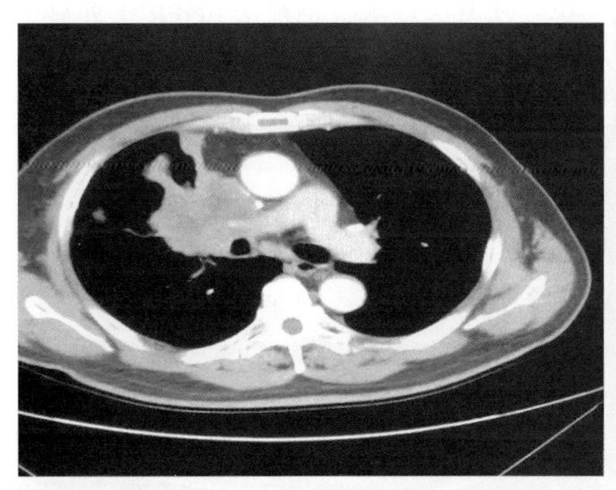
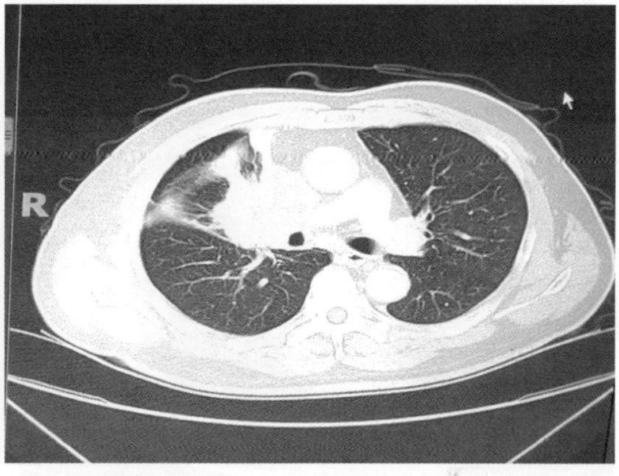

图 4-4-1　患者胸部 CT 结果显示右肺上叶占位，大小 5.9cm × 5.6cm，考虑中央型肺癌，侵犯右肺动脉和上腔静脉，纵隔、右肺门、左锁骨上区多发肿大淋巴结，考虑转移

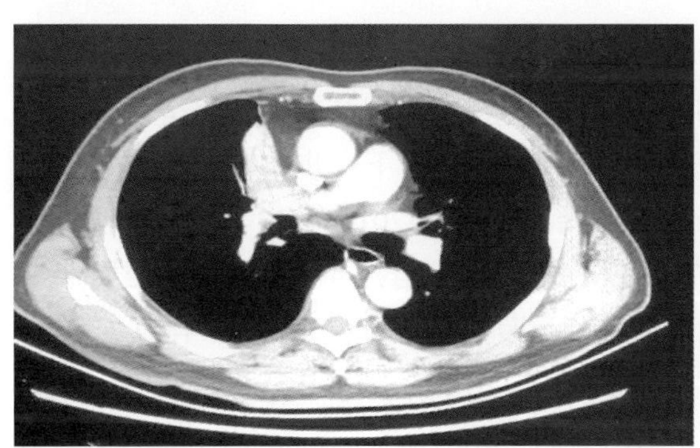
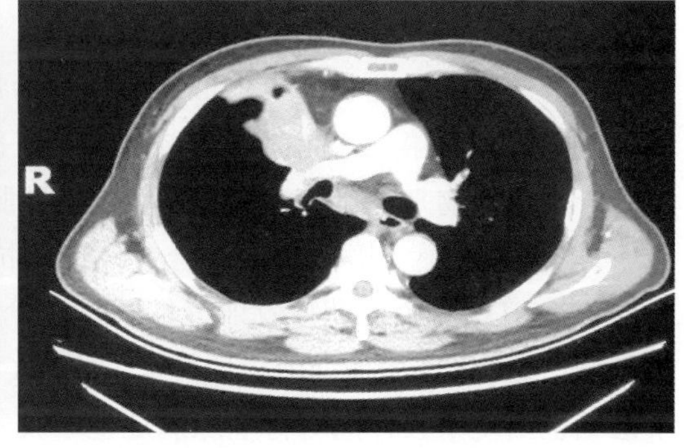

图 4-4-2　患者口服厄洛替尼 5 个月后，复查胸部 CT 显示右肺原发病灶稍微增大，纵隔及肺门淋巴结也增大

针对这个病例，我们下一步进行什么样的治疗？是继续按照非小细胞肺癌方案化疗还是按照小细胞肺癌方案治疗？是否继续使用 TKI？这种情况到底是小细胞转化还是一个混合性癌呢？下面我们先来进行讨论。

2011 年有报道指出，10% 的非小细胞肺癌患者再次活检组织病理会看到小细胞肺癌的表现。对于这样的患者我们采取什么样的治疗手段呢？目前，根据 2016 年一篇综述以及既往报道，总结出一个标准治疗，即对一些快速进展并且病理类型为小细胞肺癌的患者，选择 SCLC 化疗方案；对于耐药和慢进展的，采用 TKIs 联合局部治疗；对于全身多处缓慢进展的，在采用 TKls 的同时，联合标准的 SCLC 化疗方案。

因为本例患者病情进展比较快，很难在 TKls 中获益，所以换成了小细胞肺癌（SCLC）的方案化疗。2019 年 4 月 17 日至 2019 年 8 月 10 日给予“依托泊苷 + 卡铂”方案化疗 6 个周期，2 个周期、4 个周期和 6 个周期疗效评价均为 SD。6 个周期后 2019 年 10 月 17 日复查胸部

CT（图 4-4-3），提示右肺上、中叶完全不张，较前加重，纵隔、右肺门及双锁骨上区多发淋巴结转移，较前增大，左肺上叶病灶同前，实性成分增多，考虑恶性；右侧胸腔积液增多。头颅 MRI 提示双侧大脑半球、左侧小脑半球新见多发转移，较大者约 0.4cm。疗效评价为 PD，二线 PFS，6 个月。2019 年 10 月 24 日我们进行了第三次支气管镜活检，病理结果提示非小细胞癌，结合免疫组化考虑肺腺癌，第三次基因检测，仍提示 EGFR21 外显子 L858R 突变。

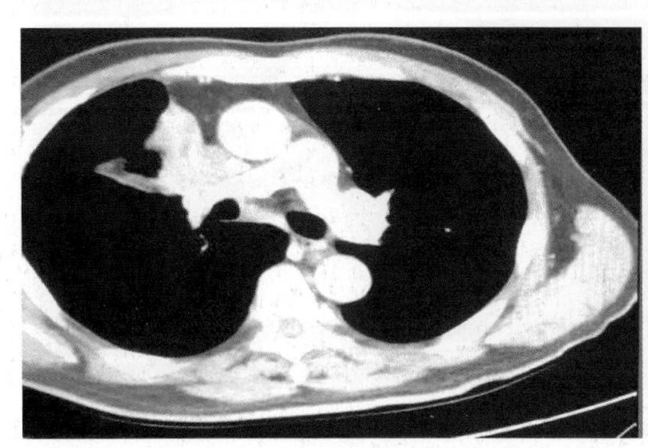

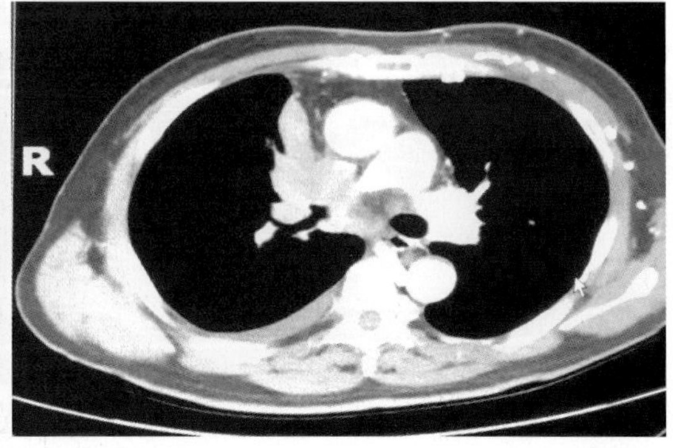

图 4-4-3　患者化疗 6 个周期后复查胸部 CT，显示左肺上叶病灶同前，实性成分增多，考虑恶性，纵隔、右肺门及双锁骨上区多发淋巴结转移，较前增大

对于这样的情况我们应采取什么样的治疗？这位患者三次检测结果都不完全一样，第一次是肺腺癌，第二次是小细胞肺癌，第三次又变成了肺腺癌。下一步是靶向治疗还是化疗联合其他药物来进行治疗？我们决定按照肺腺癌的治疗方案，2019 年 12 月 27 日至 2020 年 3 月 12 日给予“培美曲塞联合贝伐珠单抗（PEM+BEV）”治疗 4 个周期，2 个周期疗效评价是 SD，4 个周期疗效评价是 PD。2 个周期治疗后复查胸腹部 CT（图 4-4-4），提示肺部病灶缩小，4 个周期治疗后复查胸腹部 CT（图 4-4-5），提示肺部病灶出现增大，纵隔淋巴结也出现增大，同时肾上腺病灶也增大，并出现细胞积液增多。头颅 MRI 提示小脑病灶增多。

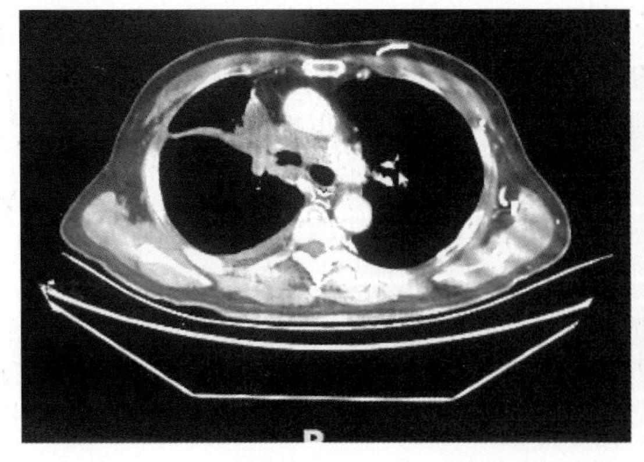

图 4-4-4　2 个周期治疗后评估肺部病灶缩小

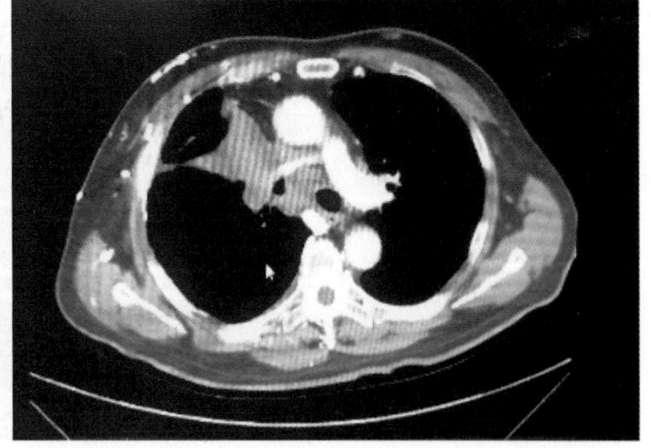

图 4-4-5　4 个周期治疗后评估肺部病灶增大

由于新冠疫情，我们无法进行气管镜检查再次活检。对于这样的患者下一步采取什么

治疗？2020 年 4 月 3 日至 5 月 22 日我们选择了“白蛋白紫杉醇”方案化疗 3 个周期，2 个周期疗效评价是 SD。2 个周期治疗后复查胸部 CT 提示，右肺肿物及肺门淋巴结较以前缩小（图 4-4-6）。

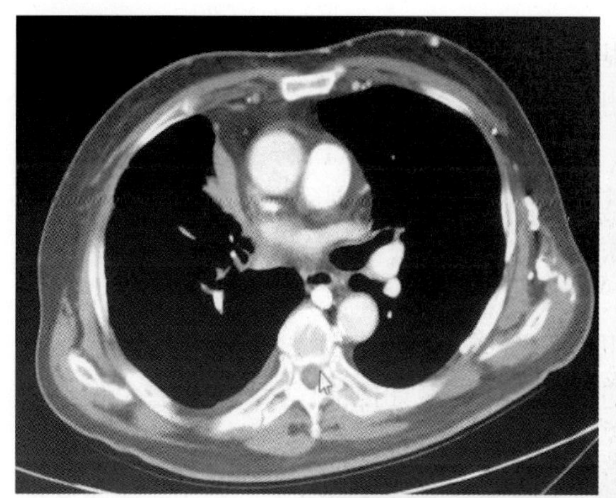
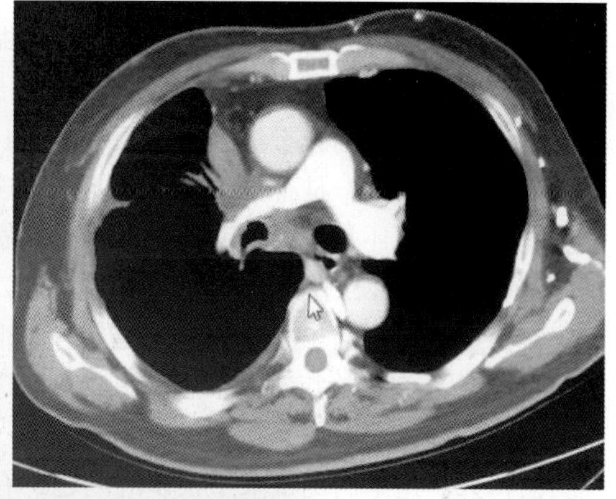
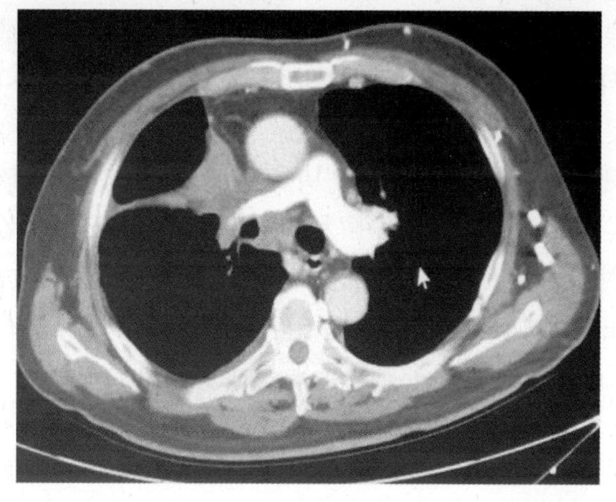

图 4-4-6　患者采用白蛋白紫杉醇化疗 2 个周期后胸部 CT 评估，右肺肿物及肺门淋巴结较以前缩小

对患者的治疗过程简单总结一下。首次活检结果是腺癌，选择厄洛替尼治疗，PFS 5 个月，最佳疗效 PR。二次活检结果是小细胞癌，选择 EC 方案，PFS 6 个月，最佳疗效 PR。三次活检结果是肺腺癌，选择了 PEM+BEV 方案，PFS 3.5 个月。第四次选择了白蛋白紫杉醇的治疗方案，PFS 1.5 个月。

针对这种现象，我们进行了文献回顾。综合考虑可能有三种原因，一是肿瘤异质性，二是基因改变，三是干细胞转化。

其中一篇 *JCO* 发表的文献对肺腺癌向小细胞肺癌转换的机制进行了分析。肺腺癌向小细胞癌转化是 EGFR-TKI 耐药的主要机制之一。该研究入组了 21 例 EGFR 突变患者，其中有 4 例患者进行了全基因组合测序，后续 210 例肺癌患者进行了验证。这篇文章结果发现，对于这种耐药患者，他们在最早期，肺腺癌和小细胞阶段具有共同的克隆起源。也就是说肺腺癌向小细胞克隆分化，出现在 EGFR-TKI 治疗之前。这些患者在非腺癌阶段就出现了 RB1 和 TP53 的失活。后续验证发现，在 75 例应用 EGFR-TKIs 治疗的患者中发现小细胞转化组 RB1 和 TP53 的失活发生率明显高于未转化组（82% vs 3%）。在另外 65 例患者中发现 EGFR 突变的 LADC 患者如果 RB1 和 TP53 完全失活，向小细胞肺癌转化风险增加 43 倍，分支特异性突变分析提示载脂蛋白 B mRNA 编辑的酶催化多肽（APOBEC）诱导的超突变在小细胞转化中常见。

这例患者最初的免疫表型结合免疫组化提示是肺腺癌，治疗后变成了小细胞肺癌，而再经过治疗之后又变成了肺腺癌，那么我们提出的疑问是小细胞肺癌是否会向肺腺癌转化？对于这种情况，视网膜母细胞瘤基因 1（RB1）和转化相关基因蛋白 53（TP53）是否可以成为一种预测指标？是否在治疗之前就应该进行检测呢？这种机制到底是什么？是一种复合型小细胞肺癌还是一种表型转化呢？我院病理科林冬梅主任复阅病理还是考虑复合型小细胞肺癌的可能性比较大。

对于这样的患者，我们是否应该选择小细胞肺癌的方案？在应用 EP 治疗的同时，是否还要继续联合 TKI 治疗？如果这个患者再次进展，下一步应如何治疗？针对这些问题，请各位专家进行讨论。

主持人：这个病例带来了很多的问题，有些有答案，有些没有答案。其中一个重要的问题是，我们知道肺腺癌有突变，我们用分子靶向药物治疗后转化成小细胞肺癌，这种情况是转化的还是多克隆的？哪种可能性更大一些？我想请病理科林冬梅教授来谈一下。

病理科医师：本案例的亮点或者说比较复杂的地方就是病理改变。我把所有的切片重新看了，三次活检组织的形态有相似之处。从病理学角度来讲，应该符合一个经典复合小细胞癌的病理改变。其基因表型也都可以解释得通，因为 *TP53* 基因在腺癌、鳞癌和小细胞癌中都是高表达的基因，都会有基因突变，而 *RB* 基因突变是在高级别神经性病变癌中发生的一个独特基因，在小细胞癌和非小细胞癌中是很少有的，但是在小细胞和大细胞的神经性病变中又是很关键的，尤其是小细胞癌。但是对于小细胞癌来讲，它不是一个很新的，而是一个很经典的改变。这些正是本案例病理方面所具有的特点。

从文献中经常会见到多次活检结果不一致的复合型小细胞癌，其实国内外的病理学界在 20 世纪 80 年代就已经提出了“复合型小细胞癌”这一概念。复合型小细胞癌在化疗过程中同样会出现，例如按照腺癌化疗小细胞癌出来了，按照小细胞癌化疗腺癌出来了。我们还会曾到原来诊断的鳞癌，化疗之后再次病理变成了小细胞癌，这就是一个复合型小细胞癌。为什么复合型小细胞癌开始在根上都有，因为小细胞癌没有癌前病变。目前研究发现高级别神经病变肿瘤没有癌前病变，它是从哪里来的？它是从干细胞来的，它一发生就是干细胞直接分化成高度恶性的肿瘤。这个干细胞一旦发生成复合型癌，它就可以呈现多向分化，可以分化为腺癌、鳞癌、小细胞癌，甚至是大细胞癌等，但是我觉得这种病例可能比较少。

在我们自己治疗的病例中，发生率约为 12%。这种复合型小细胞癌，在小细胞癌和大细胞神经病变癌中占到 10% 左右。一旦发生了复合，不管是化疗还是靶向治疗，其治疗效果都不好，预后也是偏差的。普遍来讲就是复合类型的临床治疗疗效比单纯肿瘤类型的要差。

主持人：如果是复合性小细胞肺癌，按道理应该有小细胞癌成分，它会发生基因突变吗？单纯小细胞肺癌存在发生突变的情况吗？

病理科医师：目前，单纯小细胞癌突变的报道几乎没有。即使有，也是复合成分，只是没有发现而已。因为这些年我们看到的都是小标本，没有看到大标本，标本取得多了，也许其他地方会出现。在我们总结的病例中，有百分之十几的病例会复合这种成分。

主持人：患者接受分子靶向治疗以后，出现了小细胞癌转化，文献报道约是 14%。正好是您说的问题，是由于使用分子靶向药物以后表现出来的，让我们误认为这是一个转化，是不是这样的一个观点呢？

病理科医师：应该是的。就像是这种复合型癌的基因改变，如腺癌，是不是腺癌之中本身就含有 *RB* 基因？有报道发现了一些免疫组化结构，我们认为这个是需要进一步验证的。验证方法就是在这种复合型的手术标本中，把非小细胞和小细胞的成分区分出来，然后进行基因检测，我们来看腺癌之中是否含有 *RB* 基因，如果含有 *RB* 基因，就说明在干细胞阶段就有 *RB* 基因了。但是有一点，小细胞癌也不是 100% 有 *RB* 基因的，我们自己的数据显示 50% 的小细胞癌含有 *RB* 基因。只要是复合型的，一定来源于干细胞。出现这种小细胞和非小细胞癌基因的混合情况都可以解释，但是在临床治疗中，你要根据什么来进行治疗，临床医师需要考虑得更复杂一些。

肿瘤科医师：我考虑是否与基因突变发生得更晚一些，而干细胞分化成小细胞或非小细胞会更早一些有关。这种基因的改变是后来出现的，一开始小细胞肺癌还没有这种特点。

病理科医师：不排除有这种可能性，但是需要进一步研究说明和用数据来验证。在肺腺癌中有 *EGFR* 突变，靶向治疗疗效都很明确，但是在其他类型的肺癌中也有个别报告，比如说最近发现虽然有 *EGFR* 突变，但是 EGFR 的改变不具有驱动性，那么疗效也并不明显，所以不是所有的癌有 *EGFR* 突变就可以使用 TKI。*EGFR* 是不是驱动基因需要了解。但是这些数据都需要更科学严谨的研究得出这个结论。

主持人：根据文献，我们知道了有 RB1 或 TP53 功能的缺失。按照这样的理论来讲，有这种情况和没有这种情况，转变成小细胞癌能相差 40 倍。那么今后在分子病理学报道的时候，是不是可以给我们提示一下，患者有 *RB1* 和 *TP53* 的这种缺失，可能出现以后转化成小细胞癌的模式？

病理科医师：从常规来讲没有这些依据。如果作为一种复合型癌，看到明显的复合，我们会常规进行基因检测，看看腺癌里面有没有 *RB* 基因。但是我认为现在初步的数据和化疗一样，有复合的成分，可能它的疗效也比单纯这种纯腺癌驱动基因的阳性要少。我们需要客观分析，将来在临床中需要进一步的研究来证实。

主持人：我们讨论一下治疗的问题。首先我们谈一下内科治疗。前面汇报医师跟大家展示了一篇综述，文中提到当出现小细胞转化之后，有的医师就考虑更换成小细胞的化疗方案，有的医师就考虑继续使用原来的治疗方案加上局部放疗，或者化疗加上 TKI。请问我院肿瘤科安彤同教授，如果您碰到这样的问题如何进行治疗？

肿瘤科医师：本例患者是我主管的。以前我们也看过非小细胞肺癌，特别是腺癌向非小细胞癌转化，有些治疗效果好，有些治疗效果不好。但这个患者十分奇怪，化疗效果不好，TKI 疗效也不好，治疗 5 个月就进展了。一般情况小细胞肺癌治疗达到 PR 的比例是 70% ～ 80%，甚至达到 90% 以上，但是这个患者没有达到 PR，而是 SD，也许这一部分小细胞肺癌和我们传统认识上的小细胞肺癌不太一样，或者说这一类疾病有它本身的特点。患者第三次活检结果又是腺癌，不同细胞亚群的比例在此消彼长，总是在发生变化。我们为这个患者提出了一个治疗假设，能否给予 EP+TKI？这是一个很好的想法，但是需要更多的证据来支持。TKI 似乎也没有太多可以选择的余地，化疗也用到三线治疗，后续治疗确实很难选择，我个人认为下一步能不能尝试免疫治疗和抗血管治疗。

主持人：内科治疗已经很难，我们还有放疗科和介入科。如果患者到最后没有更好的治疗方案，采用 TKI 联合放疗或者说 TKI 联合介入治疗，两位专家你们觉得是否可行?

放疗科医师：这个病例体现了全程的 TKI 治疗管理。做了三次活检，先用 TKI 治疗，然后小细胞出来了，EC 方案治疗之后，腺癌又出来了，此消彼长。病理提示存在两种成分，但是基因检测只是 *EGFR L858R* 突变，所以我认为这个患者使用 TKI 还是比较有优势的。在局部治疗上，对脑转移的治疗，我们觉得可以考虑加上局部放疗。

介入科医师：介入治疗手段主要包括两个方面，一是局部消融或者粒子植入，或者通过支气管动脉局部区域来化疗。介入治疗主要是针对局部的治疗，但是这个患者是一个广泛的转移。当然，如果肺的局部病灶是一个主要威胁的话，我们也可以尝试用局部的动脉化疗。我们也有一些类似病例的治疗经验，在全身系统治疗没有办法的情况下尝试动脉化疗，有些患者还是能够获得比较好的疗效。我们曾经治疗过一例患者，和这例患者情况类似，所有的治疗方案都用过了，也尝试给他做了动脉化疗，患者的肺部情况出现明显好转，短期内还是看到了一些疗效。是不是所有的患者都有这样的疗效，还需要大量病例来做这样的研究。

主持人：下面我们请客座专家进行分析点评。

孙宏亮副教授：从影像上看，这个病例有广泛淋巴结转移和其他脏器转移，初步判断我更倾向于小细胞肺癌。但比较遗憾的是没有进行 PET-CT 检查，不好评估全身其他部位的状况。因为在临床工作中，我们经常会见到小细胞肺癌转移比肺腺癌转移更广泛，甚至发现一些少见部位的转移，如胰腺、肾脏和骨髓。

我非常同意林冬梅教授关于复合型小细胞癌的诊断。为了判断这个转移灶性质，我们是否可以通过转移灶活检的病理，判断到底是腺癌转移来得多还是小细胞肺癌转移来得多?根据结果进行治疗可能更有针对性。另外有一些证据支持，患者在多次进行靶向治疗的过程中，*EGFR L858R* 的突变始终是存在的。我们看到非小细胞肺癌、腺癌的治疗过程中，经常会出现耐药，最后出现 *T790M* 的突变，所以我觉得对于这个患者来说，小细胞肺癌可能是肿瘤复合更多的一个存在。

李霁副教授：以前我所了解的都是复合型小细胞癌的概念。后来在跟大家学习的过程中才知道有小细胞癌转化的概念，通过学习交流我认为这似乎是病理和临床话语系统的不同，绝大部分病理学科认为是复合型的神经性肿瘤。而临床医师发现了临床中眼见为实的情况，因为小细胞癌是治疗后发现的，所以临床医师的观点认为它是一个转化，但是现在从很多的蛛丝马迹来看，我非常赞同林冬梅老师的观点，绝大多数病例还是古老的复合性神经性肿瘤，这类肿瘤在病理分类上归为神经内分泌肿瘤，一般小细胞癌和大细胞神经内分泌癌都存在复合型的状况。

复习文献发现，如果腺癌驱动基因可能发生小细胞癌转化，转化之后，所有驱动基因的改变是非常顽固地持续保留着。本案例是特殊的一个类型，它是神经性病变的底子，同时又有腺癌的分化。从另外一点考虑，实际上神经性肿瘤也分两个类型，类癌和不典型类癌是一个路径，小细胞癌和大细胞神经病变癌可能又是另一个路径。而且它们与腺癌和其他肺泡以及上皮来源的肿瘤，有蛛丝马迹的联系。我们在谈小细胞癌的时候，反复强调 TTF 阳性，而在谈类癌和不典型类癌的时候，不强调 TTF 阳性。实际上它们在分化过程中，小细胞癌和腺癌的亲缘关系肯定是比类癌和不典型类癌要近得多的，我认为是存在这种情况的。

农英副教授：这个病例在三次病理中，有两次提示是腺癌，一次是小细胞癌。两位病理科老师都考虑在临床上更倾向于复合型小细胞癌。针对某一个肿瘤成分进行处理后，另外一个成分又是占优势的。我想在这类患者的治疗管理过程中，我们可能不应该只着眼于一种细胞成分的治疗，应该综合考虑。患者使用 EC 方案 6 个周期，那么在这个过程中有没有可能加入局部治疗；或者我更倾向于选择一种既能覆盖小细胞又能覆盖非小细胞的治疗方案，这是我个人的看法。

高立伟副教授：我个人观点，第一穿刺活检非常重要，第二作为放疗医师，放疗对患者的最大作用就是局部治疗，如果进行化疗或免疫治疗，达到了完全缓解的时候，对原发灶进行放疗，也会提高患者的 OS 或 PFS。具体到这例患者，目前放疗对他的作用还是缓解症状。

主持人：针对患者后续的治疗，下一步我们是选择 EP 方案或 TKI 还是其他方案呢？下面请重庆大学附属肿瘤医院的余慧青教授发表意见。

余慧青教授：我特别赞同林冬梅教授所说的，这种细针穿刺标本，只是取了一小部分组织。我曾经遇到一例淋巴瘤患者，当时切除了一个淋巴结，这个淋巴结有三种病理结果。

关于本例患者，如果标本足够大，或许我们可以获取更多更确切的病理信息。第一次活检病理是非小细胞肺癌，我们也是用这个标本来进行的基因检测，它是不是只是阳性？上周我看到我的一个患者基因检测也是阳性，再去检测的时候只有 0.02% 的阳性率。我想如果丰度低，用 TKI 治疗效果也不是很好。使用同一个标本既做病理又做基因检测，如果一个驱动基因的丰度不高，治疗效果就不好。第二次活检是不是还是原来那个位置呢？可能按照那个位置也可能是另外一个位置。第三次也可能是另外一个位置。我要表达的是，这个病例是复合型小细胞癌，可能更接近临床。采用一元论来解释，可能会更好一点。

另外，非小细胞肺癌中的 *EGFR L858R* 突变，是一个敏感驱动基因。针对 *EGFR L858R* 突变基因，达克替尼的数据对于 *L858R* 突变效果要更好一些。患者第三次活检的病理结果也是腺癌，仍然也是 *EGFR L858R* 突变，所以我认为可以换成二代，如果不考虑经济问题，可以考虑达克替尼加上化疗，效果会更好。如果是腺癌，也可以加上抗血管生成药物。如果再次进展，还是要再进行活检和基因检测。如果微创取整块组织，会不会比穿刺更好一点呢？

赵艳秋教授：临床医师经常会从病理专家那里学到很多东西。大家达成的共识是，最初一个含有多种成分的混合肿瘤，对于Ⅳ期患者来说治疗还是要兼顾两种肿瘤细胞成分，任何单独药物治疗都可能会出现一种肿瘤细胞消掉而另一种肿瘤细胞长出来的情况。目前这位患者已经采用一线 TKI 以及二线和三线化疗，我个人考虑：

1. 可以联合 PD-1 单抗，达克替尼如果不联合其他治疗，效果也不会满意。

2. 我觉得 IMPOWER 150 的治疗模式是可以尝试的，抗血管生成药加上 PD-1 单抗。如果患者耐受不了这样的治疗，抗血管生成药安罗替尼加上 PD-1 单抗是不是也是可以尝试的一个方法？这是我的观点。

【案例 5】肺鳞癌合并胰腺转移 1 例

（北京协和医院）

主持人：胸外科刘洪生医师。

汇报医师：胸外科王维威医师。

MDT 团队专家：胸外科刘洪生；胸外科黄诚；病理科李霁；呼吸科徐燕；胸外科王维威；放疗科刘志凯；放射科宋兰。

客座专家：浙江省肿瘤医院原院长及胸外科主任毛伟敏教授；河南省肿瘤医院肿瘤内科主任赵艳秋教授；郑州大学第一附属医院肿瘤内科王峰教授；首都医科大学宣武医院胸外科主任张毅教授；中国医学科学院肿瘤医院病理科主任应建民教授；中国医学科学院肿瘤医院放疗科副主任毕楠教授；中国医学科学院肿瘤医院肿瘤内科段建春副教授。

主持人：今天我们给大家分享的病例是一例早期肺鳞癌患者。听起来很简单，但是患者的治疗过程比较曲折。首先有请王维威医师汇报病例。

案例汇报：患者男性，57 岁，于 2016 年 4 月因“咳嗽、咳痰并痰中带血”起病，无胸闷、气短及胸痛，无发热。2016 年 5 月 24 日外院行胸部增强 CT 提示右肺上叶支气管周围见一个软组织密度结节，直径约 2.3cm × 2.3cm，边界清晰，增强扫描明显强化。既往重度吸烟史，吸烟 34 年，20 支 / 日，吸烟指数 680 支 / 年。否认肿瘤家族史，ECOG PS 评分 1 分。外院根据影像学检查结果，于 2016 年 5 月 27 日进行了支气管镜活检，病理结果为鳞状细胞癌。6 月 2 日行 PET-CT 检查，结果提示右肺上叶尖段近肺门区可见结节状密度增高影，大小约 2.1cm × 1.5cm × 1.8cm，SUV_{max}9.1，边缘清晰欠光整，可见“分叶征”“毛刺征”。余脏器未见异常。明确诊断：右肺上叶鳞癌（cT1bN0M0，ⅠA 期，AJCC V7）

患者就诊我院后，完善呼吸系统肺功能检测，排除手术禁忌，于 2016 年 6 月 23 日行电视辅助胸腔镜外科（VATS）右上肺切除 + 支气管成形 + 纵隔淋巴结清扫术。术中见：右肺上叶靠近肺门处有一个直径小于 4cm 肿物，游离出上叶支气管，在上肺支气管开口处切断支气管，残端环切送冷冻病理未见肿瘤，清扫肺门、隆突下、上纵隔等淋巴结。病理回报示中低分化鳞癌，侵及支气管，未累及肺膜。清扫 9 组 41 枚完整淋巴结全部是阴性。R0 切除，右上肺气管残端显示慢性炎，未见癌。术后第 4 天患者胸部正侧位片未见气胸及斑片影（图 4-5-1），24 小时引流量少于 100ml，拔除胸引流管出院。

患者术后分期：pT1bN0M0，ⅠA 期（AJCC V7）。

接下来是术后辅助治疗阶段，我们如何选择治疗方案？我们仔细分析了患者的情况，风险因素一个是低分化癌，另一个是病灶距离支气管断端仅 0.4cm，断端病理阴性。非风险因素包括完整的肺叶切除、肿瘤原发病灶小于 4cm 和系统性淋巴结清扫 9 组 41 枚（完整切除）均阴性。对于这个患者我们后续是随访观察，还是应该给予一些干预。

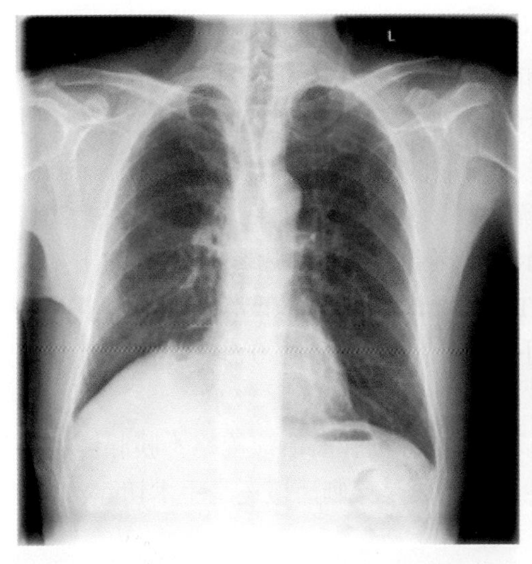

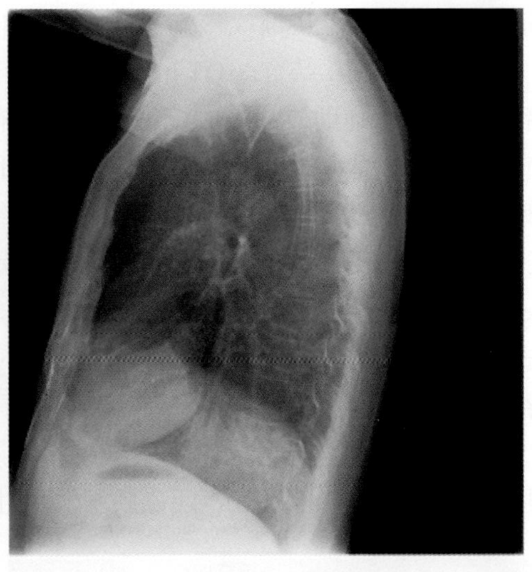

图 4-5-1　患者手术后第 4 天复查 X 线胸部正侧位片，显示未见气胸及斑片影

主持人：这个病例其实是一个典型的早期肺鳞癌，从外科角度来讲，手术方式是标准的，术中还做了气管残端冷冻病理检查。下面请黄诚教授来介绍一下，当时为什么要做气管残端病理？

胸外科医师：胸外科的手术，气管的解剖结构和腹部脏器相比空间小，所以病灶边界距离气管远端要大于等于肿瘤直径（如本例患者 3 ～ 4cm），这是很困难的。胸腔镜下完整切除病灶，吻合残端不漏气、无肿瘤残留，需要病理科医师在显微镜下面看着没有才放心。另外，手术不可能将气管残端切得太多，否则需要袖式切除。当时，我在做气管残端缝合时，也不可能上器材，因为距离太近了，所以只能是相应地切开，切开残端冷冻病理证实是阴性后，再通过腔镜，把残端缝合起来。所以这个残端也算是切得比较干净。

主持人：如果病灶距离器官根部比较近，又考虑不用做袖式切除术，我们一般都会把器官切开，就不用吻合器了，如果病理结果阴性就做一个成形术，这样对患者的创伤更小一点。这个患者的风险因素，一个是低分化癌，另一个是病灶距支气管断端比较近。请病理科李霁教授对病理结果进行解读。

病理科医师：病理诊断鳞癌是正确的。在正式的病理报告中，在大标本上没有直接关注支气管残端的问题，因为要考虑支气管残端的情况一起来报。正常情况下，按照医院一般的病理报告，应该进行竖切。如果只是 0.4cm，原则上还是很近的，要在病理报告中体现。但是因为单独列了残端，我们只负责报告残端的情况。

主持人：针对这个典型案例，指南不建议做辅助治疗。请问徐燕教授，您怎么看这个问题？

呼吸科医师：本例患者是ⅠB 期低分化鳞癌患者，病灶距支气管断端是 0.4cm，显著＜ 2cm。对于这类患者，ⅠB 期有两个高风险因素，我建议术后辅助化疗。

主持人：患者还有一个比较危险的因素，那就是残端比较近。请问放疗科医师对这个有什么建议？

放疗科医师：患者残端比较近，外科医师已尽全力了。从放疗科角度，我们建议术后做辅助放疗，而且是局部放疗，不良反应也不会特别大，患者是可以获益的。

案例继续汇报：结合 MDT 的意见及患者的实际情况，2016 年 8 月 24 日至 9 月 28 日，患者进行了术后辅助放疗。放疗结束之后进行随诊。放疗结束后 3 个月，2017 年 1 月 9 日复查胸腹部 CT 提示，患者局部放疗区出现 I 度放射性肺损伤，未见复发（图 4-5-2）。其血液检测阴性，C 反应蛋白正常，无呼吸系统症状。继续随访到术后约 1 年时，2017 年 5 月 11 日，患者于我院门诊复查胸腹盆 CT 提示：胰尾部低强化团片影（图 4-5-3）。5 月 17 日头颅增强磁共振结果阴性。5 月 24 日 PET-CT 检查发现胰腺尾部低密度影，代谢明显增高，考虑恶性病变，结合病史，不除外转移。当时患者 ECOG PS 评分 0 分，无腹痛症状。无病生存期（DFS）达到 11 个月。

目前患者出现这种情况，下一步我们应该如何制订抗肿瘤治疗策略？胰腺区占位是转移性病灶，还是第二原发灶？明确胰腺肿块性质的手段是穿刺活检还是手术切除？

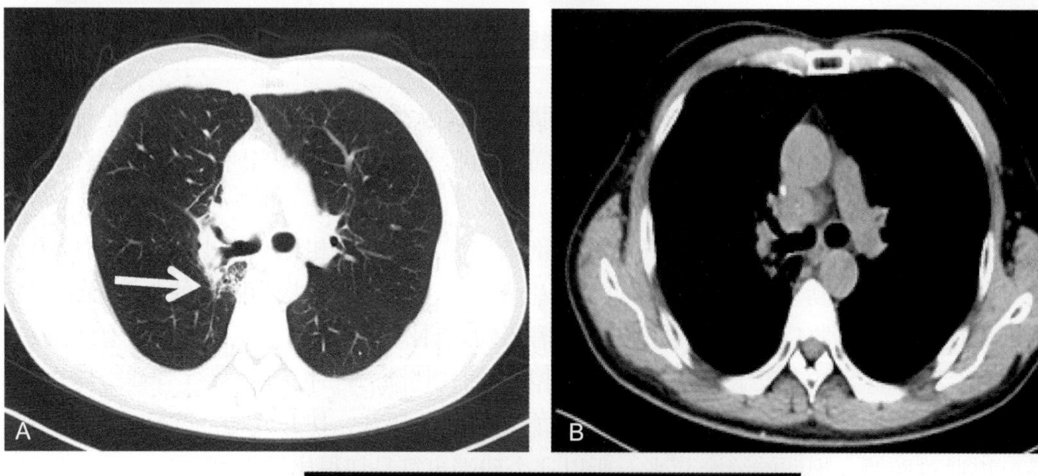

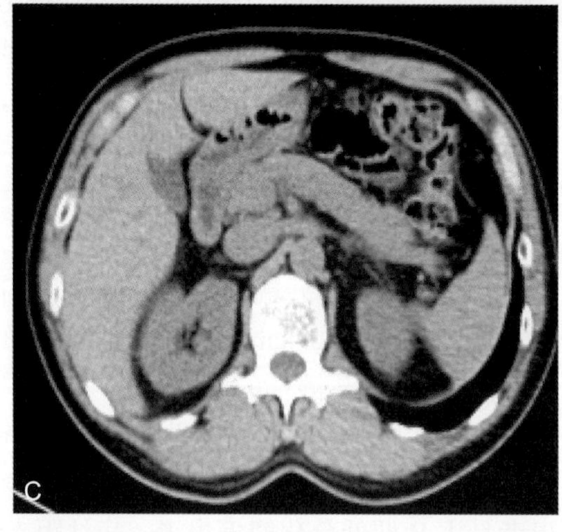

图 4-5-2 患者术后辅助放疗后复查胸腹部 CT 提示，局部放疗区出现 Ⅰ 度放射性肺损伤，未见复发（A 图箭头所显）

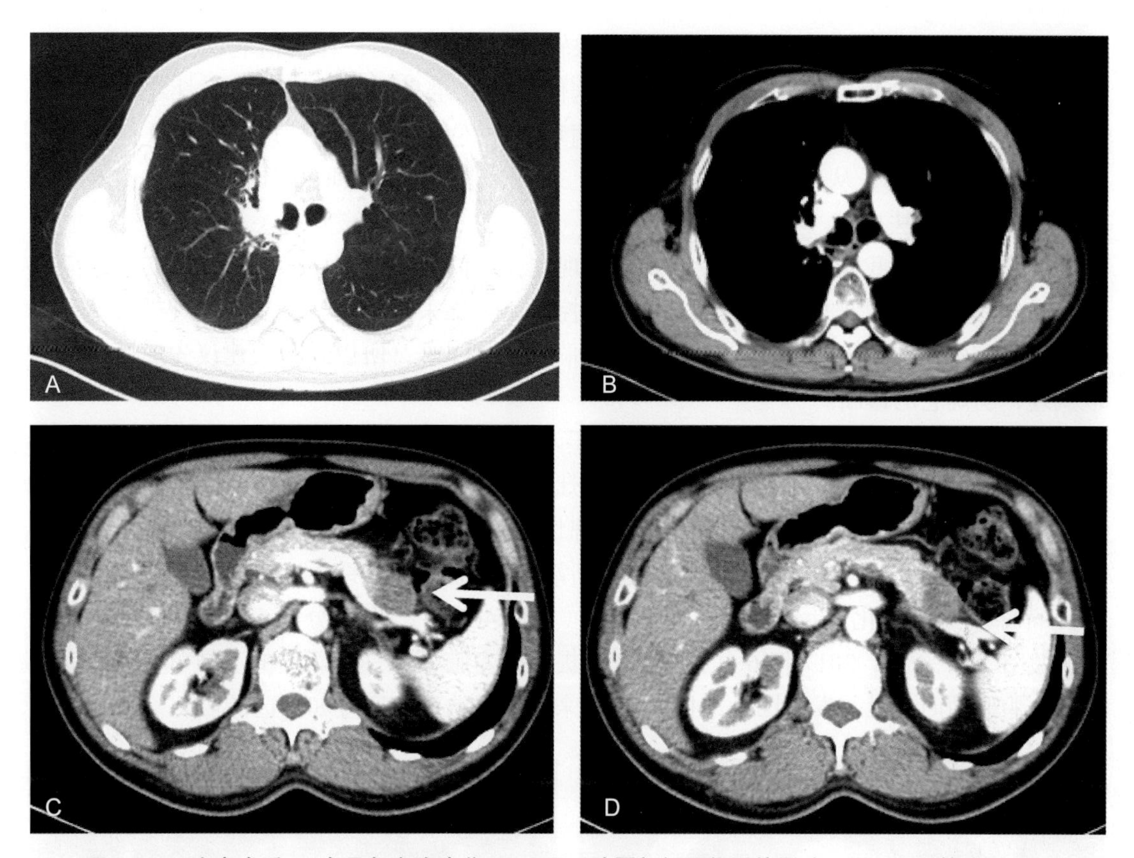

图 4-5-3　患者术后 11 个月复查胸腹盆 CT，显示胰尾部低强化团片影（C 图、D 图箭头所示）

主持人：患者术后又出现了新问题，即胰腺占位。术前 PET-CT 检查显示，胰腺是没有问题的，那么这个胰腺占位还是很可疑的，从影像学上应如何判断。有请宋兰教授给大家简单介绍一下。

放射科医师：患者在肺癌术后的随访过程中，发现了胰尾占位，但占位边界不是特别清晰，增强后和周围的胰腺相比是低强化占位，而且和周围的脂肪间隙比较模糊。图 4-5-3 中箭头所指两个区域的管腔是狭窄的，同时周围还有小的淋巴结。从影像上分析，首先我们要判断这是一个新发的原发胰腺占位，还是肺癌继发的胰腺转移。大家知道，肺癌远处转移，常见肝和肾上腺。胰腺转移相对来说比较罕见。就病史来说，还是要考虑肺癌胰腺转移可能性大，原发胰腺导管细胞来源的肿瘤放到后面考虑。最终诊断还是要依靠病理，所以建议想办法取得活检，来确定下一步的治疗方案。

主持人：目前焦点集中在胰腺占位，它到底是转移还是原发？如果是转移，它就是一个寡转移，从外科角度分析是直接切除还是活检？从内科角度来讲，是化疗还是放疗？有请各位专家发表自己的意见。

胸外科医师：判断胰腺占位的性质确实存在困难。如果按照一元论可能是转移灶，但是肺癌胰腺转移比较罕见。如果 PET-CT 或全身检查没有异常，我个人建议直接手术切除，可能是比较好的治疗选择。如果考虑胰腺转移可能性大，我建议先行化疗再进行手术，可能效果更好一些。

呼吸科医师：我们总结过肺癌合并胰腺转移的相关病例，在类似病例中看到，肺癌单发胰腺占位有 3 例并不是转移的患者。这例患者，全身除了胰腺单个病灶之外，并没有发现其他病灶。对于发现术后单个可疑病灶时，还是要先明确病理。因为这例患者病灶是在病灶胰尾部，从影像学和介入操作上来讲，这个穿刺获取病灶挺困难，手术获取病理是最好的方法。

放疗科医师：我同意徐燕教授的观点。现在，我们需要弄明白的是，胰腺病灶是原发的还是转移的。如果采用放疗，可能比较好控制；如果采用化疗，再获取病理就很困难。放化疗做完之后，下一步的综合治疗可能会带来一些困难，所以我个人建议先通过手术获取病理，明确它的诊断。

主持人：目前大家的意见一致，先进行手术。请继续汇报病例。

案例继续汇报：患者为寡转移或者寡病灶的情况下，我们于 2017 年 5 月 24 日在全身麻醉下进行了“经腹腔镜根治性胰体尾 + 脾切除术”。术后病理报告中分化鳞癌浸润，不除外转移性，侵及胰周脂肪组织，胰腺断端未见特殊，周围淋巴结有阳性转移，脾脏未见特殊。免疫组化显示 P40（+），Ki-67（index40%）。临床分期：pTXNXM1（AJCC V7）。术后 1 个月，2017 年 6 月胸腹盆 CT 提示，左肺下叶一个新发的小结节，胰尾完全切除，腹腔暂时未见复发（图 4-5-4）。接下来我们的治疗方案应如何选择？

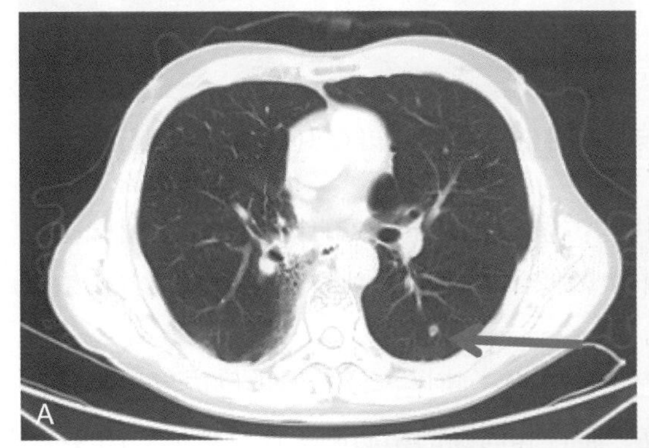

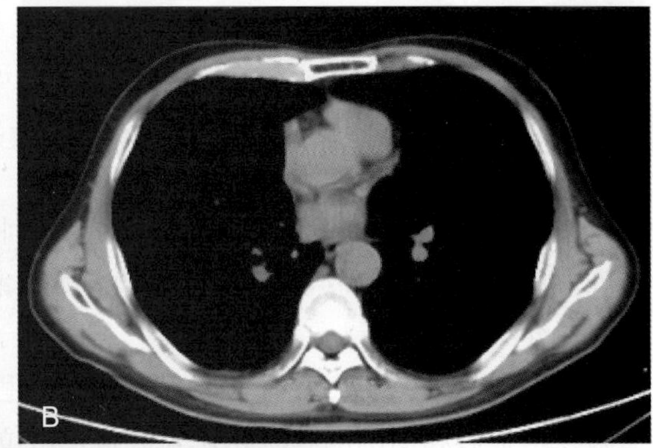

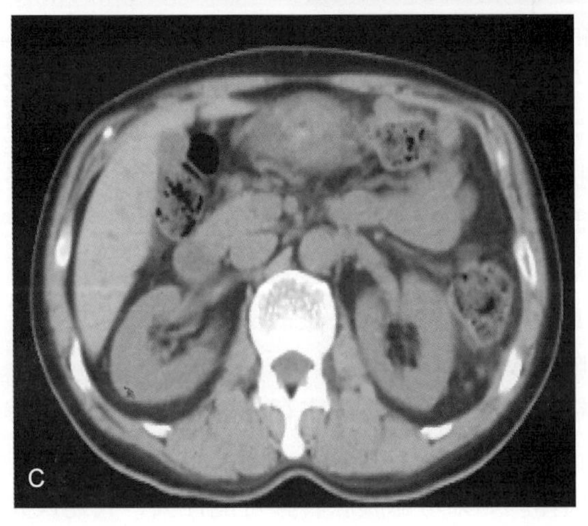

图 4-5-4　患者胰腺手术后 1 个月复查胸腹盆 CT，显示左肺下叶一个新发的小结节（A 图箭头所示），胰尾完全切除，腹腔暂时未见复发

主持人：本例患者二次手术后很快又出现新发的肺结节，说明病情进展很快。胰腺上占位也被证明是转移病灶，伴有淋巴结转移，所以患者的情况比较严重。下一步我们是选择放疗？还是同步放化疗？有请专家发表自己的意见。

呼吸科医师：如果胰腺占位明确是转移性鳞癌，诊断就是 M1。二次手术后短期又发现肺部新发病灶，建议进行 PD-L1 检测，然后使用含铂双药化疗加免疫治疗或其他方案。

主持人：请问放疗对胰腺和肺都有价值吗？

放疗科医师：对于肺部新发小结节，可以定期观察。对于胰腺转移病灶，因存在高危因素，首先还是以全身性治疗为主，如果出现问题，局部可以考虑补充放疗。

主持人：大家一致的意见是化疗，继续了解病情发展。

案例继续汇报：按照晚期肺鳞癌一线化疗的选择，2017 年 6 月 27 日至 9 月 8 日我们给患者进行了 4 个周期“吉西他滨 1000mg/m^2 第 1 天 第 8 天 + 顺铂 65mg/m^2 第 1 天”方案的治疗。化疗后复查胸腹部增强 CT 提示，肺部小结节略有强化，未见实性占位，胰腺手术区域也未见复发（图 4-5-5）。评价还是 SD。

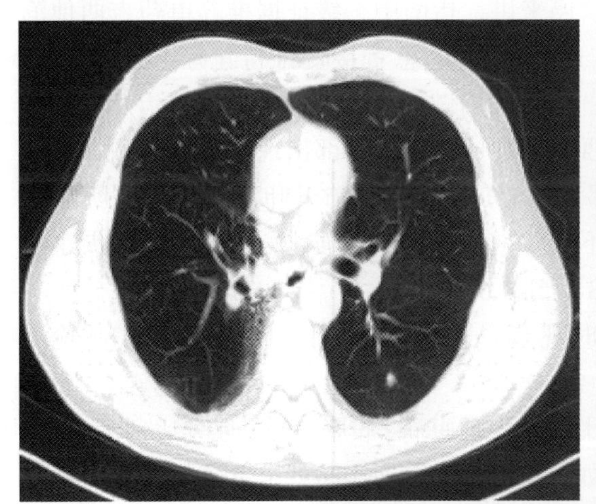

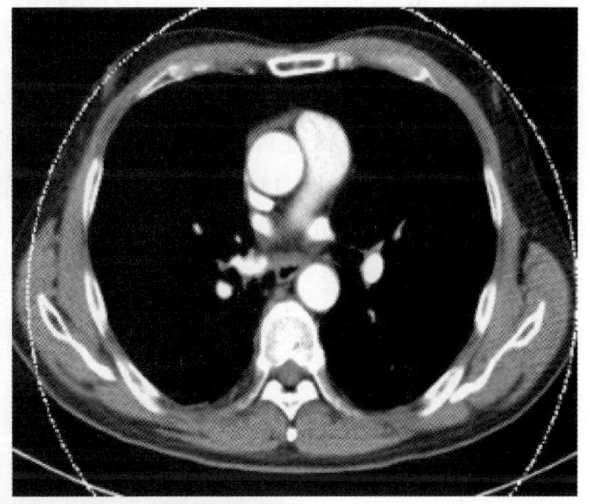

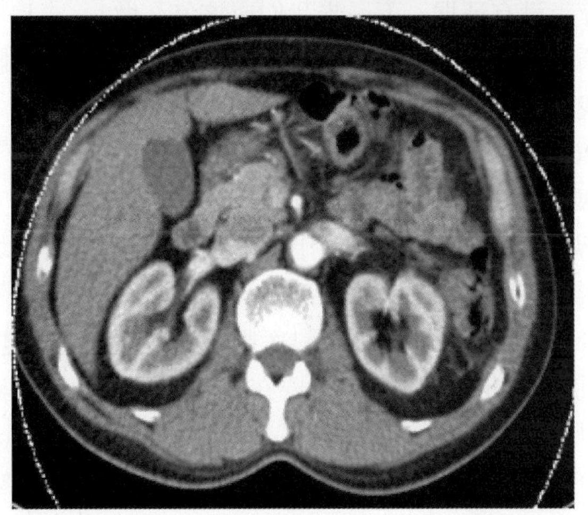

图 4-5-5　患者一线化疗后复查胸腹部增强 CT，显示肺部小结节略有强化，未见实性占位，胰腺手术区域也未见复发

4 个周期化疗结束之后，下一步的治疗方案如何选择？是不是要考虑放疗，我们再来听取一下团队的意见。

主持人：该患者一线化疗已经结束，接下来的治疗策略我们是应该维持治疗还是局部放疗？是否应该给患者补充基因检测考虑进行免疫治疗？

呼吸科医师：对于晚期肺鳞癌患者使用含铂双药方案化疗 4 ～ 6 个疗程之后，是不需要维持治疗的。该患者两次手术标本病理结果都是鳞癌，并非要做基因检测，但是如果患者条件允许，可以考虑做基因检测。根据基因检测结果选择免疫治疗是很好的方案。

主持人：大家的意见就是维持观察。我们再往下看。

案例继续汇报：指南中提到对于晚期肺鳞癌经过 4 ～ 6 个周期化疗达到 SD 之后，可以观察。基因检测对肺鳞癌有 10% 的阳性可能。我们还是跟患者进行了深入的探讨，建议进行基因检测。患者进行了胰腺转移病灶的全外显子测序（WES），发现 PLXND1-ALK 融合，癌症基因突变数据库（COSMIC 数据库）未收录过。我院病理科进行了 ALK 基因 FISH 法验证，结果阴性。因此我们考虑患者是 ALK 基因阴性的肺鳞癌。

当时，我们考虑对于驱动基因阴性的肺鳞癌来讲，指南中二级证据推荐单药吉西他滨维持治疗，卡氏功能状态评分（KPS 评分）达到 80 分的患者接受维持化疗 PFS、OS 还是有一定转化的。本例患者存在高复发风险，因此我们做了单药吉西他滨维持治疗。2017 年 10 月 24 日患者在进行 1 个周期的单药吉西他滨维持治疗后腹部出现隐痛，目测类比评分（VAS 评分）2 分。11 月 16 日复查胸腹部增强 CT 发现，左肺下叶结节，较前明显增大，胰头残端局部见不规则软组织肿块影，不均匀增强，轻中度强化，边界不清，大小约 4.3cm × 4.7cm，转移瘤可能（图 4-5-6）。PFS 达到 4.6 个月。

在这种情况下，我们立即请病理科在当时现有的条件下进行了 PD-L1（SP263）检测（图 4-5-7）。

在等待检测结果的过程中，患者病情进展快速，出现腹痛、腹胀。VAS 评分达到了 4 ～ 5 分，ECOG PS 评分 1 分。接下来的二线治疗如果遵照指南，在当时就是单药 TKI 或者单药化疗，而当时免疫治疗尚没有证据。下一步我们应该怎么做？

主持人：大家来看这个患者，他的病情进展还是比较快的。从影像上看肿瘤在胰腺和肺部都有进展。下面我们请宋兰教授来给大家解读影像学。

放射科医师：从 2017 年 11 月的如图 4-5-6 影像图中我们可以看到，患者经过维持治疗后还是出现了局部进展。首先，左侧肺部下叶的转移瘤较以前有增大。其次在胰头残端出现了占位，与胰腺分界不清（最右边的那个图像红色箭头所指的区域），所以考虑还是胰腺术后局部复发。从影像上可以评估为肿瘤进展。

主持人：针对患者目前情况，我们从内科医师的角度，还需要进一步做哪些工作？

呼吸科医师：目前患者的胰腺转移灶主要在胰头部位，且有明显的压迫和疼痛症状，如果患者出现明显症状，极容易合并胰酶升高，导致继发性胰腺炎。在这种情况下，无论是单纯化疗，还是免疫治疗，有效率化疗不到 10%，免疫治疗为 18% 左右。而且通过内科治疗缓解症状的有效率也是非常低的。如果后期因为胰头部位压迫，导致胰腺炎及短期梗阻，会迅速导致患者症状恶化甚至死亡。我们考虑能否通过放射科的帮助，快速缓解症状和控制局部病灶。请放疗科专家给予指导。

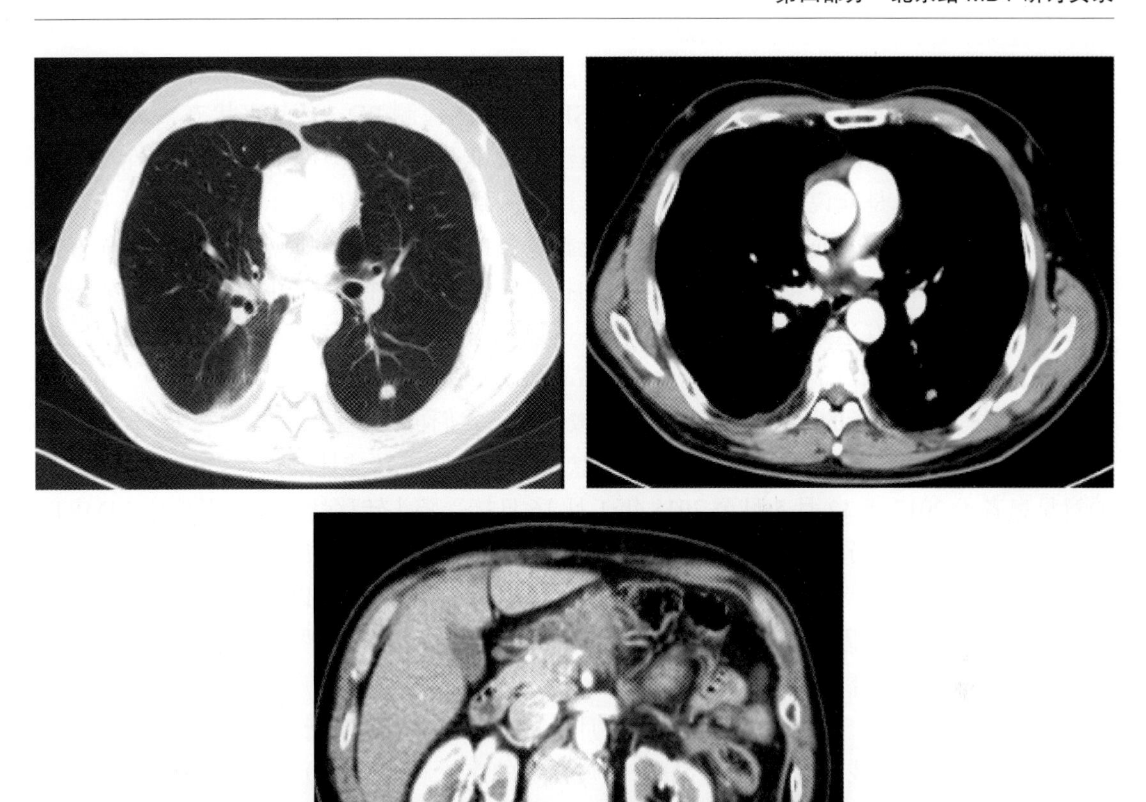

图 4-5-6　患者在进行 1 个周期的单药维持治疗后复查胸腹部增强 CT，显示左肺下叶结节，较前明显增大。胰头残端局部见不规则软组织肿块影

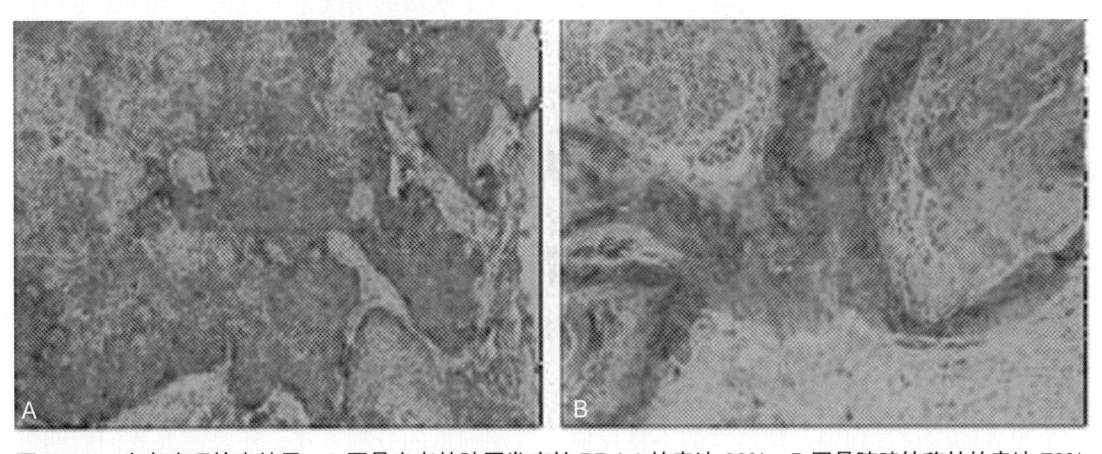

图 4-5-7　患者病理检查结果。A 图是患者的肺原发病灶 PD-L1 的表达 60%；B 图是胰腺转移灶的表达 70%

放疗科医师：该患者应该是原发灶已经控制，但是存在寡转移的状态。目前主要矛盾是胰头，是胰头向胰尾方向快速的进展，患者疼痛症状比较明显，所以我们建议进行放疗。

主持人：这例患者还做了 PD-L1 的检测，请病理科李雾教授谈谈你们的看法。

病理科医师：当时我们给该患者采用 SP263 抗体检测 PD-L1 表达状态，大家知道 SP263 相对于适应证的抗体，到现在为止还没有批准开始。美国做了很多一致性试验，但是一致性试验也是众说纷纭，到现在没有达成一致意见。从 PD-L1 表达的状况来说，原则上还是大于 50%。据我所知，SP263 最新获批的是膀胱癌，肺癌的适应证目前好像还没有下来。不同公司、不同克隆号之间的抗体，互相之间的一致性试验，虽然效果是挺一致的，但仍没有达到获批级的一致性，所以大家还是在不停地做研究。这是一个参考结果。

主持人：这个患者的 PD-L1 表达还是比较高的，我们再往下看。

案例继续汇报：患者这次病情进展非常快，尤其是胰腺转移灶的症状。按照各位老师的意见患者于 2017 年 12 月 5 日至 2018 年 1 月 16 日接受胰头转移灶调强适形放疗（IMRT）（60.2Gy/28F）进行局部放疗，缓解症状和控制局部病灶。在做放疗定位计划期间，我们请病理科老师用科研级别的 263 抗体做了检测，结果提示阳性，所以我们还是建议患者接受免疫治疗。我们希望探索一下对于短期出现转移病灶且情况非常严重的患者，放疗联合免疫治疗后将会产生什么样的结果。

患者于 2017 年 11 月 22 日至 2018 年 1 月 2 日接受 3 个周期派姆单抗（pembrolizumab）（150mg，2mg/kg）。我们看一下放疗联合免疫治疗的疗效（图 4-5-8），左边三张图，A、C、E 图是病情进展以后，放疗联合免疫治疗前；右边 B、D、F 图是放疗联合免疫同步治疗 92 天后，肺部病灶消失，达到 CR；胰头区域的病灶疗效 SD，患者的临床症状也有较好的缓解。但是在随访时，患者出现了放疗迟发性反应，腹痛症状再次加重，2018 年 2 月底从患者的影像学上发现了胰腺瘘，尽管及时给予对症处理，但不幸的是患者很快死亡。OS 达到 21.1 个月。我想请教宋兰老师，从影像学上如何评价放疗毒性反应？

放射科医师：该患者于 2018 年 2 月 22 日免疫治疗后，肺内的转移瘤较以前有明显好转。但是胰头的变化不太大，因为除了局部复发，合并了胰瘘的情况，周围的组织间隙也比较模糊，病变增强后密度不是特别均匀，右边有一些低密度坏死区，可能也会有一些渗漏的情况。另外，我们还要结合临床血检的指标来进行综合判断。我个人认为从影像学上来看，患者的胰腺病灶没有得到明显缓解，还是有残留的。

案例继续汇报：简单小结一下：低分化肺鳞癌预后不良，肺癌胰腺转移发生率为 0.02%。本例患者接受了一次根治性手术及辅助放疗、一次姑息性转移灶切除术、一线化疗和二线 PD-1 单抗联合局部放疗。在化疗时代，晚期肺鳞癌患者只有化疗。进入免疫治疗时代，在一些基因指标的指导下，通过化疗联合免疫，可以更好地缓解患者症状，提高局部控制率，延长 PFS。放疗对于任何一个肿瘤患者，无论辅助治疗阶段还是解救治疗阶段，甚至是在新模式下，放疗如何同免疫治疗产生更好的协同作用还有很多细节需要探讨。今天，在对这个患者的探讨过程中，靶器官的不良反应、放疗剂量的分割方式，还是需要我们后期进一步讨论的。总的来讲，这样的治疗模式对于这位患者，还是起到了很好的作用。希望我们的一点工作能够给类似的患者很好的帮助，谢谢大家，汇报完毕。

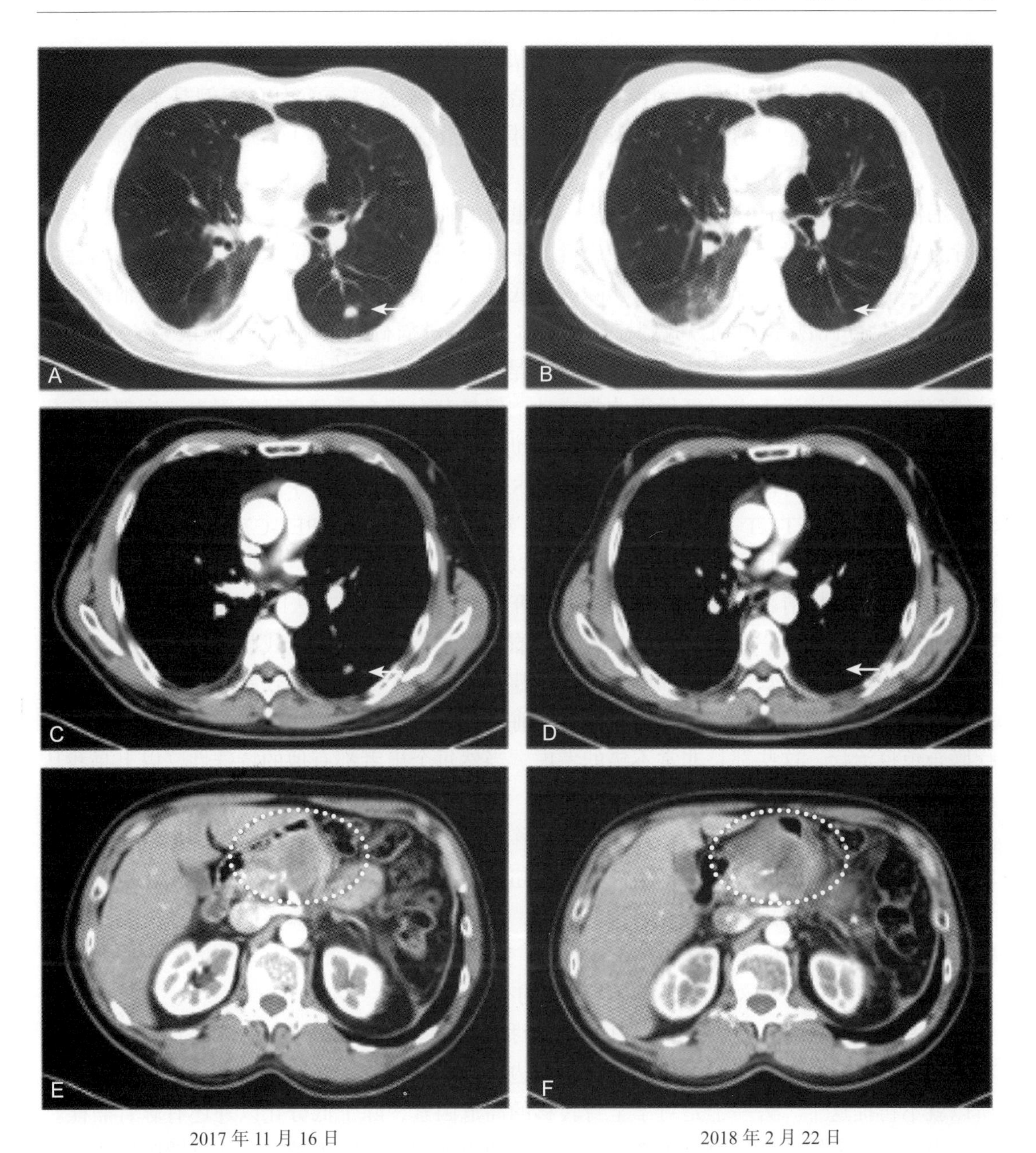

图 4-5-8　患者放疗联合免疫治疗后 CT 复查疗效结果。A、C、E 是病情进展后，放疗联合免疫治疗前；B、D、F 是放疗联合免疫同步治疗 92 天后

【客座专家点评】

毛伟敏教授：这个案例给了我们很好的反思和启迪。作为胸外科医师，我想从最初的手术治疗中应该进行反思，我想先有请张毅教授谈一谈。

张毅教授：这个病例属于 IA 期，从外科角度来说，治疗首选根治性切除手术。这个病例更多的治疗亮点，我觉得应该是在术后。一般来说，IA 期患者出现复发转移概率可能为 10%。这例患者转移的部位比较特殊，是胰腺。后续虽然局部做了一些处理，但是更多的亮点是放疗联合 PD-L1 的治疗，可能会给患者带来获益。前面有病例是术前新辅助治疗，而对于术后患者的综合治疗来说，通过局部放疗联合 PD-L1 治疗，能够获得很好的疗效。

毛伟敏教授：我有几点不同的看法。①患者的临床分期是否合理？②我们如何去选择治疗方式和评估手术切除的能力？该患者的手术方式是采用胸腔镜做的，腔镜下手术会带来很重要的一个问题，那就是肿瘤切除的彻底性。如果切除不够彻底，会让术后辅助治疗失去一个良好的治疗窗口期。我们请郑州大学一附院肿瘤科的王峰教授来谈谈。

王峰教授：今天，北京协和医院分享的是一个非常特殊的病例。2016 年确诊 IA 期的肺鳞癌患者，应该说手术已经做得非常成功，但是存在两个复发高风险因素：病理低分化鳞癌和一个小于 4cm 原发病灶。术后给予辅助放疗是很有必要的，也是个体化的，考虑得非常周全。但是我有两个疑问。①在患者 PFS 不足一年时就出现了胰腺胰尾占位，当时是不是可以考虑做 PET-CT 来判断是不是转移？或者，如果术前做 PET-CT 的话，是不是能够发现更多的微小转移灶，那么这个手术就可以避免了。②关于术后病理结果胰腺鳞癌和肺鳞癌的鉴别。我想请教一下病理科专家，能否通过免疫组化的方法区分出来？患者在 2017 年的治疗过程中病情一直都在进展，说明肿瘤生物学行为非常差。我就在想，患者 4 个周期的一线化疗肺部病灶是稳定和有效的，但胰腺癌的化疗反应是比较差的，那么是否要考虑患者肿瘤原发灶病理的鉴别问题。本案例前瞻性地进行了 PD-L1 检测，也大胆创新了放疗联合免疫治疗，这些都是非常不错的考虑。当然每个患者都有他的特殊性，以上是我从内科角度阐述的个人观点。

毛伟敏教授：这个患者是寡转移，寡转移是在我们合理的外科治疗及局部治疗后出现的一些缓解情况，寡转移的生物学行为已经超越了我们所想象的真正生物学比较良好的行为。那么我们如何考虑来处理寡转移的问题，目前已经做了很多探索。下面请医科院肿瘤医院病理科应建明教授来给大家分享一下。

应建民教授：针对这个病例，值得思考的有两点。

第一点，患者是早期肺鳞癌，从病理上给我们提供了两个关键点，一个是局部原发灶，在局部放疗时，我们很多时候都会关注病灶边上的原癌成分，当然这个患者进行了放疗，所以就不再提这个。另一个是对于全身转移的高危因素，除了低分化以外还有脉管瘤栓。这个患者术后采用的化疗效果不理想，也证实肿瘤细胞对化疗不敏感。从早期肿瘤的角度来说，我觉得病理能够介入的就是对局部原位癌所导致的局部复发和远处转移的高危因素的判断。

第二点，对于转移灶，刚才提出来有没有鉴别肺部原发灶和胰腺原发灶的可能，我认为诊断没有问题，结合病史胰腺是转移病灶。在内科临床要求下做了全外显子组检测技术（WES），发现了一个 ALK 异位，后来证实结果是阴性。这例患者从组织学上讲，肿瘤细胞内的淋巴细胞浸润是非常明显的，PD-L1 表达也非常高，因此这例患者在免疫治疗上或者在免疫治疗联合化疗上，一开始会更加有效。

毛伟敏教授：我们有请毕楠主任讲一下，病例是 2017 年之前的，脱离不了当时的历史背景，当然也比较接近近三年的事情。

毕楠教授：2017 年研究寡转移的时候，前瞻性证据还没有出来。这个病例是一个很好的病例，代表了非常早期的患者发生远处转移的情况。而且在病变很早期的时候，胸外科专家能够想到进行局部放疗。基于 NCTB 大宗的数据库显示对于 R1 切除或近切缘的（国外标准是 1cm，国内是 0.5cm），近切缘的做了术后放疗，可以显著降低局部复发风险。

我也同意在胰腺发现占位的时候对肺部原发灶和胰腺病灶的病理鉴别。因为发现胰腺占位的时间比较近，短时间内可能因各种原因无法进行 PET-CT 检查。我想问的是，这例患者在当时是否检测过肿瘤标志物？因为我们知道鳞癌的标志物主要是鳞癌抗原（SCC）、Cyfra21-1，而胰腺癌主要还是 CA19-9。虽然有 30% 的患者可能胰酶就不高，或者说早期的患者就不高，但是如果是Ⅳ期的患者，对指导临床会有一定的帮助。

该患者 PD-L1 的表达水平很高。现在回过头来看，放疗联合免疫治疗的作用获益更多是 PD-L1 低表达的患者。临床上我们也看到，有 PD-L1 高表达 70% 或 80% 的患者，给予单药免疫治疗可以获得特别好的效果，但这么高的 PD-L1 表达是否可以联合放疗可能需要打一个问号。

毛伟敏教授：患者术前、复发时都做了 PET-CT，经过对照，第一次 PET-CT 未发现胰腺占位，后来随访发现胰腺占位。后续抗肿瘤治疗过程没有继续再做 PET-CT 去评估了。段教授您有什么看法？

段建春教授：对于这个患者来讲，我觉得比较遗憾的就是后续发生胰瘘。胰瘘对患者的生活质量会造成严重的影响。我们只能回过头来看，对于 PD-L1 高表达的患者，在当时针对复发病灶是不是一定要采取放疗的手段？对于 PD-L1 高表达的患者，我们是不是可以先单用免疫治疗？就像毕楠教授说的，先给患者带来一个比较平缓的治疗，我想这个能够给我们一些启示。当时采用放疗，各位老师考虑的是对局部疼痛的症状缓解。的确放疗可以起到充分的姑息止痛作用。对于这种晚期患者，这种治疗相对来说会更加平稳、更加安全，这就是我的一点建议。

毛伟敏教授：患者后续的治疗，到后期评分差，免疫治疗的疗效显然也打折扣，我们请河南省肿瘤医院的赵艳秋教授来谈谈。

赵艳秋教授：这个病例是一个非常规病例，虽然是早期肺鳞癌患者，但是他的生物学行为非常差，一般来说这种分期的患者，MDT 是不加放疗的，但是我们加了放疗也是一个很好的预判，这个患者确实像你们估计的一样，预后非常差，很快出现了复发转移的情况。我也非常同意各位专家的意见，我们很难做穿刺，没有病理证实对下一步的治疗只能是猜测，只有通过手术才能获得最终的病理结果，然而术后又出现了胰腺和肺的复发转移。我注意到，我们做了 WES，看到融合、少见突变，我们也尝试了 PD-L1 的免疫治疗。我个人意见，也可以尝试一下靶点抑制剂治疗。

毛伟敏教授：这个案例可能还有很多内容值得大家讨论，大家可以去回顾、去反思、去展望。

但对于这个患者来说，我们仍然有一些遗憾，因为我们的治疗没有真正跟上病情的发展。我们对肿瘤的生物学行为，包括分子检测没有进行预判。我们不能只考虑局部，更要考虑怎样来看待他的一系列问题。我为什么讲合理的分期？我讲的分期，是我们从积累了很多的临床经验中产生的分期。分期对个案来说，也要有一个精准的分期，就是我们要进行个体化治疗。为什么要进行个体化治疗？因为不是每个案例都能够完全套用循证指南的，所以这个患者是一个特殊案例，对我们很有启发。

【案例 6】局部晚期 NSCLC 新辅助免疫治疗 1 例

（中日友好医院）

主持人：胸外科马千里医师。

汇报医师：呼吸科农英医师。

MDT 团队专家：胸外科马千里；呼吸科农英；影像科孙宏亮；放疗科高立伟；核医学科李环；病理科刘宏艳。

客座专家：中国医学科学院肿瘤医院影像科原主任周纯武教授；中国医学科学院肿瘤医院放疗科冯勤付教授；北京大学肿瘤医院肿瘤内科主任王子平教授；北京大学肿瘤医院病理科主任林冬梅教授；中国医学科学院肿瘤医院放疗科张涛副教授；北京大学肿瘤医院胸外科王亮副教授；北京协和医院呼吸科徐燕副教授；北京大学肿瘤医院李东明副教授。

案例汇报：患者 68 岁，男性，2019 年 9 月 12 日主诉“间断咯血 1 月余，加重半个月”就诊于呼吸与危重症医学科并入院。外院胸部 CT 提示：右肺下叶肿块，双肺上叶肺大疱，纵隔内多发肿大淋巴结。既往史：吸烟 50 年，每日吸烟 10 ～ 20 支，戒烟 1 月余。高血压 18 年，糖尿病 20 余年，高脂血症 16 年。无肿瘤家族史。入院后复查胸部增强 CT 提示（图 4-6-1）：右肺下叶肿块（大小 6.3 cm × 3.3cm），双肺上叶肺大疱，纵隔内多发肿大淋巴结。

我们看到右肺下叶肿块周围有磨玻璃样渗出及小叶间隔增厚的表现，应该是非常明确的肿瘤性病变。2R、4R、7 组和 10R 淋巴结明显增大。该患者的影像学给了我们更多的提示，也带给我们一些困惑。仔细观察发现除了右肺上叶占位以外，左肺上叶还可见多发小的磨玻璃结节影。这些磨玻璃结节影的性质很值得怀疑，其性质可能对肿瘤分期也存在一定影响。

支气管镜检查发现，右肺下叶基底段有血性分泌物，右下叶后基底段亚支外压性狭窄，未见新生物（图 4-6-2）。活检病理未找到肿瘤细胞。之后我们在 CT 引导下进行了右下肺肿物穿刺，病理结果是肺腺癌。驱动基因检测均为阴性。

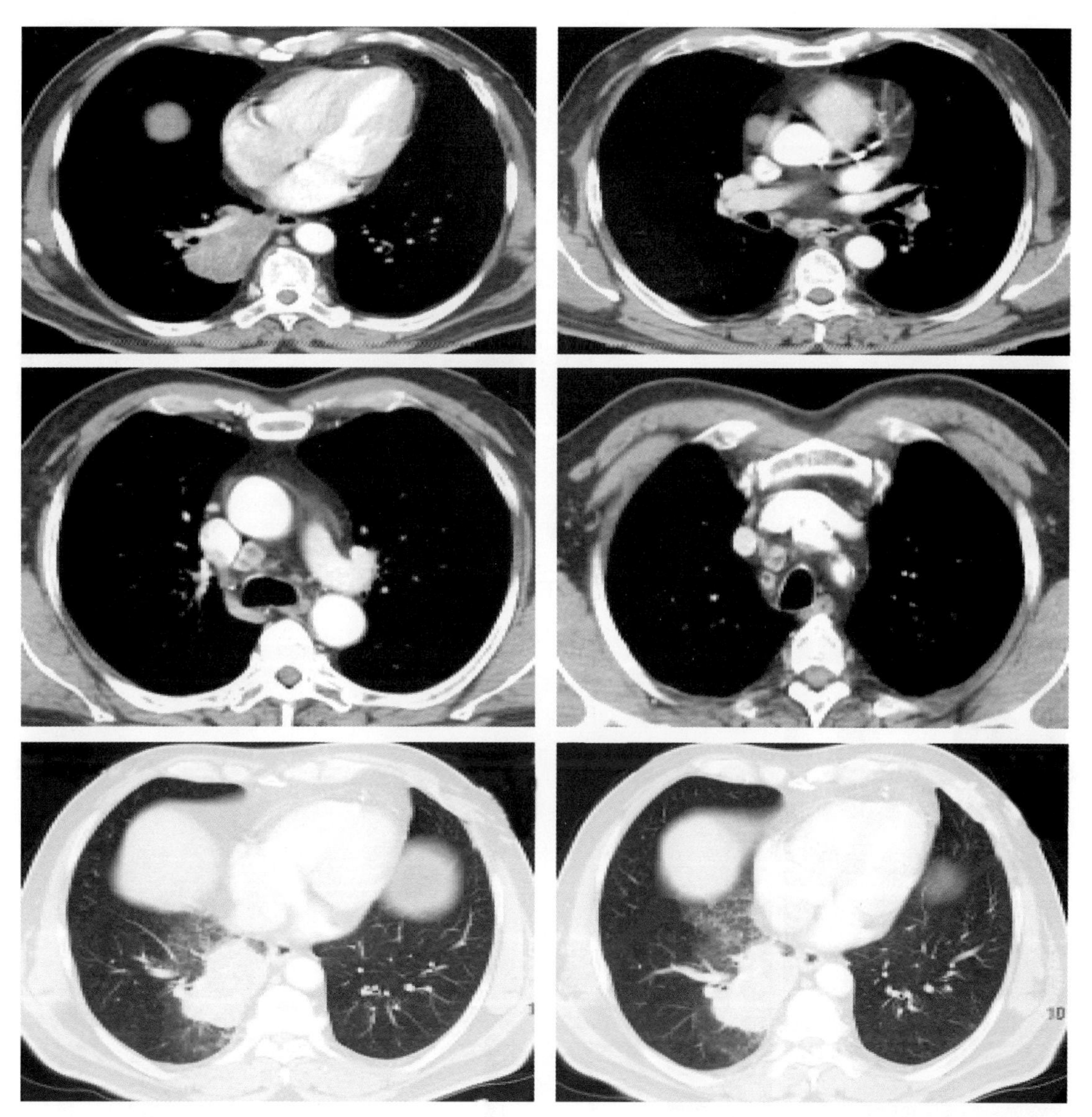

图 4-6-1　患者入院后行胸部增强 CT 结果。显示右肺下叶肿块，双肺上叶肺大疱，纵隔内多发肿大淋巴结，左肺上叶多发小磨玻璃结节影

为了综合评估患者的情况，完善了 PET-CT 检查（图 4-6-3）。PET-CT 提示右肺下叶背段及后基底段软组织肿物呈高代谢，纵隔及双肺门淋巴结多发淋巴结高代谢（纵隔 3R 淋巴结大小 1.4cm × 0.9cm，SUV_{max}5.8；纵隔 2R 区淋巴结，大小 1.4cm × 1.2cm，SUV_{max}6.2；纵隔 7 区淋巴结，大小 1.2cm × 0.8cm，SUV_{max}5.9；纵隔 4R 区淋巴结，大小 1.6cm × 1.1cm，SUV_{max}6.2），考虑右肺下叶恶性病变伴阻塞性肺炎、肺不张，纵隔及右肺门多发淋巴结转移。右肺上叶内磨玻璃影密度小结节，建议抗炎治疗后复查除外恶性病变的可能。双肺见多发肺大疱。

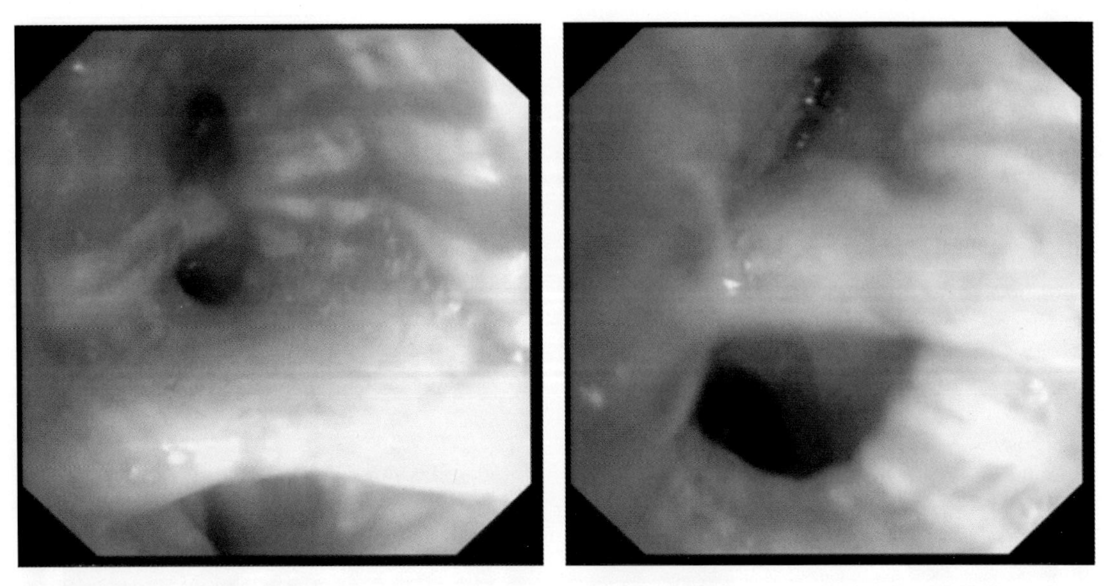

图 4-6-2　患者支气管检查所见，显示右肺下叶基底段见血性分泌物，亚支有外压性狭窄

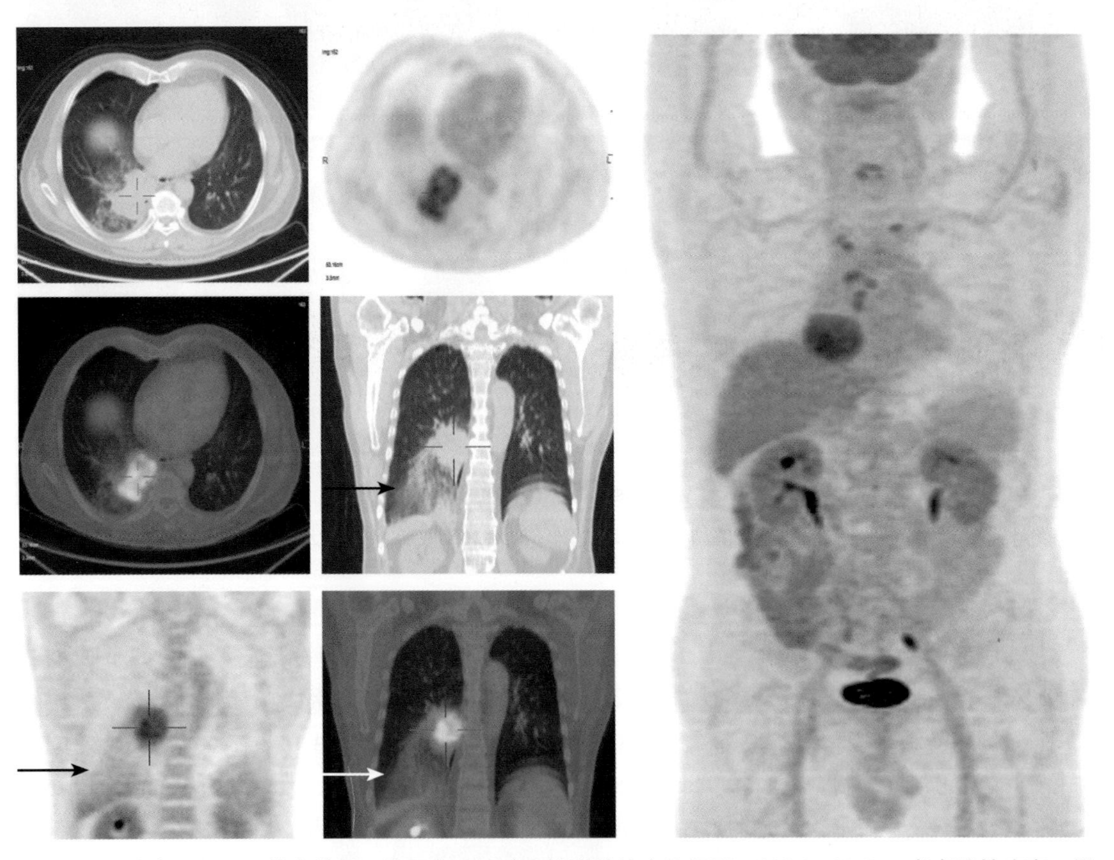

图 4-6-3　患者 PET-CT 检查结果，显示右肺下叶高代谢肿块内伴坏死，SUV_{max}10.2，考虑恶性病变；纵隔及双肺门淋巴结多发淋巴结高代谢，考虑转移

患者临床诊断是右肺腺癌（cT3N2M0 ⅢB 期？ / cT4N2M1a ⅣA 期？）。请胸外科会诊意见是该患者不适合手术，建议先进行新辅助治疗，然后根据双肺结节和淋巴结的改善

情况，再选择后续治疗方案。此时患者面临几个关键问题：①确定 TNM 临床分期；②患者双肺多发结节，是肺癌转移还是多原发肺癌？③根据相应分期如何选择治疗方案？

2019 年 9 月 30 日我们先给予第一个周期的化疗方案是“多西他赛 140mg 第 1 天 + 卡铂 500mg 第 1 天 ”。治疗后，患者仍有咯血，伴胸痛和发热，开始拒绝化疗。此时，患者 PD-L1 检测结果出来为阳性，TPS 评分 30%。非常幸运的是新药帕博利珠单抗（可瑞达）在 2019 年 9 月 30 日通过了国家药品监督管理局的批准，该药适用于 PD-L1、TPS ≥ 1% 的 EGFR 基因突变阴性的局部晚期和转移性 NSCLC 一线单药治疗。接下来我们给患者进行 K 药的单药免疫治疗，2019 年 10 月 28 日第一次使用帕博利珠单抗 200mg，治疗后出现持续低热 11 天，伴随四肢肌肉、关节酸痛和乏力。11 天后返院复查胸部 CT 提示（图 4-6-4）：右肺上叶肿块明显缩小，大小 4.3cm × 2.8cm。 2019 年 11 月 21 日返院再次复查胸部 CT 仍提示右肺下叶肿块明显缩小，大小 4.3cm × 2.8cm，评估疗效为 PR。2019 年 11 月 22 日、2019 年 12 月 13 日分别给予第二和第三次帕博利珠单抗 200mg 治疗，不良反应轻微，仅有乏力、足背轻度可凹性水肿。

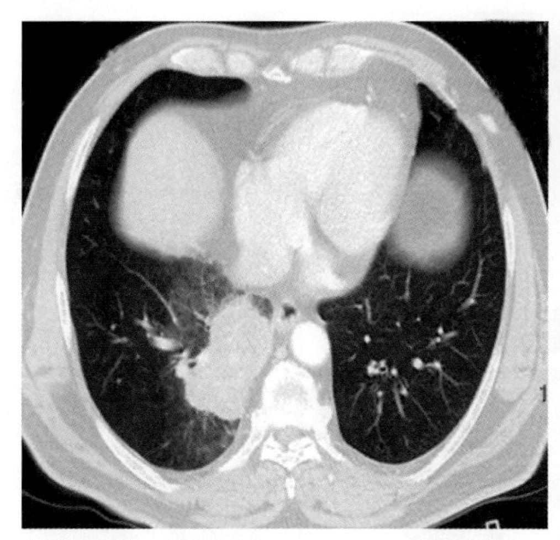
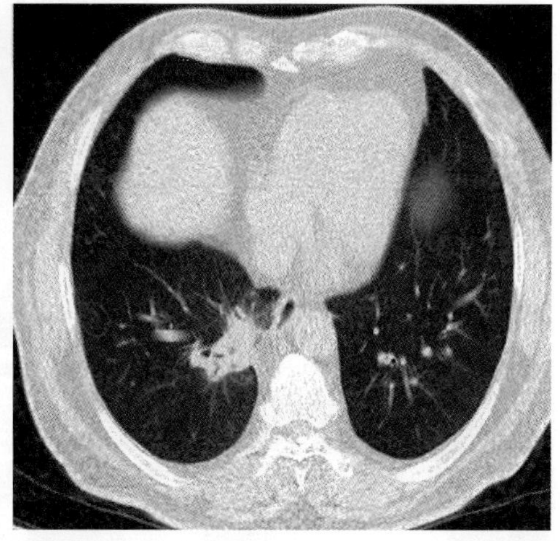

图 4-6-4　患者治疗前后胸部 CT 图像比较。左图为治疗前显示右肺肿块 6.3cm × 3.3cm；右图为帕博利珠单抗单药治疗一次后显示右肺肿块 4.3cm × 2.8cm

临床看到淋巴结相比治疗前也有缩小，但是仍能看到 2R、3R、7 区和 10 区淋巴结肿大。2020 年 1 月中旬进行了第四次帕博利珠单抗单药免疫治疗，不良反应只有局部轻度水肿。3 次帕博利珠单抗治疗后复查胸片（图 4-6-5），未看到明显的占位性病变。2020 年 2 月 19 日复查胸部 CT（图 4-6-6），提示右肺下叶不规则条状软组织灶，较前缩小；左肺上叶及右肺上叶后段不规则小结节，较前缩小；升主动脉右侧囊性结节，较前增大。此时由于新冠疫情，外科手术全部取消。通过与患者充分沟通，我们继续进行了两次帕博利珠单抗单药免疫治疗。该患者一共完成六次帕博利珠单抗单药免疫治疗。2020 年 4 月 10 日复查胸部增强 CT（图 4-6-7），提示右肺下叶不规则条状软组织灶，较前略缩小；右肺上叶小结节同前，心包囊肿。

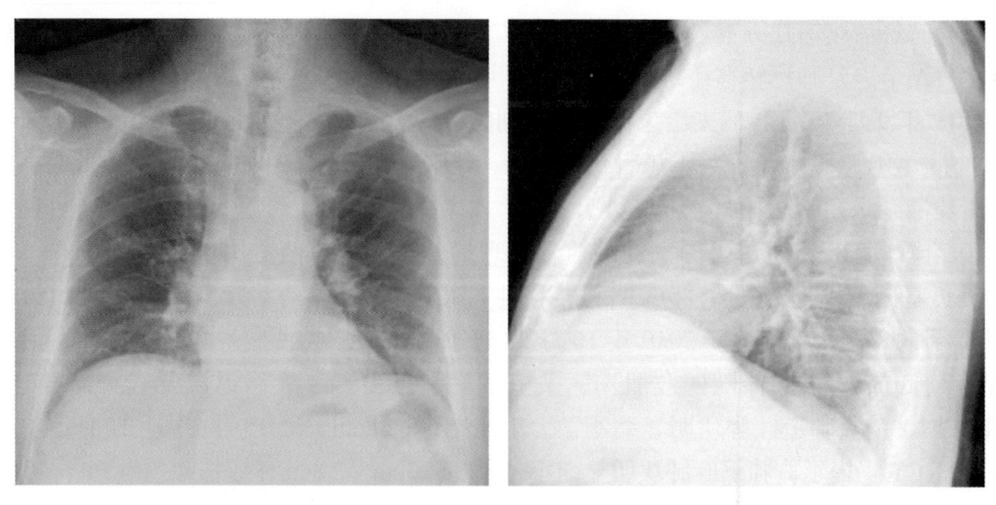

图 4-6-5　患者三次帕博利珠单抗治疗后复查胸片结果，未看到明显的占位性病变

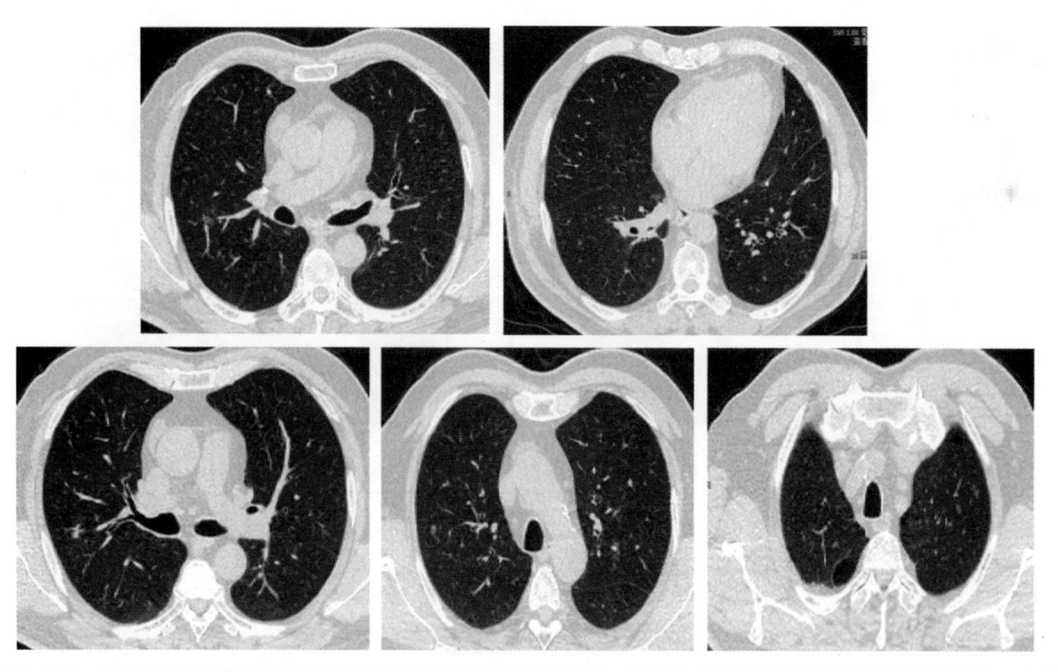

图 4-6-6　患者四次帕博利珠单抗治疗后复查胸部 CT 结果。提示右肺下叶不规则条状软组织灶，直径 2.0cm；左肺上叶及右肺上叶后段不规则小结节，较前缩小；但升主动脉右侧囊性结节，较前增大

这时疫情好转，医院外科复工，我们再次请胸外科专家会诊，患者右下肺原发病灶已经基本看不到了。这位患者完整的新辅助治疗过程是一次多西他赛 + 卡帕化疗和六次帕博利珠单抗单药免疫治疗，疗效显著，其右下肺病灶明显缩小，由 6.3cm 缩小至 1.8cm。从影像学上评估达到 PR 甚至是 CR。但影响后续治疗选择的问题仍然存在，即双肺小结节和原发病灶有无关系？小结节性质是什么？下一步治疗方案如何选择？

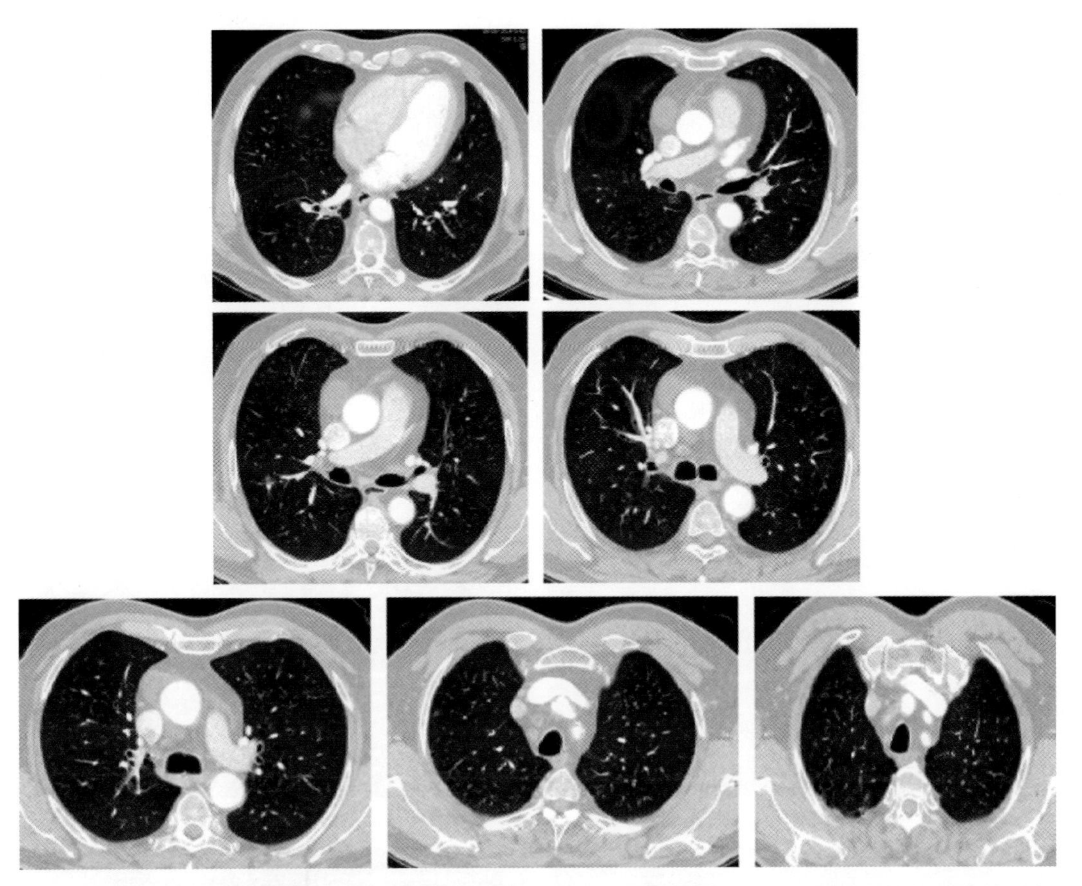

图 4-6-7　患者六次帕博利珠单抗治疗后复查胸部增强 CT，提示右肺下叶不规则条状软组织灶，直径 1.8cm；右肺上叶小结节同前，心包囊肿

经过胸外科专家第三次会诊，患者于 2020 年 5 月 8 日行“胸腔镜下右肺下叶切除 + 右肺上叶楔形切除 + 纵隔囊肿切除 + 纵隔淋巴结清扫术”。术后病理（图 4-6-8）：（右肺下叶）肺叶切除标本显示局灶肺实变，纤维组织增生，可见小灶坏死、出血，较多淋巴细胞、浆细胞、组织细胞及少数多核巨细胞浸润、聚集，未见癌残留，周围肺局灶呈间质性肺炎改变，支气管断端净，肺门血管断端未见癌栓；淋巴结未见转移癌（第 2、4 组淋巴结 0/2，第 3A 组 淋巴结 0/2，第 7 组淋巴结 0/4，第 10 组淋巴结 0/1，第 11 组淋巴结 0/2，第 12 组淋巴结 0/3）。右肺上叶结节为肺非典型腺瘤样增生（AAH）（最大径 3mm），局灶胸膜增厚纤维组织增生。下面请病理科刘宏艳教授为我们解读一下这个病理结果。

病理科医师：标本是右肺下叶的手术切除标本。我们通过大体取材，在原来可疑肿瘤床的位置，在范围之外 2 ～ 3cm 处进行了充分取材。我们发现肿瘤床未见残留的肿瘤细胞，可见纤维组织增生和炎症反应，通过弹性纤维染色和网织染色可以证实；局部有小片状出血和小的坏死灶，肿瘤床的周围肺泡间隔增宽，间质淋巴细胞、浆细胞浸润、聚集，但未见肿瘤细胞残留。经过对右肺上叶标本全部取材，我们找到了一个直径 3mm 的 AAH 病灶。

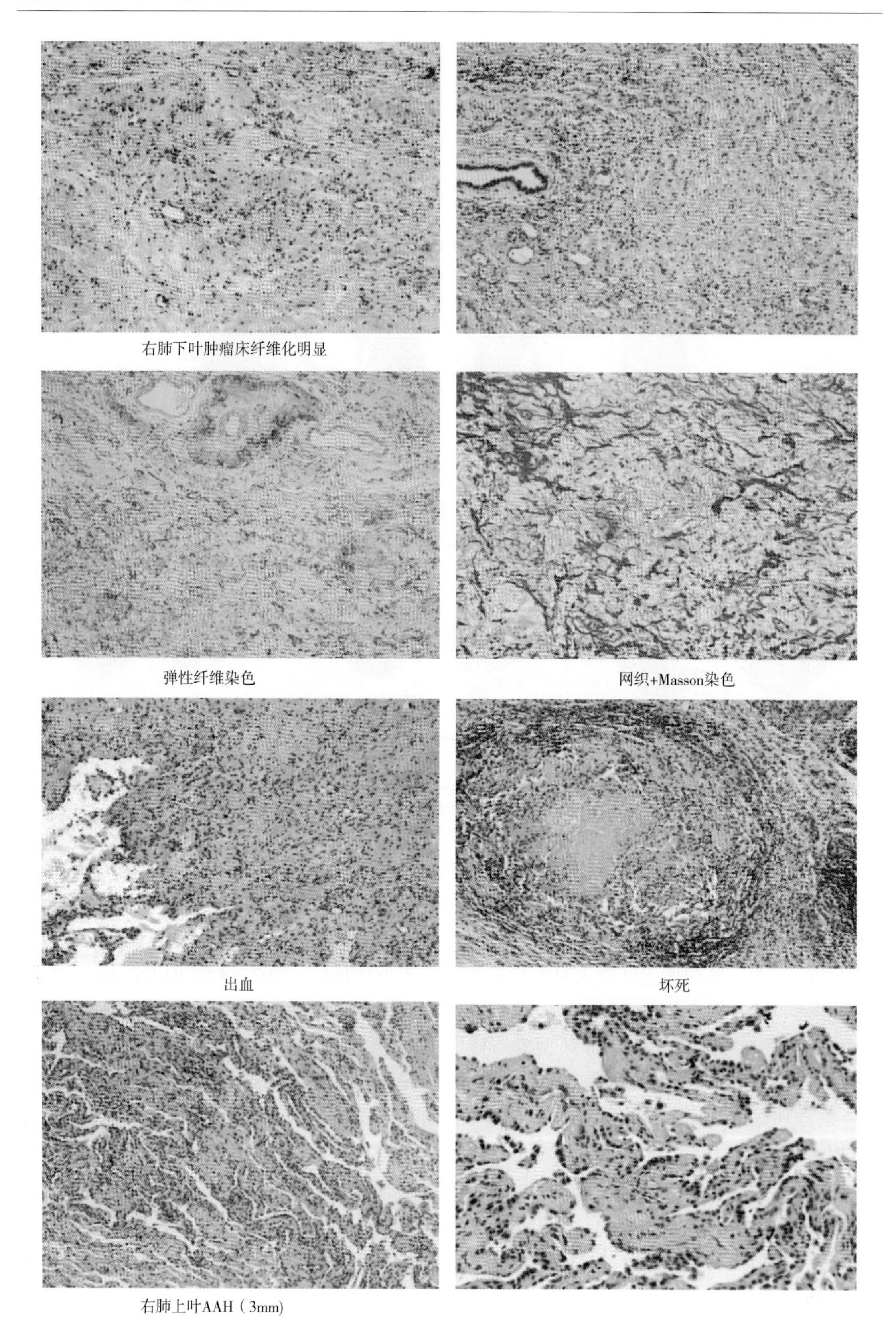

图 4-6-8　患者肺叶切除标本病理结果

主持人：患者手术标本的检测都是阴性结果，再请病理科刘宏艳医师给我们介绍新辅助免疫治疗之后相关病理知识。

病理科医师：目前，对新辅助治疗后的肺叶切除标本的病理评估，国内外尚未形成指南。国际肺癌研究会曾发布过权威文献，目前以此作为参考。

手术切除的标本，尤其是新辅助治疗后切除的标本有两种情况，一种是完全病理缓解，另一种是显著病理缓解。显著病理缓解简称为 MPR，定义为小于或等于 10% 残留肿瘤细胞；完全病理缓解简称 CPR，定义为切除标本（包括淋巴结）未见残留的肿瘤细胞，根据第八版 AJCC 和 UICC 分期系统，此类肿瘤将分期为 ypT0N0。本例患者新辅助治疗后达到了 CPR。

对原发性肿瘤进行病理学评估时，有以下几个要点：①如何识别肿瘤床。肿瘤床是指在初始治疗前肿瘤细胞所在的区域，通过术前影像学扫描或外科医师手术时对肿瘤床准确放置标记来帮助我们准确识别和判断。②标本固定。新鲜外科标本，10% 中性甲醛缓冲液中常规固定至少 6 小时且不超过 48 小时。③标本取材。肿瘤应切成最大尺寸以最大化肿瘤床的横截面。直径≤ 3cm 的肿瘤全部取材；＞ 3cm 的肿瘤应将肿瘤切成 0.5cm 厚的连续切片，取有代表性的横截面；肿瘤周围的组织学切片应包括 1cm 的相邻肺实质。④评估肿瘤床组织学成分：包括肿瘤、坏死和基质（包括炎症和纤维化）三者所占的百分比来确定对治疗的病理反应。对淋巴结的评估方法与肿瘤床的评估相似。

主持人：作为一名外科医师只是比较粗浅地了解到帕博利珠单抗药是非常有效的。下面有请孙宏亮教授从影像学专业角度，为我们重点分析评价一下肿瘤在新辅助免疫治疗后的客观缓解评价。

影像科医师：我从两个方面进行分析。首先，肿瘤 TNM 分期的问题。主管医师起初提出两个分期，一个是 T3，一个是 T4。我个人认为是多原发的，这样分期就应该考虑不是肺内转移。T 分期应该以单个病灶的分期为准，即 T3，其他病灶如确定为多原发肺癌，分期可写为 $T3_{(m)}$。因为在 1975 年，“多原发”这个概念被提出来，根据 M-M 标准或后续的 Girard 标准都是符合的，其病理类型不同，起源也不一样。其次评估疗效的问题。经过免疫治疗看到原发肿瘤明显缩小，根据 iRECIST 标准至少应该评估为 PR，至于能不能评估为临床完全缓解（CR），我觉得从影像学上很难准确判定，比较遗憾的是治疗后没有复查 PET-CT，如果有术后的 PET-CT 检查，通过比较，则更有利于评价患者是否达到临床完全缓解。当然，新辅助免疫治疗目前也处于研究阶段，更多的评估方法和标准都需要进一步研究，也给我们后续的工作提供了方向。

主持人：PET-CT 检查对肿瘤的临床分期和疗效评价具有很好的指导作用。下面请核医学科李环教授来做点评。

核医学科医师：PET-CT 对于肺癌的 TNM 分期有很好的辅助诊断效能。对于原发肿瘤本身，PET-CT 可以观察肿瘤对邻近胸膜的侵犯情况，肿瘤的代谢活性在一定程度上反映肿瘤的恶性程度，对预后有指导作用。对于淋巴结转移的评价，其阴性预测值更有意义。也就是说，如果 PET-CT 图像上淋巴结未见高代谢，绝大多数病例可以排除淋巴结转移。淋巴结的假阳性比较常见，尤其是对于中老年患者，所以我们不能仅仅从 SUV 值的升高来确定存在淋巴结转移，还要从淋巴结的大小、形态、密度变化以及高代谢淋巴结对称性分布的特点等来综合分析。一般来说，双肺门大致对称性高代谢淋巴结往往提示反应性增生，在肿瘤接受放化疗前淋巴结密度较高、淋巴结构清楚提示良性淋巴结病变。本例患者的淋巴结肿大，密度不高，葡萄糖代谢不对称分布，且与淋巴结转移引流途径相一致，所以我们首先考虑淋巴结转移的可能性。PET-CT 显像的采集部位包括了整个躯干部，因此对于远处转移的评价更有优势。本例患者除右肺下叶肿块葡萄糖高代谢外，我们还可以看到多发磨玻璃密度结节。PET-CT 显像对于磨玻璃结节的良恶性鉴别更多依赖于形态学特征，一般来说，如果磨玻璃结节较大，实性成分越多，葡萄糖摄取会越高。该患者的多发磨玻璃结节体积都较小，且为纯磨玻璃密度，所以未见明显葡萄糖代谢，根据 CT 图像我们考虑多中心腺癌的可能。

既往的实体肿瘤疗效评价标准为 RECIST 标准，主要依赖于解剖结构的变化进行疗效评价。随着 PET-CT 应用越来越广泛，目前的实体肿瘤疗效评价更多地采用 PERCIST 标准，也就是用治疗前后葡萄糖代谢水平的变化进行评价。PET-CT 检查可以在化疗中期或化疗结束后进行，根据葡萄糖代谢活性减低的程度可评价为完全缓解、部分缓解和无缓解，如果检查后发现新增转移灶或原发灶较前体积增大、代谢活性增加，考虑为病情进展。很可惜该患者只进行了治疗前的 PET-CT 检查。对于进行放射治疗的患者，建议在放疗结束 3 个月后进行 PET-CT 检查，以避免放疗后炎性反应造成的假阳性。

主持人：我简单介绍一下患者的手术情况。我们一直没有遇到术前给予 6 个周期免疫治疗的患者。术中确实有粘连，操作存在一定的难度，但解剖层次还存在，整个手术比较顺利。只是有一点比较疑惑，术中发现 7 组、4 组、2 组淋巴结肿大，肉眼评估为转移性淋巴结，但病理报告未见转移。患者在免疫治疗前的 PET-CT 提示有转移，可在术前没有再复查 PET-CT。现在问题出现了，患者问我：“医师，我还做不做放疗？”因为术前 PET-CT 显示淋巴结 SUV_{max} 值是增高的。就这个问题我想请放疗科高立伟教授分享他的意见。

放疗科医师：临界可手术肺癌的术前单纯化疗、同步放化疗或序贯放化疗的研究有很多，但是与根治性同步放化疗相比，PFS、OS 并没有显著提高，所以目前 NCCN 指南还是将同步放化疗作为 I 类推荐。随着免疫治疗的进展，术前新辅助免疫治疗或化疗联合免疫治疗的研究 MPR 能达到 40% ～ 50%，NADIM 研究甚至达到 80%，免疫治疗效果越来越好，也期望给患者带来更好的生存获益。对于术后放疗的问题，N2 患者是否术后需要放疗仍存有争议，但是多灶 N2 患者行术后放疗会带来生存获益。此例患者术前临床分期 N2，但是术后疗效评价 CR，淋巴结清扫未见转移癌，镜下也没有转移淋巴结化疗后的表现，无淋巴结转移的直接证据，不建议再行术后放疗，关于此问题我也想与其他放疗科专家共同讨论。

主持人：该患者经过帕博利珠单抗免疫治疗，经过微创手术，现在已经没有肿瘤细胞，没有淋巴结转移。接下来我们的治疗方案应如何选择？继续使用帕博利珠单抗是否可行？使用多长时间？另外，我有两个问题：一是术前新辅助免疫治疗的周期数和间隔时间；二是如何遴选新辅助免疫治疗的患者？因为有可能发生免疫相关性肺炎和免疫性心肌炎等非常严重的并发症，如果术前没有很好地去识别高危人群而直接去做手术，可能会带来不可挽回的后果。接下来有请客座专家对此案例和讨论进行点评。

【客座教授点评】

周纯武教授：这是一个很有价值的病例，但也存在一些疑问。我从影像方面简单说一下。

首先，该患者是右下肺肿块且靠近后胸壁，在肿块比较大且靠近胸壁的时候，影像上如何判断是否侵犯胸壁？这个是非常典型的，尤其是做了 PET-CT 之后，判断比较容易。影像科的诊断原则是要给临床提供有价值的信息，能够明确的就尽量明确，如果确实难以明确的，我们就给出提示。比如，当看到明确侵犯胸壁，我们会给出明确报告；如果 CT 和 PET-CT 均不能明确，我们只能判断是 T0，提供给临床去选择。另外，孙宏亮教授提到同一个患者多原发癌比较常见，那么我考虑那些磨玻璃样结节的确要警惕多点起源的可能性。这个也是影像科要提供给临床的重要信息。对于选择合理的治疗方案比较有帮助。

王亮副教授：关于术前新辅助免疫治疗的周期数，目前没有明确的规定。我个人认为两个周期的治疗比较合适。在我们肿瘤中心治疗的肺鳞癌患者，其 MPR 可以达到 85%。

周纯武教授：刚才探讨中有一个很大的伏笔就是术后要不要做放疗。请客座教授中的放疗专家谈谈这个问题。请冯勤付教授分享他的意见。

冯勤付教授：这位患者每次的治疗效果都很好，但是要警惕可能会掩盖一些其他问题。该患者的临床分期诊断存在争议。首先如果是Ⅲ B 期，N2 不能诊断为Ⅲ B 期，因为只有 N3 才能诊断Ⅲ B 期。从Ⅲ期来看，根本不像是一个转移病灶，而是一个原发病灶，是陈旧性病灶。这种情况应该诊断为Ⅲ A 期。如果是Ⅲ A 期，要做术前免疫治疗、全身治疗或者诱导治疗，两个周期就足够了，两个周期后再去评价疗效。

PET-CT 本身就是检测组织的葡萄糖代谢，代谢多的时候，SUV_{max} 值就增高。慢性淋巴结炎其葡萄糖代谢也是非常高的，而且有可能高于肿瘤。这就是为什么最初在国内开始进行 PET-CT 检查时，临床医师都不敢给慢性病患者进行诊断。我认为即使要做免疫治疗，两个周期治疗以后，应该要进行局部的管理。就我院的放射治疗来说，放射性肺炎已经非常少见，我院 2 级以上放射性肺炎发生率，从 34% ～ 35% 下降至 17%。我们要考虑放疗的目的是什么？放疗的目的是希望消除残余的肿瘤。针对本例患者来讲，肿瘤已经被切除干净，残留的亚临床也不存在了，因此我不建议再进行术后放疗。

李东明副教授：该患者是免疫治疗结束后 3 个月进行手术切除，手术治疗也非常成功，术后未出现免疫相关性肺炎，病理上也达到了 CPR，这种情况下我们可以继续观察。因为如果进行放疗，有可能会出现放射性肺炎，同时可能与免疫相关性肺炎发生重叠，导致难以鉴别，给后续的治疗带来更大的困难，所以我也不建议术后放疗。

张涛副教授：我个人倾向于术后继续免疫治疗。免疫治疗和放射治疗联合使用会大大增加肺炎的风险。一旦出现肺炎，必须停止免疫治疗，而且至少要停用 2 ～ 3 个月，同时还要使用激素。我们曾有一项单抗免疫治疗研究与这个案例很相似。入组的很多患者都是明确不可切除的，入组之后，再进行手术切除，治疗效果特别好。如今进入免疫治疗时代，术前新辅助免疫治疗再联合手术对于 N2 的患者来说前景非常看好。如果在以前我肯定推荐这位患者做同步放化疗之后再进行巩固免疫治疗，但是现在有了这几个研究之后，患者如果从免疫治疗或免疫治疗联合化疗中能够获益，然后再来做手术的话，可能会有更好的疗效。

徐燕副教授：这个患者从呼吸科角度来讲，初诊时我们可以进行淋巴结 EBUS-TBNA 穿刺，明确 NR 有没有转移。我还有一个疑问，假设是多站 NR 的话，现在这个患者是选择同步放化疗之后免疫维持治疗还是新辅助免疫治疗后手术切除再免疫维持治疗？大家的观点还是有一些不尽相同，因为这两个治疗方案都使患者获益，但是还需要大量的研究来证实。

林冬梅教授：从患者的角度我只想谈两点。①这个患者是肺腺癌，腺癌达到了 CPR，非常少见。鳞癌达到 MPR 很容易也很常见，但是腺癌能够达到 CPR 相当不错，而且完全消失了。这是对患者治疗非常成功的案例。②临床提示 NR 有转移，病理报告是“未见转移”。那么我想从病理的角度来讲讲，“未见转移”是什么意思？有两个含义：一是转移之后看不到了，二是这个 NR 就没有转移的迹象。关于转移癌，到底是没有看到转移癌，还是就没有转移癌。这两点有必要搞清楚，搞清楚对临床影像诊断和术前判断很有帮助，所以后续可以再复习一下病理切片，找找蛛丝马迹。前两天我们医院也有一个类似的病例，术前看到一个很大的淋巴结，考虑是转移，后来把这个淋巴结切除后再看什么都没有。我希望跟各个学科不断地进行沟通，把病例的信息提供得更加准确和翔实，才有利于临床进一步做出判断。

周纯武教授：影像检查提示淋巴结转移，最后病理未见肿瘤细胞，我们一定要关注原来就不是转移细胞或者有转移经过治疗把肿瘤消灭了，还有原发灶也是治疗结束之后消失了，原来的影像很典型的，当然有病理结果是最好的，大多数原发灶有病理，但是淋巴结往往是没有的，尤其是淋巴结最后病理科能不能区分出来，我想请林冬梅教授再说一说。

林冬梅教授：从理论上来讲，即使发生转移，就算是打没了，还是有蛛丝马迹的，也应该能够看得出来。对于淋巴结的原发灶，目前文献上没有一个标准，所以这些淋巴结的病变，还需要我们病理科做更加细致的工作，提供更加详细的数据，与临床密切结合，做这方面的一些研究。

【案例 7】ⅢB 期肺腺癌新辅助靶向治疗 1 例

（首都医科大学宣武医院）

主持人：胸外科张毅医师。

汇报医师：胸外科田笑如医师。

MDT 团队专家：胸外科张毅；病理科滕梁红；影像科高艳；肿瘤科农靖颖；放疗科徐建堃；胸外科王若天；胸外科田笑如。

客座专家：中国医学科学院肿瘤医院影像科原主任周纯武教授；郑州大学第一附属医院肿瘤内科王峰教授；北京大学肿瘤医院胸外科主任杨跃教授；北京大学肿瘤医院肿瘤内科主任王子平教授；中国医学科学院肿瘤医院病理科主任应建民教授；中国医学科学院肿瘤医院放疗科副主任毕楠教授；四川华西医院肺癌中心董静思副教授。

案例汇报：患者女性，69 岁，因“体检发现肿瘤标志物升高，影像学发现肺结节 2 周”就诊我院。既往有 2 型糖尿病，5 年前做过脑胶质瘤手术，术后定期复查未见复发。患者无吸烟史，无结核病病史，也无肿瘤家族史，ECOG 是 0 分。2019 年 3 月 18 日患者常规体检发现肿瘤标志物 CEA 和 CA125 升高，CEA：17ng/ml（0.01 ～ 5.0），CA125：53U/ml（0.01 ～ 35.0），无特殊症状。3 月 28 日检查胸部平扫 CT（图 4-7-1），提示左肺上叶占位，最大径是 4.95cm，中间可见钙化灶，左侧肺门及第 6 组和 4R 组淋巴结增大，4R 组淋巴结含钙化灶，考虑左上肺癌伴肺门及纵隔淋巴结转移可能。遂以“左上肺肿物”收入院。入院后查体无特殊。全身 PET-CT 评估分期，提示：①左肺上叶后段肿物代谢明显增高，SUV_{max} 5.2，局部与纵隔胸膜及后胸膜分界不清，考虑恶性可能性大；②左肺门淋巴结代谢明显增高，SUV_{max} 4.6，考虑为转移可能；③纵隔内淋巴结部分代谢明显增高，SUV_{max} 2.5，转移待除外。临床诊断：肺癌 cT2bN1M0 Ⅱ B 期。

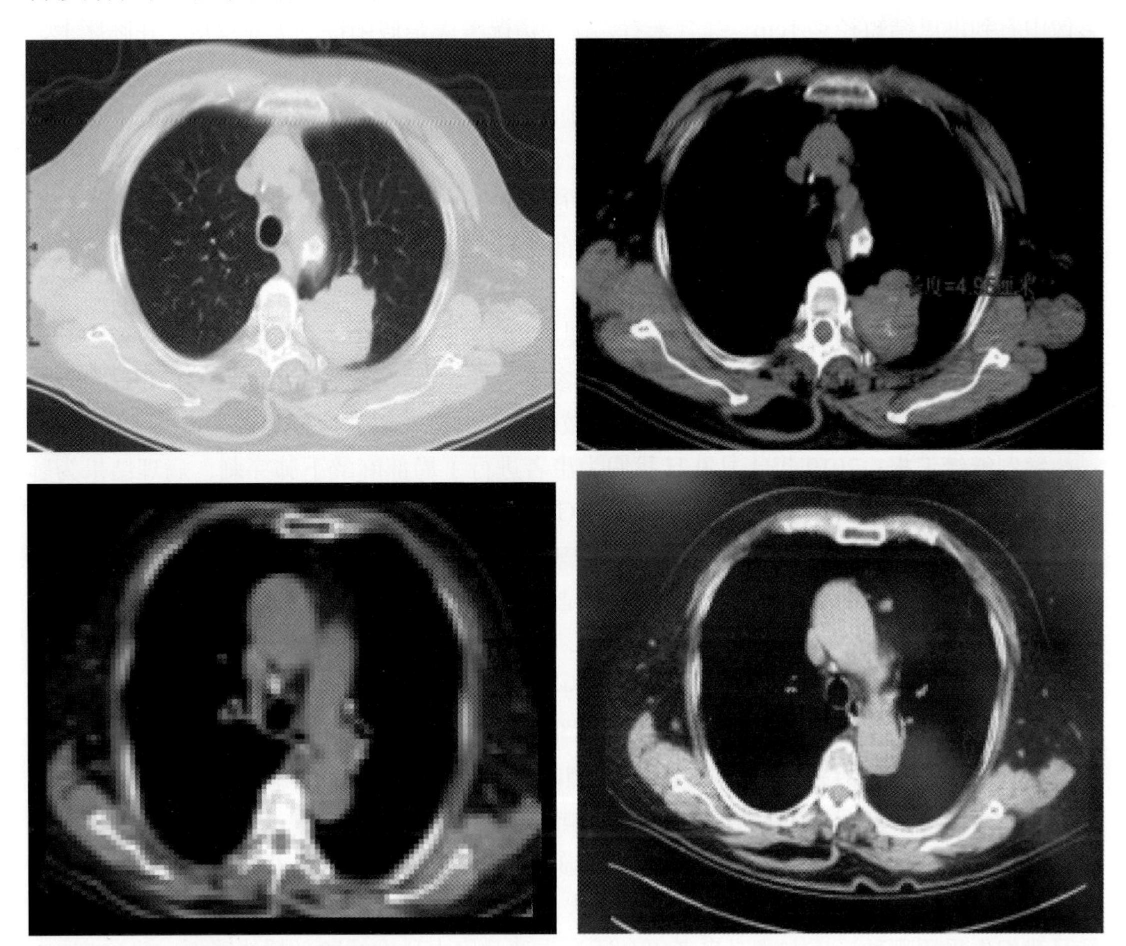

图 4-7-1　（2019 年 3 月 28 日胸部平扫 CT）左肺上叶占位，有分叶，最大径为 4.95cm，中间可见钙化灶，左侧肺门及第 6 组和 4R 组淋巴结增大，4R 组淋巴结含钙化灶

主持人：患者是 69 岁老年女性，PET-CT 对于临床分期来说非常重要，直接主导后续治疗是外科手术还是内科治疗？是诱导治疗还是辅助治疗？我想先请放射科高艳教授，针对这个内容谈谈我们下一步该怎么处理？

放射科医师：从患者的基线 CT 上可以看到，左肺上叶间后段有一个软组织团块，其中有一些钙化灶，左肺门淋巴结轻度增大，同时还可以看到小淋巴结，直径＜ 1cm，4R 组有一个淋巴结，里面有钙化。PET-CT 检查显示：①左肺上叶肿物高代谢，左肺门淋巴结也是高代谢，因此考虑 N1 没有问题，是同测肺门淋巴结转移。②关于 6 组小淋巴结，虽然小，PET-CT 上也没有高代谢，但是也不能完全除外转移。各位专家也都知道 PET-CT 检查阳性率不是很高，所以考虑 N2 是要打问号的。③对于 4R 组纵隔淋巴结，相对来说稍微大一些，但是没有钙化，N3 不考虑。根据肿瘤大小和 PET-CT 检查，最终临床分期：cT2bN1M0 Ⅱ B 期。

主持人：目前该患者的临床分期是 cT2bN1M0 Ⅱ B 期。根据 PET-CT 评估，下面想请外科专家王若天教授来讲一下下一步的合理治疗。

胸外科医师：临床实际中经常能遇到 N2、N3 的情况，这是一个老年患者，PET-CT 检查对侧淋巴结有轻度高代谢，同侧淋巴结是阴性，对侧肺癌组淋巴结是阳性，有轻度高代谢。影像中看到淋巴结短径＜ 1cm，综合来看，这种情况考虑是假阳性的炎症反应。在临床上，新辅助治疗需要考虑分期，Ⅲ A 期 N2 才考虑新辅助治疗。我们考虑通过纵隔镜明确分期，手术需要全身麻醉，患者不能接受。依据目前情况合理怀疑患者是 N2，在此基础上也是可以继续治疗的。

主持人：PET-CT 检查在临床上已经普遍应用在肿瘤分期和疗效判定。其优点是非创伤性的，所以我们会常规检查。针对这个病例的 PET-CT 检查，我想请教中国医学科学院肿瘤医院周纯武教授，给我们进行指导。

周纯武教授：我同意高艳教授的分析意见。PET-CT 的确有时比较敏感，一些很小的淋巴结也能够显示出来，但只能作为临床诊断参考。我个人不太赞成在 PET-CT 上看到一些小淋巴结就判定是转移，只能是提示，不能做诊断，需要我们去追踪观察。

案例继续汇报：2019 年 4 月 9 日我们为患者进行了局部麻醉下肺穿刺，病理结果为肺腺癌，同时行基因检测。很幸运，患者有 EGFR 19 外显子缺失，突变丰度为 13.25%。但 PD-L1 检测结果为阴性，那么下一步治疗应怎么办？

主持人：该患者虽然 PET-CT 提示诊断是左上肺癌，但是我们还是给他做了肺穿刺，穿刺病理结果也明确了是腺癌。因为是腺癌，一般来说我们常规要做基因检测。针对这个病理结果，下面请病理科主任滕梁红教授来为我们进行分析。

病理科医师：从患者肺穿刺标本的病理图片分析，其腺癌的临床诊断是明确的。因为是小穿刺，组织分化相对还可以，以 TB 为主型的，还有一些其他腺泡结构。由于是穿刺标本，我们一般不做详细分型，主要是进行病理类型诊断。

主持人：目前，患者的临床诊断明确，临床分期是 cT2bN1MO Ⅱ B 期，N2 打问号，N3 不太支持。基因检测 EGFR19 外显子缺失，突变丰度为 13.25%，PD-L1 阴性。接下来就是我们先采用哪种治疗方式对患者更合适？先请肿瘤内科农靖颖教授谈谈下一步治疗。

肿瘤内科医师：结合患者目前的情况，我们考虑进行新辅助治疗。关于新辅助治疗，从 2019 年到现在，无论是 NCCN 还是 CSCO，在非小细胞肺癌的诊疗指南中，对于 N2 单站巨块的，新辅助治疗方案是加或不加放疗，只有一种选择，这是作为 IB 证据 IIB 推荐的。

本例患者存在两个问题，一是患者本人及其家属对放疗非常抵触；二是患者通过基因检测发现 *EGFR* 基因敏感突变，可否采用靶向治疗？与化疗药物相比，靶向药物高效低毒，缓解时间比较长，但在当时新辅助靶向治疗还是一个全新的治疗手段。当时的唯一依据就是在 2018 年 ECMO 上，报道了用盐酸厄洛替尼（特罗凯）在敏感突变患者中，对 N2 的患者，进行了新辅助靶向Ⅱ期临床试验。在Ⅱ期临床试验中，靶向治疗组从数字上显示出一些优势。因此我们与患者家属做了充分的沟通，也做了这个尝试。

接下来在药物选择上，当时新辅助靶向临床研究使用的都是以一代 TKI 为主，而阿法替尼是二代 TKI。尽管没有一个直接研究提出阿法替尼可以用在新辅助靶向治疗上，但是我们看到了一个 OS 联合分析的结果，阿法替尼对于 19 缺失突变患者的生存获益非常显著。另外一个研究直接比较了阿法替尼和吉非替尼，结果显示阿法替尼的客观有效率明显高于一代 TKI。基于以上考虑，这个患者接受了术前阿法替尼靶向治疗，服药 54 天。在服药过程中，由于二代 TKI 是一个单抗抑制剂，它和野生型 EGFR 受体也有一些结合，因此患者出现Ⅱ度手足综合征和腹泻，但是经过药物控制以后，总的来说适应得比较好。

主持人：除了分期情况和可疑 N2 情况，PET-CT 还显示肿块在左肺上段靠近胸膜，所以提示也有壁胸膜的问题。在这种情况下，是直接手术切除还先辅助治疗？请外科专家王若天教授谈谈自己的想法。

胸外科医师：首先我们考虑 N2。如果是阳性，按照 T2 分期是新辅助治疗的适应证；按照 T3 分期，也就是Ⅲ B 期，不是手术的适应证。根据病史，患者没有胸痛，PET-CT 未发现骨和肌肉的受累，临床考虑可能紧贴壁胸膜，也可能侵犯壁胸膜，术前通过新辅助治疗，如果能够见效，离开胸壁，就有手术治疗的机会，也能体现新辅助治疗的意义。

主持人：请北京大学肿瘤医院的王子平教授谈一谈，在这种情况下，如何选择合适的治疗方案？

王子平教授：前面农靖颖教授讲到，术前使用分子靶向药物作为新辅助治疗的临床数据并不是特别令人信服。在某些特殊情况下，针对一般情况比较差和无法耐受术前化疗的患者，可以适当考虑新辅助靶向治疗。当然患者一般情况比较好，我个人还是主张先从化疗的角度来考虑。具体采用哪种化疗方案，还要根据患者的情况来决定。本例患者比较特殊，不知他是否存在其他严重的合并症？如果术前选择分子靶向治疗也是可以的。我也想要请问农教授，术前给患者使用阿法替尼治疗，如果不良反应明显是否存在手术风险？

肿瘤内科医师：研究发现阿法替尼在三代靶向药物中由于对表型受体广泛的结合，确实有一些相关不良反应。通过观察这例患者使用以后的主要不良反应就是Ⅱ度手足综合征和口腔黏膜炎。从理论上来讲，表型受体主要分布在皮肤黏膜，对手术本身和术后影响不大。当然我们还需要更多的研究观察。对这个问题，我们也确实要关注一下。

主持人：下面我想请杨跃教授分享一下，这种情况我们是选择直接手术切除还是新辅助治疗？

杨跃教授：对于这样的案例采用术前新辅助治疗，不管是 NCCN 还是 CSCO 肺癌诊疗指南都有据可循。术前新辅助治疗肯定会出现一些不良反应，并对手术产生影响。往往在这种情况下，内科医师会和外科医师共同协商制订合理的治疗方案。本病例的诊断已经基本明确，术前新辅助靶向治疗是使用一代 TKI、还是二代 TKI？二代 TKI 是一个能够杀死肿瘤细胞的靶向药物，因此外科医师特别想要尝试。原因是一代 TKI 的术前新辅助治疗对肺癌Ⅲ期患者没有达到降期的效果。因为在所有对 EGFR 通路的研究中发现，晚期肺癌的 ORR（客观缓解率）结果是 74% 以上，而在一代 TKI 上所做的术后研究，ORR 只是百分之五十几。相比之下，术前新辅助化疗的 ORR 是百分之四十几，几乎没有区别。

案例继续汇报：根据多学科的讨论意见，患者从 2019 年 4 月 24 日开始服用阿法替尼，在服药期间患者出现了Ⅰ级口腔黏膜炎、Ⅱ级腹泻和手足综合征。对症治疗后上述症状基本得到有效控制。2019 年 5 月 31 日（靶向治疗 37 天）复查胸部增强 CT（图 4-7-2），提示左肺上叶肿瘤缩小（4.95cm → 3.1cm），肺门淋巴结略缩小，4R 和第 6 组淋巴结无变化。疗效评价为 PR。复查肿瘤标志物，CEA 和 CA125 均明显降低。

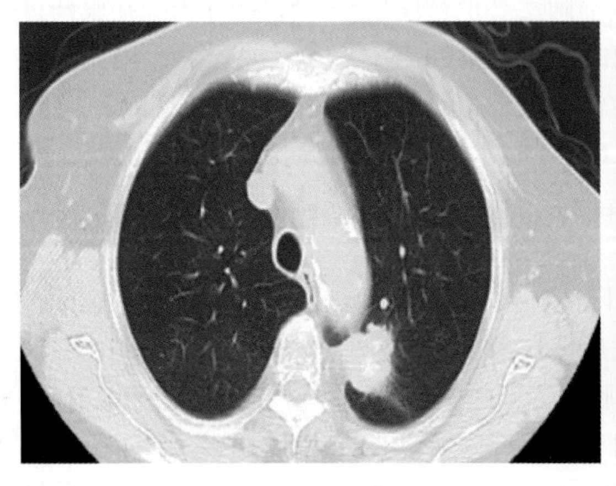
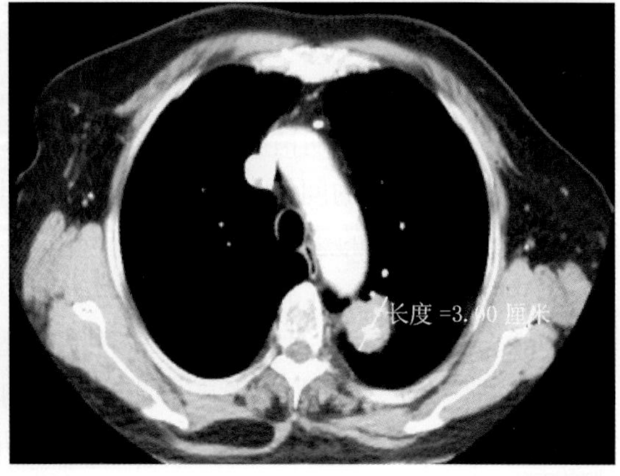

图 4-7-2　患者靶向治疗 37 天后复查胸部增强 CT，提示左肺上叶肿瘤缩小（4.95cm → 3.1cm），肺门淋巴结略缩小，4R 和第 6 组淋巴结无变化

于是，在 2019 年 6 月 17 日我们为患者进行“左肺上叶切除 + 淋巴结清扫 + 胸膜粘连松解术”。术中可以看到左肺上叶与壁胸膜有轻度粘连，但是没有肿瘤侵犯。病理结果提示左肺上叶浸润性肺腺癌（3.5 cm × 3.5 cm × 4cm），腺泡为主型，部分区域呈实性腺癌结构，间质硬化显著，伴有结节状骨化；肿物侵犯脏层胸膜，未累及叶段支气管，支气管断端未见癌，淋巴结未见癌转移。病理分期：pT2aN0M0 ⅠB 期。疗效评估未达到 MPR，但是存活肿瘤细胞占比约 20%，也比较接近 MPR 的 10%，未达到病理完全缓解 CPR。

主持人：该患者经过新辅助靶向治疗后，又接受了手术治疗。患者治疗前的 PET-CT 检查曾提示我们要怀疑左侧壁胸膜受侵犯的问题，但是通过治疗发现左侧胸膜未见肿瘤侵犯。我想请影像科高艳教授来评判一下这种情况。

影像科医师：该患者在靶向治疗之前，我们从基线 CT 上关注到肿块正好位于左肺上叶胸膜下，并紧连胸膜，相对来说关系比较密切。在阿法替尼新辅助靶向治疗 37 天之后，我们又进行了胸部平扫加增强 CT 检查，这个时候我们重点观察到左肺部原发病灶体积明显缩小，而且离开了胸壁，左侧肺门淋巴结也明显缩小。因此我们当时也考虑是否有 T3 的情况，是否累积了壁胸膜。大家关注的 4R 和 6 组淋巴结，治疗前后对比没有明显变化，但没有侵犯壁胸膜和胸壁。我们也进行了穿刺，病理结果提示侵犯了脏胸膜，所以考虑是 T3，降期成 T2A。N1 是肯定的，那么 N2 经过新辅助治疗后，肺门淋巴结明显缩小。如果考虑小淋巴结也是转移的话，是不是应该也会缩小？但是治疗前后并没有显著变化，所以考虑不是转移的淋巴结。最终，术前分期诊断是 T2aN1M0。

主持人：请病理科滕梁红教授为我们解读一下新辅助治疗前后的病理情况。

病理科医师：肺癌新辅助靶向治疗的出现，给我们的病理评估提出了非常大的挑战，很多病理表现在既往对肺癌的诊断中是没有遇到过的，我们也在逐步地摸索和进一步规范。

本例患者新辅助治疗后的病理表现：整个肿瘤床大小是 3cm × 3.4cm，有残存腺癌，其中可见显著的间质纤维化、坏死和炎细胞浸润；淋巴结未见癌的残存。整个肿瘤的面积占肿瘤床的 20% 左右。我认为这种表现是新辅助治疗后初期的反应。

主持人：我想请中国医学科学院肿瘤医院病理科应建明教授再为我们进行分析。

应建明教授：我认为该患者术前术后的病理都没有什么问题。从目前情况来看，新辅助治疗并没有达到降期的目的，所以我们还是要再追溯一下区域淋巴结在治疗前后到底是消失了还是没有反应。新辅助治疗手段包括了化疗靶向治疗和免疫治疗，最终治疗目的是为了获得降期并手术，而免疫治疗又可以通过增加机体的抵抗力达到降低复发和淋巴结转移概率的目的。

主持人：本例患者的病理诊断已经明确，也完成了手术。下一步我们应如何选择治疗方案？患者术前诊断 N0，术后怀疑 N2，那么是否应该采用放疗？

放疗科医师：从患者的术前分期来看，确实存在 N2 和 N3 不确定性。在这种情况下，采取新辅助联合化疗或靶向治疗，对于放疗来说都不太理想。因为现在的放疗技术，需要找到靶区去照射，靶区不确定的话，照射剂量会影响肿瘤的控制情况，并发生不良反应。因此患者在初诊时，我们不建议考虑新辅助放疗。另外，如果这个患者是不可手术的早期肺癌患者，或者说全身状态不允许手术，那么我们可以采用放疗。而从该患者的整体治疗和术后情况来看，不需要采取放射治疗的措施。

主持人：请肿瘤内科农教授再谈一下患者术后的辅助治疗方案如何选择？

肿瘤内科医师：不管是术前新辅助靶向治疗，还是术后辅助靶向治疗，目前都还存在非常多的问题，还需要不断尝试。该患者面临着术后治疗的问题。术后治疗依据哪个分期？是依据新辅助治疗后的分期？是手术分期？还是当时病情最严重时的分期？从治疗原则讲，手术分期越规范，治疗依据越强。由于患者术前阿法替尼治疗是有效的，所以我们考虑延续该药治疗。目前该患者术后辅助靶向治疗已经 1 年，定期复查 DFS 已经到了 1 年的时候，接下来如何治疗？我想请教王子平教授，根据 CTONG1104 研究，建议对 N1 或 N2 的患者进行术后辅助靶向治疗是 2 年。您对该患者的术后治疗有什么看法和建议？

王子平教授：该患者术后已经服用阿法替尼 1 年时间，那么这是过去时了。针对目前的情况，实际上我们可能要考虑得更加复杂。患者术前进行分子靶向药物治疗，术后是否按照原方案继续治疗，目前没有明确依据。如果患者能够接受术后辅助化疗，我个人认为术后辅助化疗的依据更充分一些。患者已经靶向治疗 1 年了。如果我们参考 CTONG1104 研究，服用 2 年尚没有证据。但如果患者身体状况允许，也未出现严重不良反应的话，我认为可以尝试。

案例继续汇报：患者未达到病理完全缓解的结果。目前继续接受术后辅助靶向治疗和定期随访。2020 年 4 月 1 日复查胸部 CT：未见新发病灶，4R 组淋巴结无明显变化。接下来我们将继续跟踪随访。

主持人：今天的病例讨论结束，感谢各位专家。

第五部分

成都站 MDT 研讨实录

【案例 1】双侧纵隔淋巴结及双侧颈部淋巴结转移的ⅢB 期肺癌 1 例

（四川大学华西医院肺癌中心）

主持人：周清华主任医师。

汇报医师：胸外科董静思医师。

MDT 团队专家：肺癌中心主任周清华；肿瘤内科罗锋和刘洁薇；胸外科邱小明和董静思；放射科李燕；影像科朱培菊；病理科王威亚。

客座专家：广东省人民医院原副院长、广东省肺癌研究所所长吴一龙教授、浙江省肿瘤医院原院长及胸外科主任毛伟敏教授、中山大学肿瘤防治中心胸外科主任张兰军教授、武汉大学人民医院肿瘤科主任宋启斌教授、湖南省肿瘤医院肿瘤科主任杨农教授、四川省人民医院肿瘤内科主任兰海涛教授。

案例汇报：患者陈某，女，60 岁，无吸烟史。2013 年 4 月，无明显诱因发现右锁骨上包块；2013 年 4 月胸部 CT 示右肺上叶空洞性包块 4.0cm × 3.0cm × 3.0cm 大小，伴纵隔淋巴结 R1、2、3、4、5、6、7、9、10、11 组肿大，L4、5、6 组淋巴结肿大，大者短径 2.8cm；颈部 CT 示双侧颈部淋巴结肿大，右侧较大者约 2.8cm × 3.3cm，左侧较大者约 2.0cm × 1.1cm（图 5-1-1）；2013 年 4 月，右锁骨上包块针吸活检查见转移性腺癌细胞（组织含量少，无法做基因检测）；头颅强化 MRI、腹部强化 CT、骨核素扫描：未查见转移灶；外周血循环肿瘤细胞（CTC）检测（-）。

主持人：本例患者通过体检发现双侧颈部淋巴结肿大，经胸部增强 CT 发现右肺上叶空洞性包块 4cm × 3cm × 3cm 大小，伴双侧纵隔淋巴结和肺门淋巴结多发肿大，大者短径 2.8cm；颈部增强 CT 显示：双侧颈部淋巴结肿大，右侧较大者约 3cm，左侧较大者约 2cm。腹部强化 CT、头部增强 MRI 及全身核素骨显像未见转移。颈部淋巴结穿刺活检，病理报告为右肺腺癌颈部淋巴结转移。下面请四川大学华西医院影像科朱培菊教授为我们解读 CT 片。

影像科医师：从患者胸部增强 CT 上可以看出右肺上叶空洞型包块，周围见毛刺征象，见不规则分叶状，是典型的肺癌影像表现。另外，从强化纵隔窗可以看出，患者双侧纵隔淋巴结多发肿大，考虑为淋巴结转移所致。此患者淋巴结转移强度很好，但从影像学中可以看到，患者肿大的淋巴结呈圆形较规则，考虑为包膜完整可能性大，呈现肿大而非侵袭性淋巴结转移特征。

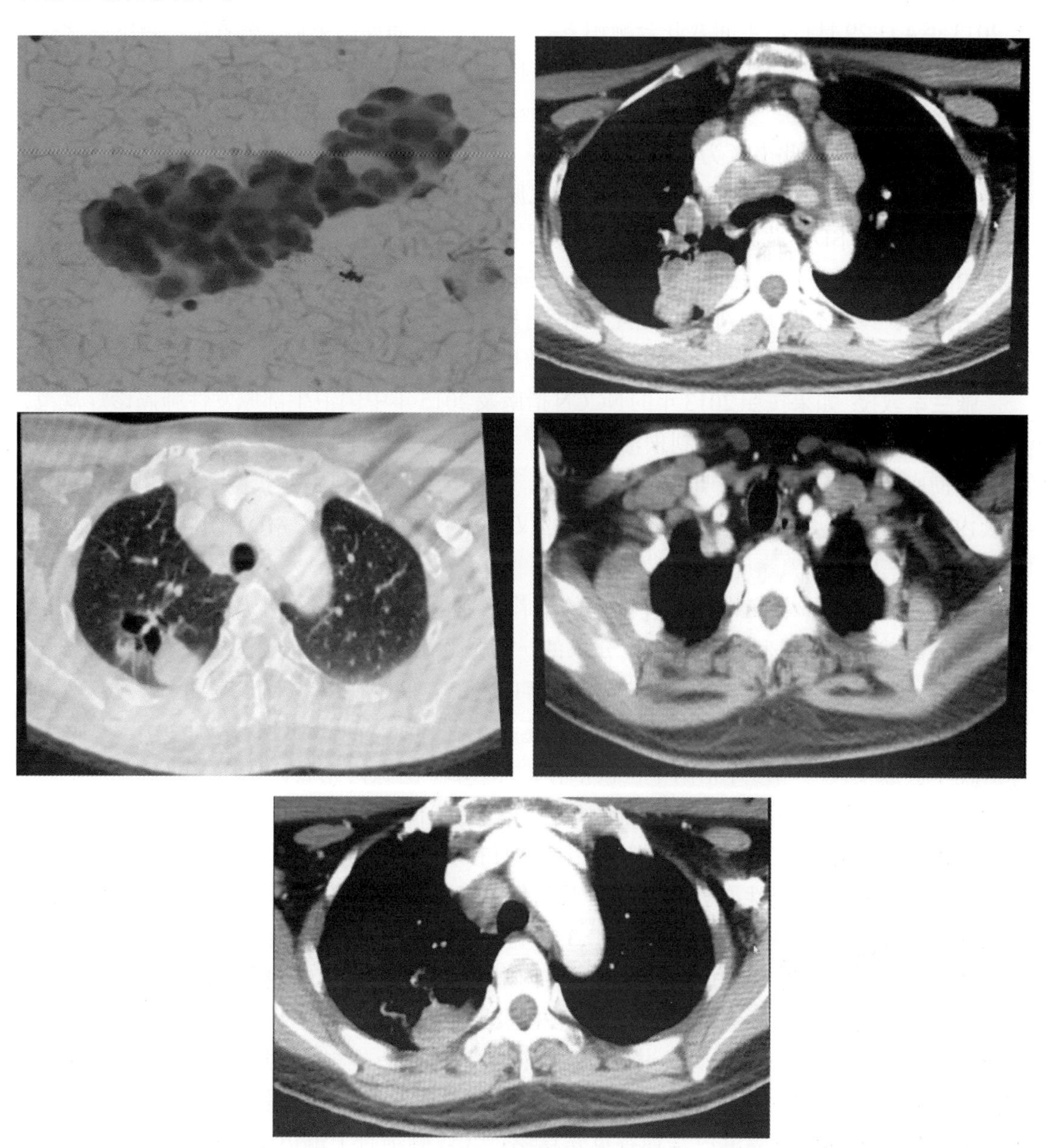

图 5-1-1　患者初诊胸部 CT 结果，右肺上叶占位伴双侧纵隔淋巴结及双侧颈部淋巴结肿大

主持人：本例患者初步诊断为右肺上叶肺腺癌伴双侧肺门、纵隔及双侧颈部淋巴结转移，临床分期：cT2N3M0 ⅢB 期。对于ⅢB N3 阳性的患者，杨农教授有什么治疗建议？

杨农教授：此患者已经明确为肺腺癌，而且多站淋巴结转移，但全身检查并未发现远处转移征象。从 2013 年的非小细胞肺癌诊治原则来看，ⅢB 期 N3 患者首选同步放化疗。

按照腺癌的方案，化疗可以选择 AP 方案，也就是培美曲塞联合顺铂的治疗方案。在 2013 年，靶向治疗还不是Ⅲ B 期肺腺癌患者治疗的首选方案。

主持人：接下来请董静思医师继续汇报病例。

案例继续汇报：本例患者由于美观要求，拒绝放疗，只接受化疗。入院后经过 MDT 讨论。于 2013 年 4 月 29 日行培美曲塞联合顺铂方案化疗，一个周期结束后，患者拒绝再继续化疗，此时对患者肿瘤情况进行评估发现，患者右肺上叶原发灶稍有缩小，纵隔淋巴结变化不明显，疗效评价为 SD。

肿瘤内科医师：此患者为Ⅲ B 期肺腺癌，首选同步放化疗方案进行治疗，但由于患者不愿意进行放射治疗，我们尊重患者的主观意愿，因此我们首选培美曲塞 + 铂类治疗方案，患者临床疗效为 SD。此时仅仅治疗了一个周期，第二个周期患者拒绝再化疗。此时 MDT 治疗团队需要进行讨论，制订进一步方案，是否考虑外科介入。

主持人：该患者化疗后肿物及淋巴结稍有缩小，疗效评价为 SD，但拒绝继续化疗。我想请问中山大学肿瘤医院胸外科主任张兰军教授，这个时候外科是否需要介入？

张兰军教授：如果按照 2013 年的 NCCN 指南及 2015 年中国卫生部原发性肺癌诊疗规范，此时外科治疗的介入，很难起到根治性作用，特别是一侧开胸手术，很难将双侧纵隔淋巴结全部彻底清扫。并且Ⅲ B 期患者手术治疗，并不能明显得到生存获益。但此时患者拒绝继续内科治疗，那么外科治疗则为可选择的仅有方案。 请问贵院 MDT 团队，此时如何考虑患者的下一步治疗？

胸外科医师：如果按照 NCCN 指南的推荐，在 N2 患者经过同步放化疗后，病情没有继续进展的状态下，外科治疗是可以介入的。但是此患者情况特殊，为 N3/ Ⅲ B 期，此时外科治疗能否获益，很难保证。根据 2013 年欧洲胸心外科杂志一篇文献介绍，选择性的 N3 切除手术，可能对患者的生存获益。上述结论在 2017 年 ESMO 指南和 2018 年中国临床肿瘤学会原发性肺癌诊疗指南中也被推荐，即 MDT 团队讨论后，选择性的对 N3 患者进行手术治疗，可以被推荐。基于上述背景，我们 MDT 团队决定为患者实施手术治疗。

案例继续汇报：该患者于 2013 年 5 月 22 日接受手术治疗。具体情况：①同期右肺上叶切除 + 双侧纵隔系统性淋巴结清扫 + 双侧颈淋巴结清扫术；②同期行“培美曲塞”0.8g（第 1 天）联合“顺铂”40mg（第 1 ～ 3 天）化疗；③手术发现：a. 右肺上叶后段胸膜下包块 4cm × 3cm × 3cm，表面胸膜皱缩，胸腔内未见种植结节；b. 纵隔淋巴结：R1、2、3、4、5、6、7、9、10、11 组肿大；L4、5、6 组淋巴结肿大、直径 1 ～ 2cm；纵隔淋巴结包膜较完整，外侵不明显；c. 双侧锁骨上淋巴结肿大，主要位于双侧胸锁乳突肌后方，包膜尚完整。术后病理：①右肺上叶浸润性腺癌，侵及脏层胸膜，支气管断端无癌残留（图 5-1-2）；②双侧各组纵隔及肺门纵隔淋巴结均查见转移癌；③双侧锁骨上淋巴结均查见转移癌。基因检测结果：*EGFR* 基因 *E21* 基因 *L861Q* 突变；*KRAS* 基因无突变；*ALK* 基因无重排；TYMS mRNA 表达中偏高。术后病理诊断：右肺上叶腺癌伴双侧纵隔及肺门淋巴结转移，双侧锁骨上区淋巴结转移（pT2aN3M0，Ⅲ B 期），*EGFR* 基因 *E21* 基因 *L861Q* 突变。

主持人：请问分子诊断科王威亚医师，患者手术切除的样本，进行了基因检测，发现 EGFR 的突变，是否需要将手术切除的淋巴结及肿瘤组织分别进行基因分析？

病理科医师：从临床实践结合相关共识指南来看，淋巴结活检，其结果与原发灶活检结果的一致性可达到 90%。有 10% 左右的异质性，最高报道有 20% 的异质性，并且基于临床应用的角度，此时不需要将淋巴结及原发灶分开进行基因检测。此次原发肿瘤基因检测发现的 *EGFR* 突变可信度比较高。

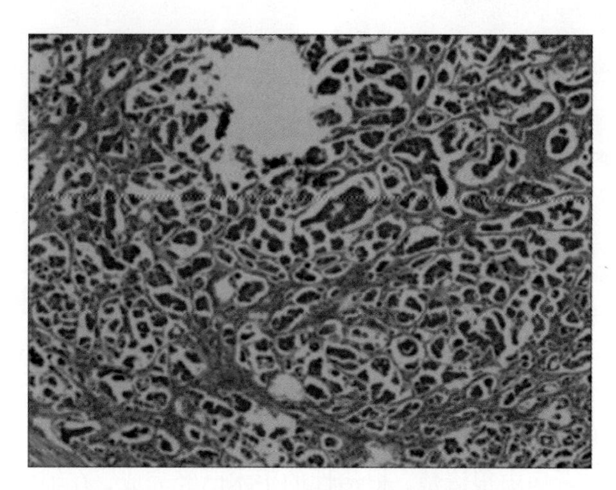

图 5-1-2 患者手术病理切片显示为肺腺癌

主持人：手术切除的最终病理结果为Ⅲ B N3，对于这例患者，请问 MDT 团队，对于术后的辅助治疗，你们如何考虑？

肿瘤内科医师：按照 NCCN 指南，N2 的肺癌患者，若手术完整切除，术后可推荐进行放化疗或单纯化疗。但此患者为 N3，N2 的指南不完全具有参考价值。患者此前拒绝进行放疗及化疗。那么此时我们团队考虑可以尝试进行术后辅助的 TKI 治疗。

主持人：手术切除的最终病理诊断为Ⅲ B N3。对于这例患者，我想请浙江省肿瘤医院胸外科专家毛伟敏教授谈谈您对患者术后辅助治疗的意见？

毛伟敏教授：该患者手术切除的组织发现 *EGFR* 突变，但是此突变为一个少见突变，按照目前的诊治原则，可以应用阿法替尼，但是当时阿法替尼没有上市，可选择的治疗仅有吉非替尼（易瑞沙），但作为辅助治疗，也是可以尝试的。

案例继续汇报：患者术后辅助 EGFR-TKI 治疗，口服吉非替尼 250mg/d，1 个月，因严重皮疹副作用自行停药。2013 年 6 月至 11 月在四川华西医院进行治疗：①术后辅助化疗（2 个周期）“培美曲塞”0.8g（第 1 天）+“顺铂”40mg（第 1 ～ 3 天）；②术后辅助放疗（2Gy × 25 次）双侧颈部、双侧纵隔放疗，50Gy。经过完整的术后辅助治疗阶段，根据 NCCN 指南，患者到了术后随访阶段。2013 年 10 月至 2014 年 6 月：患者每 3 个月复查胸部、上腹部增强 CT、头部轴位冠矢状位增强扫描 MRI 。2014 年 6 月 17 日：患者头部强化 MRI 显示头部左侧前回强化小结节，考虑转移癌可能性大（图 5-1-3）。

主持人：患者经过随访阶段，发现头部新发孤立性转移灶，此时我想请问广东省人民医院吴一龙教授，此时患者治疗策略如何？

吴一龙教授：该患者临床诊断为：右肺上叶腺癌伴双侧纵隔淋巴结转移及双侧锁骨上区淋巴结转移术后、放化疗后伴脑转移（T2aN3M1b，Ⅳ期第 7 版分期）。按照 2014 年的 NCCN 指南，此时患者出现孤立性脑转移，可以做立体定向放射外科（SRS）+ 全脑放射治疗（WBRT）治疗。脑转移出现后，患者的生存期急剧降低，必须积极处理。

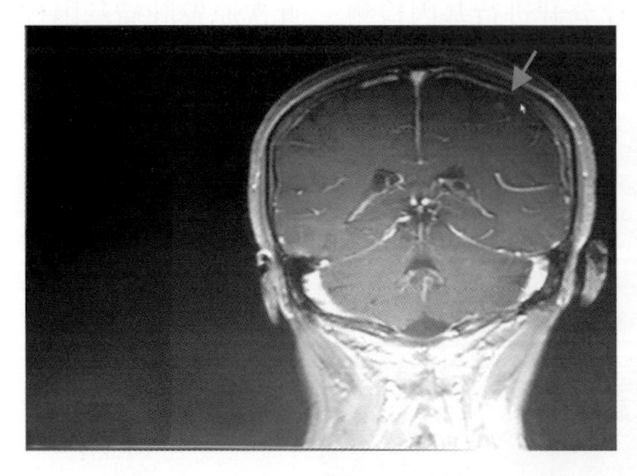

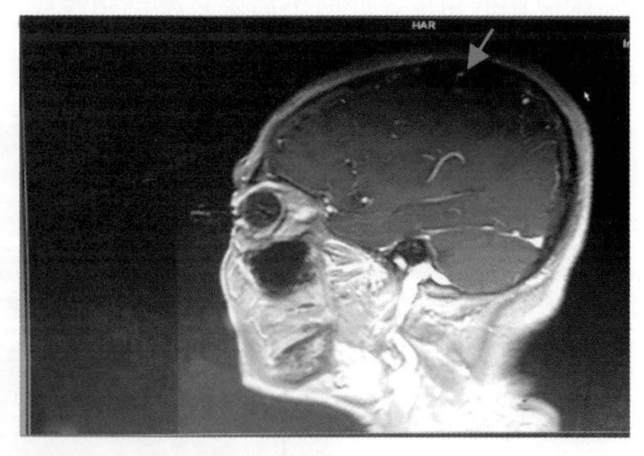

图 5-1-3　2014 年 6 月胸不强化 CT 及头部强化 MRI（左侧大脑孤立性转移）（箭头所示）

主持人：请问 MDT 团队，此时治疗策略如何？

放射科医师：此患者病史很清楚，根治性的手术已经完成，在辅助治疗后的随访阶段，出现了头部的转移。并且患者出现脑转移的时间距离系统治疗的时间较短，仅仅不到 1 年。我们考虑如果头部放疗仅仅做一个局部的放疗，那么患者脑部出现其他转移灶的概率也很高，所以综合 MDT 专家讨论的意见，我们给患者做了全脑放射治疗 + 中央前回区局部加量放射治疗。

案例继续汇报：2014 年 7 月 1 日，患者在四川大学华西医院做脑转移瘤全脑放疗 + 局部加量放射治疗。患者仍然拒绝化疗等全身治疗。根据当时已有的临床研究，全脑放疗能降低其他颅内转移风险 40% ～ 70%。RTOG9508 和 JROSG99-1 两项研究的二次分析显示：对于分级预后评估（GPA）高者 SRS 联合 WBRT 有生存获益。（2014 年 7 月）进展期 - 脑转移治疗，一阶段：DT（全脑）=30Gy/10F/14d，采用放射治疗技术 6MVX 线，3DCRT；二阶段：DT（左中央前回）=30Gy/10F/14d 采用放射治疗技术 6MV X 线，IMRT（图 5-1-4）。

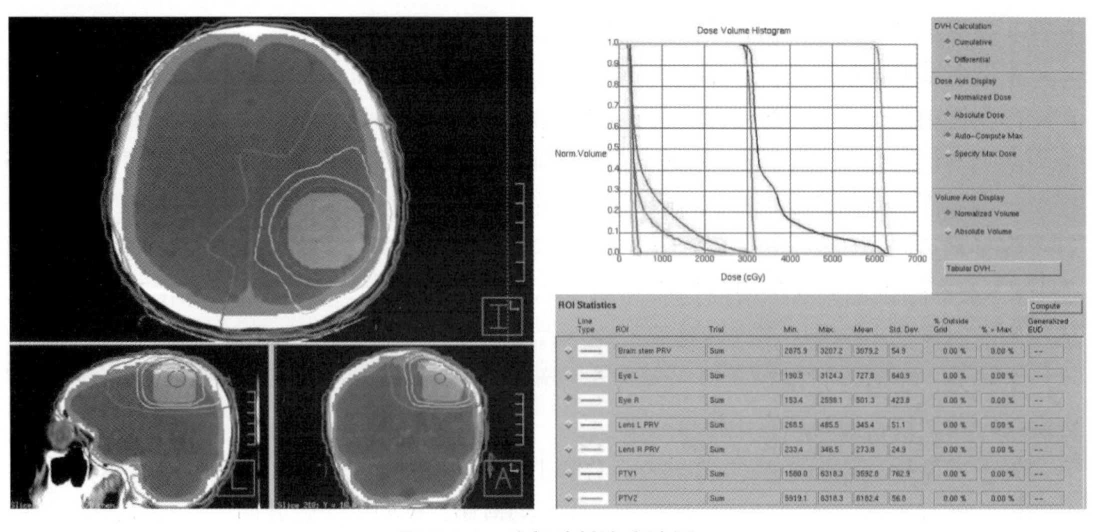

Line Type	ROI	Trial	Min.	Max.	Mean	Std. Dev.	% Outside Grid	% > Max	Generalized EUD
	Brain stem PRV	Sum	2875.9	3207.2	3079.2	54.9	0.00 %	0.00 %	--
	Eye L	Sum	190.5	3124.3	727.8	840.9	0.00 %	0.00 %	--
	Eye R	Sum	153.4	2598.1	501.3	423.8	0.00 %	0.00 %	--
	Lens L PRV	Sum	268.5	485.5	345.4	51.1	0.00 %	0.00 %	--
	Lens R PRV	Sum	233.4	346.5	273.8	24.9	0.00 %	0.00 %	--
	PTV1	Sum	1580.0	6318.3	3592.8	762.9	0.00 %	0.00 %	--
	PTV2	Sum	5919.1	6318.3	6182.4	56.8	0.00 %	0.00 %	--

图 5-1-4　头部放射治疗计划

脑转移治疗后随访，2014 年 9 月 29 日头部增强 MRI，对比 2014 年 6 月 17 日头部增强 MRI 旧片，左侧中央前回强化小结节未见显示（图 5-1-5）。

2014 年 9 月至 2015 年 3 月定期随访，未见新发转移病灶（图 5-1-6）。

2015 年 3 月 10 日胸部增强 CT 扫描显示：右残肺及左肺多发肿块、结节影，右肺肿块大小约 3.2cm × 2.5cm，较前增多增大，多为转移瘤。与 2014 年 9 月 29 日胸部增强 CT 旧片对比，为新增病变（图 5-1-7）。

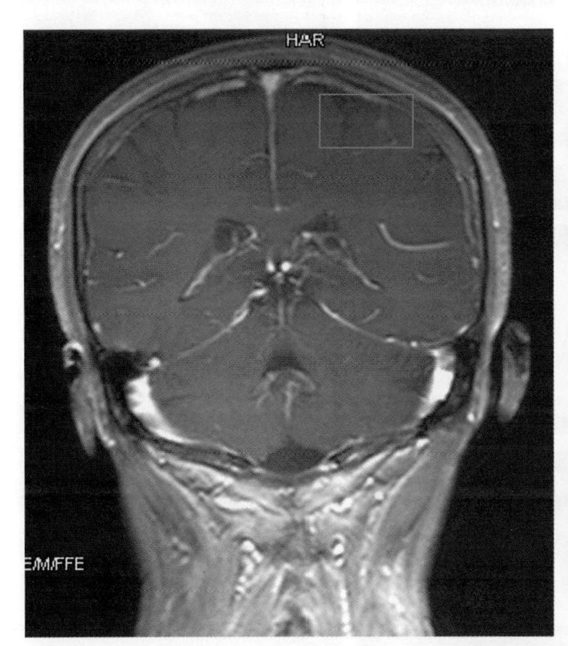

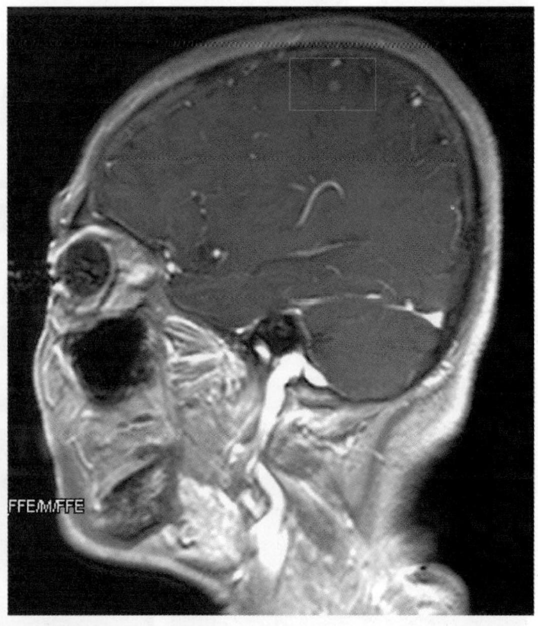

图 5-1-5　左侧中央前回强化小结节未见显示

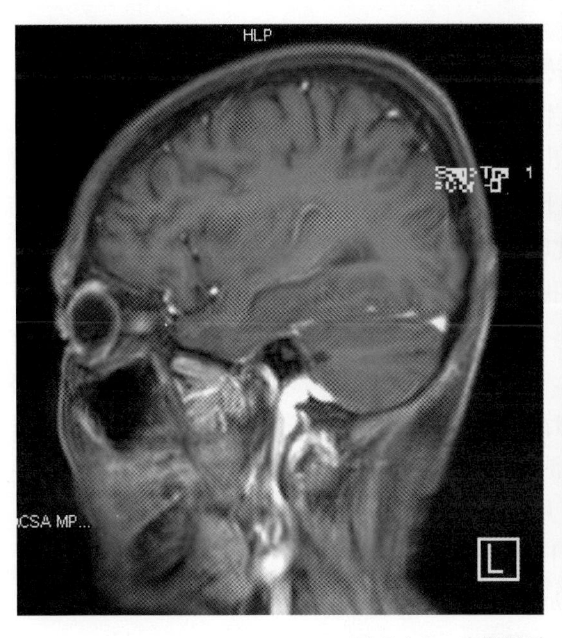

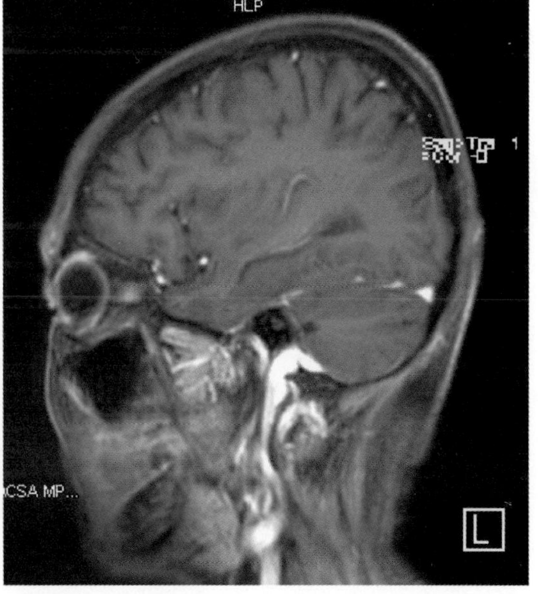

图 5-1-6　定期随访，未见新发转移病灶

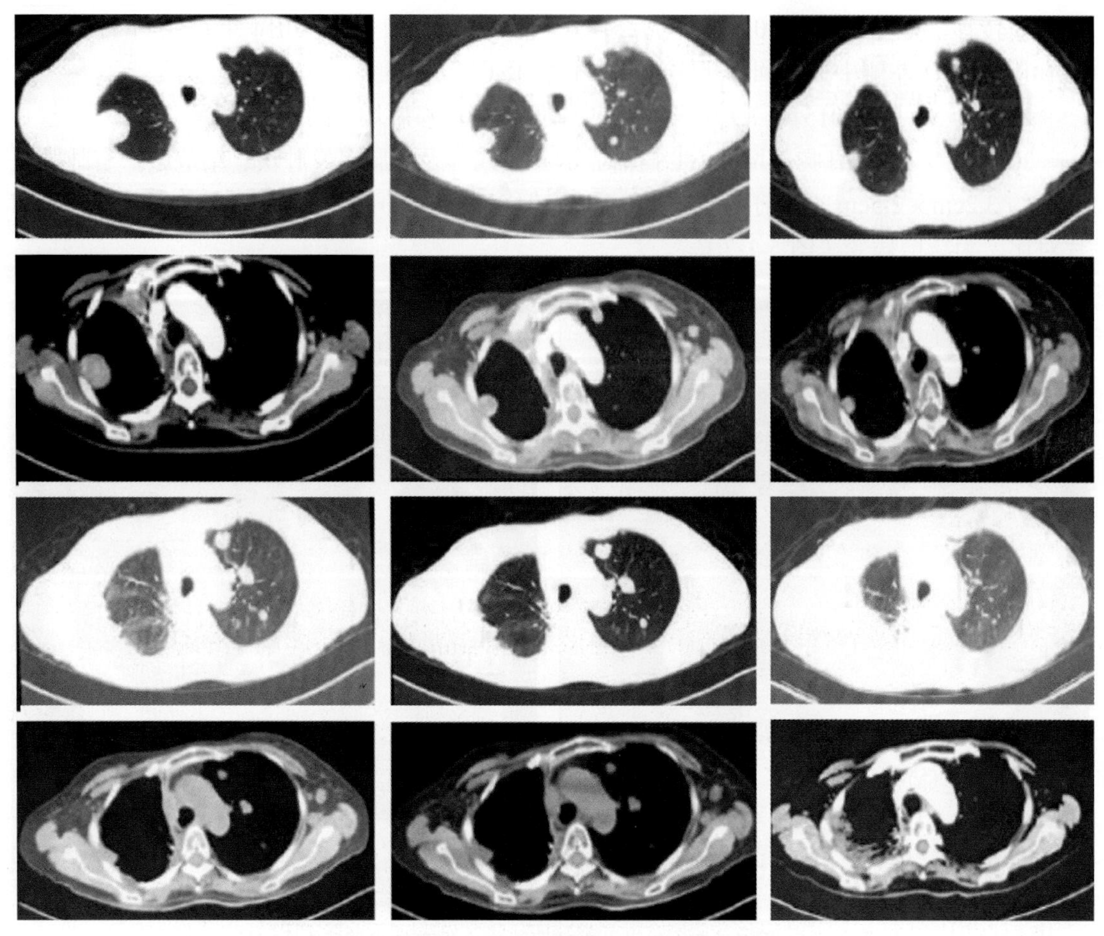

图 5-1-7　2015 年 3 月胸部强化 CT（双肺多发转移）

主持人：患者经过头部放疗已经将头部转移灶控制，但是 2015 年 3 月出现右肺复发，并双肺转移，我想请问武汉大学人民医院宋启斌教授，此时患者应该如何治疗？

宋启斌教授：经过多次的治疗，患者又出现双肺转移，那么此时的临床诊断为：右肺上叶腺癌伴双侧纵隔淋巴结转移及双侧锁骨上区淋巴结转移术后；放化疗后，伴脑转移放疗后；双肺多发转移（T2aN3M1，Ⅳ期）。此时患者病情已属于晚期。应该寻求内科治疗。可以考虑的方案有化疗、TKI 靶向治疗等。我个人倾向再次对转移灶进行活检，并做基因检测，再决定继续用药方案。

案例继续汇报：患者出现双肺多发转移，我们考虑对患者转移灶进行穿刺活检，并做基因分析。但患者仍拒绝穿刺。此时免疫治疗药物 Keytruda 已经在国外上市，我们团队将患者最初手术的组织样本进行了 PD-L1 的检测，结果发现 PD-L1 表达为 57%。患者此时伴有明显的右侧胸壁疼痛，因此：① 2015 年 4 月 30 日行“右肺转移癌放疗（2Gy × 15 次），首先通过放疗减轻症状；② 2015 年 7 月 28 日至 2016 年 8 月 16 日（化疗 + 免疫治疗）：Keytruda（200mg）联合“培美曲塞”（750mg）治疗 12 次。2016 年 9 月复查胸部强化 CT，发现双肺转移灶全部消失（图 5-1-8）。

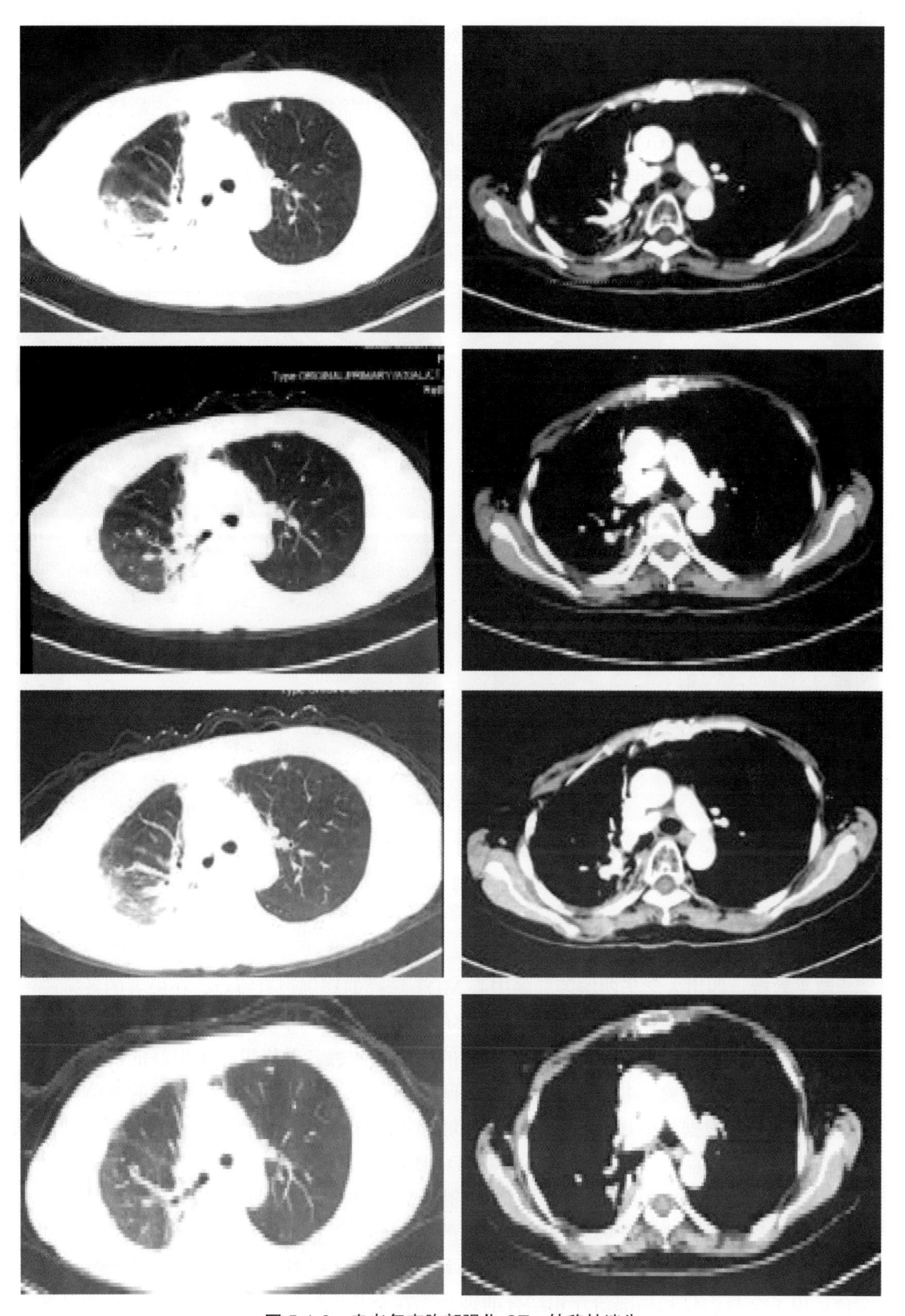

图 5-1-8　患者复查胸部强化 CT，转移灶消失

主持人：患者经过化疗联合免疫治疗，效果非常好，此时转移灶全部消失，我想请问四川省人民医院兰海涛教授，此时患者后续治疗策略如何？

兰海涛教授：此患者经过一系列的治疗，全部肿瘤治疗手段几乎用尽，最终得到了良好的治疗效果，按照 NCCN 指南，此时应该进行维持治疗。

案例继续汇报：2016 年 11 月 4 日至 2017 年 2 月 16 日患者维持化疗继续“力比泰”700mg 化疗 4 个周期单药巩固治疗。2017 年 5 月 18 日胸部增强 CT：右残肺及左肺多发结节消失，以后每 3 个月复查一次，直至 2020 年 10 月，无肿瘤复发转移（图 5-1-9）。

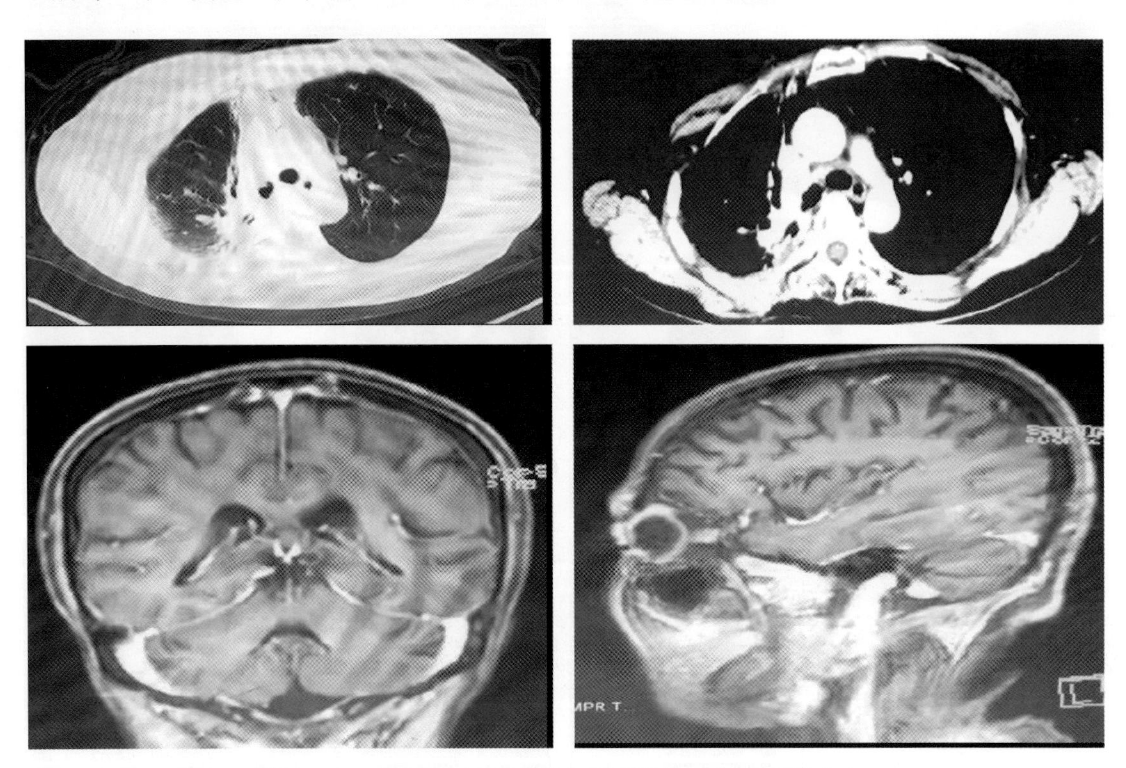

图 5-1-9　2020 年 10 月头部 MRI 及胸部 CT（临床治愈）

【客座专家点评】

赵平教授：四川大学华西医院肺癌中心 MDT 选择的病例很有特点，在患者的各阶段治疗方案也很与时俱进。对于Ⅲ B N3 多站转移的患者综合运用了多种治疗手段，兼顾了病情和患者自身实际，真正做到了以患者为中心的诊疗。此患者最终得到了很好的治疗效果，从发现肿瘤到最终治愈，共过去了 7 年的时间，这不得不说是一个治疗成功的典范。在治疗过程中，不但根据指南规范治疗，而且能够根据临床研究的前沿热点，为患者提供充分具有前瞻性的治疗意见，展现了国内顶尖 MDT 团队的水平。

周清华教授：此患者的治疗是一个典型的肺癌单病种、多学科诊疗模式下成功的案例。在众多肺癌诊疗手段中，能够根据患者精准的诊断分期、精准的分子分型特点，进行精准的治疗，是非常可贵的。肺癌 MDT 团队中，外科治疗是不可或缺的重要环节。此患者的治疗，综合运用了全身治疗和局部治疗相结合的理念。在全身无转移，患者拒绝化疗的情况下，外科治疗组展现了高超的手术技术能力，将局部治疗发挥到了极致。患者虽然经过 2 次复发和转移，但最初发现的双侧纵隔多发肿大的转移淋巴结，并没有出现复发，这与手术的完整根治作用是分不开的。该患者能够最终得到治愈，依托于多学科的精准施治，规范诊疗，同时，该病例也是国内最早将免疫检查点抑制剂应用于肺癌 MDT 的成功典范。

【案例 2】EGFR-Del19+ 伴双侧纵隔淋巴结转移 Ⅲ B 期肺腺癌 1 例

（四川大学华西医院肺癌中心）

主持人：肿瘤内科李潞医师。

汇报医师：肺癌中心黄麟医师。

MDT 团队专家：肿瘤内科罗锋；肿瘤内科李潞；胸外科朱大兴；放疗科李燕；影像科朱培菊；肺癌中心黄麟。

客座专家：北京大学肿瘤医院病理科主任林冬梅教授；中山大学肿瘤防治中心胸外科主任张兰军教授；武汉大学人民医院肿瘤科主任宋启斌主任医师；四川省肿瘤医院肿瘤科主任周进教授。

案例汇报：患者赵某某，女性，58 岁， 无吸烟史。因“发现左下肺占位 1 个月”至我院就诊。患者在当地医院体检发现左下肺占位，无咳嗽、气促等不适，于 2016 年 4 月就诊我院。完善胸部增强 CT 提示：左肺下叶背段肿块，左肺门及纵隔淋巴结增多、增大（图 5-2-1）。头部 MRI、上腹部增强 CT 及骨扫描均未见异常。查体：浅表淋巴结未扪及，心肺腹查体无阳性发现。ECOG 评分：0 分。患者肺穿刺病理结果是肺腺癌。基因检测结果为 EGFR-19DEL（+）。

患者于 2016 年 5 月行 CT 引导下经皮肺穿刺，病理结果示腺癌：基因检测结果：EGFR-19del+。临床诊断：左下肺腺癌伴左肺门及双侧纵隔淋巴结转移（cT1N3M0，ⅢB 期，EGFR-19del+）。

主持人：本例患者通过体检发现右肺下叶实性占位 3cm × 2.7cm × 2cm 大小，伴双侧纵隔淋巴结（4、5、6、7 组）和肺门淋巴结（10 组）多发肿大。下面请影像科朱培菊教授为我们解读 CT 片。

影像科医师：从患者胸部 CT 上可以看出左肺下叶背段实性包块，周围见毛刺征象，见不规则分叶状，是典型的肺癌影像表现。从强化纵隔窗可以看出，患者双侧纵隔淋巴结多站肿大及左侧肺门淋巴结肿大，部分肿大淋巴结短径已超过 1.5cm，同时伴有明显强化，考虑为淋巴结转移所致。从影像学中可以看到，患者肿大的淋巴结，圆形较规则，考虑为包膜完整可能性大，呈现肿大而非侵袭性的特征。

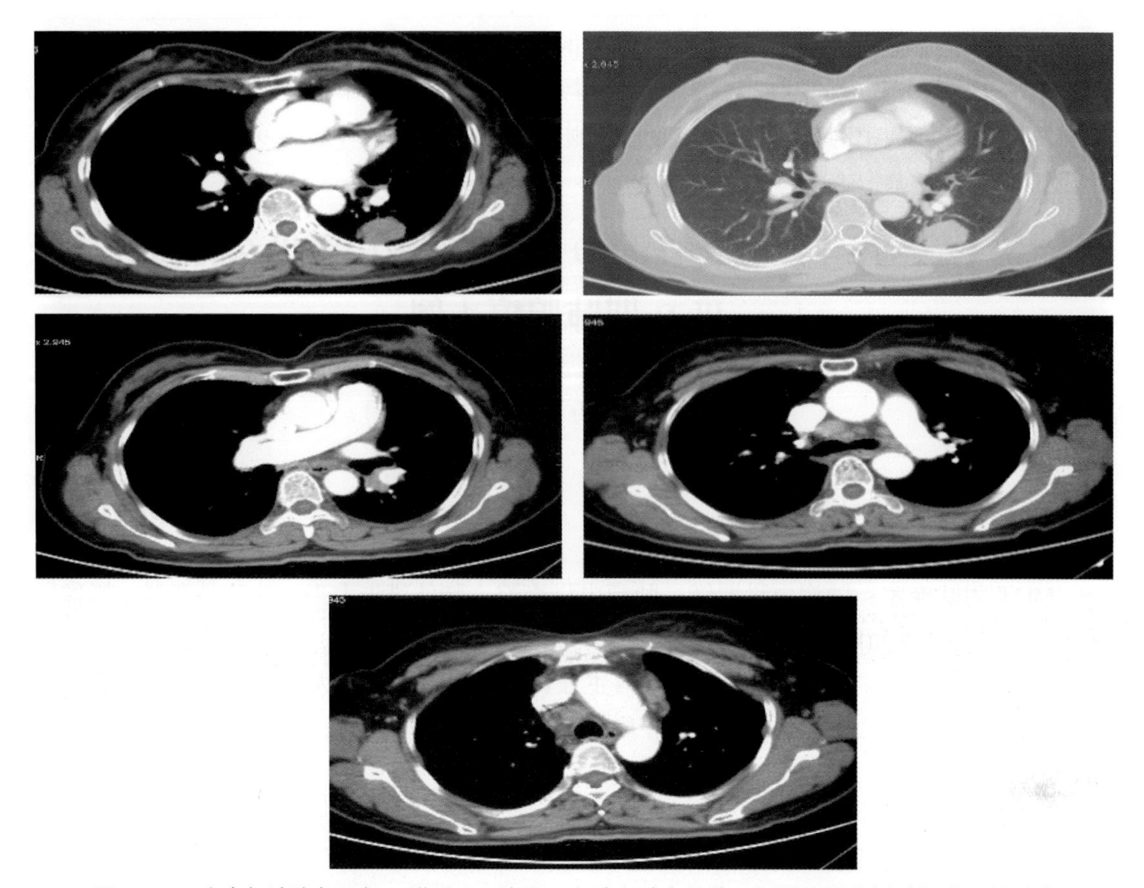

图 5-2-1 患者初诊胸部平扫 + 增强 CT 结果，左肺上叶占位伴双侧纵隔及左侧肺门淋巴结肿大

主持人： 本例患者病理活检诊断为肺腺癌，下面请北京大学肿瘤医院病理科主任林冬梅教授为我们评估患者病理及基因检测结果。

林冬梅教授： 从病例汇报的内容来看，患者经皮肺穿刺取得活检组织 2 条，组织切片染色后，通过形态学判断符合肺腺癌细胞的病理学特征，明确了肺腺癌的诊断。由于患者提供的是穿刺活检，为了节约组织标本，在诊断已明确的前提下，我们一般建议不需再进行免疫组化。患者进一步通过高通量测序的方式行 56 基因检测，结果提示为 EGFR-19del 及 TP53-6 号外显子错义突变，可为临床治疗提供参考。

主持人： 本例患者初步诊断为 cT1N3M0 Ⅲ B 期，对于Ⅲ B N2 阳性且 EGFR 敏感突变的患者，周进教授有什么治疗建议？

周进教授： 此患者已经明确为肺腺癌，且多站淋巴结转移，全身检查并未发现远处转移征象，根据 2016 年的非小细胞肺癌诊疗的指南推荐，Ⅲ B 期 N3 患者应该首选同步放化疗。

案例继续汇报： 根据当时的指南及共识推荐，Ⅲ B 期的患者首选同步放化疗。我们首先对患者进行了放疗评估：①该患者具有根治性放疗指征；②该患者的放疗范围包括左下肺原发灶，左肺门及纵隔多组转移淋巴结。放疗靶区将从右上纵隔跨越到左下肺。经过放疗老师评估，可以尝试制订放疗计划，但是不一定能达到一个根治性剂量。经过与患者及家属沟通，他们对放射性肺炎等放疗毒性反应顾虑较大，表示拒绝放疗。

经 MDT 讨论，由于患者存在 EGFR-19del 突变，一线可使用 EGFR-TKI 进行治疗，并规律随访，根据治疗效果再进一步评估是否联合放疗或进行手术治疗。因此，该患者于2016 年 5 月开始口服吉非替尼 250mg 每天 1 次靶向治疗。

肿瘤内科医师：此患者为Ⅲ B 期肺腺癌，首选同步放化疗方案进行治疗，但由于患者不愿进行放射治疗，我们尊重患者治疗选择。由于患者检测到了 EGFR 敏感突变，一线使用 EGFR-TKI 也是可行的。若患者治疗后出现肿瘤降期，可以再进行 MDT 讨论，制订进一步方案，以及考虑是否介入局部治疗手段。

案例继续汇报：该患者口服吉非替尼 1 个月后，原发灶和纵隔淋巴结均明显缩小，疗效评价达到了 PR（图 5-2-2）。靶向治疗 6 个月后，疗效评价依旧是 PR，患者病情维持在一个较稳定的状态（图 5-2-3）。

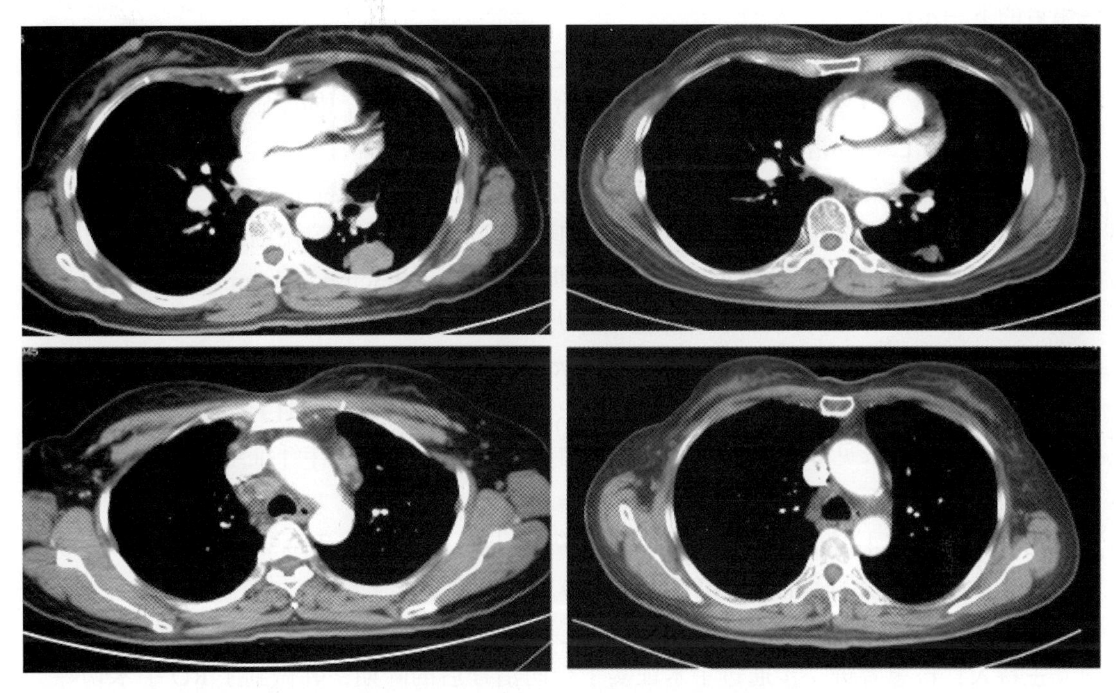

2016 年 4 月 11 日　治疗前　　　　2016 年 6 月 7 日　KT1 治疗 1 个月后

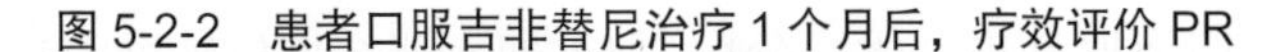

图 5-2-2　患者口服吉非替尼治疗 1 个月后，疗效评价 PR

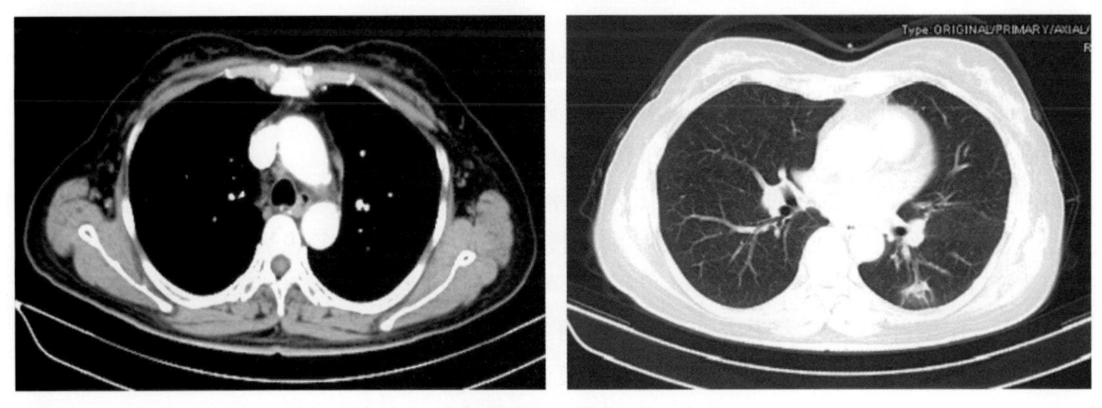

2016 年 10 月 21 日

图 5-2-3　患者口服吉非替尼治疗 6 个月后，疗效评价 PR

主持人：该患者经靶向治疗后肿瘤原发灶及转移淋巴结均明显缩小，疗效评价达到了稳定的 PR，我想请教一下张兰军教授，这个时候是否考虑手术治疗？

张兰军教授：不可手术的Ⅲ B 期 NSCLC 经诱导治疗明显降期后的治疗选择一直是一个充满争议的问题。对于 N3 的 NSCLC 患者，在治疗后明显降期的患者应该如何选择局部治疗，目前都没有可参考指南或者高级别的临床研究数据。在当时，有一些研究认为，比如在 2015 年发表的“ESPATUE”研究，该Ⅲ期临床研究入组可手术的Ⅲ A 和部分Ⅲ B 期患者，在经过诱导治疗后转变为可切除。手术切除和根治性放化疗比较，尽管术后患者的 OS 和 PFS 无明显增加，但亚组分析显示，部分患者，尤其是Ⅲ B 期的患者可从手术中获益。从这个患者的肿瘤缓解情况来看，是可以考虑手术治疗的。请问贵院 MDT 团队此时如何考虑患者的下一步治疗？

胸外科医师：2015 年的国内诊疗规范及 2020 年最新更新的 CSCO 指南均指出，对于不可切除的Ⅲ B/ Ⅲ C 期 NSCLC，通过诱导治疗后降期的患者，如能做到完全性切除，可考虑手术治疗。ESMO 指南也指出，对于 N2 或 N3 阳性的患者，部分经治疗后降期者，手术是可以考虑的方案。基于上述背景，我们决定为患者实施手术治疗。

案例继续汇报：该患者于 2016 年 11 月 10 日在我科行“胸腔镜辅助左肺下叶切除 + 系统性淋巴结清扫术”，术中见：①左肺下叶背段有一约 3cm × 2.5 cm 的包块，表面胸膜皱缩。②第 5，7，9，10，11 组淋巴结肿大，1.0 ～ 3.0cm 不等。③壁层胸膜无肿瘤种植。病理诊断：少许腺癌残留。免疫组化显示 TTF-1（+），CK7（+），NapsinA（+），P63（-）。送检“5LN”5 枚、“7LN”5 枚、“10LN”3 枚、“11LN”1 枚及支气管周围淋巴结 4 枚，均未见肿瘤转移。标本之灰白区示肺组织慢性炎伴纤维组织增生及出血，部分区多核巨细胞反应。

术后诊断：左下肺腺癌伴左肺门及双侧纵隔淋巴结转移［cT1N3M0，ⅢB 期，EGFR 19del（+）］，靶向治疗后术后（ypT1bN0M0，Ⅰ A 期）。

患者术后于外院进行了 4 个周期的 AC 方案化疗。

主持人：该患者进一步通过手术证实了靶向治疗后的降期，并做到了 RO 手术切除。这个时候，关于该患者的下一步治疗，请问宋启斌教授有什么建议呢？同时，请问您如何看待，该患者术前分期为Ⅲ B 期，术后分期为 IA 期，那么术后辅助治疗应该以哪一次的分期为参考呢？

宋启斌教授：我认为，该患者的术后辅助治疗还是应该以术前分期为参考。对于一个术前分期为Ⅲ B 期的患者，术后辅助治疗是有必要的。考虑这个患者术前靶向治疗明显有效，术后我认为可以继续行靶向治疗进行维持。

肿瘤内科医师：在当时，术后辅助靶向治疗并没有太多的研究证据可参考，一些临床研究正在进行中。我十分赞同宋启斌教授的意见，当时这名患者也有较强的治疗意愿，我们 MDT 团队讨论一致认为，该患者可采用吉非替尼继续治疗。可喜的是，2017 年 11 月，在柳叶刀上发表了吉非替尼应用于 NSCLC 术后辅助治疗的Ⅲ期临床研究的初步结果，对于Ⅱ期到Ⅲ A 期的 EGFR 敏感突变的患者，同步比较术后化疗和术后靶向治疗的疗效及安全性。初步结果显示，术后使用吉非替尼进行辅助治疗，DFS 为 28.7 个月，较术后化疗组明显延长，2020 年最新更新的研究数据则是再次强调了这一优效的结局。

除此之外，通过 EVAN 和 CTONG1103 研究，术后辅助使用厄洛替尼和奥希替尼均证实可延长纳入患者的 DFS。目前看来，这一类患者采用术后靶向辅助治疗的策略确实是可行的。

案例继续汇报：该患者于 2017 年 6 月继续开始口服吉非替尼治疗，并定期复查。直至 2018 年 11 月，患者复查发现右上肺新增胸膜下结节，考虑为转移（图 5-2-4）。这个时候，患者的诊断更新为肺腺癌Ⅳ A 期。此时，下一步治疗又该如何考虑?

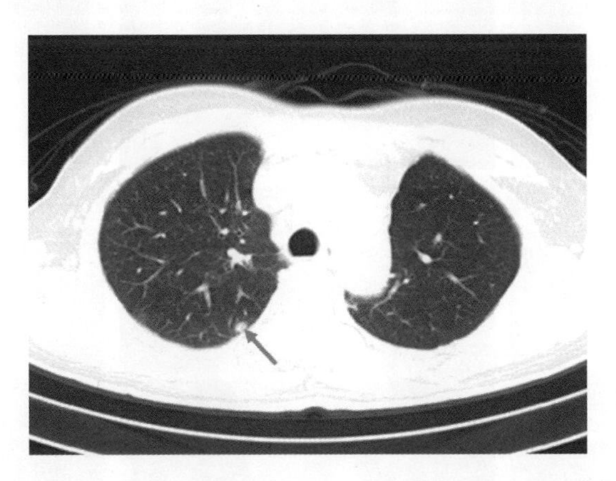

图 5-2-4　发现右上肺胸膜下结节，为新增病灶（箭头所示）

主持人：患者发现新增肺部结节，如何判断该结节的性质？请影像科朱培菊教授为我们阅片。

影像科医师：从患者的胸部 CT 可以看到，患者出现新增右上肺胸膜下结节，该结节为类圆形，边缘一般光滑，密度均匀。仔细观察可见与血管关系较为密切，结合患者病史，考虑为肺转移瘤的可能性大。

主持人：请问 MDT 团队，此时治疗策略如何?

放疗科医师：此患者病史很清楚，根治性手术已经完成，在辅助治疗后的随访阶段，出现了肺内的孤立转移结节。在有条件的情况下，应行二次活检，探索是否存在耐药基因。当时，已有多项回顾性研究显示，EGFR 突变患者出现单个或少量局部进展后，继续使用 TKI 联合局部治疗可以继续延长 PFS 或疾病进展时间（TTP）时间，最长可以达到 13.8 个月。这个时候，放疗的机会就比较小了。由于患者转移结节较小，穿刺困难，同时患者拒绝行液体活检，因此，我们为患者实施了局部放疗（图 5-2-5）。对左上肺的结节，患者接受了 48Gy 的放疗总剂量，总共 4 次，同时继续口服吉非替尼治疗。

主持人：总结一下：这例患者从 2016 年 5 月开始治疗至今，通过在关键节点的 MDT 讨论，经过内科、放疗以及手术的紧密配合，在治疗的关键节点，能够根据患者的实际情况，及时地加入手术或放疗进行局部控制，最终达到了接近 53 个月的 OS，以及良好的生存质量。这在初治为Ⅲ B 期的患者中是很不容易的，再次体现了 MDT 全程管理的重要性。

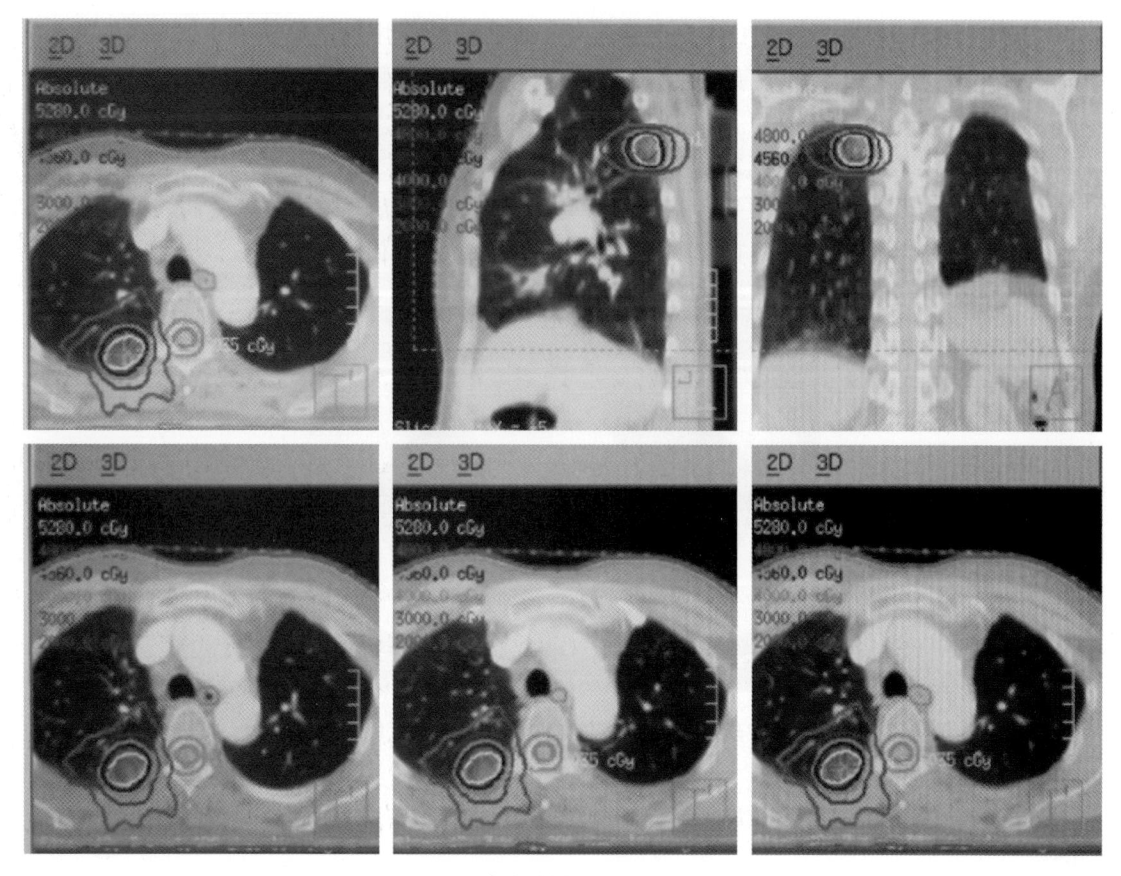

图 5-2-5　放疗计划（PGTV）48Gy/4f

案例继续汇报：该患者完成放疗后规律复查至今，除了有轻度的放射性炎症，肺部结节控制的很好，也没有出现新的病灶。ECOG 评分仍然是 0 分（图 5-2-6）。目前继续口服吉非替尼治疗中。

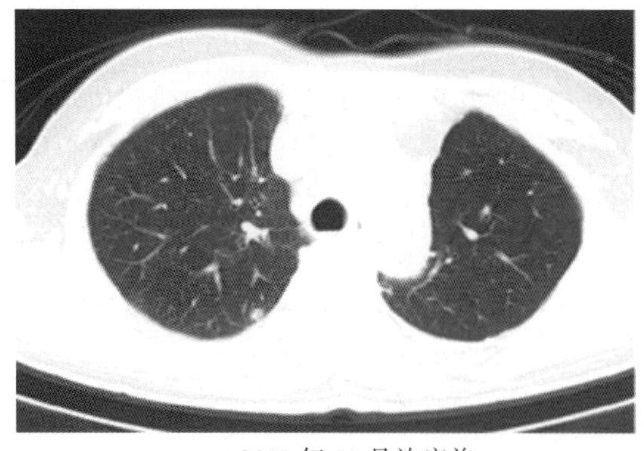

2018 年 11 月放疗前

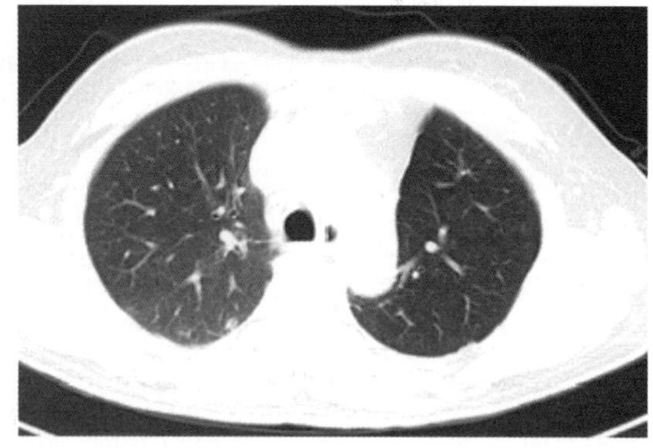

2019 年 3 月放疗后

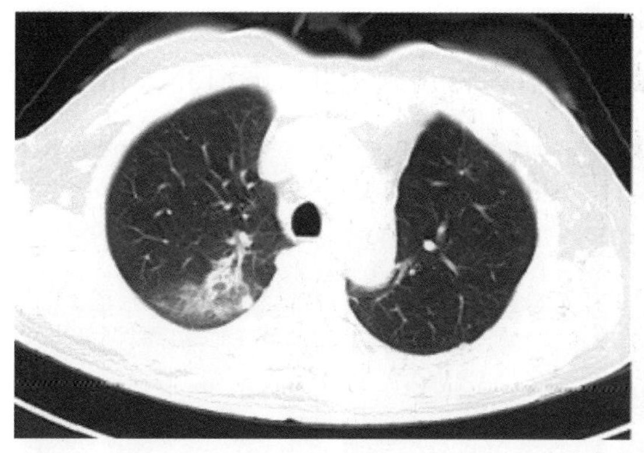
2019 年 9 月放疗前

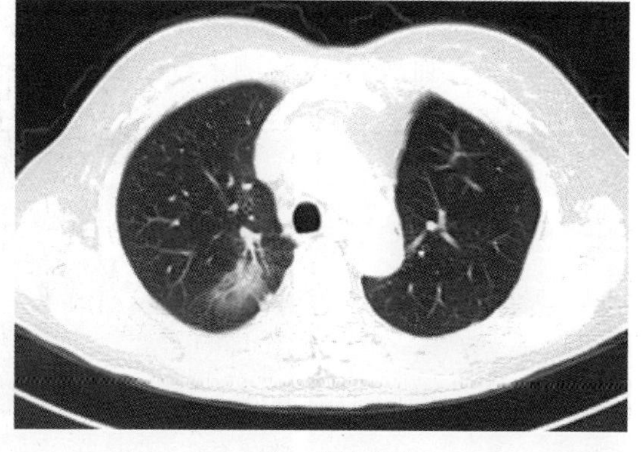
2020 年 9 月放疗后

图 5-2-6 放疗后至今患者局部及全身肿瘤控制良好

【专家点评】

把不可手术的ⅢB 期 NSCLC 经诱导治疗明显降期后的再手术一直是胸外科医师做出最佳的诊疗方案，使患者得到很好的治疗效果难能可贵。

【案例 3】免疫联合化疗及外科手术治疗Ⅳ期寡转移肺癌病例 1 例

（四川大学华西医院肺癌中心）

主持人：肿瘤内科罗锋医师。

汇报医师：肿瘤内科王艇医师。

MDT 团队专家：肿瘤内科罗锋；胸外科朱大兴；影像科朱培菊；肿瘤内科李潞和王艇；放疗科李燕；病理科王威亚。

客座专家：北京大学肿瘤医院病理科主任林冬梅教授；重庆大学附属肿瘤医院放疗科副主任谢悦教授；湖南省肿瘤医院肿瘤内科主任杨农教授；四川省人民医院肿瘤内科主任兰海涛教授；四川省肿瘤医院肿瘤内科主任周进教授。

案例汇报：患者杨某某，男，63 岁，自由职业。主诉“咳嗽 6 个月，痰中带血 3 个月”于 2019 年 1 月 10 日步行入院。入院前在当地医院行肺部 CT 提示：左肺上叶占位，伴左肺门及纵隔淋巴结增大。既往史：2 型糖尿病史 5 年，腰椎终板炎 10 余年。个人史：吸烟 30 年，20 支 / 天。家族史无特殊，查体无特殊。入院后胸部增强 CT 提示：左上肺占位（5.2cm × 4.3cm），左肺门、左侧纵隔淋巴结肿大（图 5-3-1A、B、D、E）。头部增强磁共振提示：脑干有异常信号，不除外转移（图 5-3-1C）。全身骨显像：腰椎 5、骶椎 1 代谢浓聚，结合 CT 影像考虑终板炎可能性大（图 5-3-1G）。腰椎磁共振：腰 5、骶 1 椎体异常信号，结合病史，考虑终板炎（图 5-3-1F）。纤维支气管镜活检示：左上叶上支前段小活检，查见少量低分化腺癌。免疫组化：肿瘤细胞较少，表达 CK7（+）、TTF-1（+）、

NapsinA（+）、PCK（+）、P40（-）、CK5/6（-），支持上述诊断，靶向监测 ALK-V（D5F3）（-），ROS-1（-）。血液 NGS 检测未查见 EGFR 突变。目前诊断：左肺上叶腺癌 cT3N2MX。

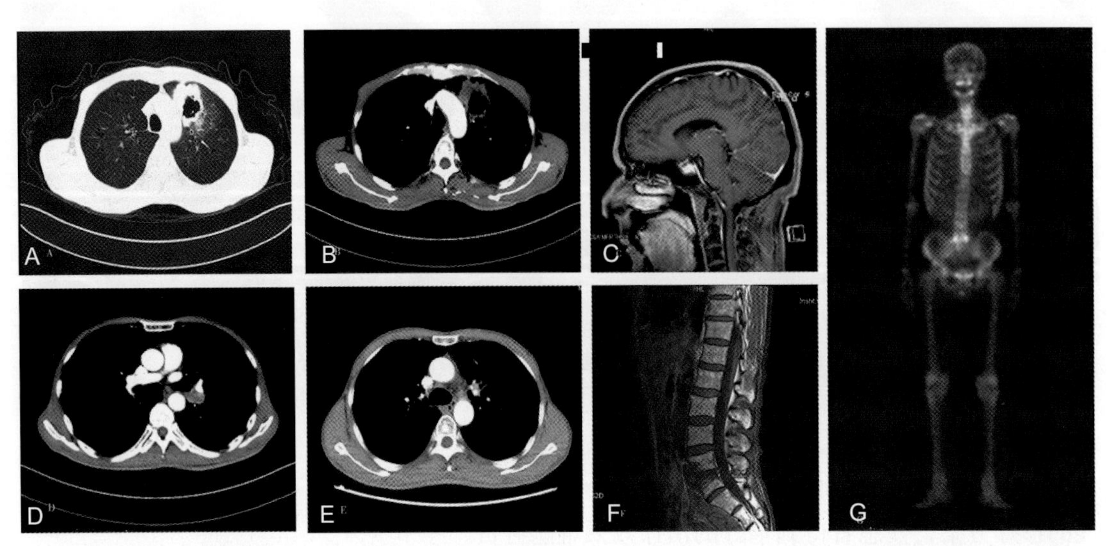

图 5-3-1　患者入院后胸部 CT（A、B、D、E）、头部 MRI（C）、腰椎 MRI（F）、全身骨现象（G）结果

主持人：本例患者通过影像学检查发现左上肺占位伴纵隔淋巴结肿大，首先考虑肺癌伴左肺门及纵隔多发淋巴结转移，同时骨扫描、头部增强 MRI 结果均有异常。下面请影像科朱培菊医生为我们解读影像学检查结果。

影像科医师：从患者胸部 CT 上可以看到左上肺前段见约 5.2cm × 4.3cm 肿块，见分叶及毛刺征，强化明显，边缘模糊，内见不规则空洞影，符合原发性肺癌表现。左下肺可见小结节影，不能排除转移。左肺门淋巴结肿大（1.7cm × 2.4cm），左侧纵隔（5 组）淋巴结肿大（1.1cm × 1.6cm），边缘强化，均考虑转移淋巴结。头部 MRI 发现脑桥小结节（2cm × 3mm），轻度强化，周围未见明显水肿带，尚不能确定是否为转移。腰椎 MRI 显示腰 5、骶 1 椎间隙狭窄，椎体相对缘不光整，见条状和小片状长 T_1、长 T_2 信号影，轻度强化；腰 5 ～骶 1 椎间盘变扁，T_2 信号减低，向后方膨出，硬膜囊受压，结合骨扫描及患者提供病史，考虑终板炎所致。

主持人：本例患者初步诊断为 cT3N2MX，脑桥病灶不能确定性质，那么这个患者有可能是 cT3N2M0 Ⅲ B 期的患者，也有可能是 cT3N2M1b Ⅳ B 期的患者，对于这个患者林冬梅教授有什么治疗建议？

林冬梅教授：这个患者目前比较难确定的是脑桥病灶的性质，涉及该患者分期是Ⅲ B 期还是Ⅳ B 期。如果颅内病灶不是转移，患者有单站的纵隔淋巴结转移，外科判断属于可手术的局部晚期非小细胞肺癌，可考虑行手术治疗。如患者颅内病灶是转移，那么单发脑转移的Ⅳ B 期患者，是不宜首先行原发灶手术切除的，应行转移灶的局部治疗及全身化疗，给评估后再行原发灶的手术切除或者放疗。针对可手术的 N2 阳性的 NSCLC 而言，行术前新辅助化疗有助于提高患者远期生存，但也有可能因化疗无效而失去手术机会，这个患者需要具体情况具体分析。我建议可以先行化疗再评估病情。

主持人：对于本例患者的治疗方案，是选择先行化疗还是手术治疗？我们听一下杨农教授的意见。

杨农教授：本例患者目前分期尚不能完全确定，要么是局部晚期Ⅲ B 期，要么是存在单发脑转移的Ⅳ B 期，组织 ALK、ROS-1 阴性，EGFR 血液检测阴性，无论是否有脑转移，以当时的情况判断都可以首选化疗 2 个周期后再评估，手术、放疗等局部治疗也可以等待再次评估后决定是否介入。

主持人：两位教授都建议首选化疗 2 周期后再评估，不建议立即进行手术等局部治疗，我想请问我们 MDT 团队的朱大兴教授对此有何看法？

胸外科医师：该患者初诊时属于 N2 阳性的局部晚期非小细胞肺癌，单站纵隔淋巴结转移，是属于可切除的 NSCLC。然而对于这一类患者，NCCN 指南并不推荐首选手术治疗，而是建议先行诱导化疗，待肿瘤缩小以后再进行手术切除，术后根据病理结果决定是否进行放疗，因此我同意专家的观点，首选手术并不是很适合。

主持人：那么三位教授都认为该患者首选手术是不合适的，应该进行 2 个周期的诱导化疗，该患者化疗后原发灶及淋巴结未见明显变化，脑桥病灶强化及周围水肿明显。我想请问兰海涛教授，下一步如何治疗？

兰海涛教授：患者诊断再次评估后已经明确诊断为Ⅳ B 期，为单发脑转移的晚期肺腺癌患者，患者已经出现头晕症状，按照 NCCN 指南及我国卫生部原发性肺癌诊疗规范，目前应先行脑转移的局部治疗，脑桥转移灶手术风险太高，故建议行局部放疗。转移病灶根治性治疗后，原发病灶仍可以考虑手术治疗或局部根治性放疗。而患者 2 个周期化疗后原发灶及区域淋巴结均未达到缓解，肿瘤组织 PD-L1 高表达，根据循证医学证据，建议后续系统治疗采用化疗联合免疫治疗方案。

主持人：兰海涛教授建议患者先行脑转移病灶的放疗，放疗医师对此有什么看法？

放疗科医师：对于单发脑转移的Ⅳ B 期非小细胞肺癌，指南推荐先行脑转移灶的根治性治疗手段，通常为立体定向放射治疗或脑转移灶的手术治疗，而此例病例比较特殊，转移灶位于脑桥，单次照射剂量越大，周围正常脑组织的耐受剂量越低，SRS 更容易损伤周围脑桥神经细胞，因此该患者采用常规放疗的方式更安全。

主持人：该患者 PD-L1 高表达，后续治疗是化疗联合免疫治疗还是单纯免疫治疗，肿瘤内科医师有什么看法？

肿瘤内科医师：对于 PD-L1 高表达的晚期非小细胞肺癌患者，免疫治疗单药或者化疗联合免疫治疗都是比较有效的治疗手段，具体选择哪一种治疗方案取决于患者的机体状况评分和治疗目的。PD-L1 表达大于 50% 的患者中，KEYNOTE 024 研究数据显示单纯免疫治疗的有效率为 44.8%，而 KEYNOTE 189 的数据显示化疗联合免疫治疗有效率达 61.4%，KEYNOTE 407 的数据显示化疗联合免疫治疗有效率达 57.9%。该患者是有潜在手术机会的寡转移Ⅳ B 期 NSCLC，给予诱导治疗时应尽可能达到疾病的降期，因此选择有效率更高的化疗联合免疫治疗更合理。

主持人：肿瘤内科及放疗科医师都提出了他们对于治疗选择的意见，那么请继续进行病例汇报。

案例继续汇报：再次多学科评估后认为，患者为单发脑转移的Ⅳ B 期 NSCLC，驱动基因阴性，PD-L1 高表达，脑桥转移病灶行放射治疗，同时进行化疗联合免疫治疗的系统治疗。

脑转移病灶如能达到完全缓解，同时原发灶及区域淋巴结达到降期则有手术指征，如未能降期则考虑内科治疗或放疗。患者于 2019 年 4 月 24 日、2019 年 5 月 17 日行 2 个周期 AP 方案化疗联合帕博利珠单抗免疫治疗（力比泰 0.8g 第 1 天 + 顺铂 40mg 第 1 ～ 3 天 + 帕博利珠单抗 200mg 第 1 天 /q3 周），于 2019 年 5 月 14 日至 2019 年 7 月 19 日行脑转移灶放疗（DT=54Gy/27F）。2 个周期化疗联合免疫治疗及脑转移放射治疗后复查胸部 CT 提示左上肺占位明显缩小（4.2cm × 3.5cm），左肺门及纵隔淋巴结明显缩小（图 5-3-2）；头部磁共振显示原右侧脑桥病灶呈空洞样改变（4mm × 4mm），增强扫描无强化，周围无水肿（图 5-3-3）。

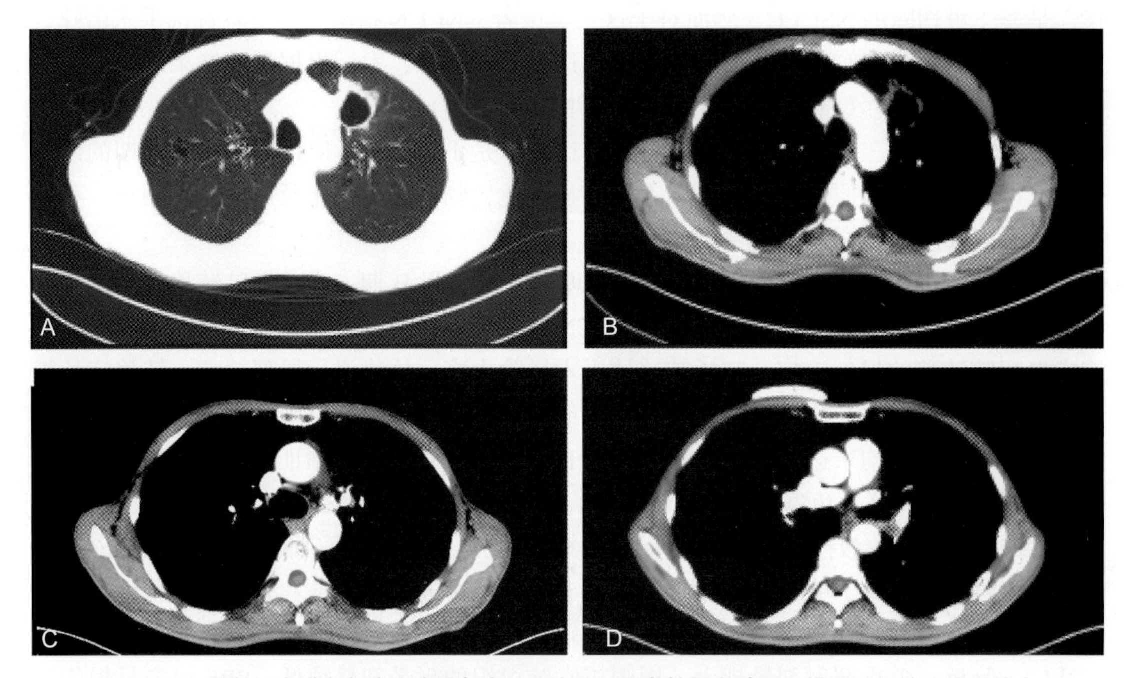

图 5-3-2　周期化疗联合免疫治疗后复查 CT 结果，原发灶及左肺门、纵隔淋巴结均明显缩小

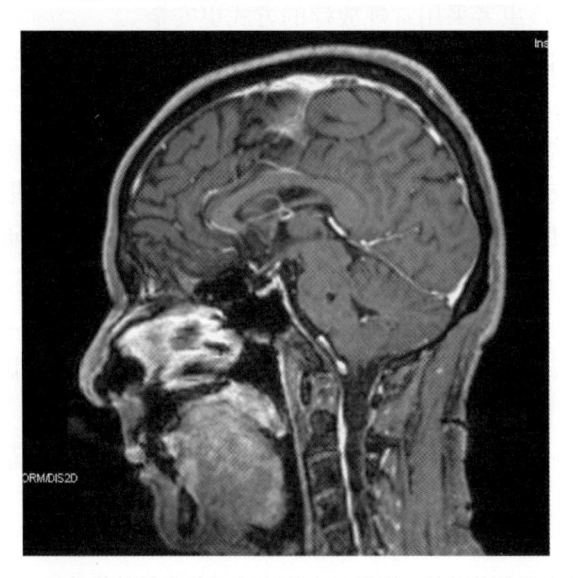

图 5-3-3　脑转移灶放疗后复查头部 MRI 结果，脑桥转移灶完全缓解

患者化疗联合免疫治疗 2 周期后评估胸部病灶达到 PR，此时脑转移灶放疗尚未完成，于 2019 年 7 月 15 日行第 3 周期化疗联合免疫治疗，治疗后复查胸部 CT 提示左肺上叶肿块进一步缩小（3cm × 3.1cm），双肺门及纵隔淋巴结未见肿大（图 5-3-4）。

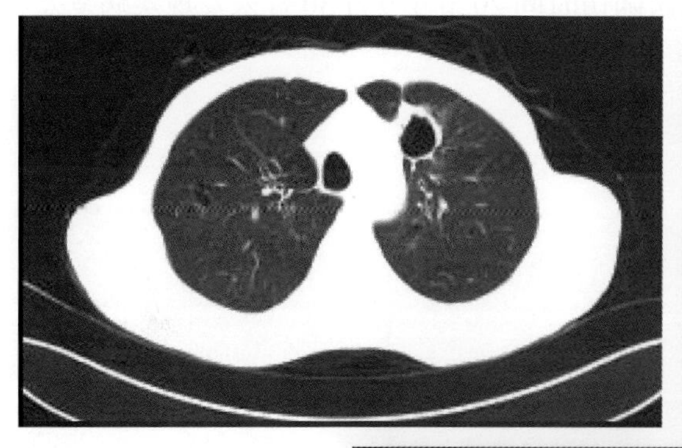

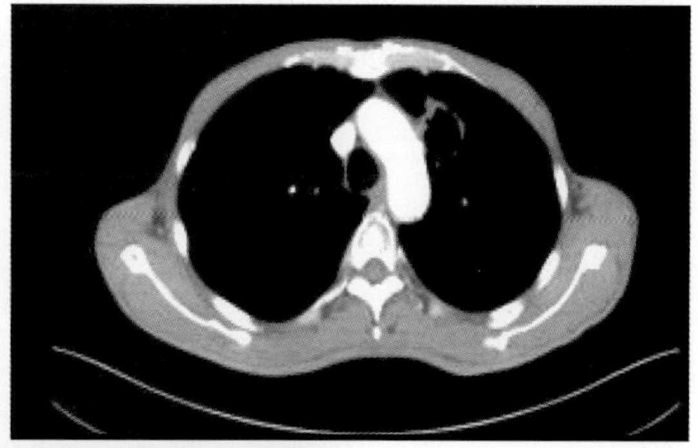

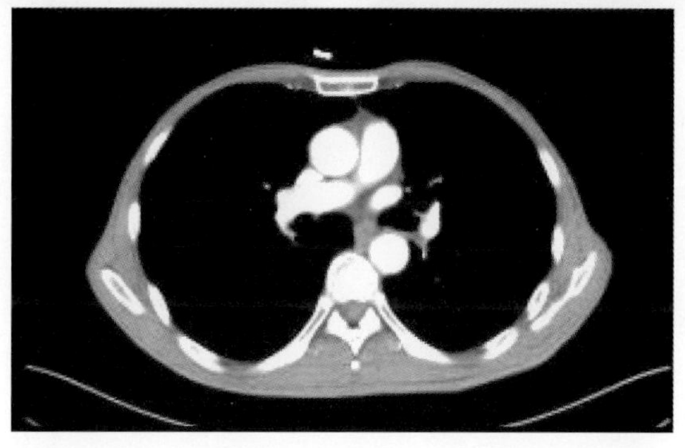

图 5-3-4　2 个周期化疗联合免疫治疗后复查 CT 结果，左上肺肿块明显缩小，区域淋巴结未见肿大

主持人：请问谢悦教授，患者此时脑转移达到完全缓解，原发灶及区域淋巴结达到部分缓解，后续治疗考虑手术、放疗还是继续肿瘤内科治疗？

谢悦教授：按照 NCCN 指南及中国卫生部原发性肺癌诊疗规范，该患者单发脑转移灶已经达到完全缓解，原发灶及区域淋巴结降期，评估根治性手术可行，则建议行左上肺叶切除及纵隔淋巴结清扫术。对于评估不能行原发灶手术切除的患者，可以针对原发灶及区域淋巴结行根治性放疗。

案例继续汇报：患者经过 3 个周期的化疗联合免疫治疗及脑转移放疗后，脑转移病灶完全缓解，原发灶及区域淋巴结部分缓解，再分期为 rT1bN0M0 ⅠB 期。完善术前相关检查，排除手术禁忌，于 2019 年 9 月 1 日行“左肺上叶切除术 + 纵隔淋巴结清扫术”。术后病理诊断为：左肺上叶“肿物”区域纤维组织增生，炎细胞浸润，见多灶坏死伴多核巨细胞反应，免疫组化未见 PCK 阳性癌细胞，符合治疗后改变，未见癌残留；送检淋巴结未见癌转移；分期为 ypT0N0M0。

主持人：术后病理诊断未发现癌残留，我想请问周进教授，术后是否需要进行辅助治疗？采取何种方案？治疗疗程多长？

周进教授：该患者术前化疗联合免疫治疗效果较好，术前已行 AP 方案 5 个周期化疗，且术后病理已经达到完全缓解，目前术后辅助免疫治疗并没有太多循证医学证据，但考虑到这一患者的特殊性，即初诊时为Ⅳ B 期，可参考晚期肺癌免疫治疗的临床数据，建议术后继续行免疫治疗，疗程建议 2 年。

案例继续汇报：患者术后于 2019 年 9 月 28 日至 2020 年 11 月 5 日行术后免疫治疗 17 次（帕博利珠单抗 200mg 第 1 天 /q3 周），至末次随访时间 2020 年 9 月 30 日未发现疾病复发，我们将继续随访该患者。

附　录

各站 MDT 研讨病例摘要选登

一、晚期右肺上叶腺癌患者全程综合管理 1 例

（重庆大学附属肿瘤医院）

病情介绍：谢某，女，43 岁。患者无明显诱因出现刺激性干咳伴右侧胸背部牵拉样疼痛，未予重视。3 个月后因症状加重于 2015 年 7 月在当地医院行胸部 CT 提示：右肺上叶肺门旁软组织团块影（8.0cm × 5.0cm），右肺门及纵隔淋巴结肿大；双肺多发小结节，转移瘤可能（附图 1）。经纤维支气管镜活检病理报告：右上肺低分化癌，结合免疫组化，倾向低分化腺癌。免疫组化：CK（+）、TTF（+）、CD56（–）、SYN（–）、ChgA（–）、CK7（+）、CK5/6（–）、P40（–）、Ki-67（50%）、ALK（–）（阴性独照：阴性）。EGFR 基因检测报告：19 号外显子缺失。

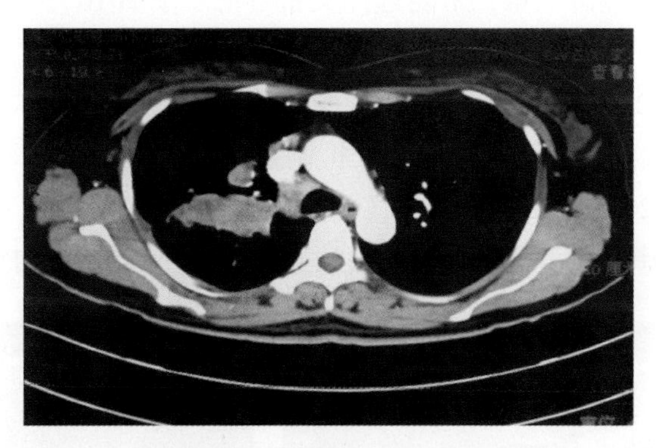

附图 1 2015 年 7 月胸 部 CT

临床诊断：①右肺腺癌（T2N3M1a Ⅳ期伴双肺转移；② EGFR-19DEL 缺失突变。

诊治经过：入院后根据 2015 年 NCCN 临床实践指南，Ⅳ期 EGFR 突变 NSCLC 一线治疗Ⅰ级推荐：EGFR-TKI 治疗，给予吉非替尼 250mg 每天 1 次靶向治疗。

1. 第一次 MDT（2015 年 11 月）

（1）案例介绍：复查胸部 CT，右肺上叶肺门旁软组织团块影及纵隔淋巴结较前明显缩小（最长径 1.8cm），其余双肺结节消失。脑部 MRI、全身 ECT 等无异常。

（2）会诊意见：病情部分缓解（PR1），继续服用吉非替尼治疗。

2. 第二次 MDT（2016 年 6 月）

（1）案例介绍：胸部 CT 提示，①右上肺多发结节影（最大 1.7cm × 2.3cm），性质待定，新生物伴肺内转移？②右肺门区及纵隔内多发淋巴结肿大（最大 1.9cm × 2.7cm）。头颅 MRI 示右侧颞叶占位（3.1cm × 3.4cm × 4.3cm），怀疑转移瘤。肺癌相关基因检测（血液）示 EGFR 基因 19DEL（E19）强阳性（++）/ 突变，T790M（E20）弱阳性（+）/ 突变（附图 2）。

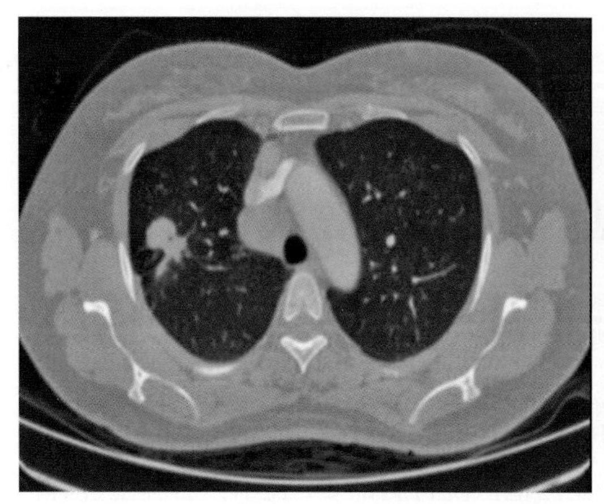
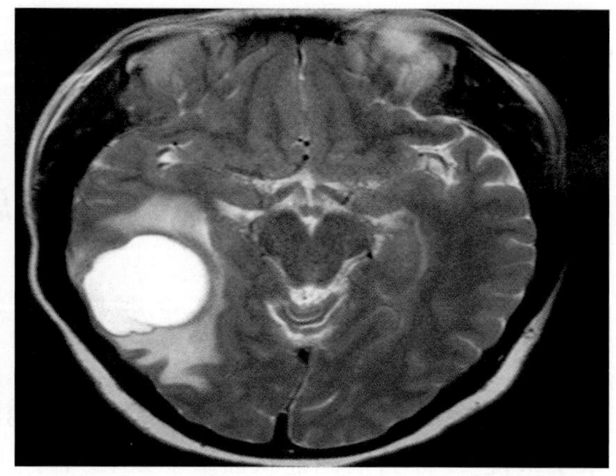

附图 2　2016 年 6 月胸部 CT 和头颅 MRI

（2）会诊意见：病情进展（PD1），PFS1 为 12 个月。根据 2016 年 NCCN 临床实践指南，Ⅳ期 EGFR 突变 NSCLC 耐药后治疗Ⅰ级推荐：奥希替尼治疗或含铂双药化疗 ± 贝伐单抗。考虑临床诊断为右肺腺癌（T4N3M1 Ⅳ期）伴脑转移，可考虑颅内放疗。

（3）处理：患者因经济困难，未能选择奥希替尼。于 2016 年 6 ～ 11 月予以 PP 方案化疗（培美曲塞 500mg/m^2 第 1 天 + 奈达铂 75mg/m^2 第 1 天）联合重组人血管内皮抑制素治疗 5 周期。期间于 2016 年 7 月 4 日行头颅 TOMO 放疗（颅内病灶 PGTVnx 3.5Gy/F，56Gy/16F），其后继续给予重组人血管内皮抑制素维持治疗。

3. 第三次 MDT（2017 年 1 月）

（1）案例介绍：患者复查胸部 CT 及头颅 MRI 提示肺内及颅内病灶均消失（附图 3）。

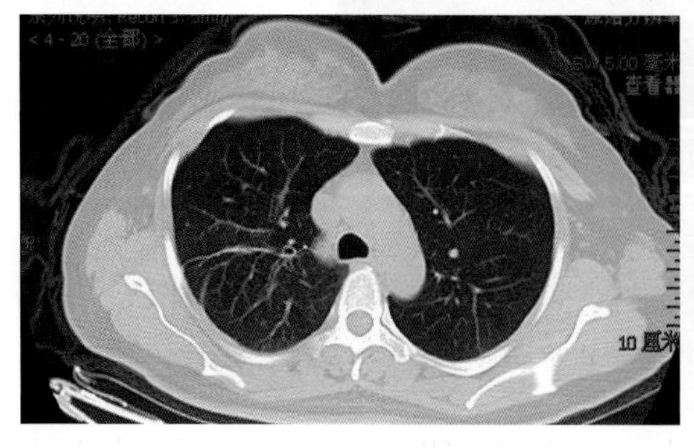
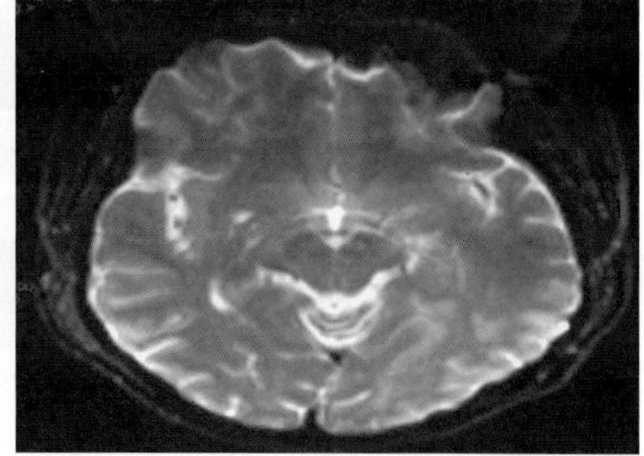

附图 3　2017 年 1 月胸部 CT 和头颅 MRI

（2）会诊意见：病情缓解（PR2），继续给予重组人血管内皮抑制素维持治疗，定期复查。

4. 第四次 MDT（2017 年 4 月）

（1）案例介绍：行 PET-CT 提示，①右肺上叶尖段结节状软组织密度影，最大直径 1.9cm，FDG 代谢异常升高，考虑为肺癌病灶；②颅内未见异常密度影及 FDG 代谢增高灶（附图 4）。

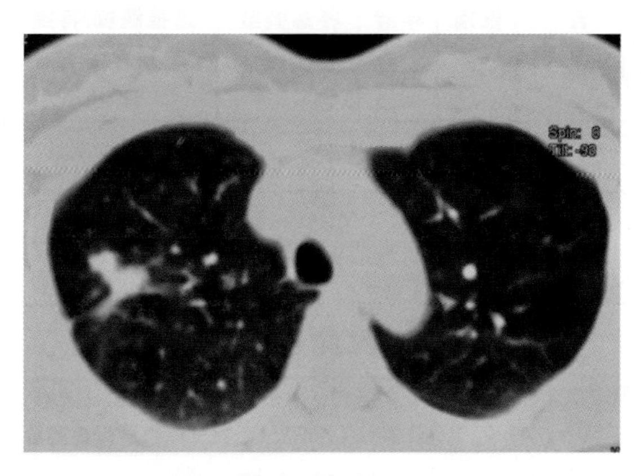

附图 4　2017 年 4 月 PET-CT

（2）会诊意见：病情进展（PD2），PFS2 为 10 个月。根据 2017 年 NCCN 指南，参考由美国 MD 安德森癌症中心主导研究得出的结论，对于转移灶为 3 个或少于 3 个的寡转移肺癌患者，在标准化疗后，可能从富有侵袭性局部治疗、外科手术或放射治疗中获益。

（3）处理：患者选择手术切除右上肺部病灶，全身麻醉下行单孔肺段切除术。术后，①病理诊断：（右上肺）中 - 低分化腺癌，肿瘤大小约 1.5cm × 1.3cm × 1.0cm。未见确切神经及脉管侵犯，肺组织断端未见癌累及。②基因检测：p.E746_A750del（E19）突变（突变比例 93.8%），p.T790M（E20）突变（突变比例 85.8%），p.E707K（E14）突变（突变比例 12.4%）（附图 5）。

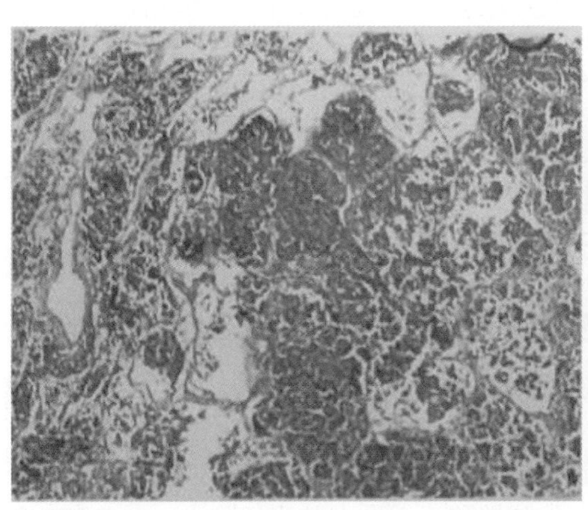

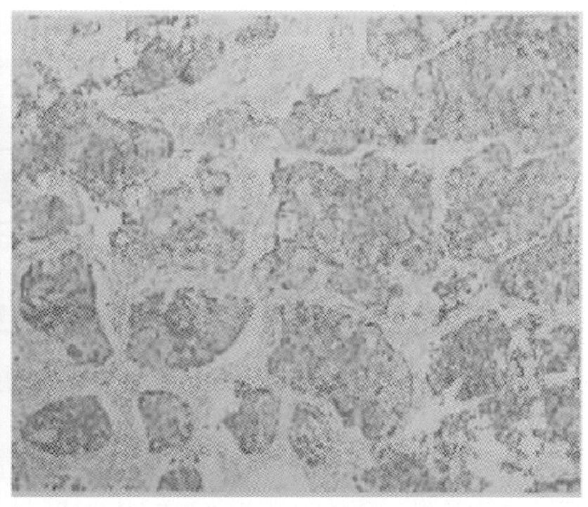

人肺癌13驱动基因检测报告

样品信息

样品编号	姓　名	性别	年龄	样品类型	送检医院/科室	送检医生	收样日期
[illegible]	[illegible]	女	43	石蜡组织	肿瘤内科（门诊）	[illegible]	20170503

临床诊断及临床表现	肺恶性肿瘤
病理质控	病理医师签字：

检测项目

人肺癌13驱动基因：对肺癌相关的13个癌症驱动基因（包括EGFR、KRAS、BRAF、PIK3CA、NRAS、HER2、MET、AKT1、KIT、PDGFRA、ALK、ROS1和RET）的351个突变热点进行高通量测序检测。

检测结果

序号	基因	基因组位置	核苷酸改变	氨基酸改变	基因亚区	突变比例	突变类型
1	EGFR	chr7: 55249071	c.2369C>T	p.T790M	Exon20	85.8%	致病突变[1]
2	EGFR	chr7: 55242465	c.2235_2249del15	p.E746_A750del	Exon19	93.8%	致病突变[2]
3	PIK3CA	chr3:178938877	c.2119G>A	p.E707K	Exon14	12.4%	致病突变[3]

备注：

结果说明

1、在EGFR检测靶点中的第20外显子检测到致病突变，由第790号位置的苏氨酸突变成甲硫氨酸，突变比例为85.8%。（COSM6240：http://grch37-cancer.sanger.ac.uk/cosmic/mutation/overview?id=6240）

2、在EGFR检测靶点中的第19外显子检测到致病突变，由第746号位置至750号位置缺失15个氨基酸，突变比例为93.8%。（COSM6225：http://grch37-cancer.sanger.ac.uk/cosmic/mutation/overview?id=6225）

3、在PIK3CA检测靶点中的第14外显子检测到致病突变，由第707号位置的谷氨酸突变成赖氨酸，突变比例为12.4%。（COSM5030972：http://grch37-cancer.sanger.ac.uk/cosmic/mutation/overview?id=5030972）

备注：检测内容、检测方法及局限性、所有变异位点见附录。

建　议

1、针对EGFR的靶向药物有：吉非替尼、厄洛替尼、阿法替尼、AZD9291等，用于治疗EGFR突变的非小细胞肺癌。

2、TKI抑制剂对EGFR第19号外显子发生缺失的突变是敏感的，但对第20号外显子的p.T790M这一位

附图5　2017年4月单孔肺段切除术后病理诊断和基因检测

继续使用重组人血管内皮抑制素维持治疗，因经济困难未服用第三代EGFRTKI奥希替尼。考虑诊断：①右肺腺癌（T4N3M1 Ⅳ期）伴脑转移；②右上肺癌切除术；③EGFR基因19DEL（E19）强阳性（++）/突变，T790M（E20）弱阳性（+）/突变。

5. 第五次MDT（2018年1月）

（1）案例介绍：复查胸部CT，符合右肺上叶肺癌术后改变。头颅MRI示右侧侧脑室

后角旁见斑片状异常信号影（缺血灶），余脑实质信号形态未见异常（附图 6）。

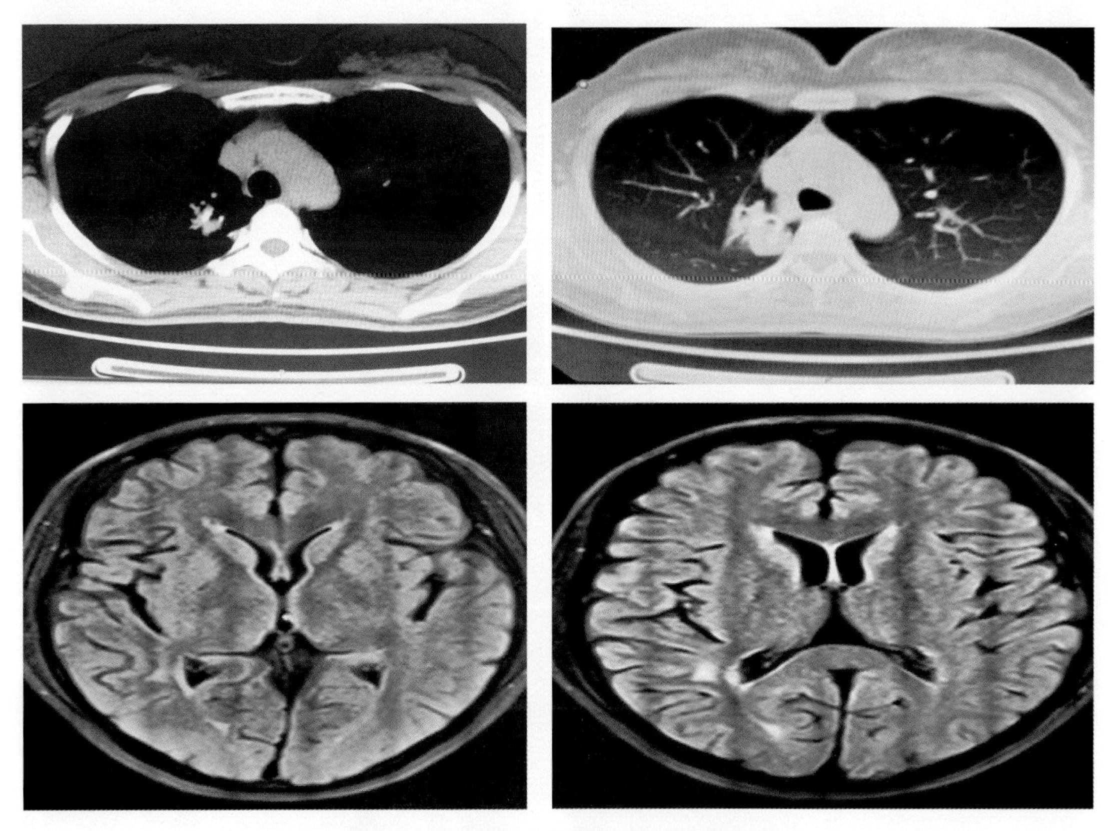

附图 6 2018 年 1 月胸部 CT 和头颅 MRI

（2）会诊意见：病情缓解（PR3），继续给予重组人血管内皮抑制素维持治疗，定期随访。

6. 第六次 MDT（2018 年 4 月）

（1）案例介绍：头颈胸椎 MRI 示右侧侧脑室后角旁结节伴周围广泛水肿并脑疝形成，结合病史考虑肺癌脑转移；颈 6、胸 1 椎体内结节样异常信号灶，考虑转移瘤；胸部 CT 示右肺上叶肺癌治疗后改变（附图 7）。

（2）会诊意见：病情缓解（PD3），PFS3 为 12 个月。建议手术切除脑部肿瘤，停用重组人血管内皮抑制素，考虑给予奥希替尼治疗。

（3）处理：于 2018 年 5 月全身麻醉下右颞枕开颅颅内转移瘤切除术。术后病理：送检（颅内肿瘤）脑组织水肿，伴大部分液化坏死，可见胆固醇结晶，局部小血管及胶质细胞增生，组织全取材，未见肿瘤性病变。临床结合患者肿瘤治疗相关病史，考虑符合放射性脑坏死，接受奥希替尼治疗。

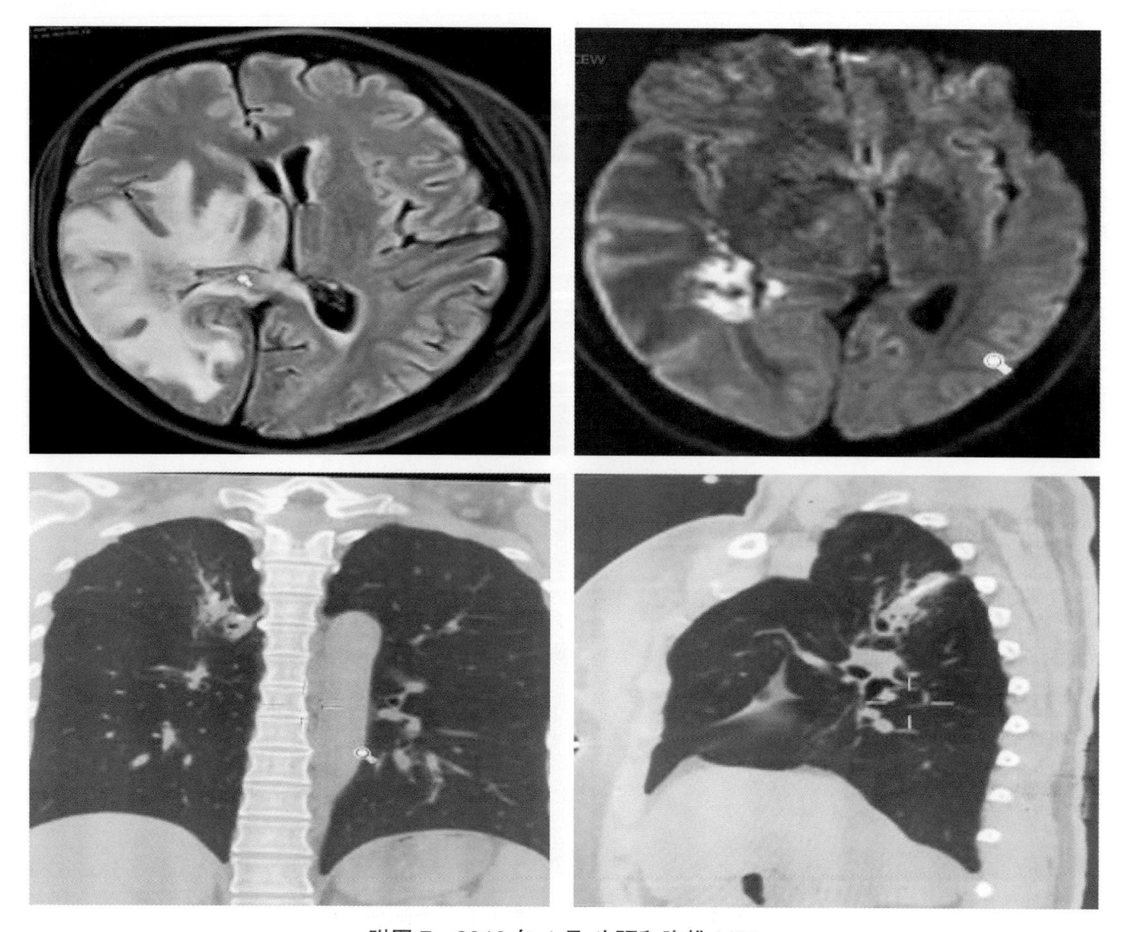

附图 7　2018 年 4 月 头颈和胸椎 MRI

7. 第七次 MDT（2018 年 10 月）

（1）案例介绍：进行分子病理检测提示：EGFR EXON20 T790M 阴性（标本血液）；PD-L1 低表达。

（2）会诊意见：病情缓解（PR4），继续原治疗方案。

（3）处理：其后随访至 2020 年 7 月，经过胸部增强 CT、全身 ECT、脑部 MRI 等检查患者病情稳定，目前患者仍在继续服用奥希替尼治疗。PFS3 为 27 个月，OS 迄今达 61 个月（附图 8 ～附图 10）。

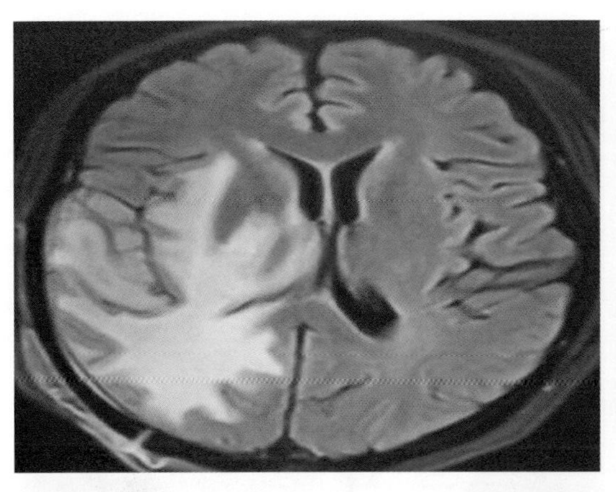
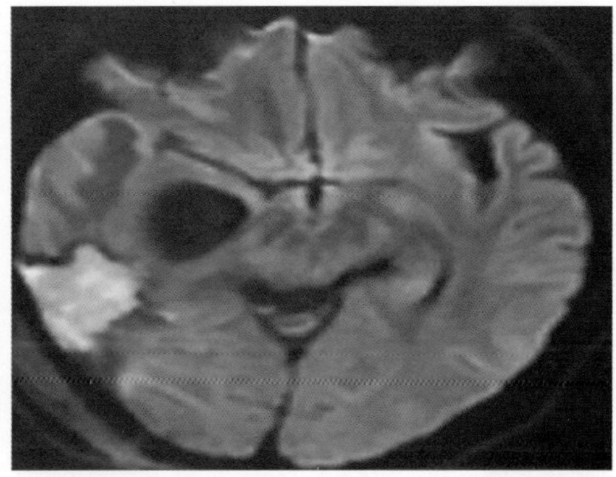

附图 8　2018 年 7 月 头颅 MRI

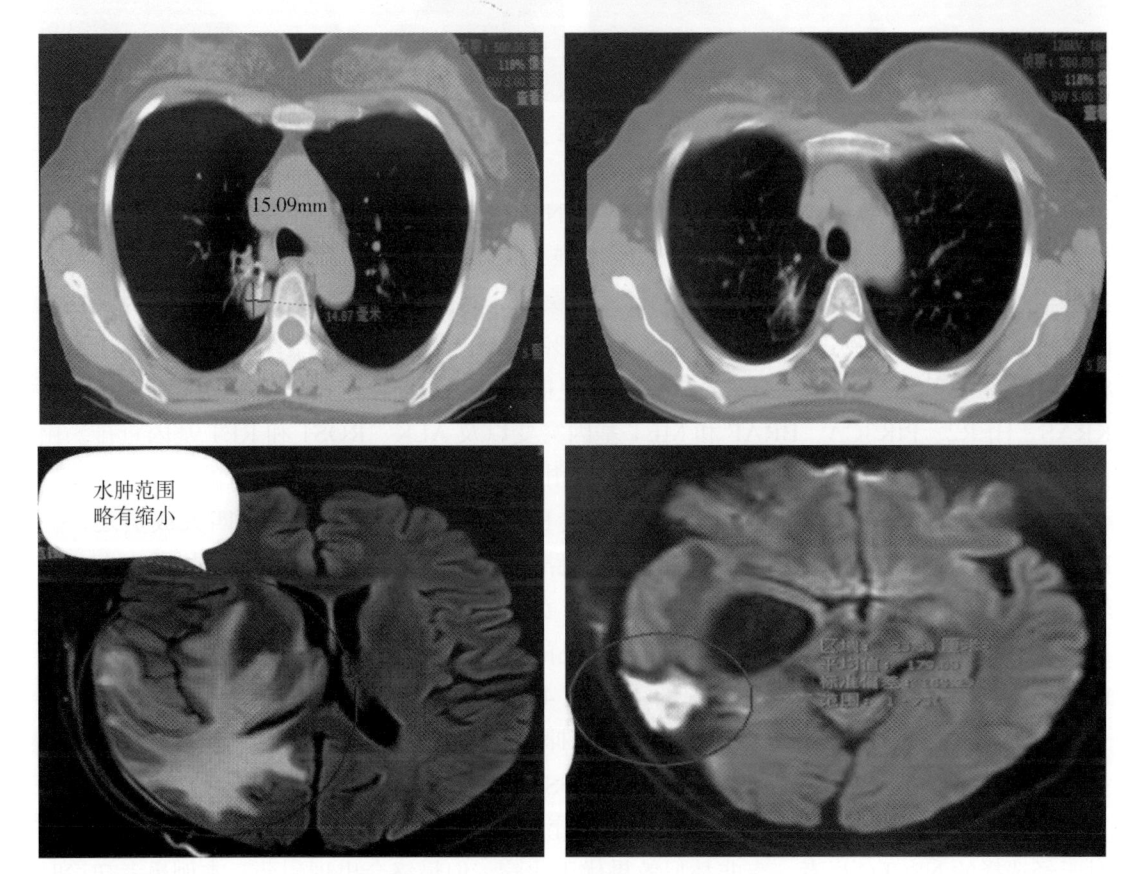

附图 9　2018 年 10 月 胸部 CT 和头颅 MRI

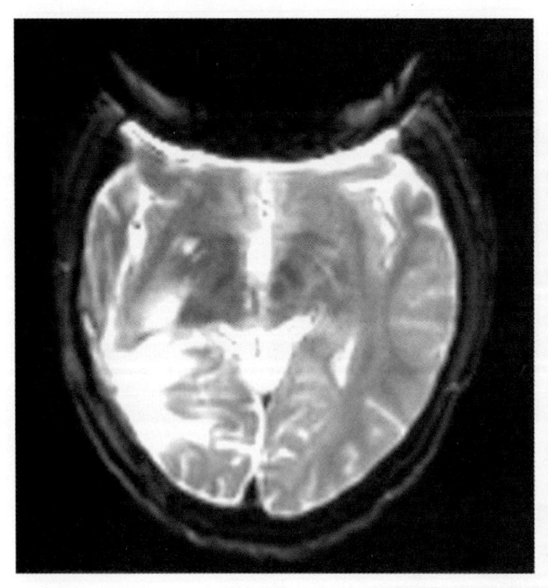
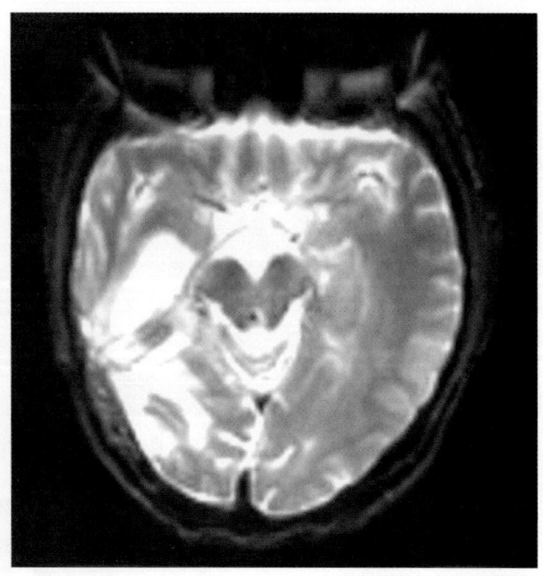

附图 10　2020 年 2 月头颅 MRI

案例诊疗体会：过去晚期非小细胞肺癌（NSCLC）患者只能接受化疗。但疗效已到瓶颈期。随着人们对分子遗传学认识的不断增强，NSCLC 被细分为各种不同的分子亚型，人们慢慢识别了导致 NSCLC 的部分关键基因突变，将非小细胞肺癌分为驱动基因阳性和阴性两大类型。肺腺癌占据 NSCLC 总数的 50% 以上，是最常见的组织亚型。肺腺癌可以根据相关驱动基因突变进一步细分成更多的亚群。截至目前，这些驱动基因包括 EGFR、KRAS、HER2、PIK3CA、BRAF 和 MET 基因突变以及 ALK、ROS1 和 RET 基因重排。由此诞生了各类分子靶向治疗药物，靶向药的应用，明显改善了 NSCLC 患者的预后。

1. 基因检测的价值　EGFR 又称 HER1 或 ErbB1，是 ErbB 受体家族四大成员之一。EGFR 过分频繁表达能激活下游重要的信号通路（如 ALK），从而导致细胞增殖、存活、转移及血管生成等。回顾性研究显示，亚裔、女性、腺癌、既往少量 / 无吸烟史的肺腺癌患者 EGFR 突变率可高达 50% ～ 60%，最常见的是 19 号外显子的缺失和 21 号外显子上的 L858R 位点突变，分别占总突变情况的 45% 和 40%。

目前针对 EGFR 突变的小分子酪氨酸激酶抑制剂（TKI）已经问世，且已有三代制剂。多项研究表明，对于初发敏感性 EGFR 突变的 NSCLC 患者，应用 TKI 治疗在反应率（ORR）、无进展生存期（PFS）和生活质量上均优于化疗。易瑞沙泛亚洲研究（IPASS）结果表明，对于经选择的 NSCLC 患者，吉非替尼效果优于化疗，但最终会出现耐药。本例患者初诊时为肺腺癌Ⅳ期，同时进行了分子病理学检测提示为 19 号外显子缺失，予以一代 EGFR-TKI 吉非替尼服用，PFS1 达到 12 个月，但也出现耐药。

2. 耐药性的处理　现已发现 TKI 治疗耐药的部分分子机制。比如，约有 50% 的获得性耐药患者身上出现了 20 号外显子（T790M）变异。研究表明第三代 EGFR TKI 对 T790M 的选择性高，临床效果更佳且毒性更小。当年三代 TKI 奥希替尼价格昂贵，患者因经济困难未能服用，只是根据相关指南以及肺癌 MDT 的讨论意见选择了化疗 + 抗血管生成治疗同步脑部放疗，获得了 10 个月的 PFS2。后来随着抗癌新药的降价，患者服用了三代 TKI

奥希替尼，又获得了 15 个月的 PFS3。

这些说明了晚期 NSCLC 患者应常规进行 EGFR 基因检测，并根据突变情况决定是否行 EGFR TKI 一线治疗。同时由于肿瘤发生机制的复杂性，综合治疗对于晚期 NSCLC 患者来说是最佳选择，化疗联合抗血管生成治疗联合靶向治疗以及局部放疗、姑息性手术，都能给予患者生存上的获益。

3. 肺癌寡转移的处理　随着 PET/CT/MRI 等影像学检查技术的改进及循环肿瘤细胞检测（CTC）、肿瘤标志物等分子检测水平的提高，现已发现越来越多的非小细胞肺癌患者处于寡转移状态。根据研究，定义为转移灶 3 个或少于 3 个的寡转移肺癌患者，临床上主要是被评价为肺癌晚期状态的非小细胞肺癌寡转移，在生物学行为和治疗策略上应区别于传统的晚期肺癌。在标准化疗后，可能从富有侵袭性的局部治疗、外科手术或放射治疗中获益。本例患者整个治疗过程规范且具有个体性，虽然初诊时已经为晚期，且后续接连出现脑转移、骨转移及肺部病灶的复发，但患者从分子靶向治疗、抗血管生成治疗、局部放疗、手术以及化疗中获益，迄今 OS 达到 61 个月，脑转移后的 OS 达到 49 个月，生活质量较高。

因此，对肺癌患者实施局部控制和预防远处转移的综合治理，在选择外科手术和综合药物治疗前进行详细、全面的评估，参加肺癌多学科联合诊疗，制订最佳合理治疗方案，是使患者最大获益的途径。

（余慧青　田　玲）

二、晚期左肺腺癌伴胸膜增厚综合治疗 1 例

（重庆大学附属肿瘤医院）

病情介绍：黄某，男性，53 岁，汉族。患者无明显诱因出现咳嗽、咳白色泡沫痰，就诊于重庆市当地县医院。行胸部 CT 检查提示：①左肺上叶前段支气管稍显变窄左肺上叶前段部分肺实变（5.1cm × 4.6cm）；②纵隔多发肿大淋巴结影；③双侧胸膜局限增厚、粘连。行 CT 引导下经皮肺穿刺活检术，术后病理报告：肺腺癌。EGFR 基因检测报告：21 号外显子突变 L858R。既往体健，无特殊病史。个人史无特殊，无烟酒嗜好。

临床诊断：①左肺腺癌 cT3N3M1 Ⅳ期；② EGFR L858R 突变。

诊治经过：入院后根据 2018 年 NCCN 及 CSCO 临床实践指南Ⅳ期 EGFR 突变阳性 NSCLC 一线治疗Ⅰ级推荐：EGFR-TKI 治疗。经肺癌 MDT 专家组会诊后于 2018 年 4 月 8 日开始行埃克替尼靶向治疗，剂量 125mg，口服，每日 3 次。

1. 第一次 MDT（2018 年 5 月）

（1）案例介绍：胸部增强 CT 扫描提示：左肺上叶前段纵隔旁片块影（3.2cm × 1.1cm）。脑部 MRI、全身 ECT 检查等无异常（附图 11）。

（2）会诊意见：治疗有效，肿瘤体积缩小 85%，病情缓解（PR1），继续前方案治疗。

（3）处理：患者继续服用埃克替尼治疗。

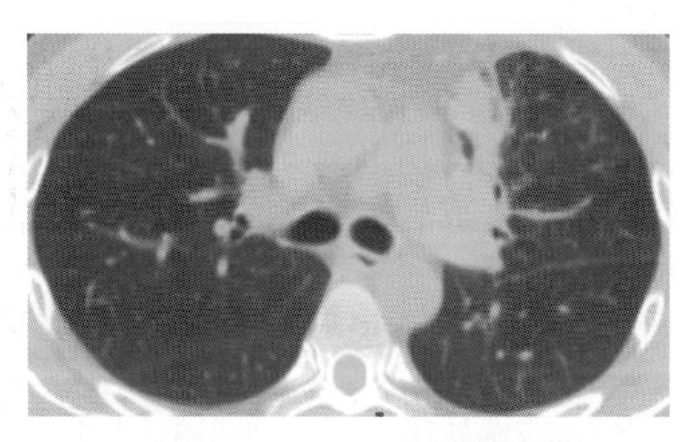

附图 11　2018 年 5 月胸部 CT

2. 第二次 MDT（2018 年 11 月）

（1）案例介绍：胸部增强 CT 扫描提示左肺上叶前段纵隔旁见片块影，范围约 1.7cm × 1.0cm（附图 12）。

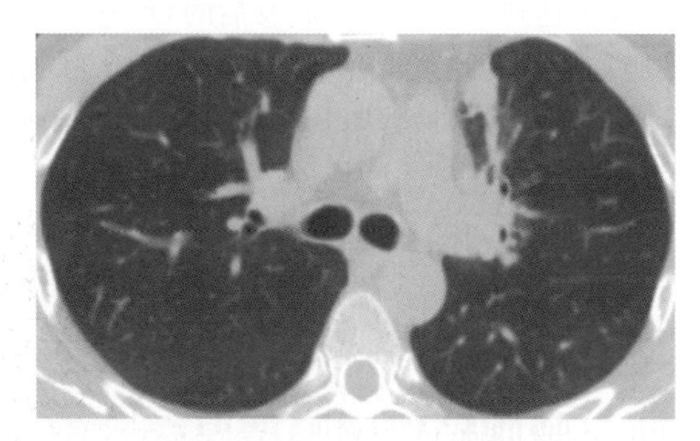

附图 12　2018 年 11 月胸部 CT

（2）会诊意见：肿瘤体积缩小 92.75%，病情缓解（PR1），PFS1 时间为 14 个月，继续前治疗。

（3）处理：继续服用埃克替尼治疗，使用埃克替尼整体 PFS 时间为 14 个月。

3. 第三次 MDT（2019 年 2 月）

（1）案例介绍：复查胸部增强 CT 提示左肺上叶前段纵隔旁片块影（1.7cm × 1.5cm）。头颅增强 MRI 提示：左侧额叶小结节影，结合病史，不除外转移瘤可能，请结合临床及随访。复测肺癌基因提示：EGFR，野生型（附图 13）。

（2）会诊意见：瘤体体积增大 50%，病情进展（PD1）。修正诊断：①左肺腺癌Ⅳ期 cT3N3M1 Ⅲ期，胸膜，脑转移？② EGFR L858R 突变。建议根据 2019 年 NCCN 以及 CSCO 临床实践指南，Ⅳ期 EGFR 突变阳性 NSCLC 一代 EGFR-TKI 治疗耐药后，T790M 阴性患者治疗Ⅰ级推荐为含铂双药化疗 ± 贝伐珠单抗。

（3）处理：患者于 2019 年 2 ～ 5 月行 PP 方案化疗 4 个周期，具体为培美曲塞 $500mg/m^2$+ 奈达铂 $75mg/m^2$；2019 年 5 ～ 8 月行培美曲塞单药维持化疗 3 个周期，具体为培美曲塞 $500mg/m^2$。

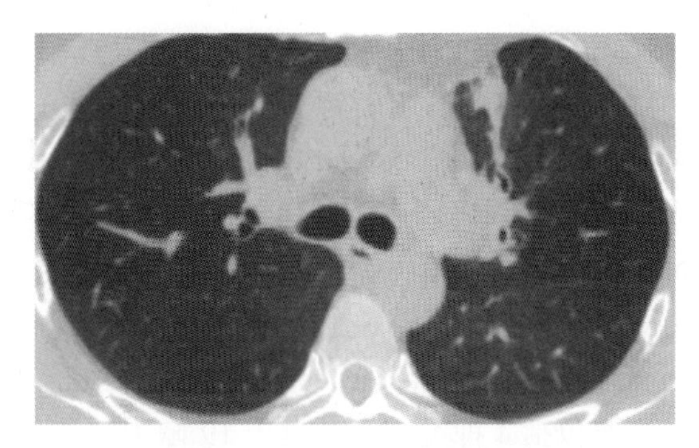

附图 13 2019 年 2 月胸部 CT

4. 第四次 MDT（2019 年 8 月）

（1）案例介绍：胸部 CT 示左肺上叶前段纵隔旁见片块影，范围约 1.2cm × 0.8cm。头颅 MRI：颅脑 MR 未见异常（附图 14）。

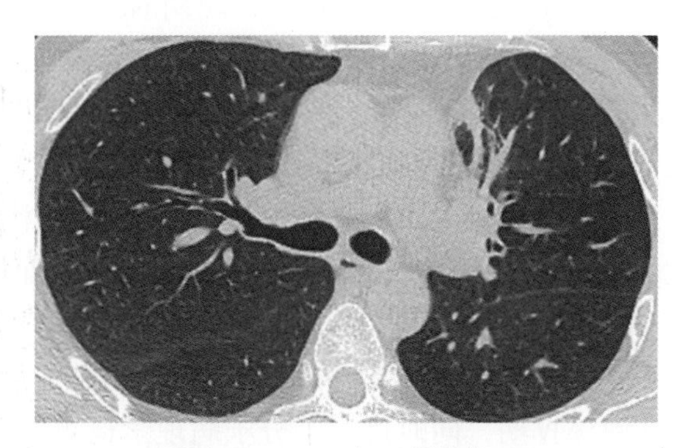

附图 14 2019 年 8 月胸部 CT

（2）会诊意见：肿瘤体积缩小，病情缓解（PR2）。建议行局部放疗。

（3）处理：行肺部病灶局部放疗，采用 IMRT，X 线，6MV，剂量：50Gy/10F。

5. 第五次 MDT（2019 年 10 月）

（1）案例介绍：胸部 CT 示左肺上叶前段纵隔旁片块影（1.2cm × 0.8cm）。头颅 MRI：未见异常（附图 15）。

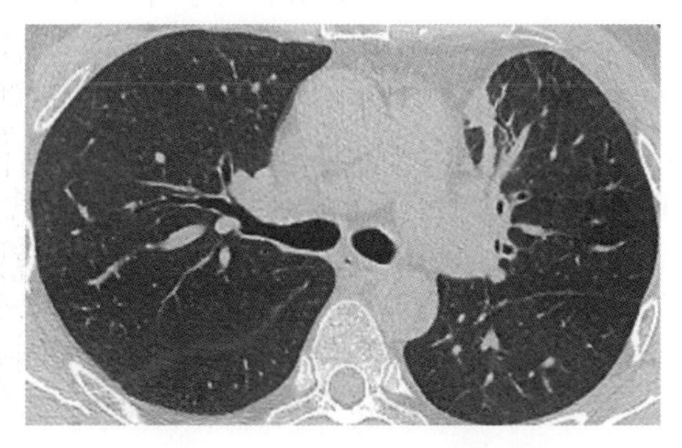

附图 15 2019 年 10 月胸部 CT

（2）会诊意见：病情稳定（NC），PFS2 观察中，定期复查。

案例讨论体会：肺癌从组织病理学层面可分为小细胞肺癌（small cell lung cancer，SCLC）和非小细胞肺癌（non-small cell lung cancer，NSCLC）。随着肺癌系列致癌驱动基因的相继确定，我国及国际上多项研究表明靶向治疗药物大大改善和延长携带相应驱动基因的非小细胞肺癌（NSCLC）患者的预后和生存。肺癌的分型也由过去单纯的病理组织学分类，进一步细分为基于驱动基因的分子亚型。据报道亚裔人群和我国的肺腺癌患者携带表皮生长因子受体（epidermal growth factor receptor，EGFR）的基因敏感突变阳性率为 40% ～ 50%。EGFR 突变主要包括 4 种类型：外显子 19 缺失突变、外显子 21 点突变、外显子 18 点突变和外显子 20 插入突变。最常见的 EGFR 突变为外显子 19 缺失突变（19DEL）和外显子 21 点突变（21L858R），均为 EGFR-TKI 的敏感性突变，18 外显子 G719X、20 外显子 S768I 和 21 外显子 L861Q 突变亦均为敏感性突变，20 外显子的 T790M 突变与第一、二代 EGFR-TKI 获得性耐药有关，还有许多类型的突变临床意义尚不明确。

靶向药的应用可明显改善 NSCLC 患者的预后，晚期 NSCLC 中携带 EGFR 基因敏感突变、间变性淋巴瘤激酶（anaplastic lymphoma kinase，ALK）融合、c-ros 癌基因 1（c-ros oncogene 1，ROS1）融合的类型，其靶向治疗的疗效已经在临床实践中得到证实。因此，建议所有含腺癌成分的 NSCLC，无论其临床特征（如吸烟史、性别、种族或其他等），应常规进行 EGFR 突变、ALK 融合及 ROS1 融合检测，EGFR 突变检测应涵盖 EGFR 18、19、20、21 外显子。尤其在标本量有限的情况下，可采用经过验证的检测方法同时检测多个驱动基因的技术，如多基因同时检测的 PCR 技术或二代测序技术（next generation sequencing，NGS）等，利用组织标本进行 EGFR 突变检测是首选的策略。

本例患者初诊时为肺腺癌Ⅳ期，同时进行了分子病理学检测提示为 21 号外显子突变 L858R，予以 EGFR-TKI 埃克替尼（125mg po t.i.d）靶向治疗，PFS1 达到 14 个月。

目前，靶向治疗耐药后治疗手段增多，有研究显示部分 EGFR-TKI 耐药的患者继续接受靶向治疗仍有短暂获益，另外对 EGFR-TKI 耐药后缓慢进展的患者也应根据进展模式尽快接受后续的有效抗肿瘤治疗。缓慢进展者的模式分为寡进展和 CNS 进展两种类型，或称局部孤立病灶进展和中枢神经系统病灶进展；另一种为出现全身或多部位病灶的显著广泛进展。2020 年 NCCN 指南已有明确数据，EGFR-TKI 耐药后的再次活检显示，耐药机制分析中 T790M 突变占 50%。本例患者复测肺癌驱动基因为 T790M 阴性，耐药后不存在 T790M 突变，所以化疗仍决定选择经典的治疗方法，并未建议继续使用 EGFR-TKI。此类患者治疗Ⅰ级推荐方案为含铂双药化疗 ± 贝伐单抗，而该患者选择 PP 方案化疗多周期后，疗效提示 PR。

因此，我们认为晚期非小细胞肺癌，应选择放化疗、分子靶向治疗、免疫治疗、中医中药等综合抗肿瘤治疗措施，对控制肿瘤，延迟患者生存期，提高患者生活质量有帮助。

（余慧青　龚　娟　陈梦婷）

三、Ⅳ期肺鳞癌伴 EGFR 突变诊治 1 例

（福建省肿瘤医院）

病情介绍：患者吴某某，男，62 岁，2015 年 9 月因干咳 1 个月就诊。查体：ECOG 评分 1 分，左上臂内侧可触及一皮下结节，大小约 2.0cm × 2.0cm，边界尚清，可推移，质偏硬，浅表淋巴结未扪及肿大，双肺呼吸音清，双下肢无水肿，无杵状指（趾）。外院 CT 示：左肺上叶占位伴阻塞性炎症。颅脑 MRI、上腹部 CT、骨 ECT 未发现转移。当地左肺上叶病灶穿刺病理示：鳞状细胞癌。有吸烟史：300 支 / 年。

2015 年 9 月 7 日转诊我院，PET-CT 示：①左肺上叶高代谢肿块（4.7cm × 3.8cm），考虑左肺癌伴阻塞性不张；主动脉弓旁淋巴结 0.5cm，无放射性摄取。②左前上臂皮下结节（3.2cm × 2.1cm），高代谢，考虑转移（附图 16）。左上臂肿物吸取涂片示：涂片见肿瘤细胞，倾向鳞癌。

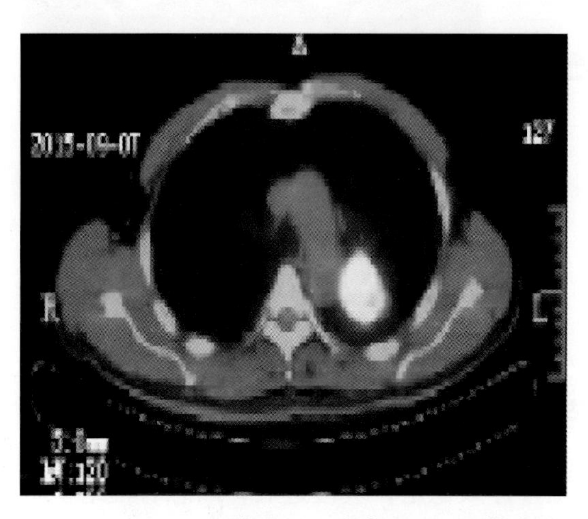

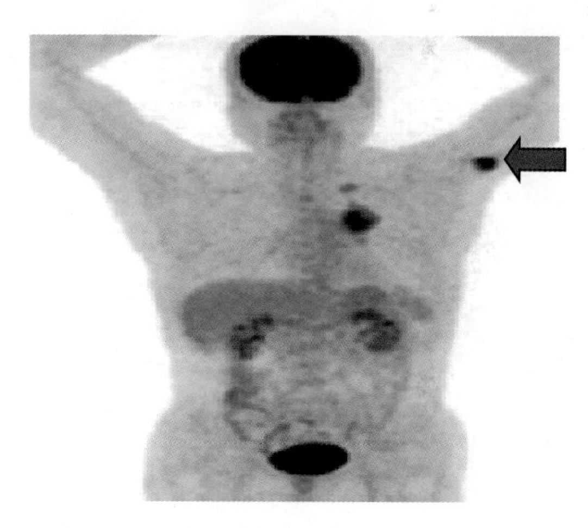

附图 16　患者 PET-CT 检查结果示左肺上叶及左前上臂有高代谢灶

外院病理我院会诊示（左肺上叶肿物）非小细胞肺癌伴坏死，结合免疫组化结果诊断为鳞状细胞癌。IHC:CK7（－），TTF-1（－），CK-L（++），CK5/6（++），P63（++），CK-H（+++），Ki-67（阳性约 20%），P63（阳性约 50%），EGFR（+++），GST-π（+++），TOPO-Ⅱ（+），PgP（－），TS（－），ERCC1（－），RRM1（－），β-tubulin Ⅲ（－），VEGF（－）。组织 8 个基因 NGS 检测示：EGFR L858R 突变，丰度 12.93%。

临床诊断：①左肺上叶鳞癌 cT2N0M1b ⅣA 期（EGFR L858R 突变、ALK、ROS1 野生型）；②左前上臂皮下转移。

诊治经过

1. 第一次 MDT

（1）案例介绍：患者为肺鳞癌Ⅳ期，单一转移灶 - 左前上臂皮下伴 EGFR L858R 突变。

（2）会诊意见：考虑①患者为左上肺病灶及左前臂皮下孤立转移灶，原发灶可切除；②转移灶单一孤立；③患者虽 EGFR 突变，但根据既往研究数据，肺鳞癌予以 EGFR-TKI

治疗效果差，建议将左肺上叶肿瘤及左前上臂皮下转移灶予以手术治疗，术后辅以化疗。

（3）处理：患者拒绝予以手术治疗，于 2015 年 9 ～ 10 月予以“紫杉醇 + 卡铂”化疗 2 个周期，疗效评价 SD，后患者拒绝继续化疗，于 2015 年 11 月开始口服“易瑞沙 250mg q.d.” + “恩度 15mg d1-7/21d”治疗，疗效评价 PR。

2. 第二次 MDT（2016 年 3 月）

（1）案例介绍：2016 年 2 月 29 日复查胸部 CT（附图 17），显示左肺上叶肿块稍增大（3.4cm × 2.6cm → 3.6 cm × 3.3cm）

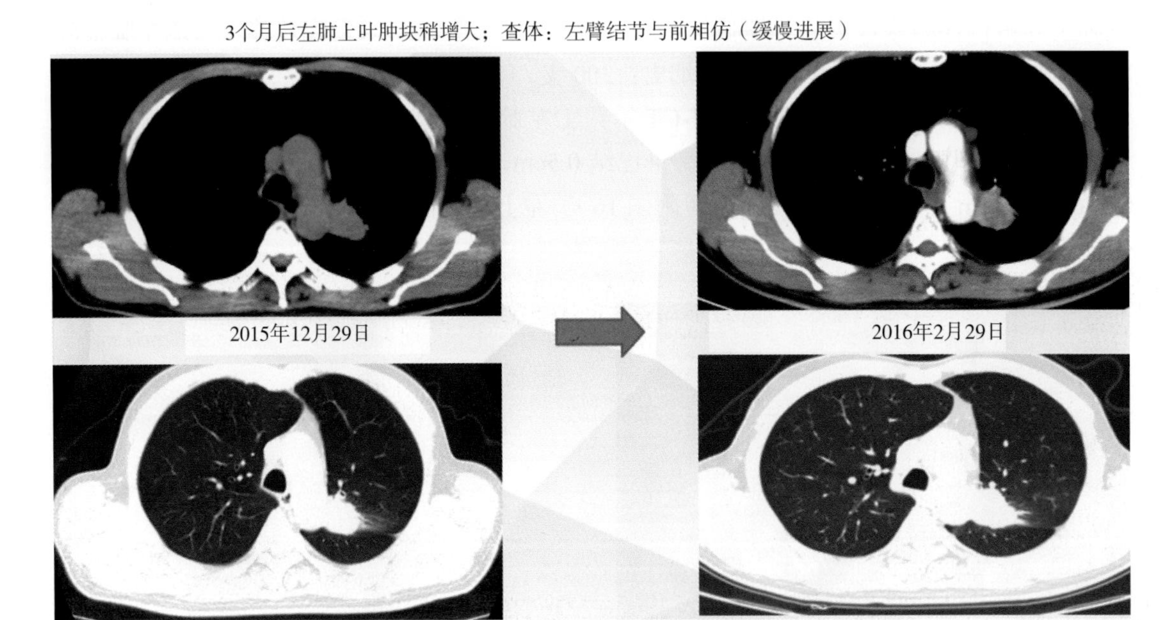

附图 17　患者第二次评估前复查胸部 CT 结果

（2）会诊意见：患者靶向联合抗血管生成治疗疗效稳定，缓慢进展，因患者拒绝手术治疗，可考虑加用原发灶及转移灶放射性治疗控制病情进展。

（3）处理：2016 年 3 月开始针对左肺上叶肿块及左前臂转移结节 TOMO 放疗（肺部瘤灶及左前臂皮下转移灶为 GTV，外扩 5 ～ 10mm 为 GTV-P，总量 DT5940/27F），同时配合“易瑞沙 250mg qd”靶向治疗及“恩度 15mg d1-7/21d”抗血管生成治疗，疗效评价 PR。

3. 第三次 MDT（2017 年 6 月）

（1）案例介绍：2016 年 7 月胸部 CT 示右肺上叶出现结节（0.2cm），右肺上叶结节进行性增大，2017 年 6 月增大至 1.8cm（附图 18）。颅脑 MRI 未见异常。右肺结节穿刺病理检查结果（附图 19）：IHC：P40（+），TTF-1（+），CD3T 细胞（+）。CD8、PD1 分别占 CD3 阳性细胞数 40% 与 8%。PD-L1 肿瘤约 1%（+）、间质约 2%（+）、MSH2（+）、MSH6（+）、MLH1（+）、PSM2（+）。

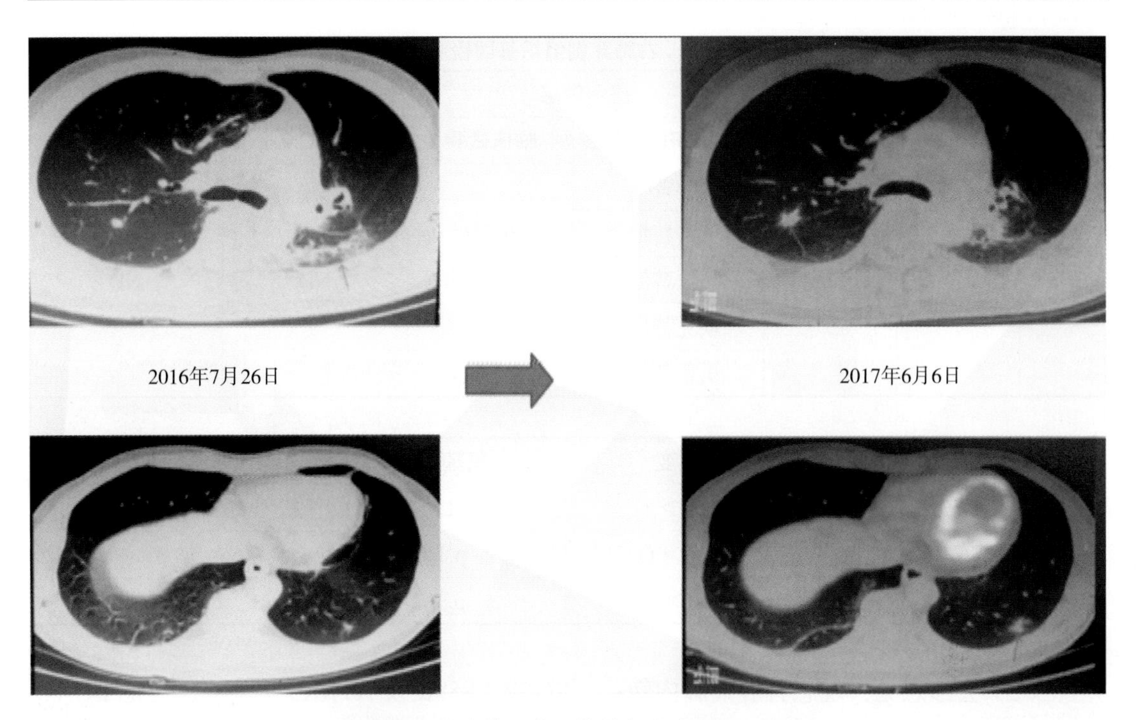

附图 18 患者第三次评估前复查胸部 CT 结果

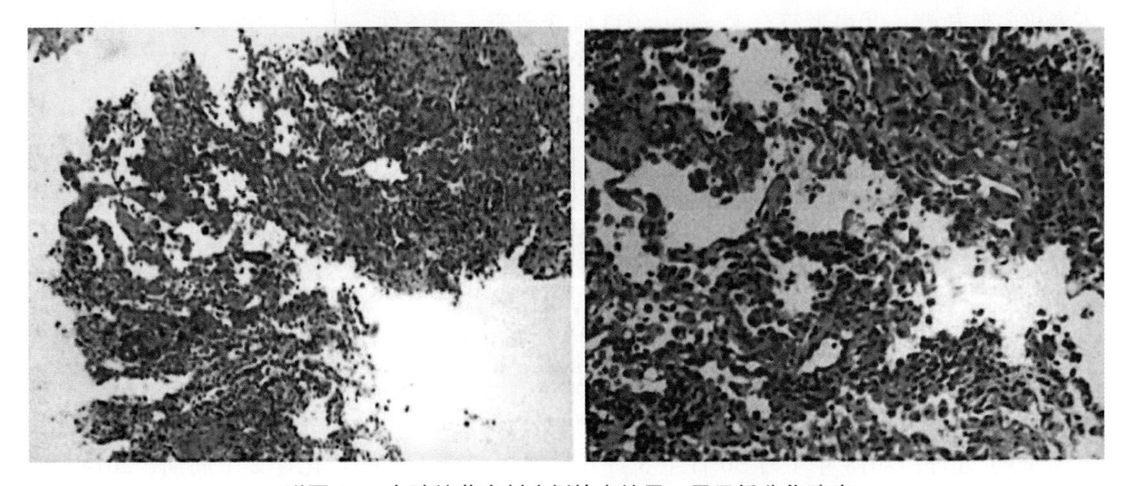

附图 19 右肺结节穿刺病例检查结果，显示低分化腺癌

基因检测（右肺穿刺组织，NGS，1021 个基因）：TMB 值 3（附表 1）。

附表 1　右肺穿刺组织基因检测结果

基因	变异	频率 / 拷贝数	提示敏感		提示耐药或无效	研究结论不一致
			FDA/CFDA 批准	临床试验	FDA/CFDA 批准	FDA/CFDA 批准
EGFR	p.L858R（EX21）	8.2%	吉非替尼 * 厄洛替尼 * 阿法替尼 * 埃克替尼 * 奥希替尼 *	达克替尼（Dacomitinib）AZD3759	ND	ND

基因	碱基改变	氨基酸改变	突变频率
EGFR	c. 2573T ＞ G	p.L858R	8.2%
KIT	c. 175A ＞ G	p.T59A	3.8%
NIRK3	c. 244T ＞ G	p.S82A	3.6%

（2）会诊意见：现患者肿瘤肺内转移，EGFR L858R 及 NTRK3 突变。①考虑 LOXO-101（拉罗替尼）针对 NTRK 突变效果好，但现在国内无药物；②患者刚结束左肺放疗，暂不考虑右肺放疗；③患者符合 Keynote-033 临床研究入组条件，需一线化疗后进展可入组，现可先行化疗，待化疗进展后再入组临床研究。

（3）处理：2017 年 6 月 22 日至 7 月 23 日予以“紫杉醇 + 卡铂”化疗 2 周期，疗效评价 SD。后因 Keynote-033 研究将 EGFR 突变患者排除，患者不愿继续化疗，改为口服“易瑞沙 250mg q.d.”靶向治疗。2017 年 9 月 19 日复查胸部 CT 示：双肺出现新的病灶。于 2017 年 9 月 25 日改为口服“阿法替尼 40mg q.d.”靶向治疗。疗效评价 SD。

4. 第四次 MDT（2018 年 1 月）

（1）案例介绍：复查 CT 结果见附图 20。

（2）会诊意见：现患者右肺上叶转移灶较前进展，余肺部病灶控制稳定，考虑联合多种方法治疗（靶向 + 化疗 + 放疗）。

（3）处理：2018 年 1 月 30 日至 3 月 6 日加用“培美曲塞”化疗 2 个周期，2018 年 3 月 19 日～4 月 8 日针对右肺上叶转移灶调强放疗 DT4500cGy/15F，疗效评价 SD。后继续“阿法替尼 40mg q.d.”靶向治疗。

5. 第五次 MDT（2018 年 7 月）

（1）案例介绍：评估前复查胸部 CT（附图 21），示左肺下叶结节较前增大。

（2）会诊意见：患者左下肺病灶进行性增大，考虑肿瘤转移，可在原靶向治疗基础上辅以局部放疗，同时配合抗血管生成治疗。

（3）处理：于 2018 年 10 月 30 日至 11 月 12 日针对左肺下叶转移灶调强放疗总量 DT4000cGy/10F。疗效评价 SD。继续口服“阿法替尼 40mg qd”靶向治疗及“恩度 15mg d1-7/21d”抗血管生成治疗至今，疗效稳定。

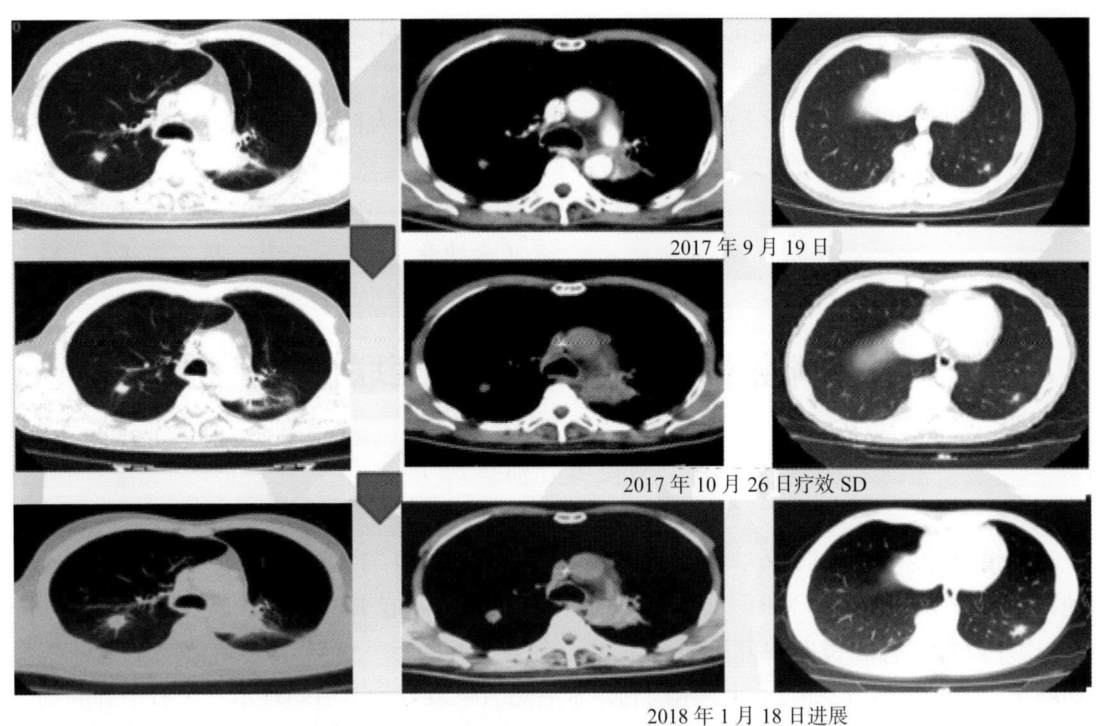

附图 20　患者第四次评估前复查胸部 CT 结果

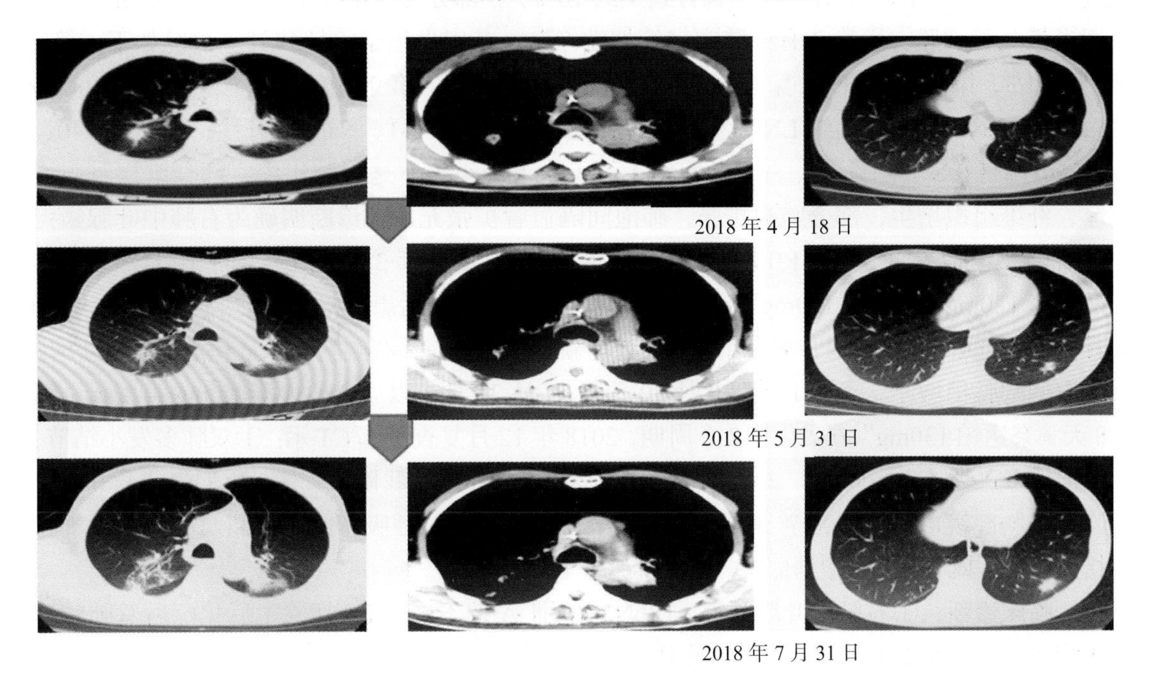

附图 21　患者第五次评估前复查胸部 CT 结果

案例诊治体会

1. 晚期肿瘤伴孤立转移灶的治疗外科介入很重要，能给此类患者带来较长的生存期。若患者不愿手术治疗，多种治疗手段的联合治疗也能给患者带来生存的获益。

2. 放疗在晚期肿瘤的局部控制治疗中起了很大的作用，是全身治疗的一个强有力的补充。

3. 晚期肿瘤的内科治疗是多种治疗手段相互融合、互为补充的过程，需准确评估患者的病情，选择最佳的治疗方案。

（朱坤寿　黄　诚　林　根　李建成）

四、腺鳞癌术后复发EGFR突变联合治疗1例

（福建省肿瘤医院）

病情介绍：吴某某，女，50岁。患者2017年12月1日体检时发现右肺占位就诊当地医院，骨ECT、颅脑MRI、腹部彩超、心电图、肺功能未见异常。近1个月体重下降2kg；外院行“胸腔镜右中叶肺癌根治术（右肺中叶切除＋纵隔淋巴结清扫＋下叶楔形切除）”，2017年12月29日手术顺利，术后患者恢复好。术后病理示：（右中肺肿物）腺鳞癌，肿瘤大小4.1cm×4.3cm，其中腺癌以腺泡为主型（约75%），部分为实性生长方式（约10%），部分为乳头样生长方式（约10%），部分为贴壁样生长方式（约5%）。肿瘤未累及脏胸膜，送检“右中肺支气管切端净”。各组淋巴结癌转移具体情况如下：第2组LN1/3，第4组LN1/1，第7组LN1/1，第8组LN0/1，第9组LN1/1，第10组LN0/2，第11组LN0/2，第12组LN0/1。IHC：腺癌：CK7、TTF-1、Napsin阳性；鳞癌：P40、CK5/6阳性，Syn阴性。（右上肺组织）、（右下肺组织）送检肺组织，部分脏层胸膜增厚，纤维组织增生，部分肺泡扩张，肺泡间隔血管扩张充血。诊断明确为右肺中叶腺鳞癌pT2bN2M0 ⅢA期不确定R0切除术后。术后患者于2018年2月3日～4月10日给予“多西他赛120mg+奈达铂130mg”术后辅助化疗4个周期，后患者未再继续治疗。2018年10月复查胸部CT示，①双肺多发小结节，较前新增，转移？②右侧胸腔少量积液，较前新增；③右侧胸膜稍增厚。于2018年10月20日～11月21日予以“吉西他滨1.6mg第1天、第8天＋奈达铂130mg”方案化疗2个周期，2018年12月复查胸部CT示：①双肺多发小结节，较前增多进展，考虑转移；②右侧胸腔积液较前吸收。转诊我院，查体：ECOG评分0分，胸壁呈胸腔镜术后外观，全身浅表淋巴结未及肿大，双肺呼吸音清，未闻及啰音。无杵状指（趾）。既往史：2型糖尿病、高血压病（1级）。

临床诊断：①右肺中叶腺鳞癌pT2bN2M0 ⅢA期不确定R0切除术后化疗后双肺转移化疗后进展；②2型糖尿病；③高血压病1级。

诊治经过：既往术后标本行免疫组化：CD3、CD4及CD8阳性淋巴细胞，效应T细胞PD-1个别阳性；肿瘤细胞PD-L1约35%阳性。

既往术后组织基因检测（组织，1021个基因，NGS），结果见附表2。

附表 2　既往术后组织基因检测

1.1　点突变，小片段的插入缺失检测结果

基因	转录本	碱基改变	氨基酸改变	功能区域	突变频率
EGFR	NM_005228.3	c.2573T ＞ G	p.L858R	EX21	49.3%
TP53	NM_000546.5	c. 832C ＞ T	p.P278S	EX8	27.8%
RB1	NM_000321.2	c.1215+1G ＞ T		IVS12	13.0%

1.2　拷贝数变异检测结果

基因	转录本	变异类型	功能区域	拷贝数
EGFR	NM_005228.3	扩增	all exon	1.7
ERBB2	NM_004448.2	扩增	all exon	1.6

1.3　融合基因检测结果

基因	转录本	变异类型	功能区域	突变频率
ND	ND	ND	ND	ND

MDT（2018 年 12 月）

（1）案例介绍：主要依据见附图 22 ～附图 25 与附表 3。

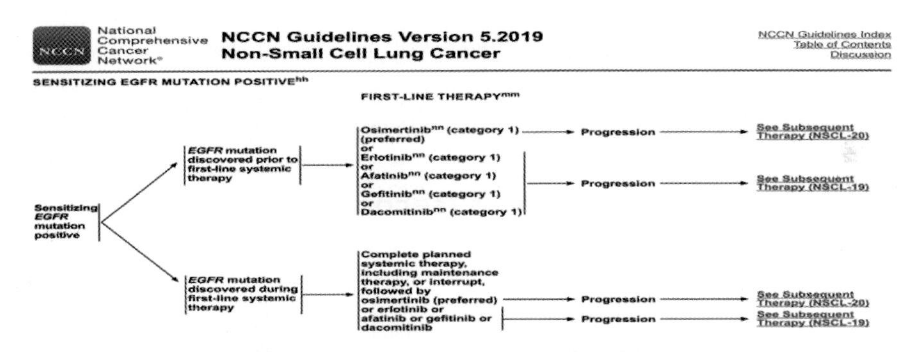

附图 22　NCCN 非小细胞肺癌诊断流程

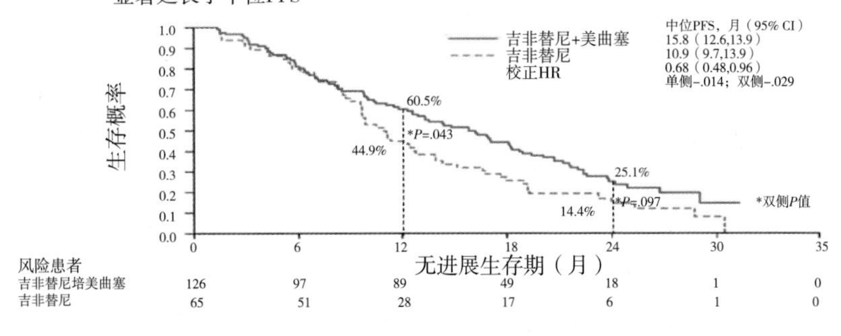

附图 23　吉非替尼单药和联合培美曲塞对生存率的影响

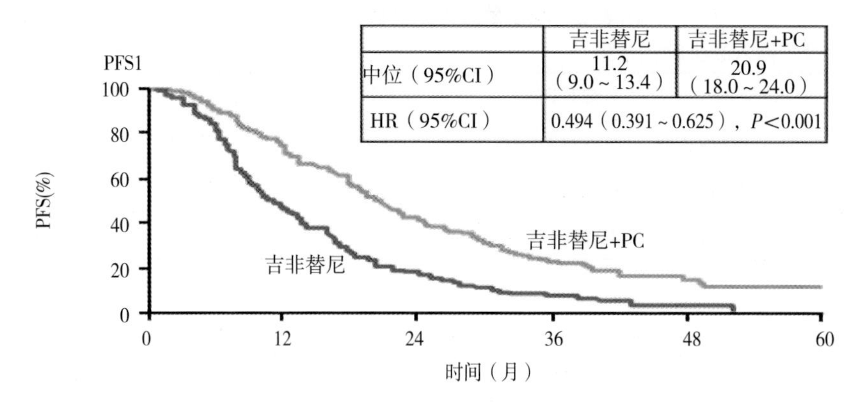

附图 24　吉非替尼单药和联合 PC 对 PSF 的影响

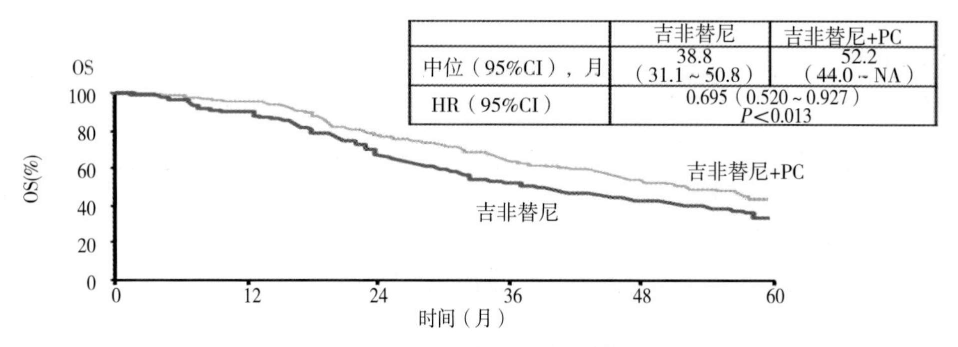

附图 25　吉非替尼单药和联合 PC 对 OS（%）的影响

附表 3　EGFG 二线治疗的 Mete 分析结果

Meta-analysis (second line)

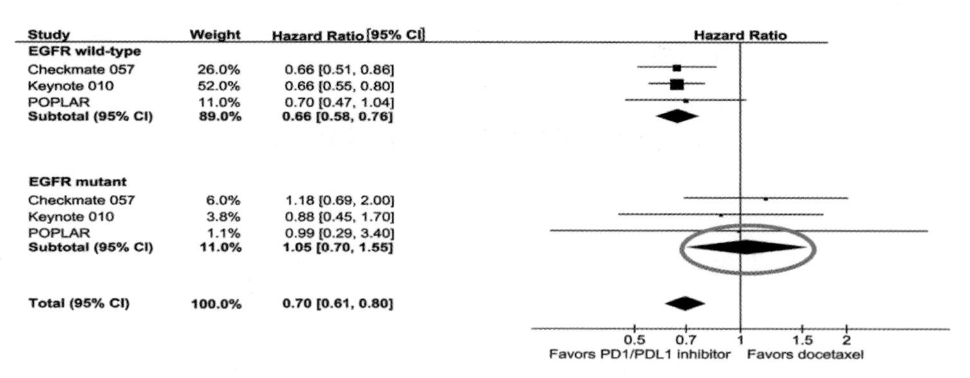

在EGFR突变患者的2线治疗，IO对于化疗没有更好的获益

（2）会诊意见：患者为腺鳞癌不确定 R0 切除术后化疗后复发，现已予以一线“吉西他滨 + 奈达铂”化疗。化疗期间出现病情进展，并检测出 EGFR L858R，可予以 EGFR-TKI 治疗。因一代 EGFR-TKI PFS 为 8～12 个月，为提高治疗效果，可考虑采取联合治疗的模式，

而吉非替尼联合培美曲塞 + 卡铂的治疗方案经过 NEJ009 及 Noronha 两个研究证实可延长患者的 PFS 及 OS，而 EGFR 突变患者免疫治疗疗效差，故考虑靶向与化疗联合的综合治疗方案。

（3）处理：2018 年 12 月 27 日至 6 月 27 日予以“培美曲塞 800mg”化疗 8 个周期，同时联合“阿法替尼 30mg q.d.”靶向治疗，最佳疗效评价 PR。

案例诊治体会

1. 腺鳞癌是非小细胞肺癌的一种少见亚型，占 4% ～ 9%，其诊断严格（腺癌和鳞癌成分的比例均不低于 10%），治疗方案尚无定论。

2. 腺鳞癌Ⅳ期伴 EGFR 突变，根据本研究小组研究结果，其治疗疗效略差于腺癌但优于鳞癌，需采用联合治疗模式加强疗效，采用多种治疗手段合用（靶向 + 化疗）提高 EGFR-TKI 治疗效果。

（朱坤寿　黄　诚　林　根　李建成　何志勇）

五、右上肺Ⅳ B 期腺鳞癌骨转移伴疼痛治疗 1 例

（广东省人民医院肿瘤中心）

病情介绍：戴某某，女性，58 岁。患者因“胸腰痛 2 个月，加重 1 个月，咳嗽、咳血丝痰”于 2017 年 4 月 8 日入院。PET-CT 检查提示：①右肺上叶尖段结节；②结节大小为 2.5cm × 2.0cm × 2.7cm，SUV_{max} 8.2，考虑右上肺周围型肺癌；③余部位未见恶性肿瘤代谢征象，诊断“肺占位性病变（右上肺恶性肿瘤 cT1cN0M0 IA3 期）”，排除手术禁忌证，于 2017 年 4 月 11 日全身麻醉下行右上肺叶切除术 + 纵隔淋巴结清扫术，术程顺利，术后恢复良好。术后病理报告示：（右上肺肿物）肺腺鳞癌，腺癌约占 70%，鳞状细胞癌约占 30%，淋巴结未见癌转移；分子检测结果：EGFR L858R（+），ALK（–）。3 个月后患者开始出现双侧胸痛，左侧较为明显，阵发性隐痛，间有背痛，疼痛进行性加重，曾予以“泰勒宁”镇痛治疗效果欠佳，予以“奥施康定 10mg q.12h.”治疗，疼痛仍反复。2017 年 9 月 2 日外院门诊行胸椎 CT 检查，结果提示“胸 8 椎体左侧骨质破坏，未排除骨转移所致，建议进一步检查”，于 2017 年 10 月 9 日开始给予易瑞沙抗肿瘤治疗，10 日后行经皮骨水泥填塞术（T_8 病灶），最佳疗效为 PR。2018 年 4 月患者胸痛开始较前加重，给予泰勒宁 + 奥施康定止痛治疗，在我院门诊完善椎体 MRI：考虑 T_7、T_8、T_{11} 椎体转移瘤，PFS1 是 7 个月。

2018 年 6 月 15 日至我院就诊，抽血查 NGS（附表 4）；请放疗科医师会诊，制订 T_7、T_8、T_{11} 处放疗，DT 30Gy/10 次，过程顺利。NGS 结果提示患者 EGFR L858R（+）T790M（+），经科室讨论，认为患者目前属于局部进展，建议患者继续口服易瑞沙治疗并完成椎体局部放疗。2018 年 7 月 5 日患者复查胸部 + 上腹增强 CT：右肺癌术后，右肺上叶术后缺如，对比 2018 年 5 月 9 日 CT 片：右肺中叶新发结节影，做肺穿刺 NGS 检查

（附表 5），考虑转移并 T_8 椎体改变，考虑转移合并病理性压缩性骨折；病变累及 T_9 椎体后上缘。疗效评价 PD，PFS2 为 3 个月，患者改服泰瑞沙治疗。

附表 4　患者 2018 年 5 月 30 日血液 NGS 检查结果

肿瘤特有突变*			
基因	变异	突变型	丰度*
EGFR	p.T790M 第 20 外显子突变	p.T790M（c.C2369T）	0.4%
EGFR	p.L858R 第 21 外显子突变	p.L858R（c.T2573G）	0.6%

附表 5　患者 2018 年 12 月 19 日肺穿刺 NGS 检查结果

肿瘤特有突变*				
基因	变异	突变型	血浆丰度*	组织丰度*
EGFR	p.L858R 第 21 外显子突变	c.2573T ＞ G（p.L858R）	6.2%	20.2%
EGFR	基因扩增	-	-	2.1 倍
FGFR3	FGFR3 ～ LDB2 融合	FGFR3：exon3 ～ LDB2：exon2	1.2%	2.7%
MET	基因扩增	-	-	3.7 倍
SLC34A2	p.K660N 第 13 外显子突变	c.1980G ＞ T（p.K660N）	1.1%	7.6%
TP53	p.H214R 第 6 外显子突变	c.641A ＞ G（p.H214R）	3.7%	27.4%

2018 年 8 月 29 日复查 CT，对比 2018 年 7 月 5 日胸腹增强 CT，无可测量靶病灶，患者症状较前明显好转，综合评价 PR。2018 年 10 月 24 日复查胸部 + 上腹增强 CT：显示右肺癌术后，右肺上叶术后缺如，对比 2018 年 8 月 29 日 CT：右肺中叶外侧段结节影，考虑转移可能性大，较前增大；T_8 椎体及双侧附件、T_9 椎体改变，考虑转移，并 T_8 椎体病理性压缩性骨折，同前相仿，考虑疾病进展，PFS 是 3.3 个月。经科室讨论后，患者目前接受二线奥希替尼治疗，既往 2018 年 7 月 5 日及 2018 年 8 月 29 日胸腹增强 CT 均无靶病灶可评价，2018 年 10 月 23 日胸腹增强 CT 所示病灶较前增大，属于非靶病灶进展，患者目前无明显临床症状，建议患者继续服用奥希替尼，1 个月后复查胸腹增强 CT，如病灶再次进展，再行病理活检明确诊断及基因检测。近来患者诉腰背部疼痛较前加重，多次复查 CT 结果见附图 26。为进一步治疗入院。既往史及个人史无特殊。

临床诊断：右上肺腺鳞癌 rT4N0M1c（$T_{7\sim9}$、T_{11} 椎体及附件）Ⅳ B 期（the 8th）；EGFR L858R（+）；T790M（+）；MET（IHC）90%*3+，MET FISH（–）；PDL1 25%（SP142）；

诊治经过

1. 第一次 MDT（2019 年 7 月 10 日）

（1）案例介绍：目前主要的问题是患者经皮骨水泥局部治疗后曾疼痛缓解，后来又开始出现疼痛加重，怎么缓解这个局部疼痛，还能不能做局部放疗？

（2）会诊意见：从患者整个病程来看，一线吉非替尼 PFS 只有 7 个月，二线泰瑞莎 PFS 是 3.3 个月，三线目前联合克唑替尼 PFS 是 5 个多月，都没有达到中位 PFS，从 CT 上看，虽然肺部病灶稳定，但是骨及软组织附近可见非靶病灶进展趋势，如果骨扫描的话，可能骨已经多处进展了，如果没有其他方案的话，是不是可以采用IMPOWER150免疫治疗；目前 T_8 椎体边新出现的高密度影，会不会是骨水泥流出来的？考虑目前患者疼痛严重影响生活，根据大家的讨论意见，请神经内科、疼痛科及影像科会诊，评估疼痛平面、性质，明确疼痛来源再确定下一步治疗。

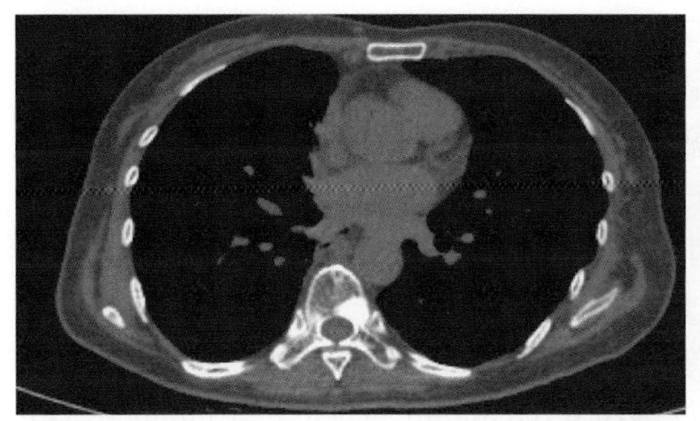
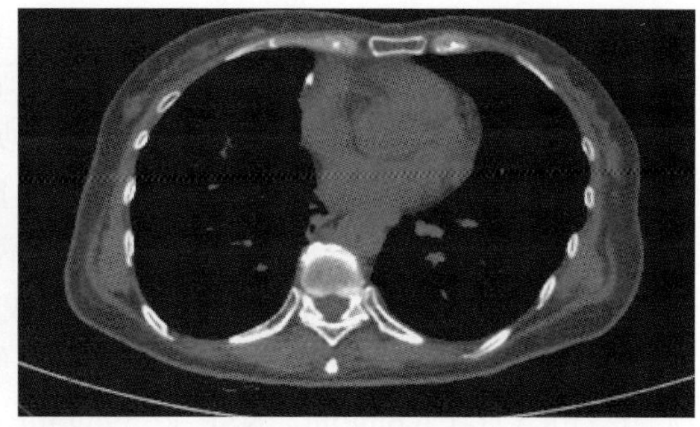

2019 年 4 月 26 日

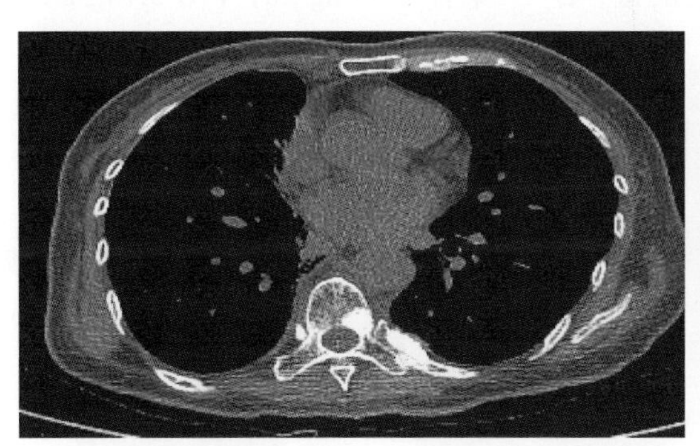
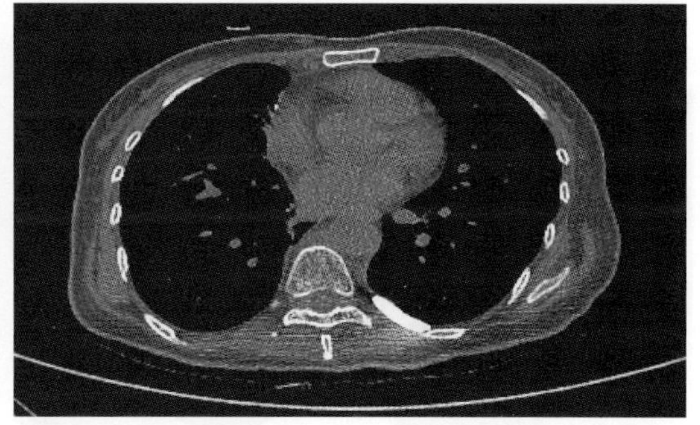

2019 年 7 月 9 日

附图 26　患者 2019 年以来复查 CT 结果

2. 第二次 MDT（2019 年 7 月 17 日）

会诊意见：放射科考虑骨水泥漏，密度太高，平面无结构，形状不规则。疼痛科考虑目前口服奥施康定疼痛症状可控制，继续奥施康定镇痛治疗；于 2019 年 8 月 9 日收入放疗科行 $T_{7\sim8}$ 区域再程放疗，行大分割放疗，IMRT PTV 20Gy/4F。继续服用奥希替尼 + 克唑替尼治疗。

治疗结果随访： 患者于 2019 年 8 月 29 日结束放疗，胸背疼痛部分缓解，由 NRS 7 分减至 3 分。出院 3 天后疼痛突然加重，出院 7 天后双侧下肢麻木，无法活动，考虑肿瘤压迫导致，停用靶向药物，当地行药物镇痛及营养支持。2019 年 11 月 5 日患者临床死亡。

案例诊治体会： 对于晚期多线治疗患者疼痛的治疗，除了三阶梯药物镇痛，临床上常会遇到更加复杂的情形，骨水泥治疗的并发症如骨水泥漏，其发生率达 58.2%。骨水泥漏是椎体成形术后常见的并发症，这个病例经过 MDT 多学科的讨论，明确了患者骨水泥漏的存在同时合并局部骨转移进展，经过局部治疗后患者再次症状缓解。

（李安娜　陈华军）

六、晚期右上肺鳞腺癌伴肠系膜肿瘤诊疗 1 例

（广东省人民医院肿瘤中心）

病情介绍：患者欧阳某某，男性，68 岁。2019 年 5 月中旬出现腹痛，无压痛，反跳痛，无其他不适。当地人民医院就诊 CT 提示右肺占位以及腹部肿块，2019 年 6 月 13 日进一步在影像中心行 PET-CT 提示：①右前上纵隔可见一代谢异常增高影，大小约 4.7cm × 4.5cm，SUV_{max} 最大值为 15.2，考虑为恶性肿瘤；②右下腹小肠系膜区团块状高代谢病灶，考虑恶性。患者为进一步治疗，收入我院。既往有痛风病史 8 年，规律服用非布司他治疗，自诉控制效果可。吸烟 40 余年，30 ～ 40 支 / 天，现戒烟 11 年。

入院时的辅助检查：心电图正常；影像学结果如附图 27。检验结果：肿瘤标志物，CYFRA21-1 6.6ng/ml，NSE 12.59ng/ml，CA19-9 0.63ng/ml，CEA 2.14 ng/ml ；AFP 6.55ng/ml；肝功酶 + 胆红素 + 肾功能电解质正常；D- 二聚体 1190ng/ml，FIB 5.14g/L，INR、APTT、PT 正常。

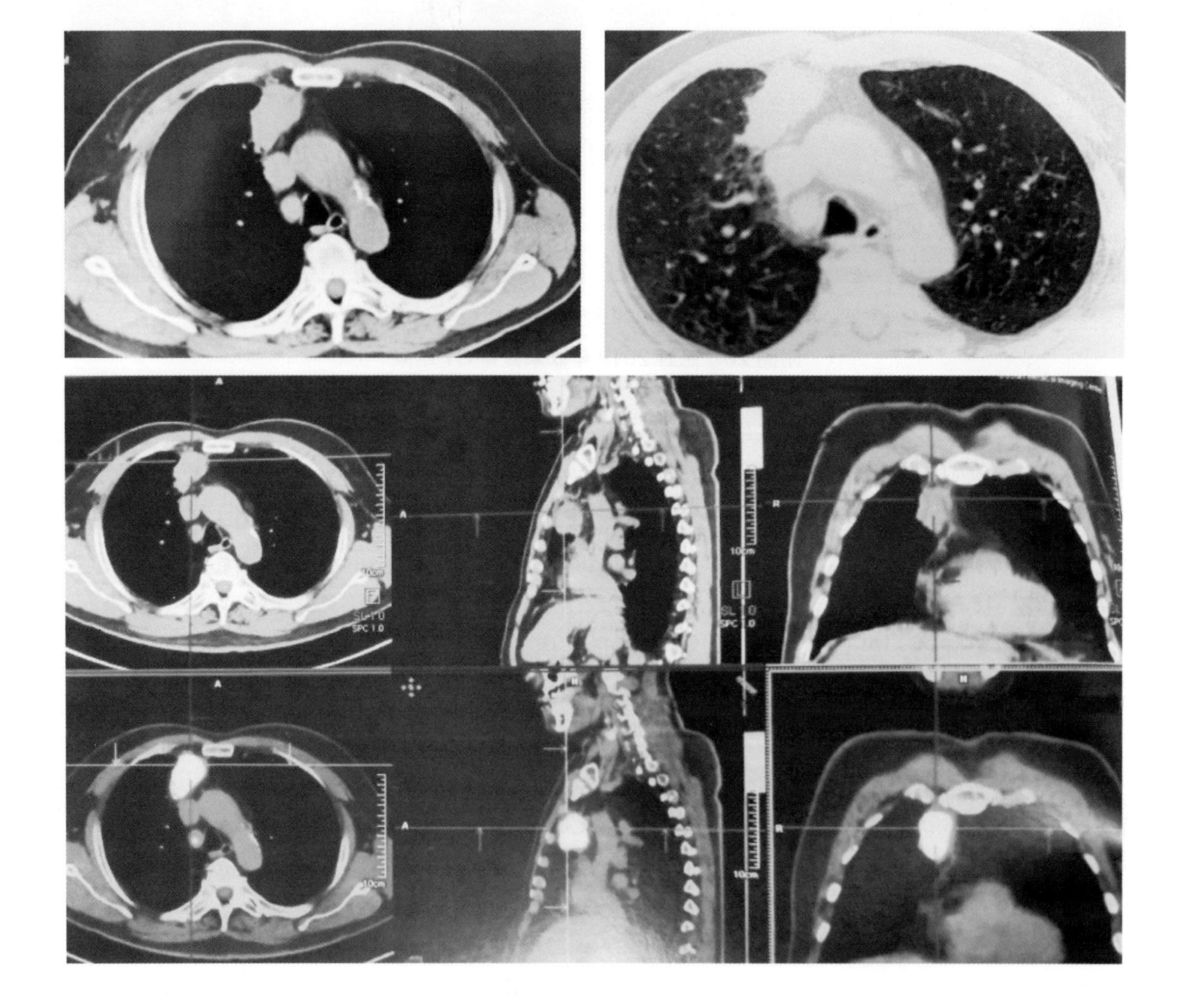

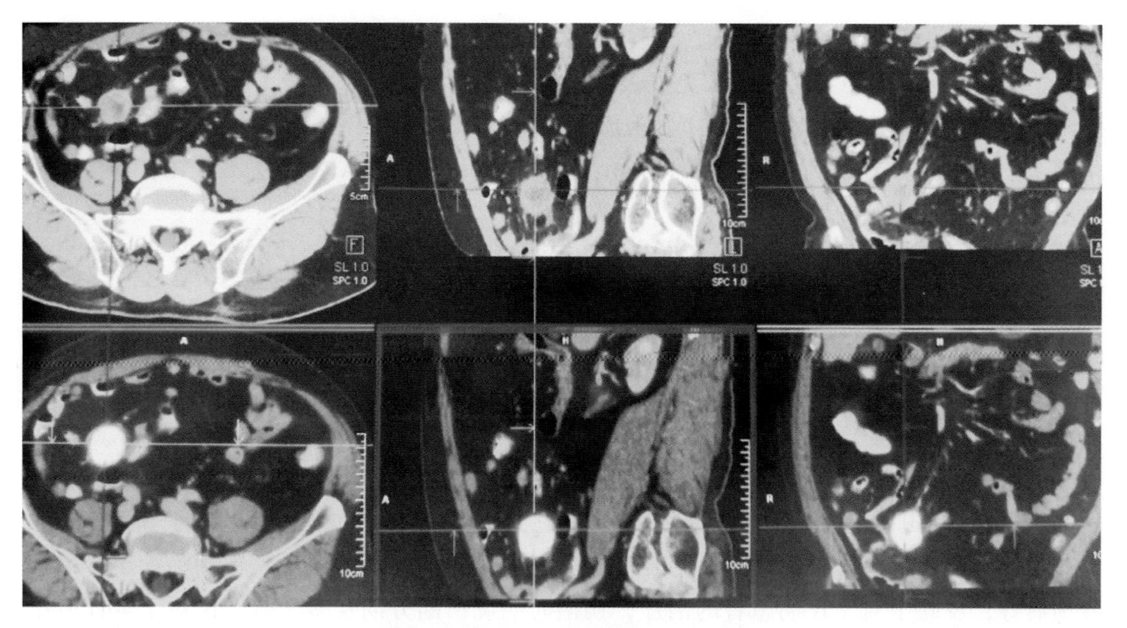

附图 27　患者入院时影像学检查结果

临床诊断：①肺肿物（右上肺癌？）；②腹腔肿物，肠系膜继发恶性肿瘤？

诊治经过：入院后经组内讨论后，考虑腹部病灶为第二原发癌，遂决定先行处理肺部病灶，诊断：右上肺癌 cT2bN2M0 Ⅲ A 期；2019 年 6 月 25 日行右上肺叶切除术，术中发现肿物与前上纵隔胸壁以及心包腔静脉开口处粘连紧密，考虑肿物侵犯纵隔及心包，术中冷冻提示：分化差的癌；上叶淋巴结可见癌转移（具体见附表 6）。

附表 6　患者病理诊断结果一览表

病理诊断：	（右上肺肺叶）①分化差的癌，待免疫组化协助分型。②肺肿瘤及肺组织内可见少量散在圆形钙化，考虑为钙化的寄生虫虫卵的可能，建议临床进一步检查以明确诊断 - 肿瘤最大径约 5.0cm - 肿瘤侵犯肺脏层胸膜及周边脂肪组织（请结合手术所见） - 未见脉管癌栓，可见神经束侵犯 -“支气管切缘”支气管组织，未见癌 - 免疫组化及分子检测结果待补充报告

术后诊断：右上肺鳞腺癌（腺癌约占 20%，鳞癌约占 80%）pT4N2M0 Ⅲ B 期伴肠系膜原发恶性肿瘤或右上肺鳞腺癌 pT4N2M1b Ⅳ A 期（肠系膜转移）？

MDT 讨论（2019 年 7 月 10 日）

（1）案例介绍：2019 年 7 月 18 日行胃肠镜及消化道造影，提示：①慢性浅表性胃窦炎伴糜烂，幽门螺杆菌（Hp）阴性；②结肠息肉，已钳除；③痔。手术取出肠系膜肿块进行进一步化验，明确分期诊断，并根据手术结果决定下一步治疗方案。2019 年 7 月 24 日行腹腔镜检查术（中转开腹）+ 剖腹探查术 + 肠粘连松解术 + 小肠部分切除术 + 脐成形术，切除肠系膜肿物及部分小肠；病理回报：（末端回肠系膜肿物）。本例肿瘤与患者右上肺肿瘤（病理号 1936523）之形态及免疫表型一致，考虑继发性腺鳞癌（腺癌约占 20%，鳞癌约占 80%），肺来源。诊断：右上肺鳞腺癌 pT4N2M1b（肠系膜）Ⅳ A 期。基因检测：ALK 基因无断裂（6%，参考阈值 >15%）。EGFR 基因检测（ARMS 法）：18、19、20、21 外显子均未见突变。PD-L1（22C3）（约 85%+）。

（2）会诊意见：肠系膜肿块是原发或转移？患者目前胸部手术是否完全性切除暂不明确，目前应联系胃肠外科行腹部腔镜手术。

（3）处理：2019 年 8 月 21 日至 2020 年 8 月 14 日给予 16 个周期的 Keytruda 200mg 单药免疫治疗，目前病情稳定，PS 评分 1 分，无明显不良反应，2020 年 6 月 9 日复查 CT 提示右肺上叶术后复查未见肿瘤。

案例诊治体会：肺癌孤立肠系膜转移属于罕见，与原发性腹膜肿瘤难以鉴别。该患者入院后经过 MDT 讨论及多个学科治疗，最终明确诊断为肺癌肠系膜转移；属于寡转移的患者，经过原发灶 + 转移灶的切除，结合 PD-L1 的高表达，术后予以免疫单药治疗至今，患者预后好，反映了对于Ⅳ期患者的治疗，初治时明确诊断分期及多学科讨论对于全程治疗的重要性。

（李安娜　陈华军）

七、晚期肺鳞癌孤立性转移诊疗 1 例

（湖南省肿瘤医院）

病情介绍：患者，男性，58 岁。患者自诉“左下肢疼痛 4 个月”就诊。2018 年 7 月 18 日患者发病，陆续做了检查。膝关节 CT 示：左胫骨平台外侧缘占位，骨质破坏，大小约 37mm × 32mm，性质待定，考虑肿瘤性病变，软骨肉瘤？胸部 CT 报告示：①右上肺占位性病变，性质待查，右上叶中央型肺癌并阻塞性肺炎；②冠状动脉钙化。支气管镜示：右上叶前支可见新生物阻塞，不能窥及远端，余 1 ～ 4 级支气管黏膜充血肿胀，表面光滑，管腔通畅。镜检诊断右上叶前支病变：癌？病理诊断为（右上叶）见少量角化型鳞癌（2018 年 7 月 25 日）。左胫骨上段中 - 高分化鳞癌，结合临床影像学检查，不排除肺来源可能。免疫组化：CK5/6（+），P40（+），Ki-67（60%+），TTF-1（–），NapsinA（–），CK7（–），P63（+）。PET/CT 报告：①右上肺门区软组织密度结节影（大小约 2.3 cm × 1.8cm），PET-CT 于相应部位异常放射性浓缩影，右肺上叶见斑状阴影，考虑肺癌阻塞性肺炎及肺段不张；②左胫骨平台转移瘤；③甲状腺左叶低密度结节影（大小约 0.8cm），PET-CT 于相应部位未见异常放射性浓缩影，考虑结节性甲状腺肿可能性大；④双侧颈部淋巴结增生；左上肺尖钙化灶；⑤肝脏多发性囊肿，腹主动脉瘤；⑥全身其他部位未见异常。PD-L1（22C3）：60%。既往有高血压病史 7 年余，最高血压 160/100mmHg。口服马来酸依拉普利 5mg 每天 1 次，苯磺酸氨氯地平 5mg 每天 1 次，自诉血压控制尚可；“2 型糖尿病”3 月余，

自诉血糖控制尚可，未规律服用降血糖药物。吸烟 40 余年，2 包 / 天，现已戒烟。无饮酒史。

临床诊断：①原发性支气管肺癌 右上肺中央型 鳞癌 cT1N1M1 Ⅳ期 左胫骨转移；②高血压 2 级，高危组；③ 2 型糖尿病。

诊治经过

1. 第一次 MDT

（1）会诊意见：建议 2 周化疗后再决定是否行手术切除肺部、左胫骨肿瘤。

（2）处理：2018 年 7 月 31 日给予 nab-PTX/C 方案化疗：白蛋白紫杉醇 100mg/m^2 第 1 天、第 8 天、第 15 天 + 卡铂第 1 天 AUC=5 ；2018 年 8 月 24 日行 nab-PTX/C 方案 + Keytruda 免疫治疗 1 个周期：白蛋白紫杉醇 100mg/m^2 第 1 天、第 8 天、第 15 天 + 卡铂 第 1 天 AUC=5 +Keytruda 200mg 第 1 天。

（3）案例介绍：2018 年 9 月 17 日复查 PET-CT（附图 28）。结果示：①右上肺近肺门区软组织密度结节影，PET-CT 于相应部位见淡淡放射性浓聚影，考虑肺癌治疗后，局部肿瘤细胞处于代谢抑制状态；②左侧胫骨上段骨质破坏，PET-CT 于相应部位未见异常放射性浓聚影，考虑骨转移治疗后，局部肿瘤细胞仍处于代谢活跃状态；③全身其他部位未见明显异常。

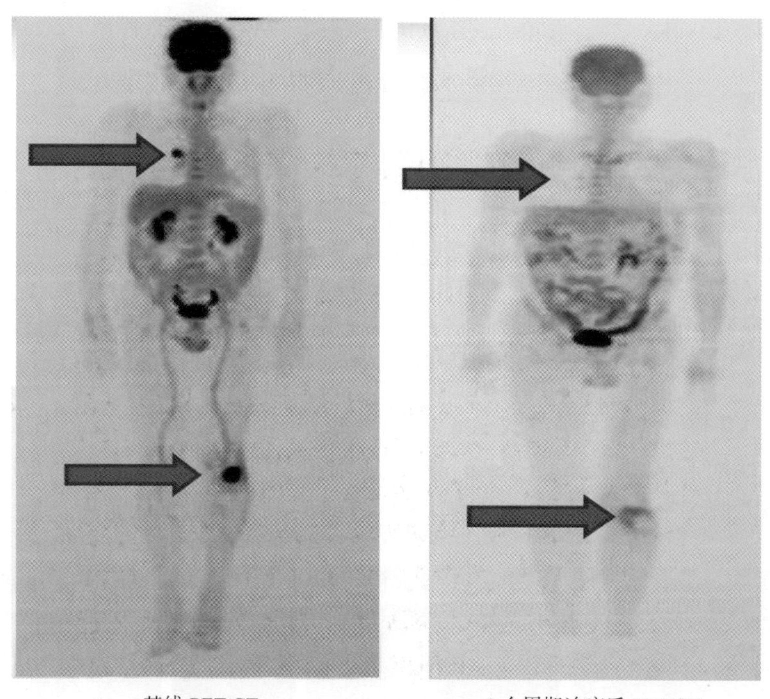

基线 PET-CT　　2 个周期治疗后 PET-CT

附图 28　患者接受一线治疗后复查 PET-CT 结果

2. 第二次 MDT

（1）会诊意见：建议再行 1 个周期的 nab-PTX/C +Keytruda 免疫治疗后，于骨科行左膝关节置换术，待患者术后恢复于胸外科行胸部病灶切除术；同时完善左侧胫腓骨 MRI 检查。

（2）处理：复查左膝关节 MRI 提示左侧胫骨转移瘤可能性大。于 2018 年 10 月 16 日在全身麻醉下行左胫骨瘤段切除 + 肿瘤关节假体置换 + 腓肠肌内侧头转移重建 + 取皮植皮 +VSD 覆盖术。2018 年 11 月 6 日行第 4 个周期 nab-PTX/C+Keytruda 方案化疗；2018 年 12 月 13 日行 Keytruda 单药，维持治疗 1 个周期后完善肺部肿瘤术前检查（附图 29）。

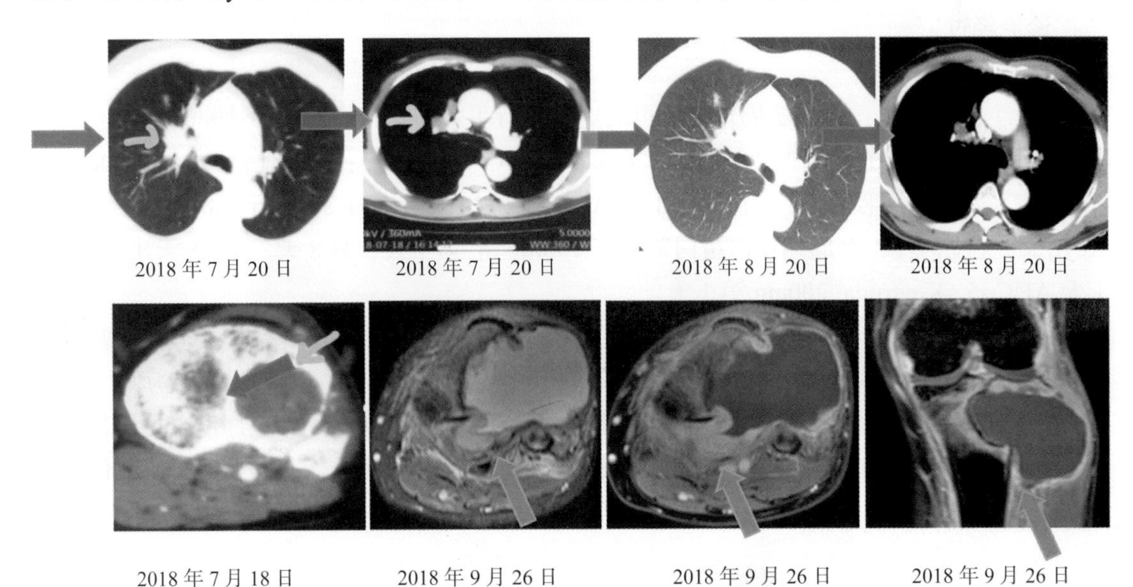

附图 29　患者完善肺部（上图）和左膝关节 MRI 结果

复查支气管镜，见右上叶前段浸润样新生物，管腔堵塞，内镜无法通过，未活检；余各级支气管黏膜表面光滑，管腔通畅，腔内未见新生物。左肺各级支气管黏膜表面光滑，管腔通畅，腔内未见新生物。2019 年 1 月 10 日行右肺癌根治术。

（3）案例介绍：胫骨术后病理提示：①左胫骨上段肿物中分化鳞癌，结合病史考虑肺癌骨转移；②肌肉切缘未见癌累及。肺癌根治术后病理提示：①（右上肺）见分化较差的癌，结合免疫组化符合鳞癌，中 - 低分化，肿块直径约 1.3cm；②淋巴结：（2.4 组）6 枚、（7.8 组）4 枚、（10 组）7 枚、（11 组）6 枚、（12 组）2 枚均未见癌转移；③右主支气管残端、右中间支气管残端均未见癌。CK+ CK5/6+ P40+（附图 30）。术后复查肺部 CT：未见明显肿瘤残留，复查左膝关节 X 线片：左膝关节术后改变，未见明显肿瘤复发迹象（附图 31）。

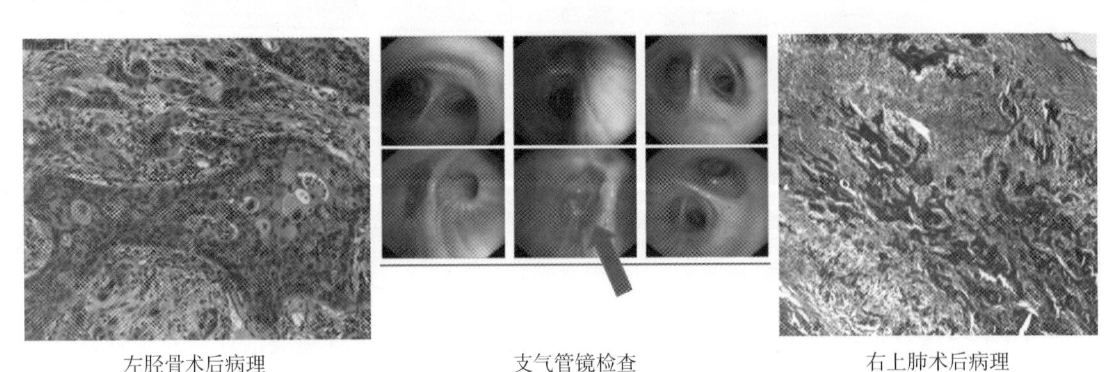

附图 30　患者一线治疗手术后病理及支气管镜复查结果

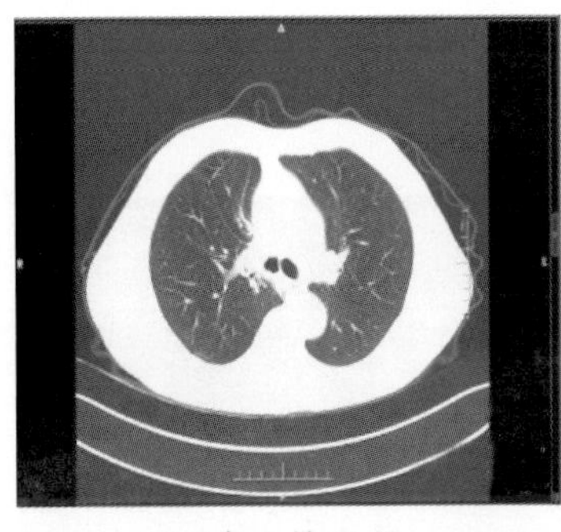
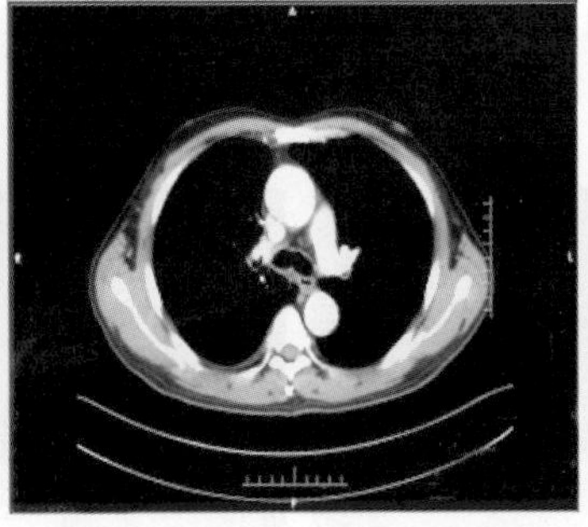
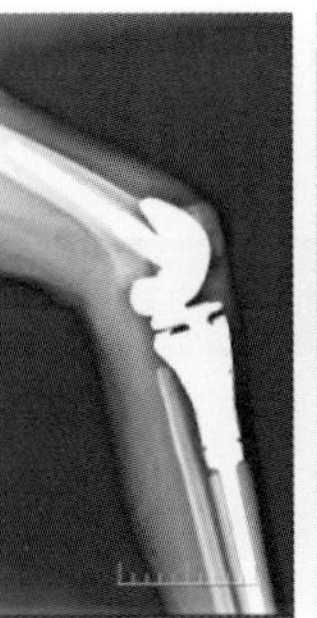
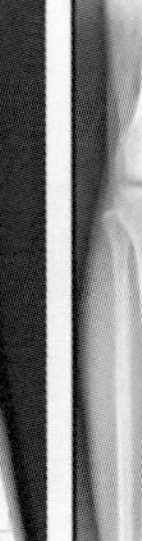
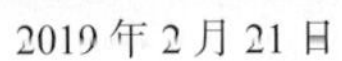

2019 年 2 月 21 日　　2019 年 2 月 21 日　　2019 年 2 月 21 日　　2019 年 2 月 21 日

附图 31　患者术后复查肺部 CT 和左膝关节 X 线片结果

3. 第三次 MDT

（1）会诊意见：2019 年 5 月 6 日复查胸腹盆腔 CT 示，①右肺呈术后改变，右中肺少许炎性病变。右下肺胸膜下结节较前缩小；右侧少量胸腔积液较前减少。②左侧髋臼骨质密度异常，考虑骨转移瘤可能性大。复查 PET-CT 提示：①右肺呈术后改变；现右肺门区软组织稍增厚，PET 于相应部位见片状放射性浓聚影，考虑淋巴结增生可能性大。②左膝关节置换术后改变。③现左侧髂骨转移瘤。④全身其他部位未见明显异常（附图 32）。会诊意见为一线治疗进展，一线治疗 PFS 9.5 个月。建议局部放疗及开始二线治疗。

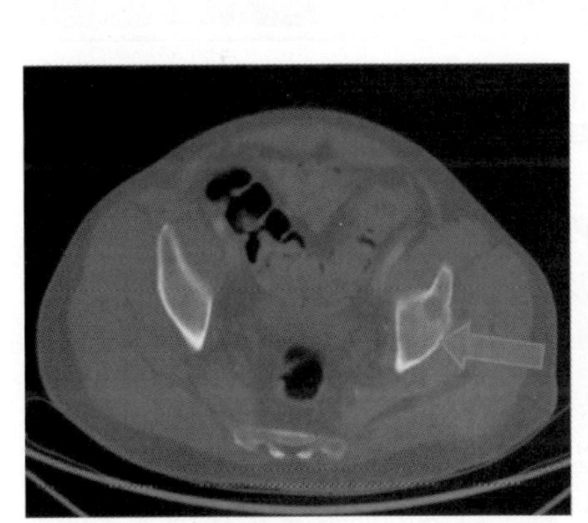
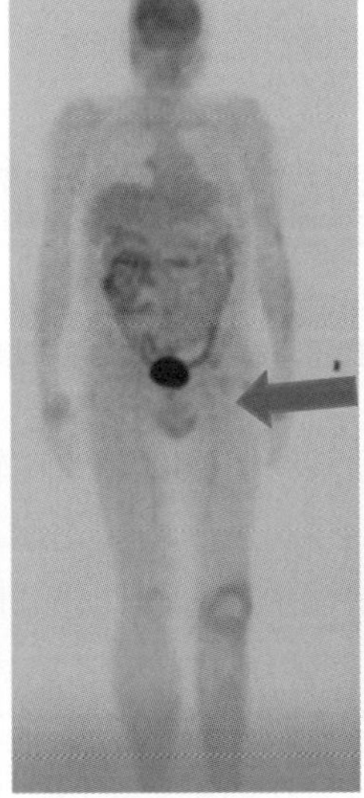
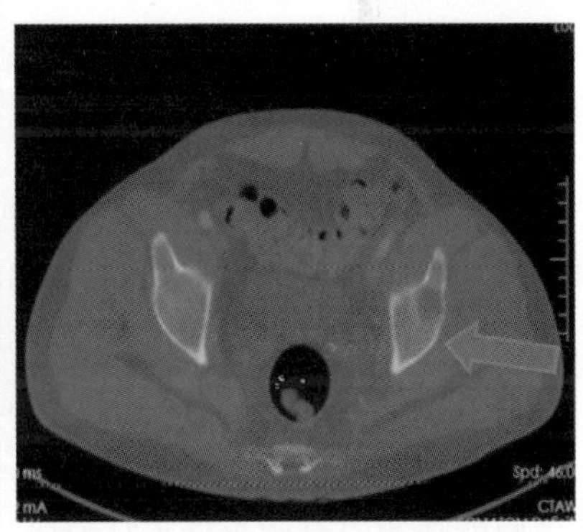

2019 年 5 月 6 日　　2019 年 5 月 8 日　　2019 年 6 月 19 日

附图 32　患者复查胸腹盆腔 CT 和 PET-CT 结果

（2）处理：2019 年 5 月 27 日开始放疗。放疗方案：95%PTV：3000cGy/ 300cGy/10f/ 12d，95%PGTV:4500 cGy/450 cGy/10f/12d。二线治疗：2019 年 6 月 20 日开始 Keytruda 200mg 第 1 天 + 安罗替尼 8mg 第 1 ～ 14 天 q21d 共 6 个周期。2019 年 9 月 22 日行 nab-PTX/C + Keytruda 方案化疗 1 个周期。

（3）案例介绍评估：放疗后 2019 年 6 月复查。胸腹盆腔 CT 示：①右肺呈术后改变，右中肺少许炎性病变。右下肺胸膜下结节大致同前；右侧少量胸腔积液较前减少。②左侧髋臼异常骨质密度灶较前稍增大（附图 33）。

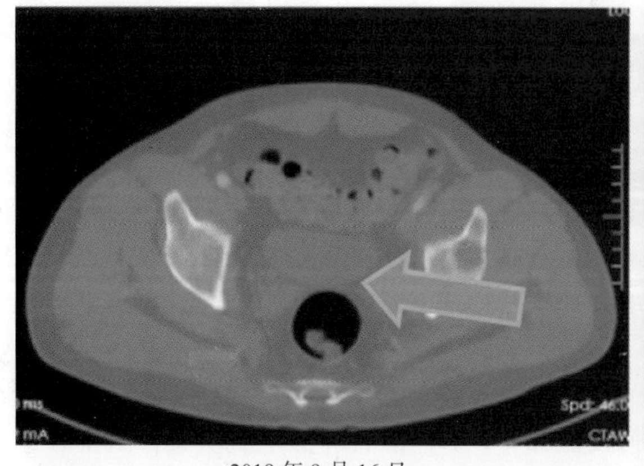

2019 年 9 月 16 日　　　　2019 年 12 月 25 日

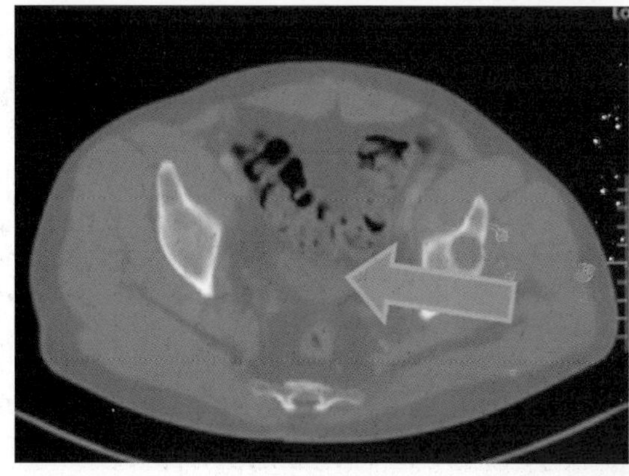

2020 年 3 月 20 日

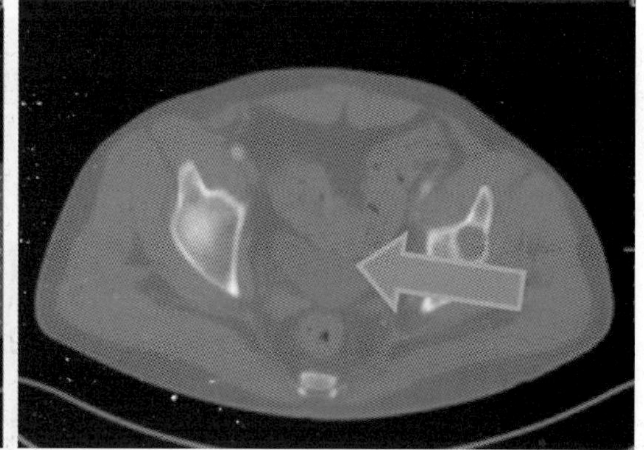

2020 年 6 月 25 日

附图 33　患者二线治疗后复查胸腹盆腔 CT 结果

案例诊治体会：这是一个驱动基因阴性、孤立性转移的晚期肺鳞癌病例，患者经历了原发肿瘤和孤立性转移瘤的手术治疗、围手术期化疗及免疫治疗、进展后姑息放疗、免疫治疗联合抗血管生成治疗等多种治疗手段，有外科、内科、放疗科等多学科参与，体现了 MDT 在个体化治疗中的作用。晚期肺癌患者孤立性转移局部治疗，作为 NCCN 指南推荐的可选策略，局部治疗的时机尤为重要；免疫治疗作为近年来的热点，不仅成为晚期肺癌及局部晚期患者同步放化疗后维持治疗的重要手段，且越来越多的研究聚焦在围手术期治疗。免疫治疗与抗血管生成治疗的联合更是免疫治疗领域的热点，原则上免疫治疗和抗血管生成治疗均是针对肿瘤微环境，具有协同作用，抗血管生成治疗尤其是小分子抗血管生成药物与免疫检查点抑制剂的联合必将为患者带来新的希望。

（刘　利　杨海燕　杨　农）

八、小细胞肺癌全程治疗 1 例

（湖南省肿瘤医院）

病情介绍：患者，女性，42 岁。因“咳嗽 1 年余，痰血 10 余天，右髂骨疼痛 5 天”于 2017 年 5 月 3 日入院。查体：PS 评分为 1，全身浅表淋巴结未扪及，心腹查体无异常。右髂骨处压痛。辅助检查 PET-CT 发现左下肺肿块，考虑肿瘤性病变可能性大，右锁骨上、左肺门及纵隔淋巴结肿大，右侧髂骨见片状低密度影，考虑转移（附图 34）。头部 MRI 正常。细胞学检查找到癌细胞，病理：HE 结合免疫组化，符合小细胞癌。免疫组化报告：CK-P+/-，TTF-1+，CD45-，CK7-，P63-，CK5/6-，Syn+，CgA+，CD56+，Napsin-。既往史、个人史无特殊。

临床诊断：原发性支气管肺癌（左肺，小细胞，广泛期）；右侧髂骨转移。

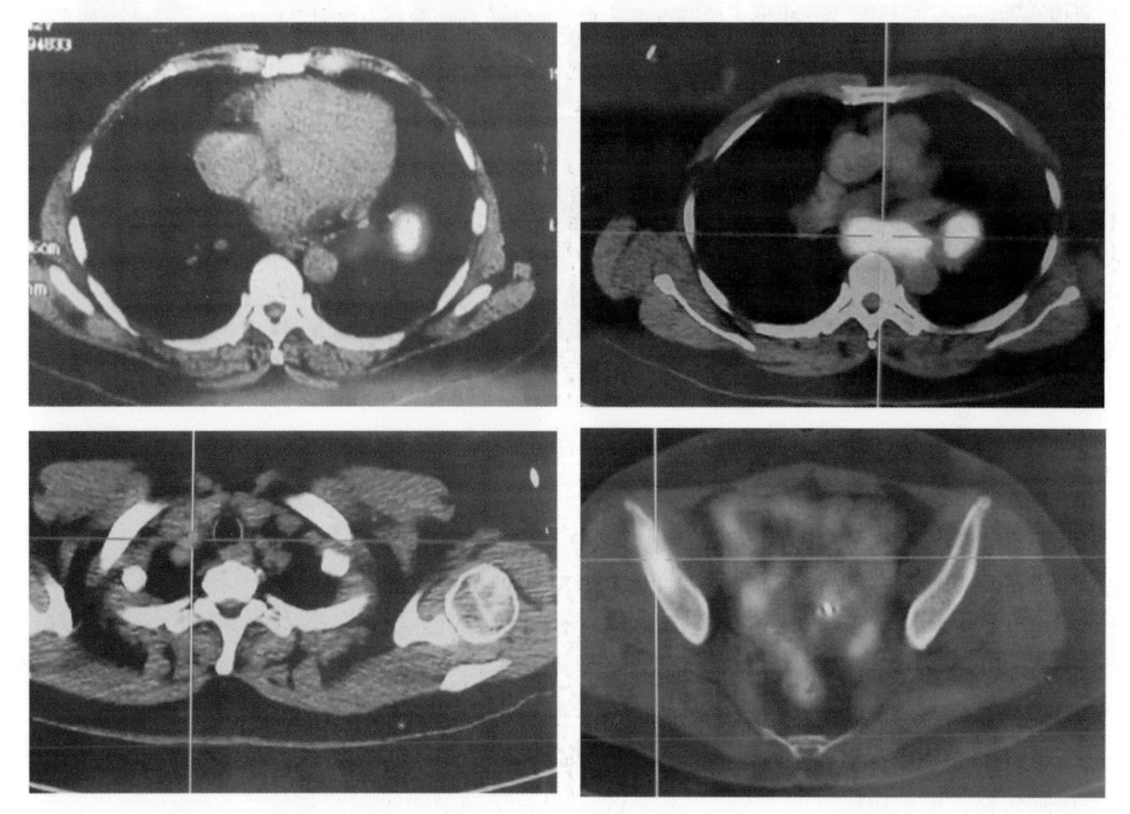

附图 34　患者 PET-CT 结果，显示左下肺肿块，考虑肿瘤性病变可能性大，右锁骨上、左肺门、纵隔淋巴结肿大，右侧髂骨见片状低密度影，考虑转移

诊治经过

1. 有关一线治疗 MDT 讨论

（1）处理：于 2017 年 5 月至 9 月 6 日行 6 个周期 EP 方案化疗（依托泊苷 0.16g 第 1 ～ 3 天顺铂 120mg），同时予以唑来膦酸抗骨质破坏，疗效评价 PR（附图 35）治疗后患

者 PET-CT 结果。显示左下肺肿块，考虑肿瘤性病变可能性大（右锁骨上、左肺）。2017 年 11 月 15 日至 12 月 28 日胸部三维适形调强放疗 GTV66Gy/30 次、GTVnd66Gy/30 次、PTV60GV30 次。2017 年 12 月～ 2018 年 7 月定期复查头部 + 胸部 + 上腹部增强 CT。

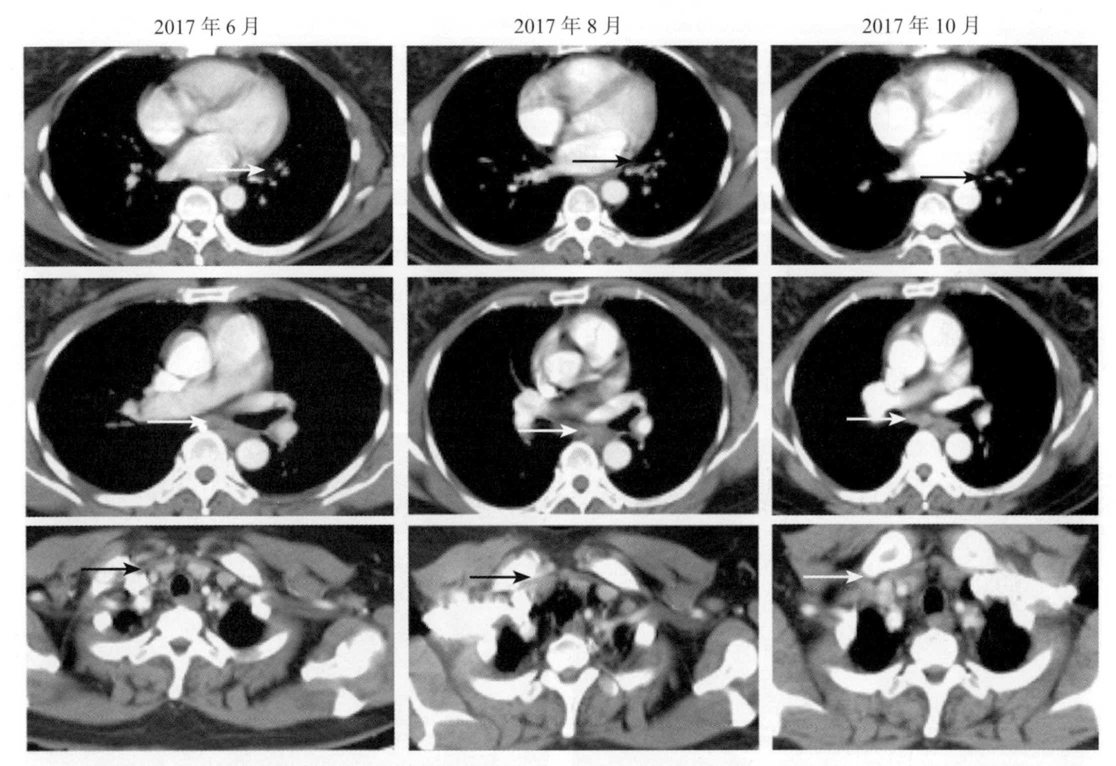

附图 35　一线 EP 方案治疗疗效评价：2017 年 6 月、2017 年 8 月、2017 年 10 月 CT 对比

（2）案例介绍：病情稳定。2018 年 10 月复查 CT 示左肺肿块同前，锁骨上及纵隔淋巴结较前增大提示病情进展。

2. 有关二线治疗 MDT 讨论

（1）处理：于 2018 年 10 月 13 日、2018 年 11 月 3 日、2018 年 11 月 24 日、2018 年 12 月 18 日行 EC 方案化疗 4 个周期，疗效评价 SD（附图 36）。第四期 EC 化疗后出现Ⅳ度骨髓抑制，未返院治疗。

（2）案例介绍：2019 年 3 月 复查 CT：左肺近肺门区条片灶大致同前，右肺门、右侧锁骨上区及纵隔多发肿大淋巴结较前增大。2019 年 3 月头部 MRI：右侧脑桥异常信号结节，考虑脑转移，提示疾病进展。

3. 有关三线治疗 MDT 讨论

（1）处理：于 2019 年 3 ～ 8 月 Keytruda+ 紫杉醇脂质体 6 个周期，2019 年 6 月～ 8 月头部立体定向放疗：PCTV：95%/40Gy/2Gy/20f；PGTV：95%/52Gy/2Gy/26f，最佳疗效评价：iPR（附图 37）。2019 年 8 月出现免疫性肺炎Ⅱ级，口服泼尼松治疗后好转。

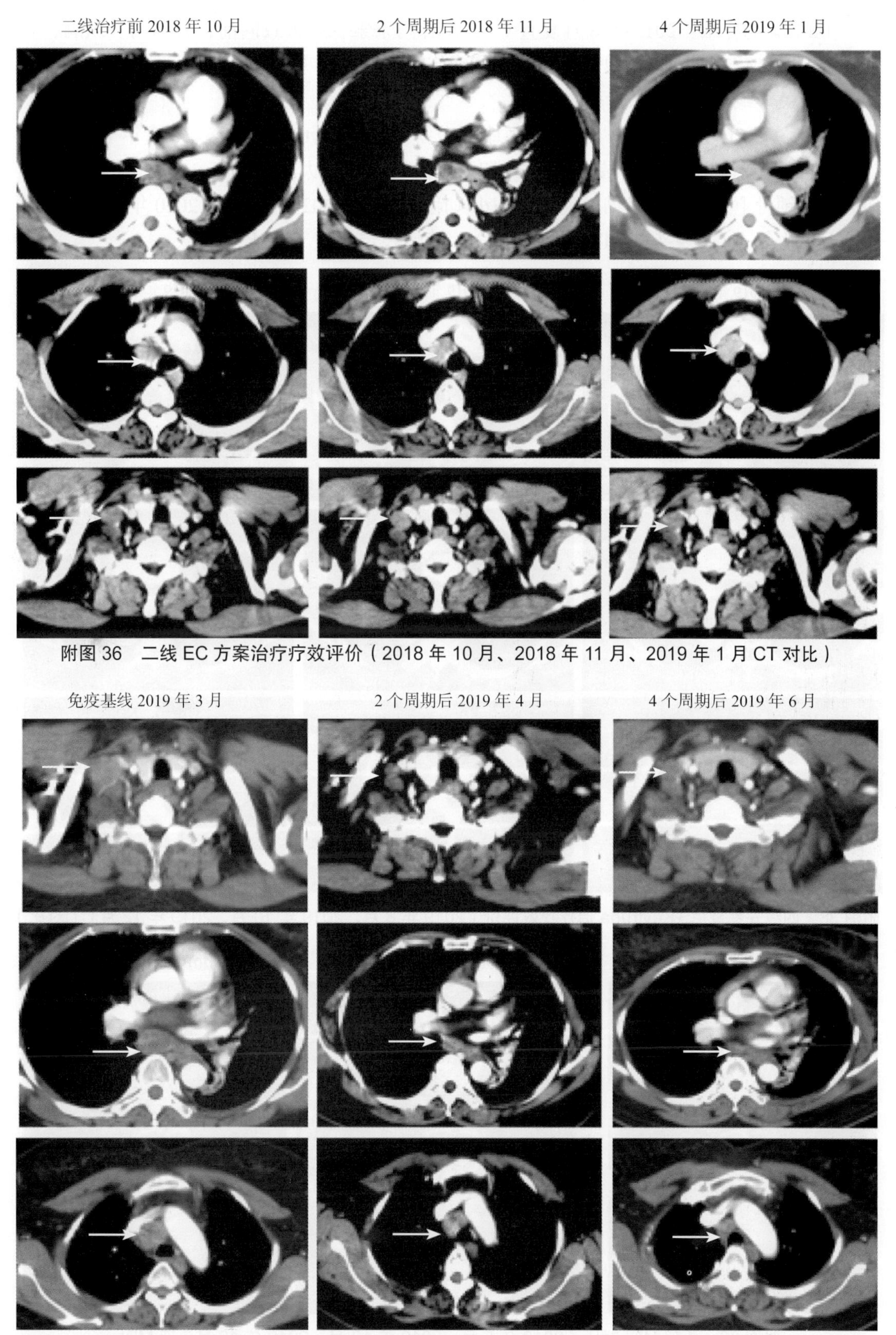

附图 36　二线 EC 方案治疗疗效评价（2018 年 10 月、2018 年 11 月、2019 年 1 月 CT 对比）

附图 37　三线 Keytruda+ 紫杉醇脂质体治疗疗效评价（2019 年 3 月、2019 年 4 月、2019 年 6 月 CT 对比）

（2）案例介绍：2019 年 8 月复查 CT：左肺门条索状影大致同前；右肺门、纵隔、右锁骨上淋巴结较前增大；疗效评价：免疫待确认的疾病进展（IUPD）。

4. 有关四线治疗 MDT 讨论

处理：于 2019 年 9 月～ 2020 年 7 月予安罗替尼 +Keytruda 治疗。2019 年 10 月予以 CT 检查，示左肺肿块同前，锁骨上、纵隔淋巴结较前稍增大。2019 年 11 月检查示左肺肿块同前，锁骨上及纵隔淋巴结较前明显缩小（附图 38）。2020 年 1 月、2020 年 3 月、2020 年 5 月多次复查 CT 及头部 MRI（附图 39）示病情稳定。

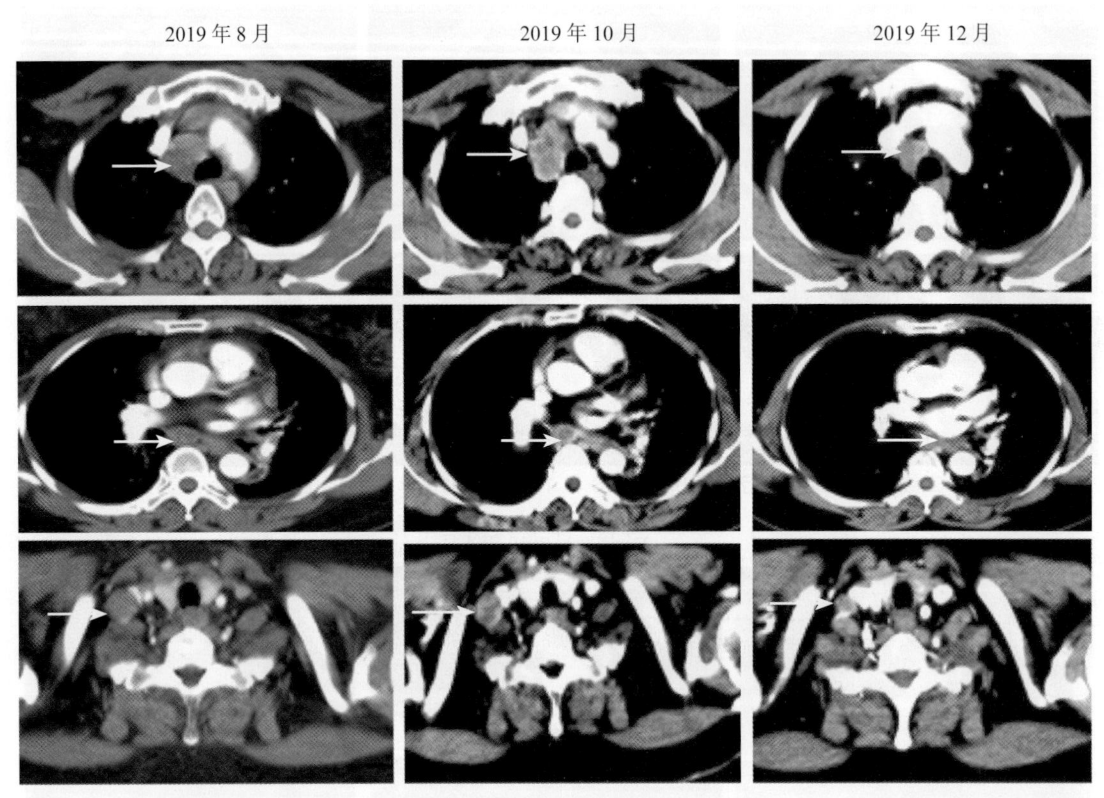

附图 38　四线安罗替尼 +Keytruda 治疗疗效评价（2019 年 8 月、2019 年 10 月、2019 年 12 月 CT 对比）

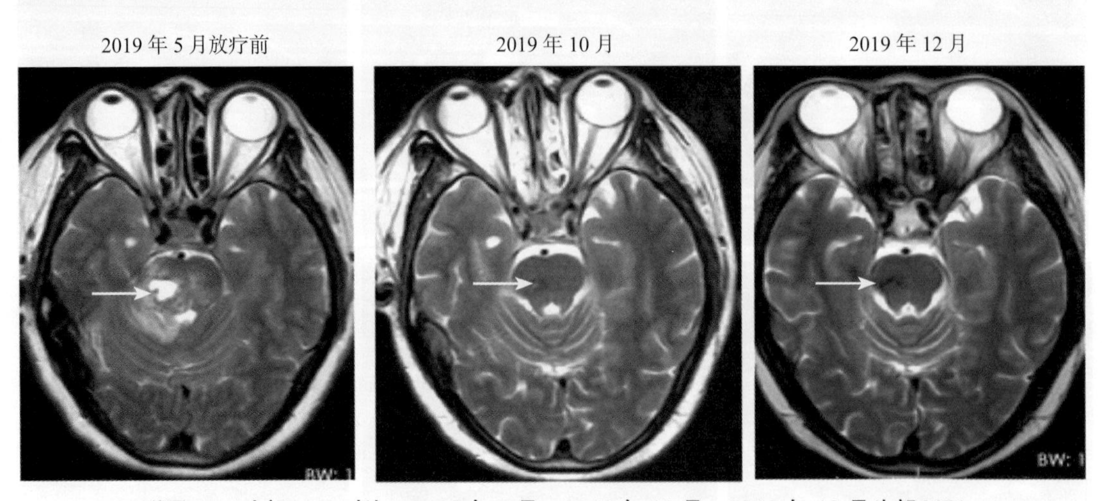

附图 39　头部 MRI 对比：2019 年 5 月、2019 年 10 月、2019 年 12 月头部 MRI

案例诊治体会

1. 在近 30 年中 SCLC 的治疗模式经过屡屡尝试，一直没有明显改善。近年来随着基础研究和临床研究的推进，在免疫治疗、抗血管治疗等领域的探索终于给 SCLC 的治疗带来了转机，建立了 SCLC 的新的治疗模式，让患者看到了希望之光。

2. 在 2019 年美国癌症研究协会（AACR）会议上公布了 Keynote 028 和 Keynote 158 两项研究中的汇集分析结果，Pembrolizumab 单药三线治疗 SCLC 患者，ORR 16%、PFS: 2 个月、OS:7.7 个月。基于这一结果，NCCN 指南新增 Pembrolizumab 作为复发 SCLC 的治疗选择。Alter1202 研究证实，安罗替尼用于 SLCLC 三线治疗有显著 PFS 获益。

3. 该案例在三线时使用 Pembrolizumab 加紫杉醇脂质体联合治疗，最佳疗效达免疫部分缓解（iPR），PFS：5 个月，当 iuPD 时免疫治疗继续使用，改用安罗替尼联合治疗后再次达 iPR，取得不错疗效，此种治疗模式值得我们进一步探讨。

4. 在 ED-SCLC 的全程管理中，基于 CREST 研究结果，越来越多的患者加入巩固性的纵隔放疗，降低了胸部进展风险，提高二年的 OS，是否行 PCI 尚有争议。该案例一线 6 个周期化疗达 PR 后加入了胸部放疗，一线 PFS 达 17 个月，也是本案例的亮点之一。

（周春花 杨 农）

九、非小细胞肺癌新辅助化疗后根治性袖式切除 1 例

（辽宁省肿瘤医院胸外科）

病情介绍: 患者，男性，49 岁，汉族。2 个月前患者无明显诱因出现咳嗽、咳痰带血丝症状，行全身 PET-CT 检查提示：右肺上叶支气管截断，局部软组织肿块，大小为 3.6cm × 2.9cm，SUV_{max} 25.5，病灶距气管隆突约 2cm，右肺上叶末梢见支气管黏液栓及斑片影，考虑中心型肺癌伴阻塞性改变；右肺上叶尖端软组织肿块，大小为 4.9cm × 4.9cm，SUV_{max} 8.2，考虑周围型肺癌。行气管镜检查，提示右肺上叶开口见新生物，活检病理提示腺癌。患者发病以来无发热、呼吸困难、胸痛、头痛、声嘶等症状，饮食可，睡眠可，二便如常，近 1 个月体重无下降。既往史与个人史均无特殊。

临床诊断：右肺上叶恶性肿瘤 cT2aN0M0 ⅠB 期。

诊治经过: 经全院 MDT 会诊后，行培美曲塞 + 顺铂方案新辅助化疗 2 个周期，过程顺利。复查胸部 CT 提示：右肺上叶可见浅分叶状结节，大小约 1.7cm × 1.3cm，气管及各级支气管通畅。复查气管镜检查，提示右肺上叶底部黏膜粗糙，活检病理提示未见恶性成分，总体疗效评估 PR，再次行全院 MDT 会诊建议行手术治疗。入院后完善相关检查及化验，组织全院会诊 MDT 讨论。

（1）意见：患者目前右肺上叶恶性肿瘤诊断明确，新辅助化疗 2 个周期，结合目前 CT 所见，右肺上叶管口病灶及尖段病灶较前均明显缩小，疗效评价 PR。同时检查提示无其他系统转移证据，如身体条件允许建议首选行手术治疗，根据病灶位置，建议行支气管

袖式切除，术中行支气管断端病理。术后可酌情继续补充化疗，根据淋巴结情况决定是否补充放疗。

（2）处理：2019 年 7 月 12 日行手术治疗。术式为杂交胸腔镜下右肺上叶袖式切除、肺动脉成形，肺门纵隔淋巴结廓清，肋间神经阻滞术（附图 40）。术后补充化疗 4 个周期，方案：培美曲塞 + 顺铂，过程顺利。术后随访，定期复查肺部 CT 及支气管镜 1 年 2 个月（附图 41），随访中，无复发、无转移，患者已经恢复正常的生活和活动。

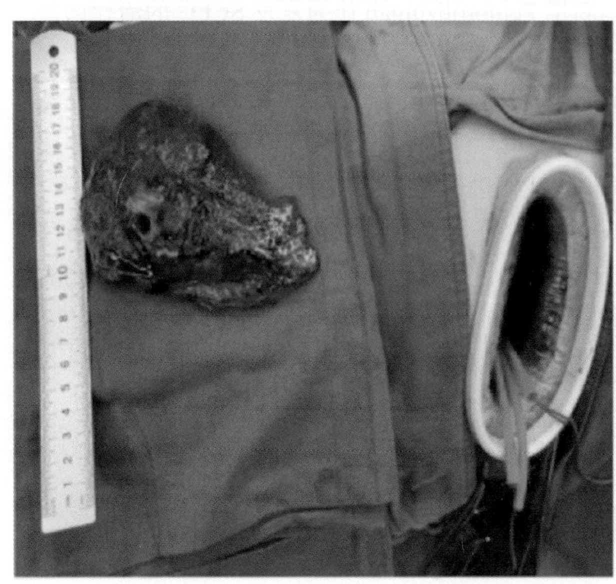

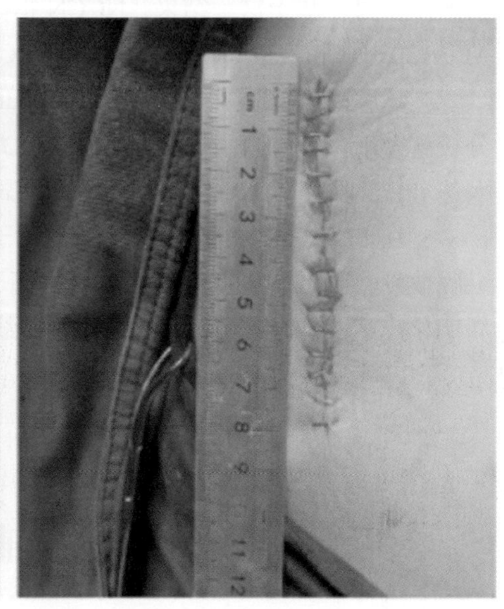

附图 40　手术标本及切口

（3）案例介绍：术后病理，右肺上叶符合化疗后改变，见大片坏死，周边少量肺泡上皮非典型增生。气管上切缘及下切缘未见异型成分。淋巴结未见转移癌（0/25：L2 0/1，L4 0/4，L7 0/9，L8 0/2，L10A 0/2，L10S 0/1，L11 0/2，L12 0/1，L13 0/3，L14 0/2）。基因检测：KRAS 突变阳性，无其他驱动基因突变。

案例诊治体会：目前新技术不断涌现，单一的手术、化疗及放疗治疗模式已经不能满足临床的需要。多学科团队协作（multiple disciplinary team，MDT）是以肿瘤（疾病）特征为基础，综合患者身体状态和客观条件，在循证医学指导下多学科合作为患者提供有计划的、科学、规范、合理的个性化治疗。初诊的肿瘤患者经过多学科共同讨论后制订的综合治疗方案，可以为患者带来极大的益处甚至使生存期延长。因此，MDT 的建立可以为相关科室交流合作搭建平台，有效提高肿瘤诊治水平，更好地为患者提供规范全面的治疗方案和服务，同时也避免了自身优势资源的浪费。

这些患者由于自身疾病或状态不同可能得到不同的治疗方案，然而治疗方案是否全面客观，是否能够充分衡量评估患者的生存状态很可能与接诊医师的背景和专业偏向性息息相关。肺癌不单是外科疾病，而是一种全身性疾病，是需要外科、内科、放疗科、呼吸科、影像科、病理科以及心脏科、脑外科等共同应对的疾病。肺癌的治疗同样并不能只靠一种治疗手段，比如手术、化疗或放疗。唯有汇集多学科优势，才能给患者带来更大获益。多学科团队协作的肿瘤联合会诊制度，能使患者在围手术期得到更有效的治疗手段，这也是目前国际上最先进的肺癌治疗体系，这种体系使肺癌患者的治疗方案更具个体化和规范化，患者生存率和生存质量均大大提高。因此对于肺癌的治疗，多学科综合治疗体系越来越受到肿瘤专家的青睐和推崇，前景十分广阔。

辅助检查

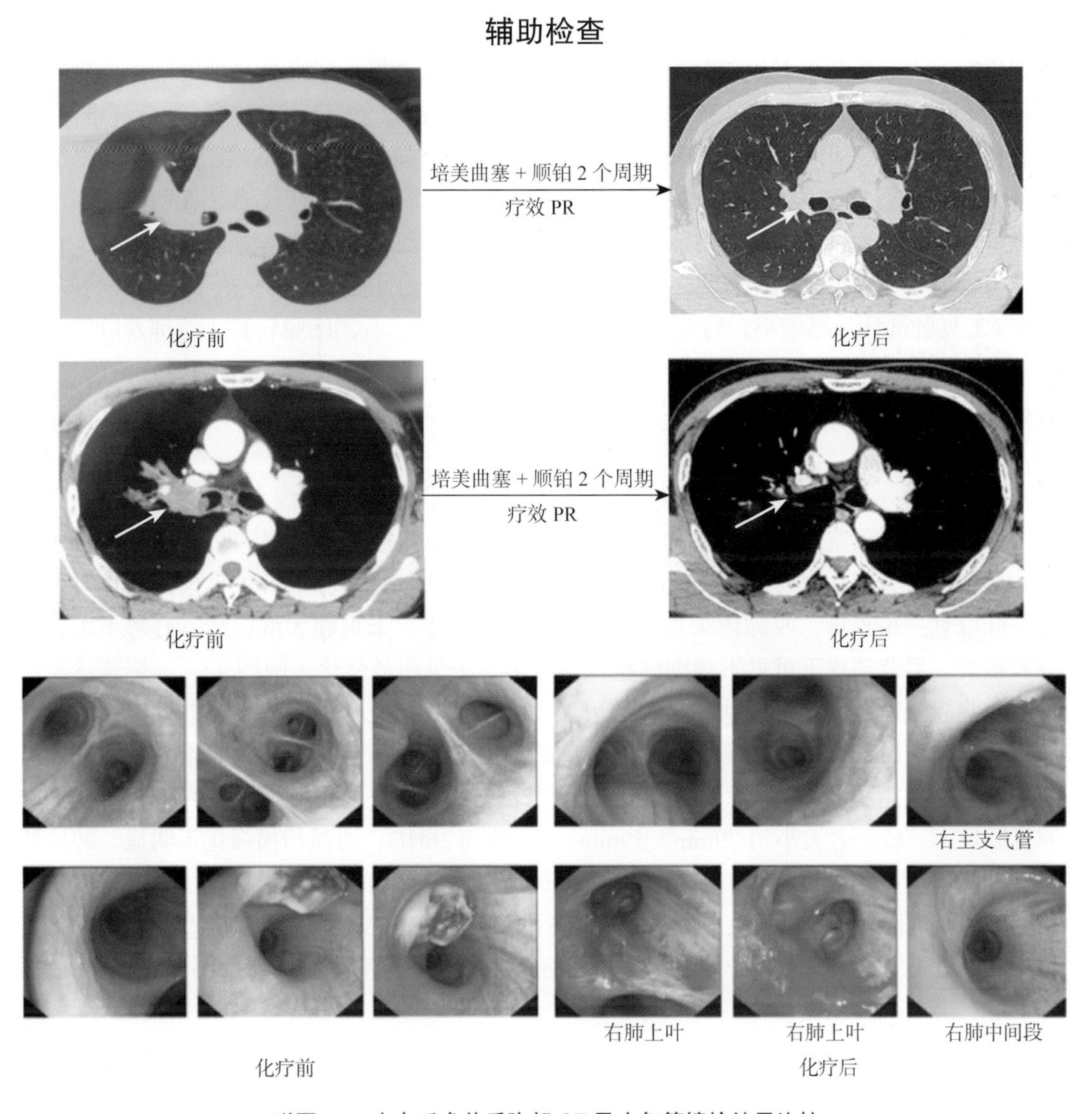

附图 41　患者手术前后胸部 CT 及支气管镜检结果比较

在多学科综合治疗体系的支撑下，各学科都将参与到患者治疗方案的制订中，然后选择更优化的治疗对策，更加体现肺癌的个体化治疗，最大限度地避免患者错失最佳治疗的机会以及减少过度治疗。

（余平文　刘宏旭）

十、肺部转移性纤维肉瘤诊治 1 例

（辽宁省肿瘤医院）

病情介绍：郭某某，男性，24 岁。2013 年因背部肿物于当地医院手术治疗，当时未行病理诊断。术后 1 年患者局部复发而再次手术，术后病理提示纤维性恶性肿瘤。之后因再次复发于我院骨与软组织外科行背部肿瘤广泛切除手术治疗，术后病理诊断：背部纤维肉瘤。术后行瘤床调强适形放疗，瘤床区为 ctv，pctv=ctv+0.5cm，剂量 2Gy/ 次，ptv=ctv+2cm，剂量 1.8Gy/ 次，脊髓＜ 40Gy，放疗 30 次结束，顺利出院。2018 年 1 月，无明显诱因出现咳嗽、咳痰带血丝症状，沈阳军区总医院查胸部 CT 发现肺部占位，考虑为肺转移。于我院骨与软组织外科化疗 6 个周期，方案为 IA，并联合阿帕替尼口服，咳痰带血丝症状好转。复查 CT 见肺部病灶略缩小，行全身 PET-CT 提示：右肺、右侧胸膜转移，背部及肝脏可见异常摄取病灶。2018 年 9 月 4 日于我科住院治疗。患者发病以一般状态良好，无胸闷气短、发热、前胸后背痛等症状，饮食可，睡眠可，二便如常，近 6 个月体重无下降。既往史与个人史均无特殊。

临床诊断：①右肺、胸膜、肝继发恶性肿瘤；②胸背部纤维肉瘤术后。

诊治经过：入院后完善相关检查及化验。胸部 CT 结果显示右侧胸膜及胸腔内可见多发肿块影，最大者约 9.7cm × 6.9cm，不均匀强化，肿块邻近右肺上叶可见模糊斑片影。右肺下叶可见一斑点影。左肺内未见具体病灶。纵隔居中，未见肿大淋巴结，心影不大，无胸腔积液。后背部皮下可见不规则软组织密度影，未见明显强化（附图 42）。影像诊断：①右侧胸膜及胸腔内多发肿块，转移瘤可能性大；②右肺上叶炎性病变可能性大；③后背部皮下软组织影，结合临床及其他检查。胸部 MRI 示右侧胸腔内多发混杂信号肿块影，局部与胸椎右缘脂肪间隙消失（附图 43）。全肺高分辨率 CT 增强显示：右侧胸膜及右侧胸腔见肿块影，较大者大小约 79mm × 59mm，CT 值约 26HU，增强扫描强化不明显，肿块邻近右肺上叶可见模糊斑片影。右肺下叶可见斑点影。左肺内未见具体病灶。纵隔居中，未见明显肿大淋巴结，心影不大，无胸腔积液（附图 44）。肝 MRI 显示实质密度弥漫性减低，右后叶上段见一结节，血供丰富，24mm × 21mm，增强可见明显强化（附图 45）。

辅助检查

- 胸部 CT（2018 年 2 月 22 日）

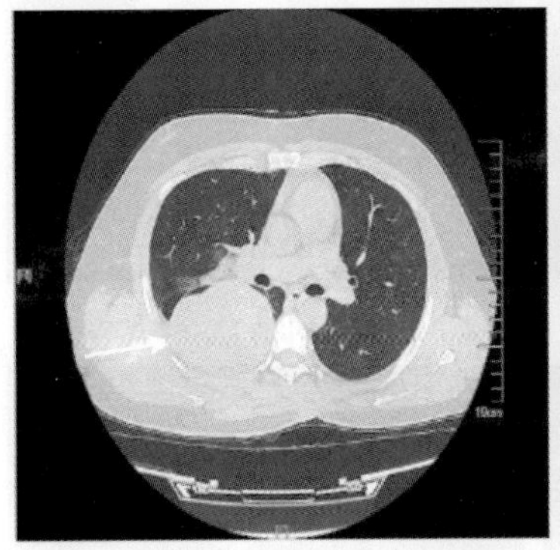
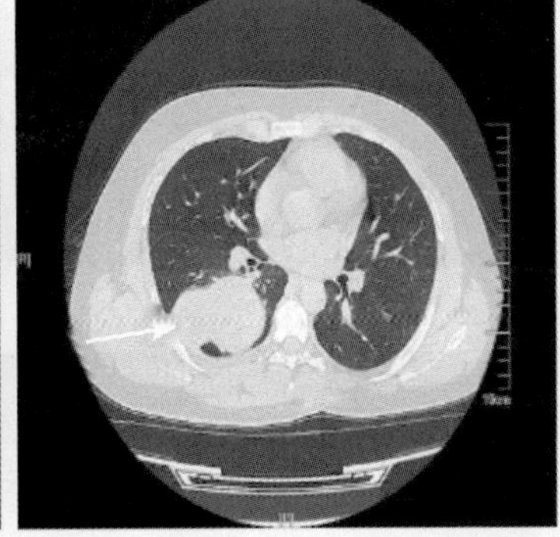
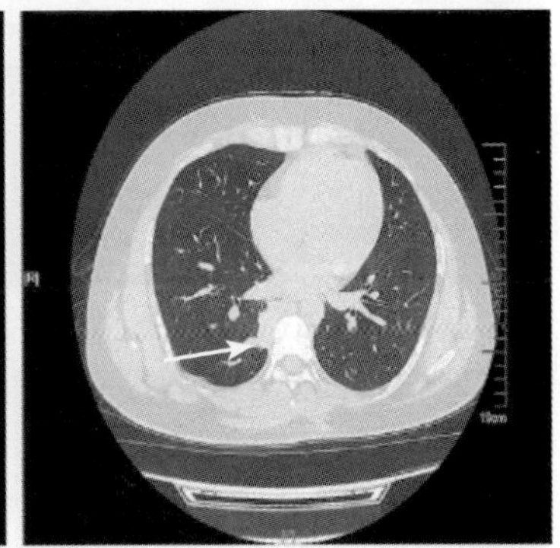

- 胸部 CT（2018 年 2 月 22 日）

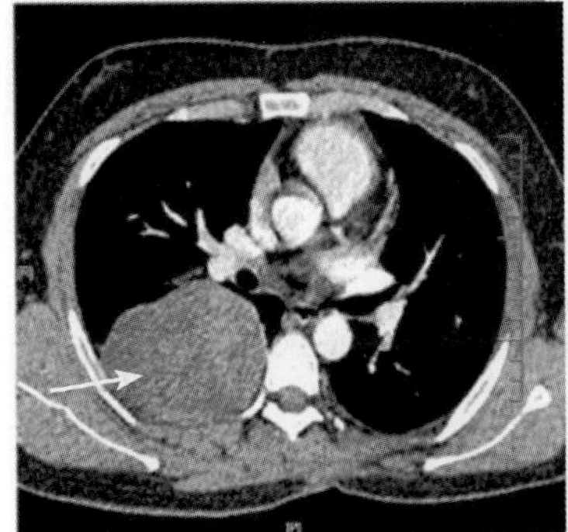
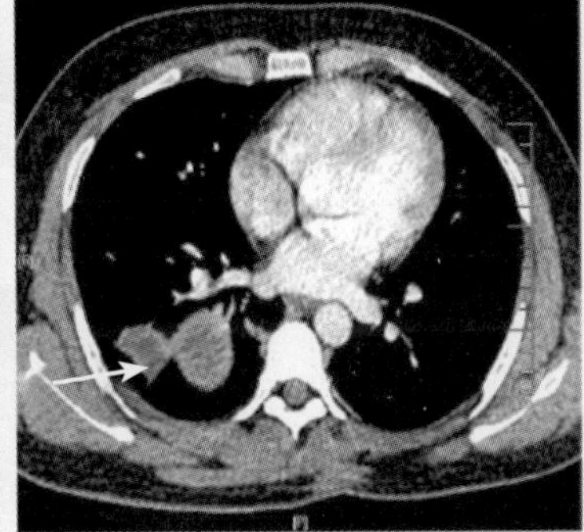
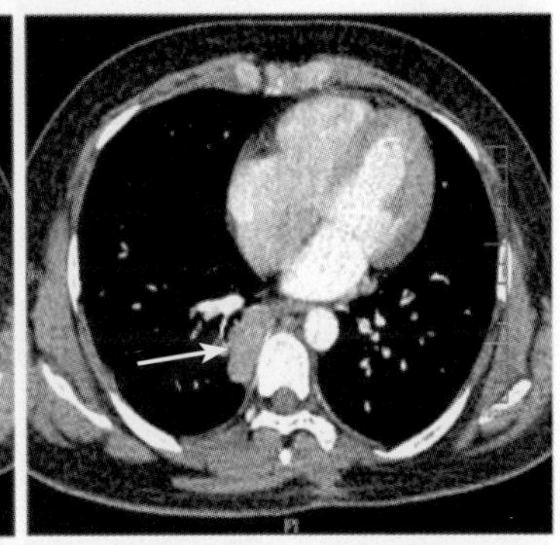

附图 42　患者胸部 CT 检查结果

- 胸部 MRI（2018 年 2 月 22 日）右侧胸腔内可见多发混杂信号肿块影，局部与胸椎右缘脂肪间隙消失

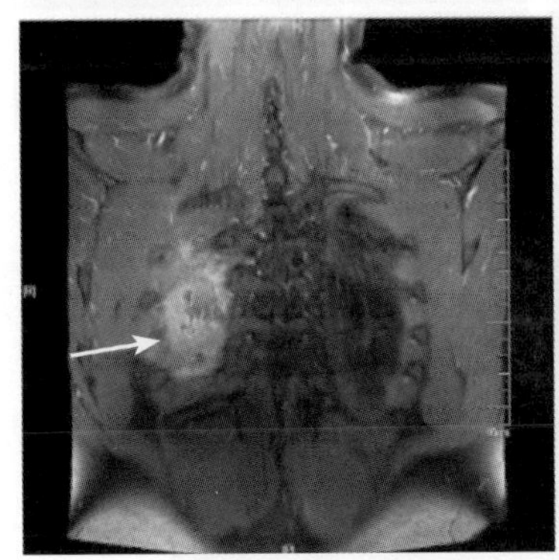
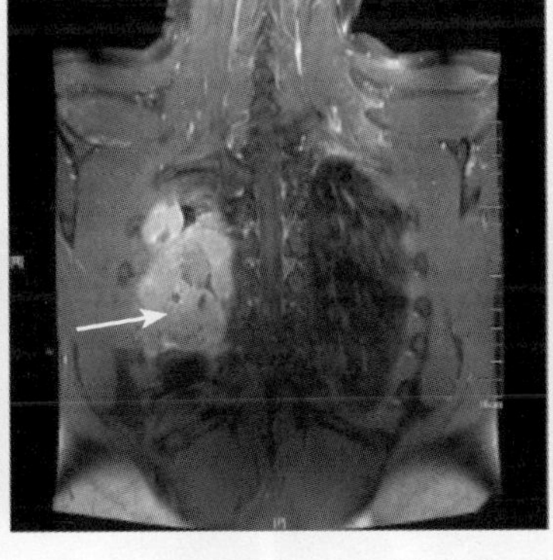
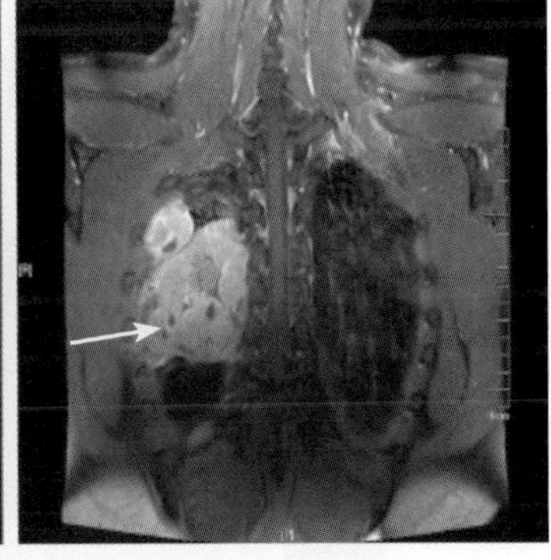

附图 43　患者胸部 MRI 检查结果

· 全肺高分辨率 CT 增强（2018 年 8 月 15 日）

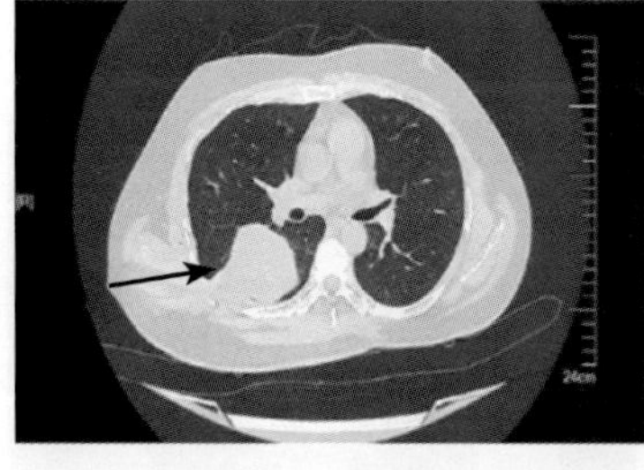
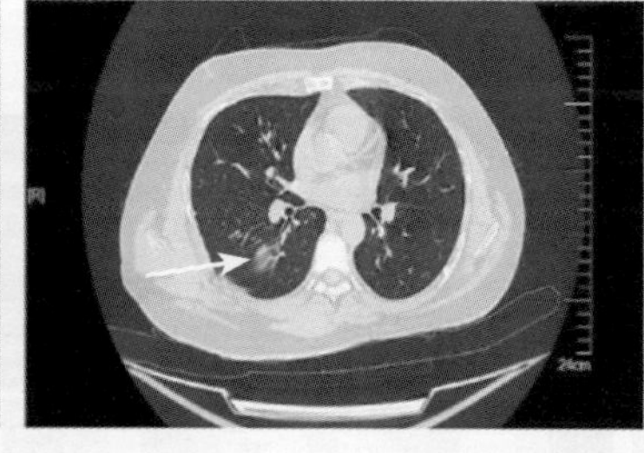
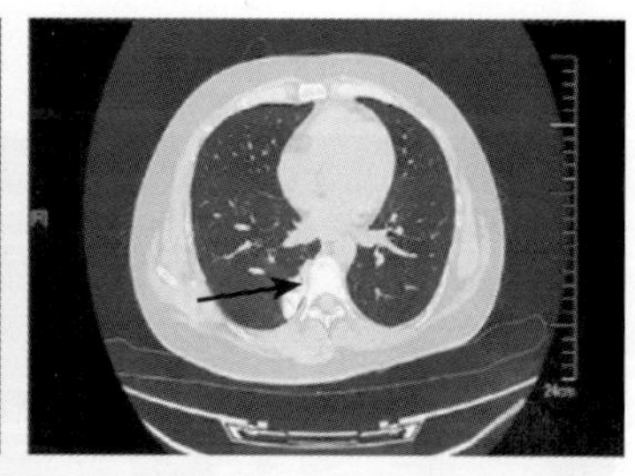

· 全肺高分辨率 CT 增强（2018 年 8 月 15 日）

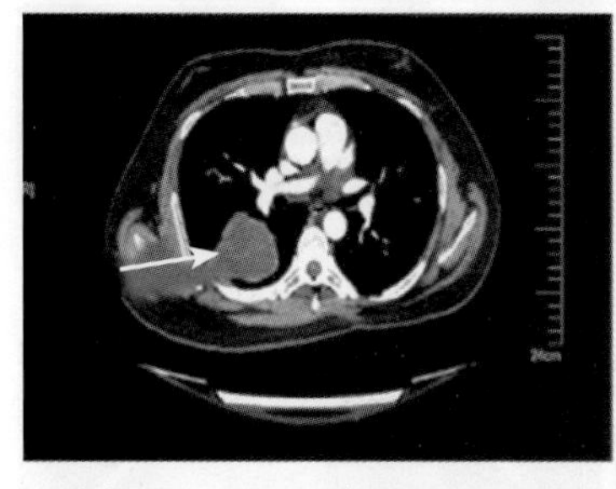
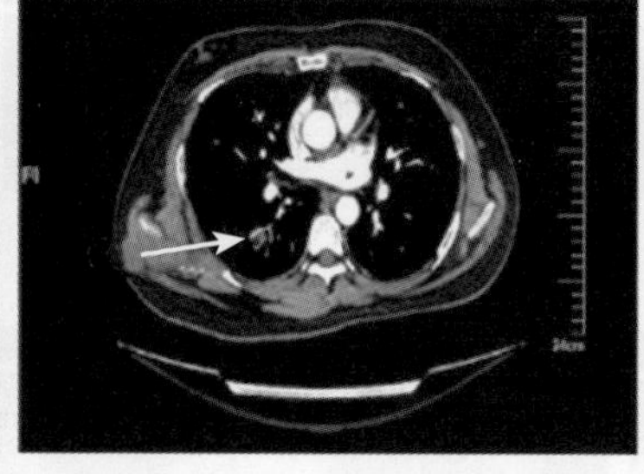
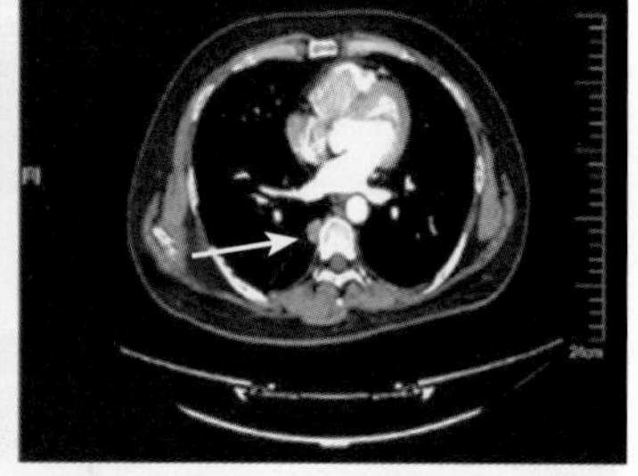

· 胸部 MR（2018 年 7 月 16 日）：右侧胸腔内可见多发混杂信号肿块影；局部与胸椎右缘脂肪间隙消失。与 2018 年 2 月 23 日本院胸椎 MRI 增强对比：对侧胸腔内肿块较前减小、减少

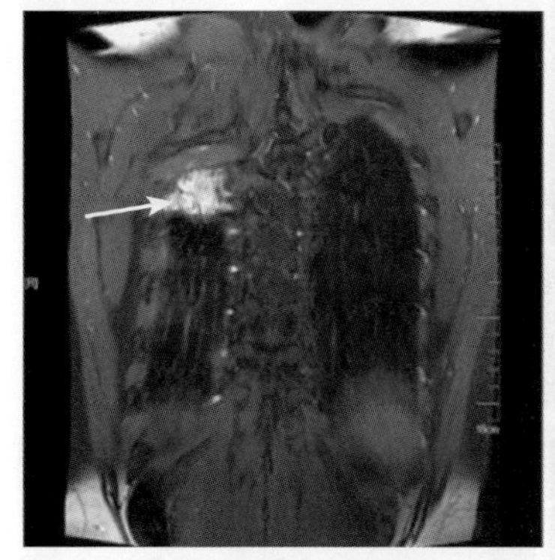
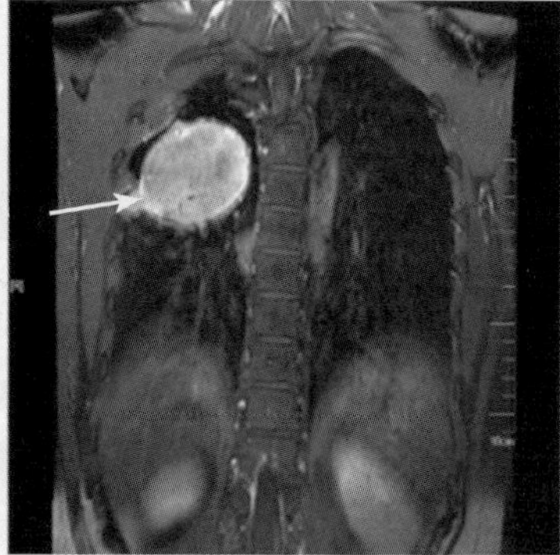
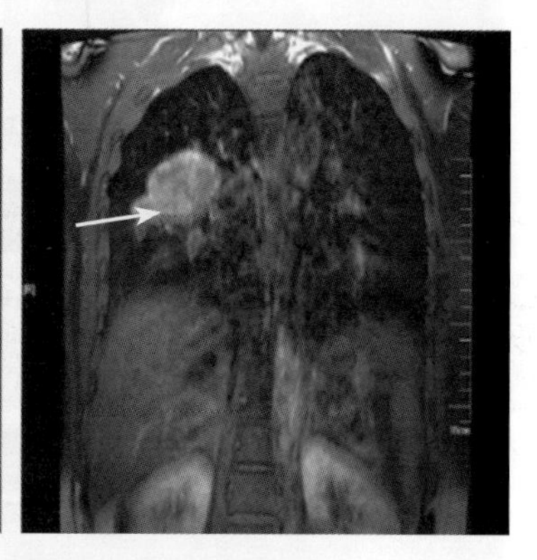

附图 44　患者全肺高分辨率 CT 检查结果和胸部 MRI 检查与 2018 年 2 月 23 日检查结果比较

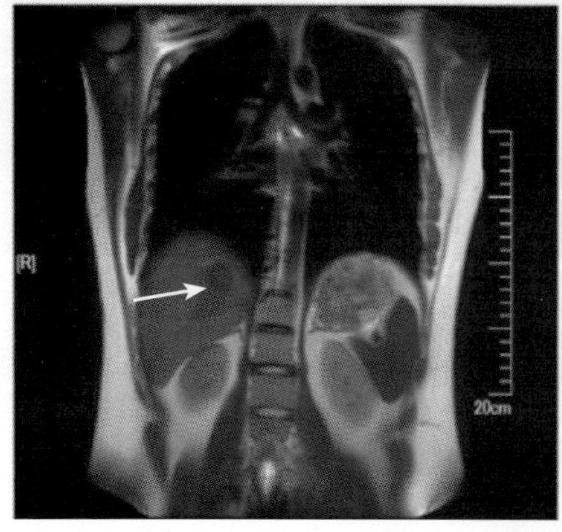
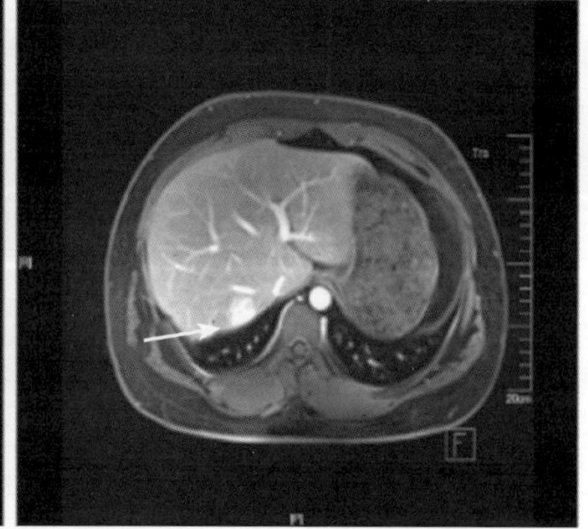

附图 45　患者肝 MRI 检查结果

全院 MDT 讨论：

（1）会诊意见：考虑右胸腔内所见病变源自胸膜，复阅既往胸部 CT 在相应部位可见胸膜结节样影像，近期 CT 增强提示右胸腔较大病灶内部可见坏死。肝病灶位于 S7 段，结合 MRI 增强所见，考虑为右肺、胸膜、肝脏多发转移癌。已经 8 个月靶向药治疗，病灶略有缩小，说明治疗有效，肿瘤内科建议继续口服靶向药；骨与软组织外科不建议针对背部病变再手术；肝胆外科考虑肝转移可能性大，建议腹腔镜下取病理明确诊断后行消融治疗；胸外科认为患者右胸腔病变，考虑为转移癌，手术切除难度大，并且无法达到根治，只建议胸腔镜下微波消融治疗。

（2）处理：2018 年 9 月 25 日行腹腔镜下肝继发恶性肿瘤微波消融术及单孔胸腔镜下右侧，胸膜继发恶性肿瘤切除、胸膜粘连松解术（附图 46）。

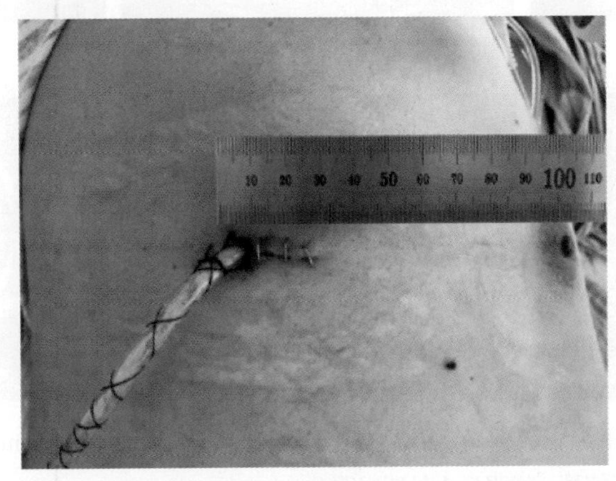

附图 46　单孔胸腔镜右肺继发恶性肿瘤微波消融、继发恶性肿瘤切除手术刀口

（3）案例介绍：术后病理为（右肺下叶肿物及胸壁结节）间叶源性梭形细胞肿瘤，形态学及免疫组化与原肿瘤谱系相同，符合纤维肉瘤转移伴化疗后改变。术后随访胸部 CT 和肝 MRI 与手术后影像相比较前未见明显变化（附图 47）。

案例诊治体会：该患者辗转于多家医院、多个科室，做了多次检查，尝试了多种方法，却依旧“无法确诊”，最佳治疗时机也可能被耽误，如何选择最优、最科学的治疗方案，是获得良好治疗效果的关键要素。

现代医学技术发展日新月异，关于肿瘤的治疗方法也是越来越多，通过单一的治疗手段（手术、化疗及放疗治疗）并不一定能达到理想的效果，有时单一疗法可能会加重患者的痛苦，甚至还加速患者死亡。另外，医学进步带来的副作用使医师分科越来越细，医师常只专注于某一点。然而，恶性肿瘤是复杂、难治、涉及多个学科的疾病，单科诊疗已经不再适宜。只有通过多学科合作，共同为患者诊断、制订方案，才能为患者选择合适的治疗手段。多学科团队协作（MDT）是由来自肿瘤外科、内科、放疗科、影像科、病理科等不同科室的资深专家组成工作组，联合为患者制订最合适的个性化诊疗方案的过程，发挥着明诊断、定方向、细方案的重要作用，是当前最科学、最合理的制订肿瘤诊疗方案的模式，是肿瘤治疗的最佳途径。该治疗方案以肿瘤（疾病）特征为基础，综合患者身体状态和客观条件，在循证医学指导下多学科合作为患者提供有计划、科学、规范、合理的个性化治疗。

随访复查

· 胸部 CT（2019 年 5 月 15 日）：肺纹理清晰，走行正常。气管及各级支气管通畅，无扩张与狭窄。双侧肺门不大。纵隔窗：双侧胸廓对称，胸壁光滑。双肺野内未见异常密度影。纵隔居中，各层面未见肿大淋巴结。心脏大小形态正常，大血管形态走行良好

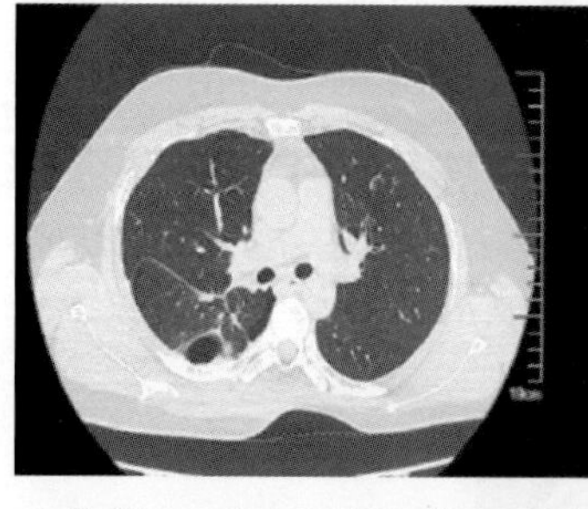
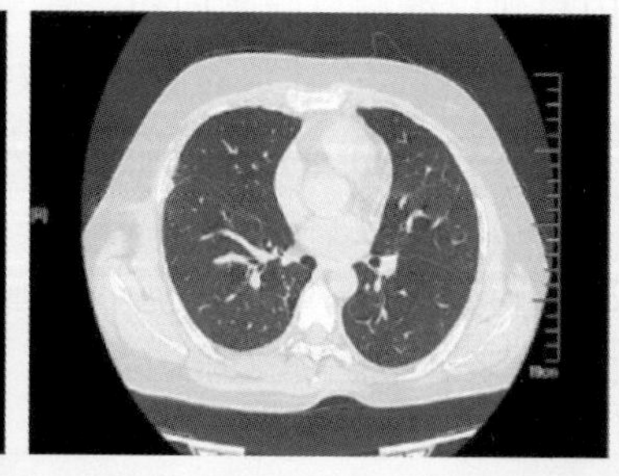
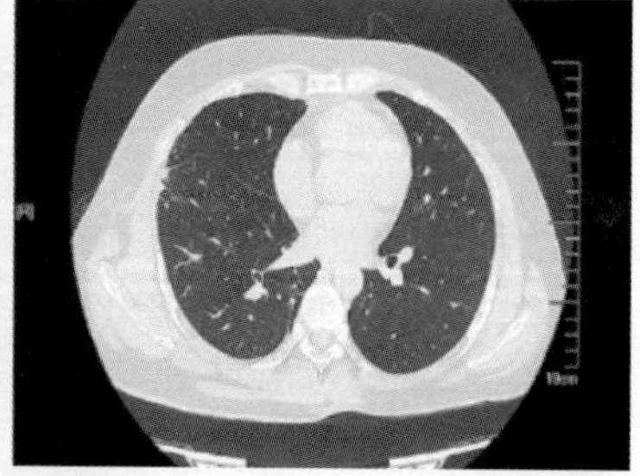

· 胸部 CT（2019 年 5 月 15 日）

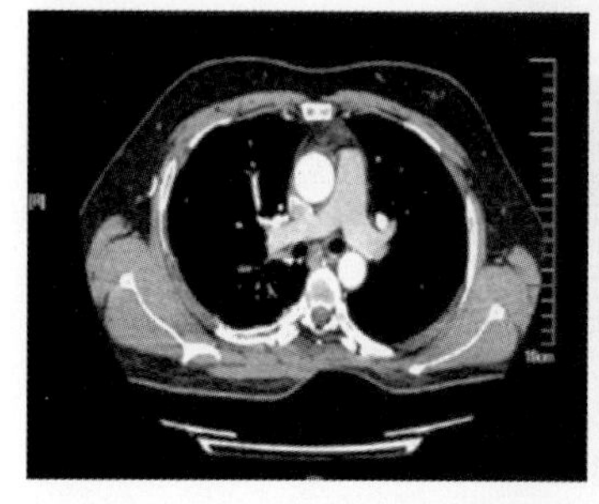
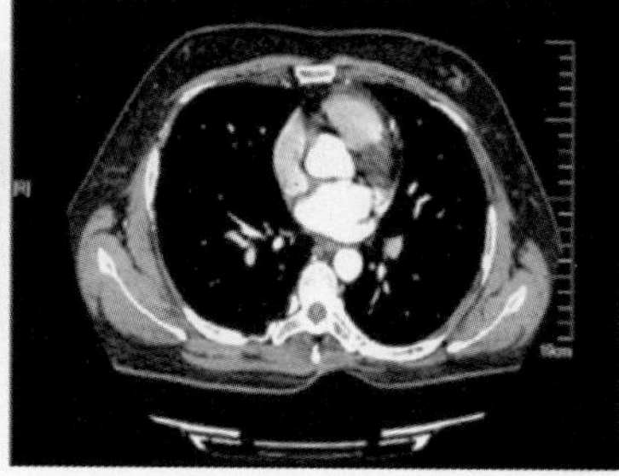
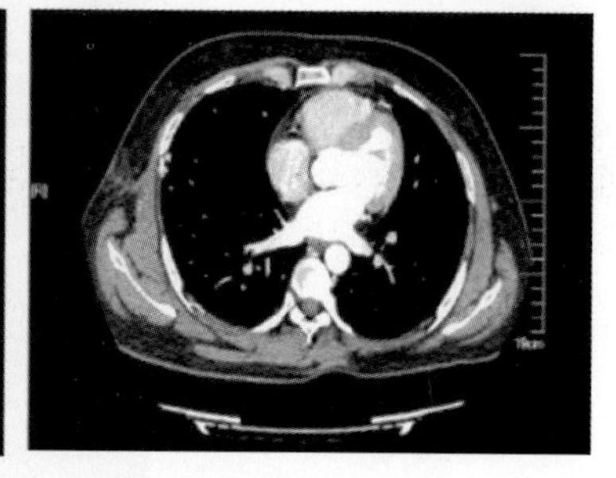

· 肝脏 MRI 增强（2019 年 5 月 27 日）：肝右后叶上段见一结节，大小约 39mm × 22mm × 18mm，T_1WI 呈稍低信号，T_2WI 呈稍高信号，增强后未见明显强化

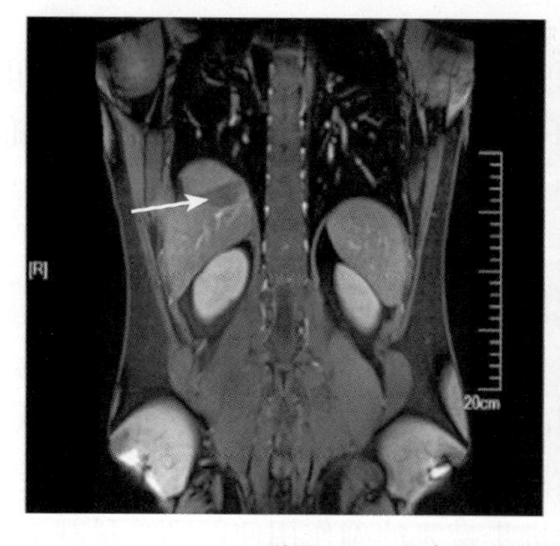

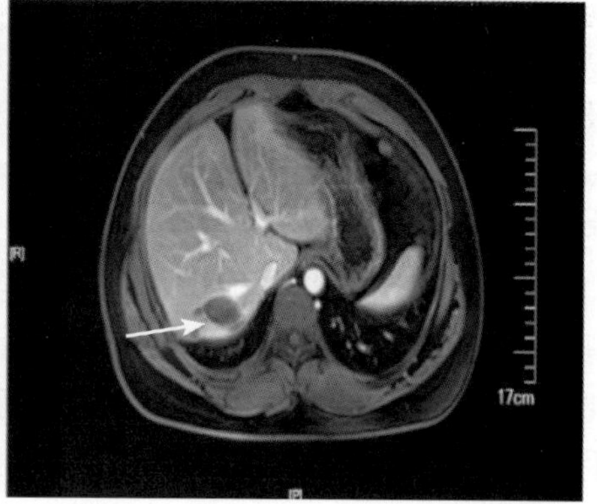

附图 47　患者随访胸部 CT 和肝 MRI 情况

MDT 模式让肿瘤患者赢在治疗的起跑线上。普通的专家会诊具有随机性和临时性，是同一个科室的几个专家围绕患者病历进行讨论，或发生在疾病治疗过程中对新发现问题的诊断和治疗，或者对错误治疗方案的纠正。MDT 模式在疾病治疗之初，就集合多学科专家在固定时间为同一个肿瘤患者进行会诊，从而保证高质量的诊治建议和最佳的治疗计划，避免过度诊疗和误诊误治，使患者受益最大化。在多学科综合治疗体系的支撑下，各相关

学科都将参与到患者治疗方案的制订中，然后选择更优化的治疗对策，更加体现个体化治疗，最大限度地避免患者错失最佳治疗的机会及减少过度治疗，使患者生存率和生存质量均大大提高。

（王阁浜　刘宏旭）

十一、纳武利尤单抗联合化疗新辅助治疗Ⅲ A 期肺鳞癌 1 例

（上海市胸科医院）

病情介绍：患者男性，55 岁，因“咳嗽咳痰 6 个月，痰中带血 1 个月”就诊。患者 6 个月前无明显诱因出现咳嗽咳痰，1 个月前发现痰中带血，不伴胸闷及发热，遂至外院就诊。2019 年 2 月 27 日外院 CT 提示右下肺病变，肺气肿。为进一步诊治至我院就诊。体格检查无阳性发现。患者曾在化工厂工作 10 年余。有饮酒，吸烟史 35 年，每日吸烟约 20 支。30 余年前行两侧扁桃体切除术，具体不详。高血压病史 10 年，口服非洛地平降压，血压控制于 140/95mmHg 左右。否认糖尿病、心脏病病史。家族史：哥哥有肺部恶性肿瘤史，母亲有直肠癌病史。

入院检查：血红蛋白测定为 149g/L，白细胞计数为 8.1×10^9/L，中性粒细胞计数为 4.9×10^9/L，血小板计数为 213×10^9/L，红细胞计数为 4.71×10^{12}/L，癌胚抗原 21.77ng/ml，细胞角蛋白 19 片段 4.71ng/ml，鳞状细胞癌抗原 0.70ng/ml，神经元特异性烯醇化酶 16.90ng/ml，糖类抗原 125 21.93U/ml。胸部增强 CT：右肺下叶肺门处软组织占位，大小约 3.1cm × 3cm，考虑恶性病变可能性大；前上纵隔小结节，两肺慢性炎症；两肺泡性肺气肿，两侧胸膜局部增厚。头颅 MRI 显示两侧额顶叶缺血灶。右侧上颌窦黏膜下囊肿。PET-CT 报告：①右下肺门及右肺下叶团块影，FDG 高代谢，周缘阻塞性炎症，考虑恶性病变，建议病理学检查。②右肺门、4R、7 区淋巴结肿大，FDG 高代谢，考虑转移性病变。③两肺泡性肺气肿，两肺慢性炎症，两侧局部胸膜增厚。④大脑镰、松果体及侧脑室脉络丛钙化。⑤右侧上颌窦囊肿可能，建议五官科检查。⑥胃贲门区点状 FDG 代谢增高灶，多见于炎性摄取，请结合病史必要时胃镜随访。⑦脂肪肝。⑧右侧髋臼局部骨质增生，脊柱退行性改变（T_{12}、L_5、S_1 局部增生骨质 FDG 代谢增高）。

临床诊断：右肺占位性病变。

诊治经过：患者 2019 年 3 月 14 日行超声支气管镜活检，术中见气管管腔通畅，黏膜光滑，隆突锐利；左侧支气管左总支、左上叶、左下叶各支管腔通畅，黏膜光滑；右侧支气管右总支、右上叶、右中叶各支气管管腔通畅，黏膜光滑，右下叶黏膜充血肥厚，管腔狭小，右 B7 管口闭塞，右中下叶间嵴增宽。取 11R 组淋巴结，病理提示（11R 组淋巴结细胞块）找到恶性肿瘤细胞，符合鳞状细胞癌，免疫组化：TTF-1（－）、P40（+）、CK（+）、CD56（－）、NapsinA（－）见（附图 48）。

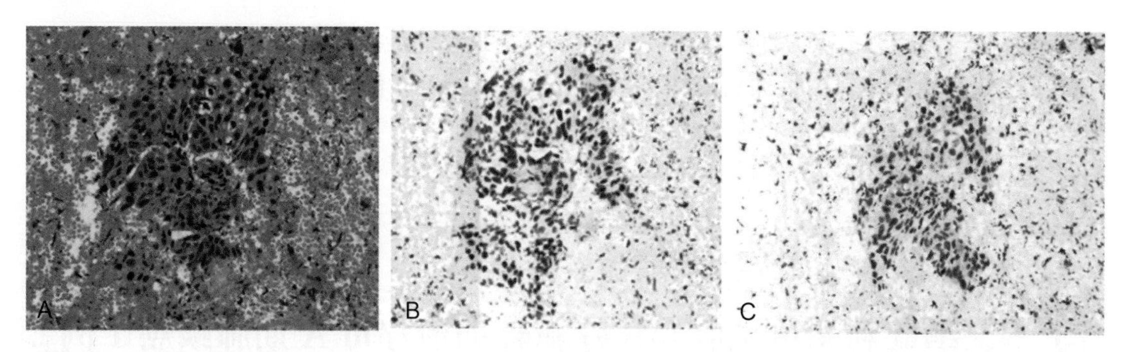

附图 48　术前超声下气管镜病理（11R 组淋巴结细胞块）：A.HE 染色病理片中找到恶性肿瘤细胞，符合鳞状细胞癌；B. 免疫组化提示 P40（+）；C. 免疫组化提示 TTF-1（–）

患者 2019 年 4 月 2 日行头颅 MRI，2019 年 4 月 3 日行 PET-CT 排除远处转移，分期为：s-T2aN2M0，Ⅲ A 期。4 月 9 日行紫杉醇 357mg+ 卡铂 600mg+ 纳武利尤单抗 360mg 治疗，化疗后出现Ⅲ度骨髓抑制（白细胞计数为 3.85×10^{9} /L，中性粒细胞计数为 0.54×10^{9} /L），伴有发热、咳嗽、咳少量黄痰，给予抗生素对症处理后好转。4 月 30 日行紫杉醇 309mg+ 卡铂 500mg+nivolumab 360mg 治疗，化疗后出现Ⅳ度骨髓抑制（白细胞计数为 3.21×10^{9} /L，中性粒细胞计数为 0.39×10^{9} /L）。5 月 22 日行紫杉醇 309mg+ 卡铂 500mg+ 纳武利尤单抗 360mg 治疗，化疗后出现Ⅳ度骨髓抑制（白细胞计数为 3.1×10^{9} /L，中性粒细胞计数为 0.94×10^{9} /L）。2019 年 6 月 12 日患者胸部 CT 提示：右肺下叶肺门处软组织影，较前明显缩小；前上纵隔小结节，与前相仿，两肺慢性炎症，两肺泡性肺气肿，两侧胸膜局部增厚，见（附图 49）疗效评估 PR。

患者经多学科评估后，于 2019 年 6 月 28 日行全身麻醉下右肺中下叶切除 + 淋巴结清扫，术中见肿块位于右肺下叶，右肺中叶气管外膜受侵，遂离断血管及肺裂，移除病肺，送冷冻病理：右肺中下叶支气管切端未见恶性病变，清扫第 2、4、7、8、9、11 组淋巴结。术后患者出现淋巴乳糜漏，予以禁食，金葡素注射液、5% 葡萄糖胸腔注入治疗淋巴乳糜漏，输注白蛋白补液支持治疗，夹闭引流管 4 天观察，患者无特殊不适，复查胸部 CT 复张良好，无明显胸腔积液，拔除引流管予以出院。术后分期：yp-T2aN0M0，Ⅰ B 期。

病理诊断：

1. 大体检查　送检右肺中下叶切除标本，大小 15 cm × 12 cm × 10cm，胸膜光滑、完整。距支气管切端 3cm，右肺下叶支气管壁增厚伴淋巴结肿大，范围约 3.5 cm × 3 cm × 3cm，下叶距支气管切端 2cm，紧邻胸膜病灶大小 3.8cm × 3cm × 2cm，切面灰黑灰红，结构不清，疑有坏死。余肺未及明显肿块。支气管通畅，余肺未见明显病变。

2. 镜下所见　右肺下叶肺间质纤维组织增生伴淋巴细胞浸润，见组织细胞及多核巨细胞反应，大小 3.8cm × 3cm × 2cm，其中见少量非角化型鳞状细胞癌（中分化）癌巢残余，结合病史符合治疗后改变（肿瘤占瘤床＜ 10%），肿瘤未侵犯胸膜弹力板（PLO）。支气管切端未见癌累及。淋巴结 8 组未见癌转移，其中 3 组考虑治疗后改变。淋巴结：“第 2 组气管旁组” 4 枚（直径 0.2 ～ 0.4cm），“第 4 组气管支气管组” 4 枚（直径 0.5 ～ 1.8cm），“第 7 组隆突下组” 1 枚（直径 2cm）见组织细胞反应，考虑治疗后改变，“第 8 组食管旁组” 2 枚（直径 0.5 ～ 0.8cm），“第 11 组叶间组” 2 枚（直径 1.5 ～ 2cm），“第 12 组上、中、下组”1 枚（直径 1.2cm），叶间淋巴结 2 枚（直径 1 ～ 2cm），其中 1 枚见组织细胞及多核巨细胞反应，考虑治疗后改变。中叶管口淋巴结 1 枚（直径 1.5cm），中叶段支气管淋巴结 3 枚（直径 0.5 ～ 1.3cm），下叶管口淋巴结 1 枚（直径 1.3cm），其中 1 枚见组织细胞及多核巨细胞反应，考虑治疗后改变下叶段支气管淋巴结 5 枚（直径 0.6 ～ 0.8cm）。

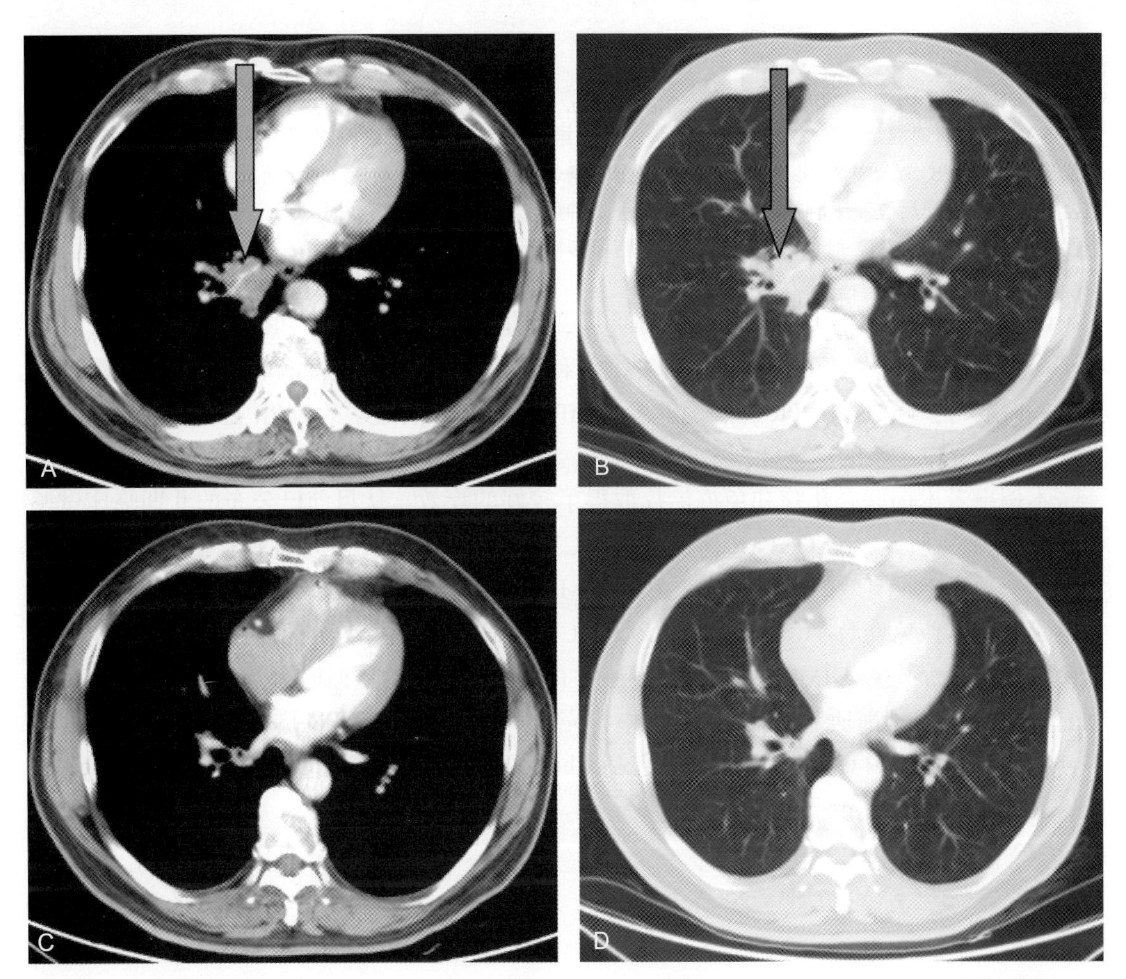

附图 49　新辅助治疗前后胸部 CT 疗效评估，右肺下叶肺门处软组织影（箭头所指），较前明显缩小，疗效 PR。A 与 B. 新辅助治疗前胸部 CT；C 与 D. 新辅助治疗后胸部 CT

3. 免疫组化　TTF-1（+）、NapsinA（–）、P40（+）、CK5/6（+），见（附图 50）。

案例诊治体会：术前应用免疫抑制剂的安全性在 I 期临床试验中已有所验证。I 期临床试验中，新辅助免疫治疗并不延误手术时机，也并不引起额外的围手术期并发症。本案例中利用术前化疗联合免疫治疗成功取得了病灶的主要病理学缓解（major pathologic response，MPR），并且使治疗前已经病理证实转移的淋巴结转阴，成功使患者的肿瘤分期降期。取得了一定成功的同时，这个病例有许多问题值得我们思考。传统的基于影像学的疗效评价方式在面对新辅助免疫治疗时受到挑战。主要病理学缓解，即治疗后样本中有活性的肿瘤细胞＜ 10%，是新辅助免疫治疗采用的新标准。

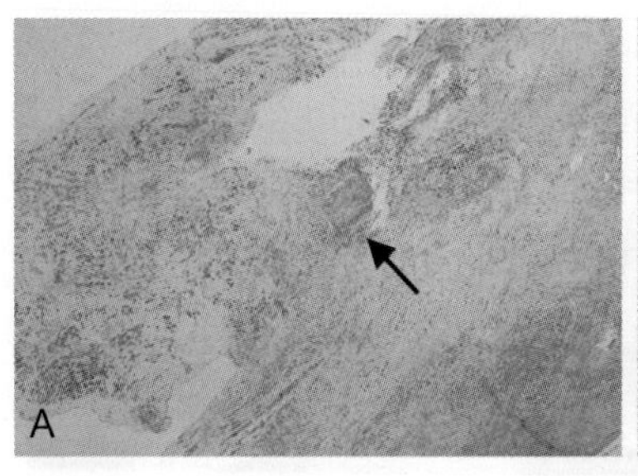

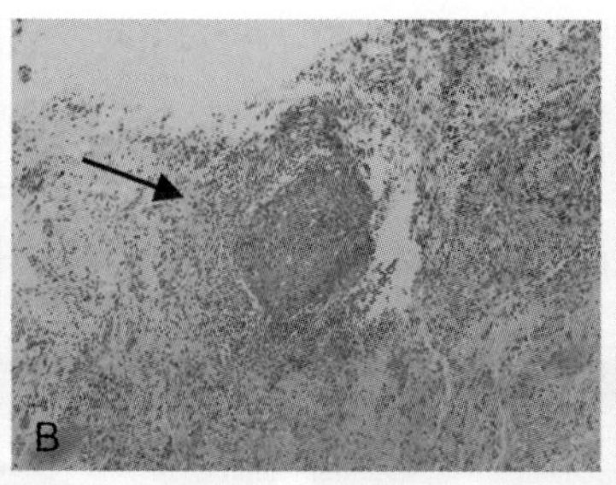

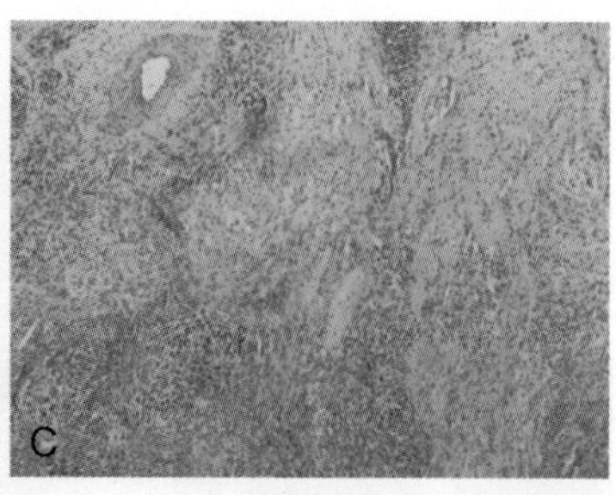

附图 50　手术病理提示。A. 右肺下叶病灶肺间质纤维组织增生伴淋巴细胞浸润，见组织细胞及多核巨细胞反应，大小 3.8 cm × 3 cm × 2cm，其中见少量非角化型鳞状细胞癌（中分化）癌巢残余（箭头所指），结合病史符合治疗后改变（肿瘤占瘤床＜ 10%），肿瘤未侵犯胸膜弹力板（PL0）；B. 癌巢旁大量淋巴细胞浸润（箭头所指）；C. 叶间淋巴结见组织细胞及多核巨细胞反应

一项Ⅱ期临床试验 CheckMate159 研究中，新辅助免疫治疗患者 PR 率为 10%，而 MPR 率为 45%。这可能是由于肿瘤组织中的纤维化和肿瘤浸润淋巴细胞浸润而形成的。本案例中，患者同时取得了影像学的 PR 和病理学上的 MPR。但是，病理学的 MPR 是否可以转化为生存获益，需要进一步的循证证据来回答。

本例患者术前联合化疗和免疫治疗取得了较好的疗效。从目前已公布的Ⅱ期临床试验 CheckMate159 研究、NEOSTAR 研究、LCMC3 研究和 NADIM 研究结果来看，新辅助免疫治疗是一种安全且有效的治疗手段，无论 PD-L1 表达如何，均可观察到 MPR。关于新辅助方案是选择单独免疫治疗（CheckMate159 和 LCMC3 研究）、免疫联合免疫（NEOSTAR 研究），或免疫联合化疗（NADIM 研究），目前还没有定论，已有的数据提示 NADIM 研究中免疫联合化疗方案达到前所未有的高 MPR 率和完全病理学缓解（CPR）率，分别为 85.4% 和 71.4%。目前正在进行的Ⅲ期临床研究包括 CheckMate 816、KEYNOTE-671 和 IMpower030 等，我们期待其结果早日公布。

（虞永峰）